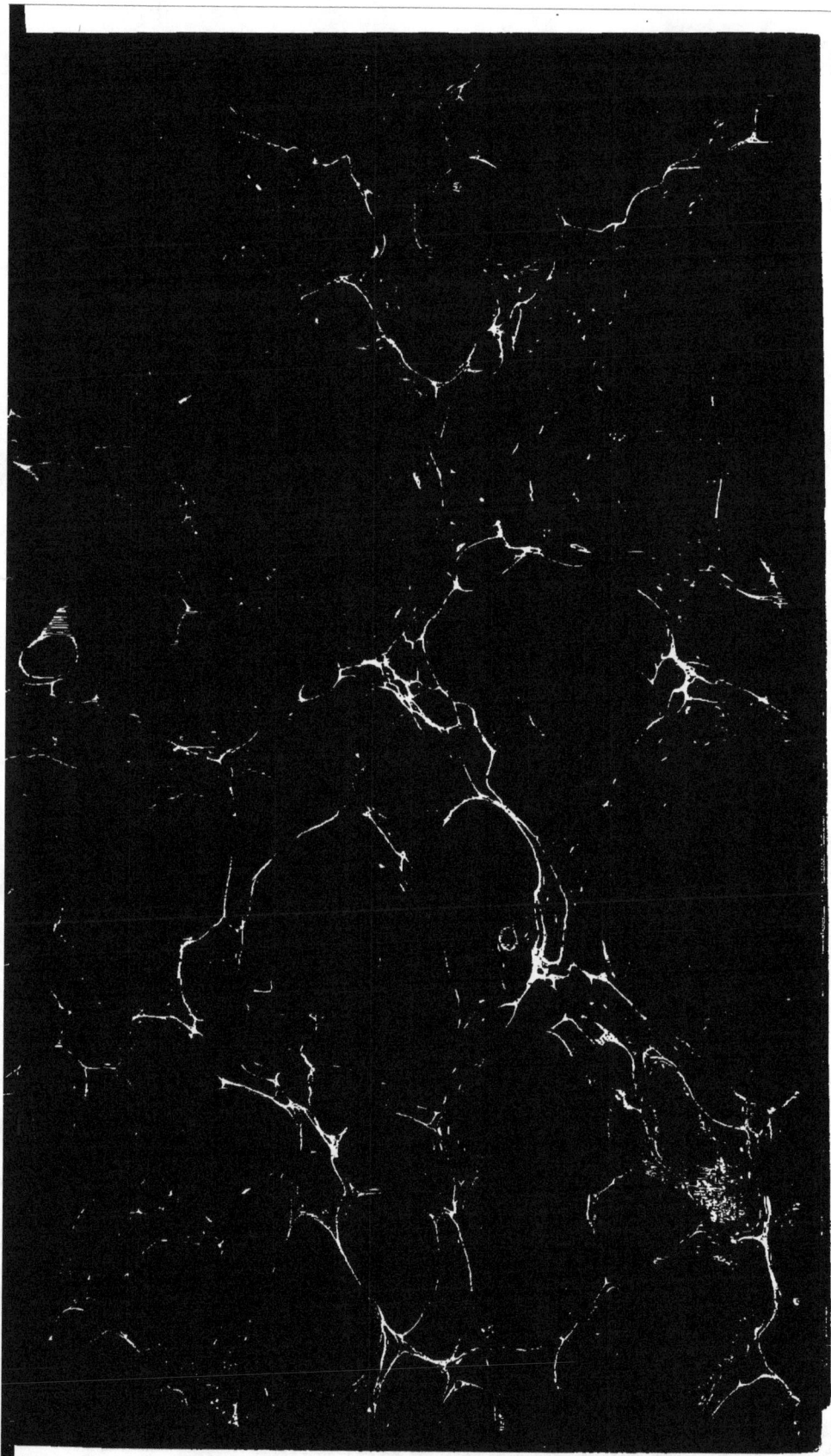

EXAMEN CLINIQUE

DE

L'HYDROTHÉRAPIE.

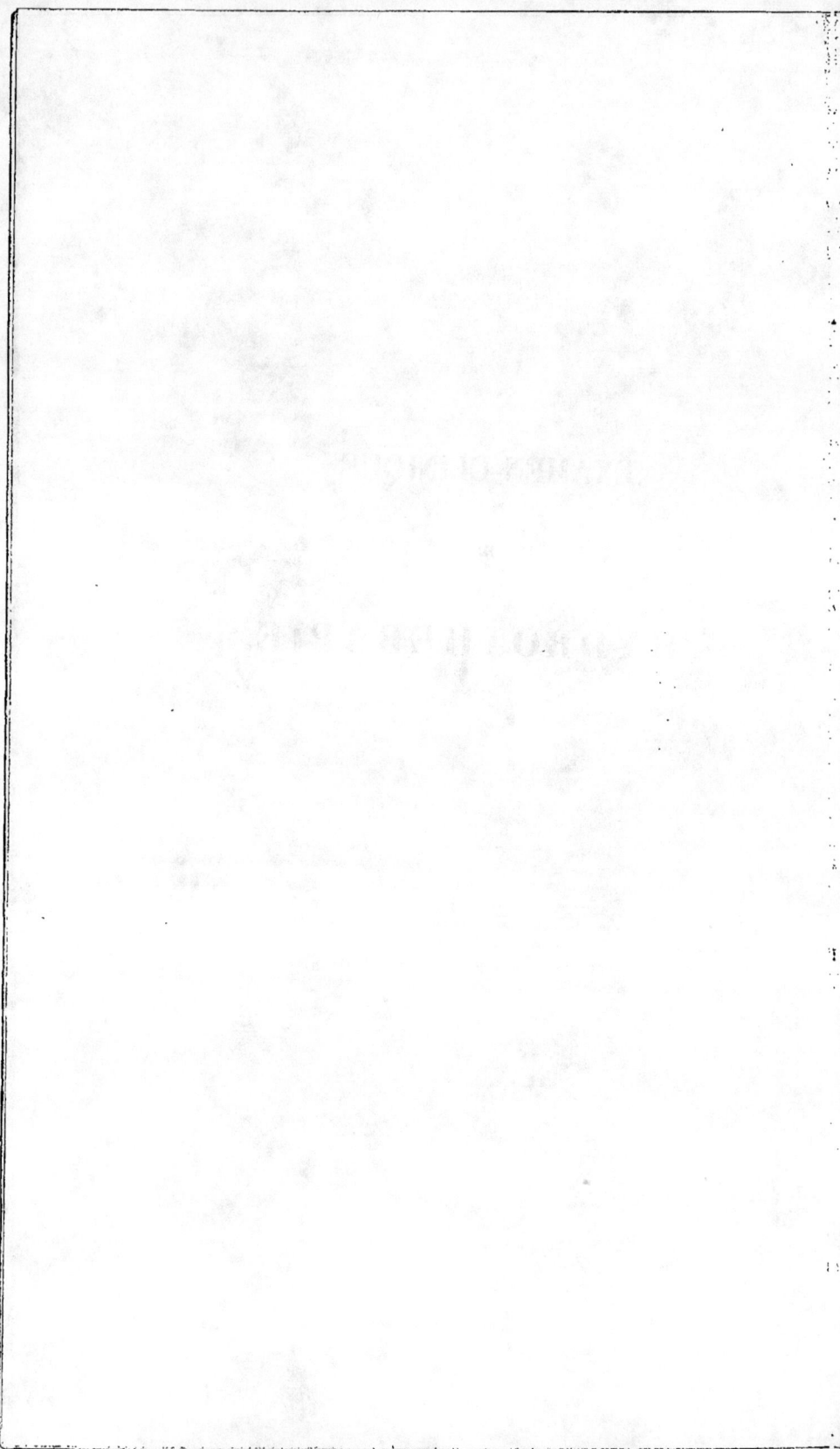

EXAMEN CLINIQUE

DE

L'HYDROTHÉRAPIE,

PAR

H.-E. SCHEDEL,

Docteur en médecine,

ANCIEN INTERNE ET LAURÉAT (MÉDAILLE D'OR) DES
HÔPITAUX DE PARIS.

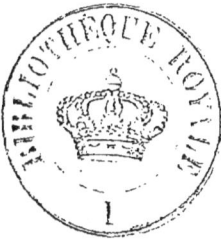

> Pour bien discerner le faux du vrai, il faut
> cesser de croire que l'on tient la vérité.
>
> SAINT-AUGUSTIN.

PARIS,

LABÉ, LIBRAIRE DE LA FACULTÉ DE MÉDECINE,

PLACE DE L'ÉCOLE-DE-MÉDECINE, 4.

—

Septembre 1845.

Imprimerie de MAISTRASSE et Comp., place Cambrai, 2.

A LA MÉMOIRE

DE

JAMES CURRIE,

Fondateur des bases scientifiques de
l'Hydrothérapie.

AVANT-PROPOS.

Prévenir les maladies, et les guérir presque toutes au moyen de l'eau seule, tel est le problème que l'hydrothérapie se flatte d'avoir résolu. Une prétention aussi absolue, les avantages que cette méthode paraît avoir réalisés entre les mains de ceux qui l'emploient, et de Priessnitz en particulier, enfin l'attention que des médecins distingués de tous les pays lui ont consacrée, me justifieront, je l'espère, d'avoir entrepris ce travail. Juger sans examiner ne serait pas digne de la science. Le désir de faire connaître ce que je crois être la vérité guide seul ma plume. N'ayant pas le rapport le plus éloigné avec un établissement hydrothérapique quelconque, et voulant désormais ne m'occuper de la médecine que sous le point de vue scientifique, je crois être à l'abri de tout soupçon de partialité. Le spectacle affligeant qu'offrent dans ce moment plusieurs pays voisins de la France (l'Angleterre, l'Allemagne, la Belgique), justifie cette observation. Dans ces pays, qui sont cependant des plus civilisés, la pratique médicale se trouve aujourd'hui livrée au plus étrange bouleversement. Il s'y rencontre des médecins qui, renchérissant sur les clameurs de la foule ignorante, chargent d'imprécations les an-

ciennes doctrines, rejettent absolument toute évacuation sanguine, et traitent de poisons les médicaments les plus utiles. Selon eux, l'eau seule offre
à l'homme un moyen de salut au milieu des maux
innombrables dont il est affligé. Dans ces pays, des
gens de toutes conditions, des tailleurs, des perru-
quiers, des manœuvres et même des femmes, ne
trouvant pas dans leurs diverses professions, un
gain suffisant, fondent des établissements hydrothérapiques, et, marchant sur les traces de Priessnitz,
entreprennent de guérir toutes les maladies. Et,
chose étrange, tant l'amour de la nouveauté et le
plaisir de protéger un système offrent d'attraits, une
foule de personnes des classes les plus distinguées
de la société par le rang, par les richesses ou par
le talent, ont pris la nouvelle méthode sous leur
puissant patronage, et cela sous le prétexte d'aider
au triomphe de la vérité. Éblouies par l'apparente
simplicité du remède, et frappées de certains résultats très-réels, ces personnes se sont constituées
les juges d'une question complexe, qui exige, pour
discerner le faux du vrai, des connaissances spé-
ciales qui leur manquent entièrement.

Le profond dégoût qu'un tel état de choses a dû
faire naître dans l'âme de tout médecin qui se respecte, dégoût qui a peut-être rejailli sur le système
entier, ne doit pas cependant faire rejeter tout examen. Si la crédulité aveugle est le partage de l'ignorance, l'incrédulité systématique est un grand obstacle aux progrès. Le doute, que Bacon regardait
comme l'école de la vérité, est donc le terrain où il

convient de se placer dans cette question ; éclaircir ce doute autant qu'il est en moi, me paraît un devoir et je le remplis.

Sans partager l'engouement de ceux qui voient dans l'hydrothérapie une panacée universelle, j'ai toujours pensé que si elle parvenait à se placer, du moins en partie, sur la base solide des faits et de l'observation, elle ferait époque dans l'histoire de la médecine pratique. C'est la conviction intime de l'utilité relative de cette méthode qui m'a conduit à Græfenberg, qui m'a encouragé à braver l'accueil sec et méprisant de Priessnitz, et m'a porté à me soumettre à entendre les diatribes et les injures dont la foule qui l'entoure abreuve les médecins. Ceux-ci, me disait Priessnitz, se mêlent de ce qui ne les regarde pas ; comme si une question quelconque qui intéresse l'art de guérir peut rencontrer des indifférents parmi les hommes voués à l'étude de notre science !

En me rendant à Græfenberg de préférence à tout autre établissement hydriatrique, j'ai voulu me mettre directement en rapport avec le fondateur de la doctrine, et prendre personnellement connaissance de sa manière de l'appliquer. La connaissance de la langue du pays favorisait l'accomplissement de mon projet, et j'avais tout le loisir nécessaire pour étudier et bien voir. Je n'ai eu qu'à m'applaudir de cette résolution, car, pendant que les premiers errements de Priessnitz ont été suivis de point en point, et que, par conséquent, le traitement, avec toutes ses exagérations, a été mis en pratique dans les nombreux établissements qui ont surgi de toutes parts, Priessnitz lui-même, averti par l'expérience, a considérablement tempéré la sévérité de ses premières prescriptions. Observateur attentif, il dit préférer arriver à son but par des voies plus longues, mais moins périlleuses.

Ce travail a donc pour but de concourir à dissiper l'obscurité qui entoure encore l'hydrothérapie, et d'examiner jusqu'à quel point cette méthode justifie sa prétention de remplacer tous les médicaments.

Les divers procédés hydrothérapiques m'ayant paru mériter une description très-précise, je suis entré à cet égard dans des détails que l'on trouvera peut-être un peu fastidieux, mais qui permettront, je l'espère, à ceux qui ne possédaient aucune idée de cette méthode, de l'appliquer en toute sûreté, s'ils le jugeaient convenable. Il est d'ailleurs parmi eux des procédés dont l'emploi familier pourrait devenir très-utile dans la médecine pratique.

Pour compléter ce travail, car on le comprend bien, tout le cadre nosographique n'a pas été passé en revue pendant mon séjour à Græfenberg, j'ai dû puiser des faits dans les ouvrages allemands les plus recommandables, tels que l'*Hydrophile* (*Wasserfreund*) et le *Handbuch* de Weiss; celui-ci est après Priessnitz, l'homme qui, en fait d'hydrothérapie, mérite le plus d'être écouté; c'est aussi le seul dont je mettrai les opinions en face de celles du chef de la doctrine lorsqu'il y aura désaccord.

Comme il pourrait m'être reproché de n'avoir

puisé ces faits que parmi les partisans de l'hydriatrie, je ferai remarquer, que, comme les conséquences que j'en tire sont quelquefois contraires
aux opinions des auteurs, il était nécessaire que ces
faits ne pussent pas être récusés par les hydropathes.

En essayant dans ce travail, de combler les la-
cunes qui m'ont semblé exister dans le dernier
ouvrage qui a paru en France sur l'hydrothérapie,
celui de monsieur le professeur Scoutetten, je sens
que je laisse encore beaucoup à désirer. Autant que
possible, je me suis abstenu de rapporter les hypothèses sans nombre auxquelles l'hydriatrie a donné
naissance, et surtout d'en présenter de nouvelles.
Ce dernier exercice de l'esprit est sans doute des
plus brillants, mais on sait combien il est stérile ; car
trop souvent l'auteur ne renverse l'échafaudage élevé
par son prédécesseur que pour établir sur le même
sable mouvant un édifice non moins fragile.

Je saisis avec empressement cette occasion d'offrir
publiquement tous mes remerciements à MM. les
docteurs Hallmann et Karbé de Berlin, ainsi qu'à
MM. Gibbs et Smythet, pour le bienveillant empressement qu'ils ont mis à me faciliter de toutes manières l'étude de l'hydrothérapie à Græfenberg. Je
remercie également M. le docteur Grzymala-Gile-

wiez d'avoir bien voulu mettre à ma disposition
toutes les notes qu'un séjour de quinze mois à Græfenberg l'avait mis à même de recueillir, en y ajoutant les particularités toutes personnelles de son
propre traitement.

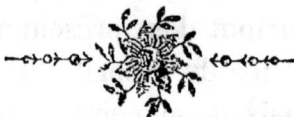

INTRODUCTION

A L'ÉTUDE

DE L'HYDROTHÉRAPIE.

DÉJA signalée par Hippocrate, comme agent thérapeutique, l'Eau a été de tout temps le sujet des études et des écrits d'une foule de médecins, qui, dans des pages éloquentes, en ont célébré les vertus. Ici se pressent les noms de Celse, de Galien, d'Avicenne, de Rhazès, de Guy de Chauliac, de Blondus, de Longius, de Rondelet, de Silvaticus, de Martianus, de Baillou, de Sanchez, de Hermann, de Floyer, de Guidot, de Hancock, de Walther, de Smith, de Hecquet, de Rovida, de Cerillo, de Sanctorius, de Hahn, de Hoffmann, de Cocchi, de Lucas, de Limbourg, de Boyle, de Brown, de Baglivi, de Macquart, de Pitt, de Dollinger, de Gruner, de Ferro, de Leidenfrost, de Ludwig, de Wolf, de Marcard, de Maret, de Theden, de Gilchrist, de Samoïlowitz, de Ryan, de Titius, de Percy, de Wright, de Jackson, de Currie, de Kinglake, de Bateman, de Giannini, de Hufeland, de Reuss, de Froelich, de Pittchaft, de Brandeis, de Mylius, de Kentish, de Land, de Joannes, etc., etc., etc., tous noms chers à la science, et dont cependant ni l'autorité irrécusable, ni les éloges les plus énergiquement exprimés, n'ont pu sauver de l'oubli l'objet de leur prédilection raisonnée. Les chaires de Médecine restaient muettes sur les avantages que la science pouvait retirer de cet agent negligé de nos jours, lorsque des faits observés dans un coin obscur de la Silésie, ont attiré de nouveau l'attention sur cet agent thérapeutique que tant d'hommes éclairés ont préconisé dans tous les temps.

Il n'entre point dans le plan que je me suis tracé de passer en revue les opinions des savants que je viens de nommer. Je renvoie donc à leurs ouvrages, ou bien aux extraits de ces ouvrages si lucidement exposés par monsieur le Professeur Scoutetten dans son travail sur l'hydrothérapie, ainsi qu'à celui de monsieur le Docteur La Corbière sur le Froid. Ces deux derniers auteurs ont traité la question historique avec assez de développement pour me dispenser d'y revenir.

Cependant parmi tous ces auteurs, il en est un, Currie, pour lequel nous faisons exception, et dont l'ouvrage ne saurait être assez médité de ceux qui se livrent à l'étude des vertus de l'Eau comme agent thérapeutique. (Currie. Medical reports on the effects of Water cold and warm as a remedy in Fever and other diseases. Liverpool, 1798). Déjà Hahn, Jackson et Wright, après avoir employé avec le plus grand succès les affusions froides dans les fièvres graves, de nature typhoïde, avaient présenté ce remède au monde médical comme doué d'une merveilleuse efficacité dans le traitement de ces affections. Mais James Currie, lui donnant une extension nouvelle, fit encore un pas, et posa le premier les bases scientifiques de l'hydrothérapie. C'est le thermomètre à la main qu'il démontra que l'accumulation morbide du calorique qui constitue l'élément essentiel de toute pyrexie, se trouvait soustraite de la manière la plus rapide et la plus avantageuse par l'application de l'eau froide à la surface du corps. C'est entouré de toutes les garanties que la science réclame, celles des faits et de l'expérience, que Currie proclame cette soustraction du calorique au moyen de l'eau froide, comme le remède par excellence dans le traitement des affections fébriles, et comme devant l'emporter même sur les émissions sanguines. Selon ce grand médecin, un seul moyen, le tartre stibié pouvait quelquefois utilement remplacer ces deux agents énergiques de sédation. L'Eau froide, les émissions sanguines, et le tartre stibié, constituaient donc pour Currie le trépied de l'art dans le traitement de toute affection inflammatoire.

Currie était cependant fort loin de considérer la fièvre proprement dite, comme une simple accumulation de calorique dans l'économie ; mais ce phénomène formant le symptôme prédominant de ces maladies, sa soustraction atténuant toujours le danger, et faisant même quelquefois rapidement disparaître tout symptôme morbide, sans aucune perte de forces pour le malade, ce médecin s'est cru fondé à considérer cette soustraction comme le moyen de traitement le plus heureux. Néanmoins, et j'appelle très particulièrement l'attention des médecins sur ce point de doctrine, Currie, tout en considérant cet effet comme étant d'une haute importance pratique, ne borne pas là son action sur le corps humain. Il pense aussi, que le choc subit, instantané et violent imprimé par l'eau froide à l'économie entière, fait cesser un état de spasme morbide du système nerveux, et de celui de l'enveloppe en particulier ; et que, de cet effet perturbateur, résulte le prompt retour de cette membrane à ses fonctions normales, retour qui s'annonce par des sueurs spontanées, et en quelque sorte critiques, puisqu'elles ont pour résultat d'empêcher que l'accumulation morbide ultérieure du calorique continue de s'effectuer dans l'économie.

Le Docteur Jackson, qui avait contesté avec raison à Currie et à Wright la priorité de l'emploi des affusions froides dans le traitement des affections fébriles, m'admet, lui, que ce dernier effet de l'eau froide, celui de modifier le système général.

Currie, au contraire, ainsi que nous venons de le voir, en admet deux qui restent démontrés :

1° La soustraction du calorique, effet auquel les autres médecins n'avaient guère fait attention, mais qu'il démontre, le thermomètre à la main :

2° La modification imprimée à tout le système nerveux, d'où résulte aussi un effet tout particulier entraînant la suspension de l'accumulation ultérieure du calorique, et par conséquent, de la fièvre. L'Hydrothérapie moderne me paraît avoir trop négligé cette dernière conséquence de l'application de l'eau froide, en ne tenant compte, dans le traitement des affections inflammatoires, que de la simple soustraction du calorique, de l'apparition des sueurs, et de l'effet dérivatif des frictions.

Une 3me vérité fondamentale, d'une haute importance-pratique,

a été également établie par Currie, savoir : que l'application du
froid à l'extérieur et à l'intérieur est d'autant moins dangereuse
que la chaleur du corps est plus élévée. Axiôme directement opposé à la doctrine médicale généralement enseignée et qui veut
que l'application du froid à l'intérieur et à l'extérieur, offre d'autant plus de dangers, que la chaleur est plus grande. Giannini,
tout en reconnaissant la vérité de cet axiôme d'hydriatrie pratique,
reproche à Currie d'avoir trop restreint l'action de l'eau froide
sur l'économie, en ne conseillant de l'appliquer que dans les cas
où la chaleur se trouvait augmentée, tandis que lui, Giannini,
s'était trouvé fort bien de son emploi dans les dernières périodes
du typhus, lorsque la chaleur animale était plutôt diminuée qu'augmentée (Della natura delle febbre). Il est assez singulier que
Currie adresse la même observation au Docteur Darwin, auquel
il reproche de ne tenir compte que de la soustraction du calorique, de ne considérer, en un mot, que l'effet négatif ou sédatif
de l'eau froide, en oubliant que ce même moyen peut aussi développer une forte réaction qui contre-balance efficacement l'effet
sédatif du froid. (Currie vol. 1, p. 75). Cette loi, que Currie
établit relativement à l'innocuité d'autant plus grande de l'application du froid que le corps est plus échauffé, se trouve chaque
jour confirmée par les diverses pratiques de l'ydrothérapie moderne. La doctrine nouvelle, loin de dérouter toutes les opinions
médicales reçues, ne fait donc que confirmer celles qu'enseignait
Currie.

Une 4e loi de l'hydriatrie moderne se trouve également indiquée
par le médecin que nous citons. Il s'agit de ce fait notable, que
l'application locale extérieure de l'eau froide, faite d'une certaine
manière, loin de produire un effet sédatif, réveille au contraire
l'action vitale de ces parties, et produit sur les points éloignés,
un effet dérivatif. C'est ainsi que s'explique la dérivation que l'hy-
drothéraphie obtient dans certains cas au moyen de bains de siége
et de bains de pieds d'eau froide, dérivation que beaucoup de
personnes ont considérée comme tout-à-fait opposée aux lois physiologiques connues.

Ces divers principes établis par Currie, non hypothétiquement, mais sur des faits péremptoires, constituent encore les bases scientifiques de l'hydrothérapie, particulièrement de celle qui s'applique au traitement des affections aiguës. Elles peuvent être résumées en ces termes :

1° Soustraction du calorique morbidement accumulé, résultat que l'on obtient d'après Currie, soit au moyen de l'application directe de l'eau froide, soit au moyen de l'évaporation qui s'établit à le surface du corps en pratiquant des ablutions avec de l'eau tiède.

2° Supériorité de l'application de l'eau froide à cause de l'action particulière qu'elle produit sur le système nerveux, d'où résulte la suspension du mouvement phlogistique.

3° Avantages et innocuité d'autant plus grands de l'application de l'eau froide que la chaleur du corps est plus élévée.

4° Augmentation de la vitalité des parties, obtenue au moyen d'applications locales d'eau froide, d'où résulte des effets dérivatifs les plus dignes d'attention.

Currie préférait l'eau salée à l'eau simple pour pratiquer les affusions et les immersions ; cette opinion était fondée sur les succès inattendus que Wright avait obtenus par ce moyen ; il pensait en outre que la réaction devait être plus facile, plus assurée, et cela était très-important ; car ne l'oublions pas, la sédation n'était pas le seul but auquel tendaient ses efforts.

Les travaux du médecin de Liverpool n'ont pas eu pour but unique, d'ériger en principes les corollaires que nous venons d'indiquer ; ils ont aussi démontré les avantages de l'eau froide dans une foule d'affections nerveuses et convulsives. Ici, une série de faits des plus intéressants, vient constater la haute efficacité de cet agent dans ces maladies rebelles. Un très-grand nombre d'affections spasmodiques, y compris le tétanos, ont été traitées et guéries par l'eau froide ; et, quoique dans cette dernière affection, Currie ait cru devoir en général adjoindre aux affusions et aux immersions, l'usage du vin et de l'opium, il rapporte cependant des cas où les affusions froides avaient réussi seules lorsque ces moyens héroïques s'étaient montrés impuissants. Dans le traitement de ces maladies par l'eau froide, Currie établit comme loi fondamentale de toujours employer les affusions ou les immersions pendant la durée des attaques convulsives.

Le même observateur a retiré les plus grands avantages de l'administration de l'eau froide à l'intérieur dans une foule de maladies chroniques. Il pense, avec beaucoup de médecins distingués, qu'une grande partie de l'efficacité des eaux minérales provient, soit de la propriété dissolvante de l'eau elle-même, soit de l'effet tonique communiqué à l'estomac par l'eau ingérée, et de là transmis à toute l'économie. L'hystérie, l'hypochondrie et les diverses affections chroniques des voies digestives, étaient surtout les maladies où il retirait de si grands avantages de l'administration intérieure de l'eau.

Les affections aiguës pour lesquelles Currie recommande l'usage extérieur de l'eau froide, sont les fièvres éruptives, telles que la variole, la rougeole et la scarlatine. La chaleur vive et anormale de la peau, jointe à son état de sécheresse, constituent, selon lui, les indications qui en reclâment impérieusement l'emploi. Jamais il n'y a eu recours dans les cas, d'inflammations aiguës viscérales. Il rapporte cependant des cas, où des symptômes évidents d'inflammation des poumons, tels que des douleurs thoraciques et des crachements de sang, survenus dans le cours de fièvres typhoïdes, avaient cédé, ainsi que les autres symptômes, aux affusions froides.

Currie est fort sobre d'explications. La doctrine de John Hunter lui paraît la plus propre à expliquer les avantages de l'eau froide. Suivant cette doctrine, deux actions morbides ne peuvent pas exister simultanément dans la même constitution, ou dans le même point du corps. C'est ainsi que Currie considère l'action particulière produite sur l'ensemble de l'économie par l'application subite de l'eau froide à la surface du corps, comme incompatible avec l'état morbide préexistant. C'est donc autant à l'action perturbatrice du remède qu'à la soustraction du calorique qu'il attribue ses bons effets. Disons cependant, que les nombreuses exceptions qui existent à la loi établie par Hunter ont beaucoup infirmé cette règle générale.

La manière dont procède la Nature pour se débarrasser de la

chaleur surabondante, a également attiré l'attention de Currie ; et
tout en pensant avec Franklin, que l'évaporation de la sueur à la
surface du corps, constitue le principal moyen dont elle se sert
pour atteindre ce but, il croit néanmoins que l'action même des
organes sécréteurs de la sueur entre pour quelque chose dans ce
résultat. Il reconnaît bien que cette action générale qui se passe
sur toute la surface du corps, et en vertu de laquelle un fluide
aqueux est extrait du sang, devrait être accompagnée, comme
toute sécrétion, de surexcitation locale ou générale, effet tout contraire à celui qu'il suppose ; aussi, ne cherche-t-il pas à résoudre
le mystère, mais seulement à exposer ses doutes. En parlant de
la méthode sudorifique de l'Hydrothérapie moderne, j'aurai occasion de revenir sur ce point intéressant de physiologie.

C'est en chiffres que Currie a exprimé les résultats thermomé-
triques de la soustraction du calorique opérée par l'eau froide,
et il a constamment trouvé que l'amélioration était d'autant plus
prononcée que cette soustraction était plus marquée au thermomètre. C'est aux aiselles et sous la langue qu'il plaçait cet instrument qui se terminait en boule applatie, de manière à permettre
un emploi facile. La température la plus élevée qu'il ait trouvée
existait dans la scarlatine, elle était de 34° à 35° R., tandis que
la chaleur normale est de 29 à 30° R. C'est en effet au moyen
du thermomètre qu'il faudra désormais procéder dans les investigations hydrothérapiques, et pour cela les beaux travaux de
MM. Becquerel et Breschet, de MM. Andral, Gavaret et Donné, et
plus particulièrement encore, ceux de M. le Docteur Henri Roger
fourniront à l'avenir des secours précieux.

La soustraction du calorique au moyen de l'eau froide a-t-elle
un terme ? Quelques-unes des expériences les plus curieuses de
Currie ont pour but de résoudre cette question; elles prouvent que
dans l'état de santé, la réaction peut s'établir malgré l'application
continue du moyen réfrigérant. Ainsi la soustraction du calorique
qui était de 3° R. après trois minutes de séjour dans de l'eau à
4° R. n'était que d'un et demi au bout de 6 minutes, et à dater
de ce moment le thermomètre montait graduellement, en sorte
qu'après un séjour de 20 minutes à une demi-heure dans l'eau

froide, la dimunition de la température indiquée sous la langue n'était pas tout-à-fait d'un degré Réaumur. Ces expériences sont-elles concluantes? je ne le pense pas, car la tête restant hors de l'eau, et le sang y affluant nécessairement, la chaleur a dû y devenir d'autant plus grande que la congestion devenait plus considérable.

Nous venons de rapporter divers principes déduits des expériences de Currie et qui s'adaptent parfaitement aux faits si curieux de l'hydrothérapie moderne; mais il n'en est pas de même des opinions de ce médecin concernant l'application de l'eau froide à la surface du corps, celui-ci étant inondé de sueur. Autant l'usage de cet agent thérapeutique, tant à l'extérieur qu'à l'intérieur lui paraît efficace lorsque la chaleur est supérieure à l'état normal, autant il conseille de s'en abstenir lorsque la transpiration dure depuis quelque temps. Ainsi, il pense que l'immersion froide pratiquée pendant ou immédiatement après la sueur, pourrait être dangereuse, parce que la transpiration prolongée ayant déjà beaucoup refroidi l'individu, une nouvelle soustraction de calorique, par ce moyen, pourrait amener de graves inconvénients. Currie explique les accidents qui ont été observés dans des conditions de ce genre, en supposant que dans ces cas, la chaleur du corps se trouvant déjà diminuée par une sueur abondante, un nouveau refroidissement affaiblissait trop l'économie, et s'opposant à la réaction nécessaire, pouvait produire une maladie ou la mort. Le danger lui paraissait d'autant plus grand que la personne ayant transpiré plus longtemps, se trouvait ainsi plus affaiblie. Les expériences journalières de Græfenberg prouvent que cette opinion est erronée, et en parlant des sueurs provoquées par l'hydrothérapie, j'aurai l'occasion de traiter cette question intéressante avec tous les détails qu'elle mérite.

Autant tout ce qui est sorti de la plume de Currie se distingue par le respect des convenances, et le ton scientifique qui y règnent, autant les écrits d'un autre médecin, grand partisan de l'Eau dans le traitement des maladies, se fait remarquer par les défauts opposés. Je parle ici de Pomme, qui a porté plus loin qu'aucun autre praticien l'emploi de ce remède. Il faisait prendre en effet à ses malades des bains de six, de huit, de dix, de douze, de dix-huit, de vingt-quatre heures même, et quelquefois ces bains prolongés offraient une température de 8 à 10° R. seulement, température que l'on maintenait en ajoutant de l'eau froide ou de la glace à mesure que la chaleur du corps venait à élever celle du bain. Rarement il employait celui-ci à une température au-dessus de 26° R. ou au-dessous de 10° R.

Pomme, dont la pratique a aussi fait époque, se loue extrêmement des avantages qu'il a retirés de l'eau froide à l'extérieur, sous forme d'immersions, d'affusions, de lotions, et de bains, et à l'intérieur sous celle d'eau de poulet « *faite en laissant bouillir pendant un quart d'heure, dans 6 pintes d'eau, un jeune poulet de la grosseur du poing.* Quoique ce hardi praticien ait retiré des effets avantageux de l'Eau dans des maladies inflammatoires, et en particulier, dans celle du cerveau, cependant elle lui a surtout réussi dans les affections nerveuses, telles que l'hypochondrie, l'hystérie sous toutes ses formes, la chorée, et autres maladies convulsives. Dans certains cas, Pomme prescrivait hardiment les lavements, et les bains d'eau froide pendant la durée même de l'écoulement menstruel, et il offre en cela un point de conformité remarquable avec la pratique de Priessnitz. Quant à sa théorie du raccornissement des nerfs, à laquelle il croyait à la lettre, je n'en fais mention que pour expliquer la durée illimitée des bains dans lequels il plongeait ses malades afin d'obtenir le relâchement physique, par infiltration aqueuse, des nerfs raccornis. À l'exception de la diarrhée qui survenait communément chez les personnes soumises au traitement hydrothérapique de Pomme, je ne trouve rien dans les phénomènes observés chez elles que l'on puisse rapprocher de ceux que développe dans l'économie l'hydriatie moderne. Le surnagement des malades à la surface de l'eau, ainsi que les éclats bruyants que Pomme assure avoir souvent entendus dans les membres de ceux qui restaient longtemps dans le bain, me paraissent de véritables hallucinations.

Ainsi, ni la pratique scientifique de Currie, ni l'empirisme extravagant de Pomme, deux hommes qui résument en eux tout ce que leurs prédécesseurs avaient fait sur ce point, ne nous offrent une complète analogie avec la nouvelle doctrine de Priessnitz. C'est à l'énergie et à la persévérance de celui-ci qui la science est redevable d'avoir pu recueillir des faits qui ont donné à l'hydrothérapie une extension jusqu'ici inconnue. Les courts détails dans lesquels nous sommes entrés, relativement à la pratique de Currie et de Pomme, prouvent combien est réelle l'efficacité du remède que le hasard a placé entre les mains de Priessnitz; celui-ci, émerveillé de son propre succès, a marché de surprise en surprise, et n'ayant aucun autre moyen à employer que l'Eau, il l'appliquait hardiment dans une foule de cas où jamais l'homme de l'art ne se fût avisé d'y avoir recours. Tant il est vrai que l'absence d'idées préconçues dont le médecin ne parvient peut-être jamais à s'affranchir, est une condition des plus avantageuses pour l'observateur.

D'après les renseignements que j'ai pris à Græfenberg auprès de personnes de la famille même de Priessnitz, il paraît que celui-ci, partageant ses soins entre un mauvais petit cabaret, encore debout à Græfenberg, et quelques morceaux de terre, chétif héritage de ses pères, sut mettre à profit les indications vagues que lui donna un berger nomade sur les vertus curatives de l'eau. Le berger, il est vrai, ajouta des paroles mystiques, mais Priessnitz fit comme Percy avait fait longtemps avant lui. Ce grand chirurgien raconte qu'un meûnier ayant guéri à Strasbourg des blessés avec une eau miraculeuse, il essaya de l'eau simple et obtint le même succès. Le cabaretier de Græfenberg devina bientôt que l'eau et non le charme produisait la guérison, et employa le remède dans tous les accidents qui arrivaient à lui-même, à sa famille, à ses amis et aux bestiaux du voisinage. Il acquit bientôt une grande réputation pour le traitement des foulures, des entorses, des brûlures, puis pour celui des fractures, puisqu'il s'était guéri lui-même d'une fracture de côtes. Il se bornait à cette époque, qui remonte à 1826, à l'application extérieure d'eau froide, au moyen de compresses et à des ablutions avec de grosses éponges. Prenant confiance dans les vertus de l'eau, il se livra exclusivement à ces soins médicaux et, accompagné d'un sien cousin, ayant comme lui pour nom Priessnitz (Gaspard), de qui je

tiens ces détails, il traversait, précédé de sa réputation de gué-
risseur par l'eau, et ses éponges sur le dos, les montagnes qui sé-
parent Græfenberg de la Silésie prussienne, où il allait donnant
des consultations, et employant son remède dans les villages. Les
malades se rassemblaient en foule sur les points où il se trouvait,
et les ablutions et frictions générales, avec les éponges trempées
dans l'eau froide, étaient pratiquées avec vigueur. La police se
mettait-elle en campagne, les Priessnitz avertis à temps, remet-
taient en sac leur léger bagage, et traversant la frontière, rega-
gnaient Græfenberg ou quelque village voisin, où le remède miraculeux opérait de nouveau sur les foulures, les douleurs, les
maux de dents et les maux d'aventure des paysans ainsi que sur
les maladies de leurs bestiaux, et plus particulièrement de leur
chevaux boiteux. L'effet éminemment résolutif de l'eau froide por-
duisait merveilles sur les pieds et jambes engorgés de ces qua-
drupèdes. Peu à peu beaucoup de malades abandonnés, ou qui
avaient plus de confiance dans le paysan que dans les médecins,
s'adressèrent à lui, et il commença à administrer son remède
à l'intérieur avec un succès toujours croissant. Les malades non-
seulement se prêtaient avec enthousiasme à tout ce qu'il exigeait
d'eux, mais encore renchérissant sur ses prescriptions, ils lui
proposaient eux-mêmes de tenter tel ou tel procédé. Ainsi se suc-
cedèrent le grand bain froid, la douche, et les transpirations
forcées. Ce dernier moyen était employé depuis un temps immémorial dans le pays comme remède populaire, et comme jouissant
d'une grande efficacité dépurative. Cette croyance dans l'expulsion des humeurs peccantes par les sueurs forcées, est en quelque
sorte gravée dans l'esprit des populations Slaves, parmi lesquelles
comptent celles de Græfenberg et des environs. Les Russes et les
Polonais comprennent à merveille l'idiôme des paysans de ces contrées, et peuvent s'approvisionner aux marchés sans savoir un mot
d'allemand. Le nom de Priessnitz lui-même indique son origine
slave, aussi, en s'empressant d'adjoindre l'usage des sueurs forcées à celui de l'eau froide qui lui rendait tant de services, il ne
faisait qu'obéir à la doctrine toute humorale de la population, et
lorsque, après avoir provoqué des sueurs abondantes, il plongeait

ses malades dans le grand bain froid ou les arrosait d'eau froide,
à la sortie immédiate de la couverture de laine, il ne faisait que
suivre des coutumes populaires. La réunion bizarre de tous ces
procédés perd donc beaucoup de sa singularité si l'on réfléchit
qu'une vague idée des vertus curatives de l'eau froide régnait depuis longtemps dans la Silésie, dont la capitale, Breslau, avait été
jadis arrachée par ce remède aux horreurs d'une épidemie deva-
statrice. (Hahn. Epid. verna quæ Wratislaviam afflixit, anno 1737.
Acta German. Vol. X. Appendix). D'un autre côté, les sueurs forcées ainsi que les ablutions subséquentes avec l'eau froide, étaient
dans les habitudes du peuple longtemps avant l'invasion de cette
maladie. Quant au motif particulier qui aurait conduit Priessnitz
à remplacer le bain de vapeur par l'enveloppement dans les couvertures de laine, le seul renseignement que j'ai pu obtenir c'est
que les paysans étaient dans l'habitude de se faire transpirer ainsi
depuis un temps immémorial. Mais les transpirations dans le drap
mouillé sont tout-à-fait de son invention, ou plutôt une conséquence de son esprit éminemment observateur.

Ce fut donc par degrés que Priessnitz, réunissant en faisceau
ces divers moyens, apprit à les appliquer à propos, et bientôt il
fit de cette application une méthode générale. Les frictions avec
un drap mouillé, et avec les mains humectées d'eau froide, rem-
placèrent les frictions primitives avec les éponges ; il imagina d'envelopper, non une partie du corps seulement avec des compresses
imbibées d'eau froide, mais le corps entier dans un drap mouillé.
De plus, ayant remarqué que chez certaines personnes, il faisait
cesser les maux de dents avec de l'eau dégourdie, beaucoup mieux
qu'avec de l'eau froide, tandis que chez quelques autres individus, il lui arrivait précisément le contraire, il imagina d'é-
tendre cette expérience aux diverses applications d'eau à la surface
du corps, et les suites en furent très-favorables. Evidemment la
réunion de tous ces procédés fut le résultat du temps, et presque
du hasard, mais hasard dont la sagacité de Priessnitz sut tirer
bon parti, ainsi que des avis d'un professeur Oertel, qui, en
1828, vint à connaître les succès populaires de Priessnitz, et lui
conseilla de faire boire beaucoup plus d'eau froide à ses malades.

L'enthousiasme du Docteur Oertel pour l'emploi de l'eau froide, fut sans bornes et imprima un élan extraordinaire à la nouvelle méthode. Il fit paraître le premier ouvrage qui traita de cette méthode, et les louanges exagérées qu'il lui prodigua, produisirent un effet décisif en faveur du traitement de Priessnitz. Selon Oertel, boire beaucoup d'eau froide, et s'en frotter le corps, constituaient toute la médecine. Cet ouvrage attira sur la nouvelle doctrine l'attention de toute l'Allemagne, et à dater de ce moment, commença pour Priessnitz une nouvelle ère. Déjà, en 1830, il compta 54 malades dans sa maison, et le résultat du traitement hydrothérapique paraît avoir été des plus favorables, car le nombre augmenta rapidement, et dépassa bientôt 1,200 chaque année. L'enthousiasme de quelques gentilshommes hongrois fit élever par souscription un monument qui consiste en un beau lion en fonte, placé sur la promenade principale. La reconnaissance d'un riche particulier a aussi fait ériger une fontaine en forme d'obélisque, dédiée au génie de l'eau froide, et une souscription générale des malades a fait entourer convenablement la source centrale de la cour d'honneur.

Le reste est connu de tout le monde. Chaque année vit augmenter le nombre de ceux qui venaient chercher la santé à Græfenberg. Le vieux cabaret fut exhaussé d'un étage; les masures voisines, y compris les écuries où venaient se loger des personnes des meilleures familles, furent remplacées par d'autres bâtiments beaucoup plus grands et plus commodes. Dans presque tous les pays de l'Europe des établissemens hydriatriques se formèrent à l'instar de celui de Græfenberg, les récits les plus exagérés eurent cours, et, de persécutée, la nouvelle doctrine devint à son tour persécutrice. Tout médicament fut considéré comme un poison, la saignée comme un véritable assassinat, et les médecins, en attendant mieux, furent jugés dignes du mépris de tous les honnêtes gens.

La position des médecins des villes et villages voisins de Græfenberg était d'autant plus difficile, que dès le commencement ils avaient nié l'efficacité de l'Eau dans une foule de cas où ce remède produisait évidemment les meilleurs effets. Cette faute ne

doit pas être attribuée à eux, mais aux Ecoles, dont les chaires
étaient restées silencieuses sur les avantages qu'on pouvait retirer
de ce remède, et aux cliniques qui depuis longtemps l'avaient re-
pudié. Mais, lorsque faisant saisir les éponges qui servaient à
frictionner les malades, ils les firent couper, dans le but de trouver des substances médicinales qu'on y avait cachées, ils se couvrirent d'un immense ridicule et dès lors leur cause fut irrévoca-
blement perdue dans le pays.

Plusieurs grands de l'Empire qui avaient été traités avec succès
à Græfenberg, les uns pour des affections chroniques de l'estomac,
les autres pour des engorgements goutteux des articulations, d'autres
enfin pour quelque affection nerveuse, prirent la nouvelle méthode
sous leur puissante protection. En Autriche, encore plus qu'ailleurs, les difficultés s'aplanissent vite pour celui qui est bien en
cour. La commission médicale, présidée par M. le Baron Turkheim,
et chargée par le gouvernement autrichien de lui faire un rapport
sur ce traitment, n'y vit qu'une heureuse extension donnée à ce
que l'on savait déjà sur les vertus de l'eau et des bains, jointe à
une hygiène bien entendue. Aussi le résultat de son rapport fut
l'autorisation accordée à Priessnitz de fonder un établissement, et
d'y traiter des malades au moyen de l'Eau seule ; mais en même
temps ce privilége portait la défense expresse d'employer aucun
autre remède. Il lui fut permis en même temps d'élever un très-
grand bâtiment destiné à la réception des personnes qui vien-
draient se faire traiter à Græfenberg : et il se passa ici un fait qui
montre dans tout son jour le caractère entreprenant et volontaire
de Priessnitz. Celui-ci, ne mettant nullement en doute sa capacité
de tout exécuter, entreprit de faire élever lui-même le bâtiment
projetté, sans avoir recours aux lumières d'un architecte. Le gouvernement dût intervenir et lui en imposer un d'autorité, mais
seulement lorsque la chute d'une partie de l'édifice, suivie d'accidents graves pour plusieurs et mortels pour un des ouvriers, vint
démontrer que le génie de l'homme n'était pas universel.

Il est à regretter que l'immense succès qui a couronné ses efforts
n'ait pas amené un changement heureux dans le caractère de
Priessnitz, et que, devenu millionaire, tout ce qu'il y a en lui de

rude et de revêche n'ait pas été adouci par le bonheur. La science y aurait assurément gagné ; car tel qu'il est, son caractère aigre, difficile et entier, vous rebute et vous repousse. Les médecins sont donc très-mal vus, et très-mal accueillis de lui et des malades. Ne craignant plus les persécutions, il semble avoir contre eux un motif d'animosité plus grave: il craint maintenant la concurrence que pourrait lui susciter le grand nombre d'établissements hydrothérapiques que l'on élève dans divers pays. L'idée qu'on puisse se rendre à Græfenberg pour y étudier l'hydrothérapie sans vouloir fonder soi-même un établissement de ce genre, ne paraît croyable ni à lui ni aux siens, et toutes mes assurances à cet égard ne parvinrent nullement à changer leur opinion. Enfin, scientifiquement parlant, on ne trouve rien en Priessnitz, de cette franchise d'un homme assuré des faits matériels sur lesquels repose sa conviction, d'un homme qui a poursuivi et mis en lumière une grande vérité nouvelle ou renouvelée. Loin de là, quelque chose d'essentiellement faux dans ses regards et dans ses manières vous engage à douter des faits les moins récusables. Le mauvais accueil qu'il fait aux médecins est d'autant plus injuste que c'est à eux qu'il est réservé de sauver sa méthode de la funeste exagération de ses propres partisans, et de fonder son avenir. Encore quelques années et le nom de Priessnitz sera oublié de la foule que quelque nouveau hochet attirera, tandis que la médecine consignera ce nom dans ses fastes et le sauvera de l'oubli. Le meilleur moyen que je connaisse, et celui que je recommande à tout médecin qui voudrait visiter Græfenberg, c'est d'adoucir l'humeur revêche de Priessnitz par des cadeaux convenablement offerts.

Priessnitz n'a rien écrit : le temps, dit-il, lui manque. Cependant ses idées et sa méthode ont été publiées et mises en pratique en Allemagne, en Angleterre et ailleurs, non-seulement, par des personnes étrangères à la médecine, mais encore par beaucoup d'hommes de l'art. Jusqu'ici aucune Université n'a encore jugé convenable de lui consacrer une chaire, ou même un examen clinique régulier. Les exagérations des partisans de l'hydrothérapie expliquent et justifient cette défiance bien naturelle, et beaucoup de temps s'écoulera sans doute, avant que les esprits sérieux, effrayés par cette irruption des barbares dans le sanctuaire de la science, puissent démêler dans leur jargon inintelligible et dans leurs opinions extravagantes, autre chose que des prétentions insoutenables et l'amour de la nouveauté. Espérons que le temps, en faisant justice de ces exagérations ridicules, amènera aussi les hommes de science à examiner mûrement et sans prévention un mode de traitement dont les bases existent déjà dans la science, et dont les doctrines fondées sur le principe de *contraria contrariis curantur*, peuvent s'appuyer sur l'autorité d'Hippocrate et d'un grand nombre d'autres médecins du plus grand mérite.

J'adopterai, pour faciliter l'étude de l'hydrothérapie, les cinq divisions suivantes, fondées sur l'indication que la nouvelle méthode a pour but de remplir :

1° La méthode hygiénique ou prophylactique.

2° La méthode antiphlogistique.

3° La méthode antispasmodique.

4° La méthode altérante.

5° La méthode adjuvante ou auxiliaire.

Les trois premières divisions comprennent beaucoup de choses déjà conues, mais trop négligées des médecins. La quatrième constitue plus particulièrement la méthode de Priessnitz, et la cinquième comprend toute application de l'hydrothérapie à une maladie qu'elle reconnaît ne pouvoir guérir, mais, où son emploi peut avoir lieu utilement dans le but de soulager un ou plusieurs symptômes.

1° *De la Méthode hygiénique ou prophylactique.* Ici les modifications apportées aux règles ordinaires de l'hygiène consistent dans un fréquent emploi de l'eau froide en boisson et dans son application à la surface du corps, au moyen des procédés de l'hydrothérapie moderne, dont l'application pratique sera facilement saisie par chaque médecin. Mais comme moyen prophylactique,

il devient indispensable d'adjoindre aux moyens purement hygiéniques, d'autres plus énergiques encore, tels que les sueurs
forcées, la douche froide et les grands bains froids. On y a aussi
recours dans l'intervalle des accès goutteux et des personnes qui
croient avoir en elles un virus vénérien, ainsi que chez celles
qui offrent une tendance aux scrofules, à la phthisie, etc.

2° *La Méthode antiphlogistique* est celle dont Currie a posé
les bases scientifiques. Ici, c'est au moyen de la Sédation qui résulte de la soustraction du calorique, et de l'effet produit sur le
système nerveux par l'application brusque de l'eau froide, que
l'hydrothérapie cherche à faire cesser toute affection fébrile et
inflammatoire, résultat auquel vient s'ajouter la dérivation opérée par les sueurs forcées, et les frictions énergiques faites à la
surface du corps avec de l'eau plus ou moins dégourdie. Cette
méthode s'applique, à l'aide des divers procédés hydriatriques,
aux congestions, aux hémorrhagies, aux fièvres essentielles, tant
légères que graves, aux fièvres éruptives, aux affections rhumatismales aiguës, et à toutes les phlegmasies aiguës tant externes
qu'internes; c'est par cette méthode que l'on dit avoir guéri des
encéphalites, des apoplexies, des pneumonies, etc. L'eau généralement froide, mais quelquefois dégourdie, est ici l'unique agent
thérapeutique. L'application s'en fait au moyen d'enveloppements,
plus ou moins souvent renouvelés, dans le drap mouillé, mais
quelquefois au moyen d'affusions ou d'immersions. L'eau froide
est administrée en même temps en abondance à l'intérieur, et
lorsque par suite de la sédation énergiquement et constamment
appliquée, la diminution du mouvement fébrile général commence
à s'opérer, et que la peau offre des signes de moiteur, on cherche
à favoriser cette transpiration au moyen de procédés particuliers.
Il est bien entendu que cette transpiration forcée ne trouve son
application dans les maladies aiguës que lorsque la violence de
l'inflammation est en grande partie brisée par l'effet sédatif des
moyens précédemment mis en usage.

3° *La Méthode antispasmodique* est employée dans une foule

de maladies nerveuses, comprenant depuis les simples malaises
nerveux jusqu'à l'hypochondrie, et les accidents hystériques les
plus violents. Nous avons vu combien Currie, à l'exemple de beaucoup d'autres praticiens, avait retiré d'avantages de ce moyen.
Nous avons vu que Pomme ne pouvait pas assez se louer des
bons effets que l'eau froide produisait dans ces affections rebelles,
et cela, à l'exclusion complète de tout autre moyen pharmaceutique. Dans le traitement de certaines affections nerveuses, telles
que la manie, l'épilepsie, les hydropathes ont eu peut-être
moins à se louer de l'éfficacité de l'eau que les anciens praticiens, parce que trop souvent l'hydrothérapie moderne s'obstine
à appliquer aux maladies purement nerveuses un traitement altérant qui ne leur convient pas. *Est modus in rebus.* Si donc
l'hydriatrie a quelquefois paru plutôt nuisible qu'utile dans le
traitement du délire maniaque et de l'épilepsie, c'est parce qu'on
appliquait à ces maladies des procédés beaucoup trop stimulants.
Dans cette méthode l'on emploie des moyens à la fois calmants et
toniques, comme un ou deux enveloppements dans le drap mouillé,
l'eau froide à l'intérieur en abondance, les frictions avec le drap
mouillé, et, suivant les circonstances, les affusions, les immersions, les ablutions et frictions d'eau froide faites avec la main
mouillée, des douches de courte durée, et l'exercice régulier au
grand air. L'utilité de cette méthode est évidente dans beaucoup
de lésions nerveuses de l'axe cérébro-spinal, et de la moëlle épinière en particulier, dans les crampes, les lésions de la motilité,
les affections convulsives, la chorée, etc., et ses avantages ne paraissent pas moins réels dans quelques états nerveux singuliers
de certains organes, tels que l'utérus, les mamelles, et les testicules.

4° *La méthode altérante ou résolutive.* Cette méthode est
plus particulièrement celle qui a été imaginée par Priessnitz. Ici
l'on emploie dans des degrés d'activité très-divers, une foule de
procédés qui modifient profondément l'économie; tels sont les
transpirations provoquées, soit dans des couvertures de laine
sèches, soit dans des draps mouillés, et auxquelles on fait immé-

diatement succéder, ou les immersions dans le grand bain froid, ou bien des frictions dans des bains partiels ; tels sont encore les douches froides de force diverse, les bains de siége plus ou moins froids et plus ou moins prolongés, les frictions énergiques faites avec la main mouillée sur la surface du corps, — les applications plus ou moins étendues de compresses, dites excitantes, tous moyens qui, joints à l'usage intérieur abondant de l'eau froide, modifient profondément la vitalité, et ont pour but de produire des réactions appelées *crises*. Toutes les affections chroniques sont traitées par ces procédés auxquels viennent en aide un régime particulier très-substantiel, l'exercice de tout le système musculaire, autant que le malade peut le faire au grand air, et l'abstinence complète de tout moyen pharmaceutique. Quelques affections chroniques de l'encéphale, beaucoup de celles du thorax, et toutes celles de l'abdomen, la goutte et le rhumatisme chroniques, les affections hémorrhoïdales, les symptômes syphilitiques primitifs, secondaires et tertiaires, les maladies chroniques de la peau, les ulcères chroniques des membres inférieurs, les fistules urinaires, les retrécissements de l'urèthre, les exostoses et autres maladies chroniques des os, les affections scrofuleuses, les tumeurs blanches, etc, etc., sont journellement traités à Græfenberg, et quelquefois très-avantageusement, par la méthode altérante que nous signalons.

C'est au moyen de la vive et forte réaction, ainsi que de la profonde modification que ce traitement imprime à toutes les fonctions organiques, que l'on peut expliquer la résolution et la disparition de beaucoup d'engorgements chroniques obtenues par l'hydriatrie. C'est par l'élimination de tout ce qu'elle croit étranger et nuisible au corps, qu'elle cherche à produire la guérison ; espérant que quand même l'excitation et la stimulation générales imprimées à l'économie ne parviendraient pas à obtenir cette élimination complète, du moins la maladie organique serait arrêtée dans sa marche, et pourrait même exécuter un mouvement de retour vers la guérison.

Les diverses réactions que l'on voit se produire durant l'emploi de la méthode résolutive, sont désignées sous le nom de *crises*, et considérées comme des efforts de la nature pour opérer l'expulsion de la cause morbifique. C'est d'après ces doctrines humorales que les hydropathes expliquent la résolution et la disparition des engorgements de toute espèce, tant des divers viscères abdominaux que de ceux des articulations. Ils expliquent de la même manière la guérison des maladies que l'on place sous la dépendance du système de la veine porte et des veines variqueuses du rectum. En un mot, on obtient suivant eux, au moyen de l'application de cette méthode, tous les effets que l'on voit survenir après l'emploi des eaux thermales les plus accréditées. La durée du traitement est en général longue et le courage et la patience du malade sont bien souvent mis à une rude épreuve.

5° *La Méthode auxiliaire ou adjuvante* est celle qu'on emploie dans des maladies qui ne permettent pas d'espérer une guérison radicale, mais dans lesquelles l'hydriatrie, convenablement appliquée, peut encore rendre des services importants. Dans les maladies du cœur, dans certaines affections pulmonaires chroniques, et dans diverses paralysies, le praticien pourrait trouver une ressource précieuse dans l'emploi de cette méthode de traitement. J'ai vu à Græfenberg un malade atteint d'une lésion organique grave du cœur, accompagnée de catarrhe pulmonaire chronique et d'asthme, qui, forcé de garder le lit pendant quinze jours, par suite de l'augmentation momentanée des accidents catarrheux et asthmatiques, quittait la chambre à l'expiration de ce temps, et grâce à l'hydrothérapie, aussi frais que s'il n'avait passé que vingt-quatre heures au lit. Aussi, ce malade, sans compter sur une guérison radicale, ne pouvait pas assez se louer de ce traitement qui produisait chez lui un effet aussi remarquable ; car jusqu'à ce qu'il l'eût mis en usage, il ne sortait de son lit, après y avoir été retenu huit à dix jours par l'augmentation du catarrhe ou de l'asthme, que pâle, affaibli, exténué et pouvant à peine se traîner. Sans doute, les moyens employés, qui paraissent bien simples à Græfenberg, pourraient effrayer à Paris. Leur application exige de la part du malade beaucoup de confiance dans le remède. Ainsi, tous les matins, celui dont je parle, un homme de soixante ans, se plaçait à côté de son lit sur un tabouret, et on le frictionnait partout, avec un drap mouillé d'eau froide, pendant deux à trois minutes, puis le séchant bien et plaçant des compresses excitantes sur les jambes engorgées, on le remettait au lit. D'autrefois c'était dans un bain partiel à 12° R. qu'il se plaçait pendant quelques minutes et dans lequel on le frictionnait partout avec vigueur. Chez les phthisiques sans espoir de guérison, en proie à une fièvre lente qui les mine, tourmentés par des sueurs nocturnes qui les épuisent, l'hydrothérapie offre un moyen auxiliaire des plus heureux, pourvu toutefois, que l'imagination du malade ne s'en effraie point. Dans ces cas, mieux qu'aucun autre remède, des enveloppements répétés dans le drap mouillé, calmeront cette fièvre ardente, et rendront à la peau une tonicité que nul autre moyen ne produirait, si ce n'est l'affusion froide. L'hémiplégique et le paraplégique trouveront dans ce traitement un moyen auxiliaire des plus utiles, quand même la gravité du mal défendrait de compter sur une guérison complète. C'est ainsi que nous avons vu à Græfenberg des paraplégiques que Priessnitz considérait lui-même comme incurables, employer avec grand avantage sous sa direction, des frictions avec le drap mouillé, faites pendant quelques minutes sur toute la surface du corps, et la stimulation de la douche froide prise partout, excepté sur la colonne vertébrale, pendant une à deux minutes. Grâce à ce moyen, la santé générale, si délabrée, était devenue florissante, et bien que les mouvements des membres inférieurs restassent fort incomplets, le malade n'avait pas renoncé à tout espoir de guérison. Chez la même personne, l'agitation extrême que l'on remarque si souvent chez les malades atteints de ces sortes d'affections, était calmée d'une manière remarquable par quelques enveloppements dans le drap mouillé.

Les hydropathes considèrent l'hydriatrie comme un moyen auxiliaire dans le traitement du coryza qui n'offre aucune gravité en lui-même, qui n'exige pas de traitement général, et où le risque de brusquer la maladie n'est compensé par aucun avantage. Dans le traitement des fièvres éruptives et de la variole en particulier, cette méthode, d'après eux, soutient les efforts de la na-

ture et fait parcourir à la maladie, en les raccourcissant, ses
diverses phases. Mais il est évident que si la fièvre éruptive est
légère, on laissera faire la nature, et que, si l'on a recours à l'hydrothérapie, c'est qu'il existera des symptômes qui réclament
son secours. Dans ces cas, ainsi que Currie l'a prouvé jusqu'à
la dernière évidence, c'est par la soustraction du calorique et
l'effet antispasmodique du remède que l'avantage s'opère, que
le calme renaît et que les congestions intérieures se dissipent.
L'Hydriatrie, dans ces cas, n'est donc pas auxiliaire, mais bien
sédative et antiphlogistique à sa manière.

Employée dans les convalescences comme moyen adjuvant, l'hydrothérapie appliquée avec discernement peut rendre des services
éminents. Des ablutions générales et courtes d'eau froide ou à une
température appropriée, ou bien des frictions pratiquées avec le
drap mouillé, concourront, avec l'exercice, à fortifier le malade et à
le rendre promptement à la santé. Les mouvements fébriles plus
ou moins prononcés, et les agitations nerveuses qui tourmentent
souvent tant de convalescents, seront combattus avec un notable
succès par l'enveloppement dans le drap mouillé, moyen qui offrira de plus l'immense avantage de ne point affaiblir le malade dans
un moment où il importe tant de ménager ses forces.

Ces divisions auxquelles on se gardera bien d'attacher trop
d'importance, auront du moins l'avantage de permettre à ceux
qui ne connaissent pas l'hydrothérapie moderne, de pouvoir considérer dans son ensemble cette branche de la science médicale.
De ce coup d'œil résultera la conviction de l'étendue des applications auxquelles on peut employer ce remède. Il n'existe, en effet,
qu'une seule classe d'agents thérapeutiques, celle des purgatifs,
dont l'emploi ait jamais été aussi étendu et aussi général. Et ces
moyens, dont on a voulu aussi faire une panacée universelle, ont
rendu en effet des services signalés, tant dans les affections aiguës
que dans les diverses maladies chroniques et nerveuses. Le rap-
prochement des purgatifs et de l'hydrothérapie est d'autant plus
exact, que dans les deux cas, ceux qui les prônent leur attribuent particulièrement le pouvoir d'évacuer, d'expulser de l'économie les humeurs peccantes; de tout guérir, en un mot, grâce

à leurs vertus dépuratives. Cette doctrine, si elle n'est pas celle du jour, mérite cependant considération, car le grand Sydenham lui-même, en parlant d'une affection peu humorale en apparence, la chorée, ne nous dit-il pas « *cum affectus iste (Chorea Sancti* « *Viti*) *ab humore aliquo in nervos irruente, quorum istius* » *modi motus prœternaturalis producuntur, pendere mihi vide-* » *retur* » (Opera omnia, L. I. p. 362.) Les purgatifs ne constituent-ils pas la base du traitement? Aussi doit-on se montrer peu exigeant envers Priessnitz si pour lui toutes les maladies résultent de la présence dans l'économie d'une humeur qu'il importe d'évacuer. Cette manière d'expliquer l'effet des remèdes en leur attribuant des vertus dépuratives, parle beaucoup à l'imagination, non-seulement du vulgaire, mais aussi des classes instruites, et contribue puissamment à rendre populaire les méthodes de traitement qui sont basées sur cette doctrine. Priessnitz opère sa dépuration par l'enveloppe extérieure ; les purgatifs exercent leur action sur la peau intérieure, et chaque parti compte des guérisons nombreuses, avérées et remarquables.

En réfléchissant au point d'où Priessnitz est parti, celui de quelques données vagues sur les vertus curatives de l'eau, accompagnées de l'injonction de frotter la partie malade avec de l'eau froide, et d'y poser des compresses mouillées, et en comparant ce point de départ si infime avec l'application immense et souvent très-avantageuse qu'il a su faire du remède que le hasard avait mis entre ses mains, on ne peut se défendre d'une sorte d'admiration pour sa persévérance et pour son énergie. L'efficacité réelle du remède dans une foule de cas, la hardiesse et le sang-froid de Priessnitz, jointes à l'expérience que les exagérations des malades eux-mêmes lui ont fournie, expliquent ce résultat extraordinaire. Les exagérations de mes malades, lui ai-je entendu dire à plusieurs reprises, m'ont beaucoup appris. En effet, ce qu'il n'osait pas tenter, ces malades l'exécutaient, et le résultat fut pour lui d'accroître sa propre expérience, soit que les suites fussent heureuses ou fâcheuses. Loin de se contenter des résultats obtenus, Priessnitz est toujours préoccupé de quelque idée nouvelle, et abandonne volontiers la voie qu'il s'était tracée dès qu'il s'aperçoit qu'une autre le conduira plus tôt au but qu'il se propse. C'est ainsi qu'il a de lui-même renoncé à faire transpirer sans distinction tout le monde, même deux fois par jour. Les enveloppements dans le drap mouillé avaient remplacé, en quelque sorte, les sueurs pendant quelques années; maintenant il montre une extrême prédilection pour les immersions alternatives, d'abord dans un bain partiel d'eau dégourdie où l'on frotte bien le malade pendant quelques minutes, et d'où on le retire pour le plonger dans le grand bain froid; de ce bain, le malade retourne au bain partiel et aux frictions, et de là au grand bain froid, et ainsi de suite, quelquefois jusqu'à ce qu'un état de syncope force à le porter au lit. Actuellement donc, ces bains alternants et l'enveloppement dans le drap mouillé ont le pas sur les transpirations forcées. La modération comparative avec laquelle Priessnitz applique maintenant sa méthode me paraît un aveu tacite de son exagération première. Le résultat des fautes commises a été une grande expérience personnelle, et cette expérience il la prouve, selon moi, en mitigeant la sévérité du traitement primitif.

Je termine ici l'introduction à l'étude de l'hydrothérapie, méthode que, abstraction faite de ses exagérations, je considère comme une heureuse addition, fournie par le hasard, aux connaissances que l'on possédait sur les vertus curatives de l'Eau. Je pense même que, plus tard, arrivée à maturité, elle prendra sa place parmi les procédés thérapeutiques les plus efficaces que possède la science médicale.

Maintenant, après avoir exposé les principes généraux de l'hydrothérapie, je vais décrire les procédés qui servent à son application, puis, après des généralités sur les résultats immédiats de cette application, je parlerai du traitement des maladies en particulier par cette méthode. Dans cette dernière partie de mon travail, tout en faisant connaître la manière dont l'hydriatrie s'y prend pour traiter les diverses affections, et en rapportant des faits qui puissent servir au lecteur à exercer son propre jugement, il m'a paru indispensable de comparer ce traitement avec celui que la médecine usuelle emploierait en pareil cas, afin de faire ressortir les avantages ou les inconvénients de l'une ou de l'autre méthode.

Et comme nous parlons à des hommes scientifiques, nous pouvons leur rappeler la marche naturelle de ces affections dans beaucoup de cas où le vulgaire ne voit que l'effet direct du traitement mis en usage.

La 1re partie contiendra les procédés hydriatriques qui ont pour but d'appliquer cet agent thérapeutique à la surface du corps. Tels sont, en procédant par ordre de fréquence, l'enveloppement dans le drap mouillé, les sueurs forcées, soit dans le drap mouillé, soit dans une couverture de laine sèche, le grand bain froid, le bain partiel, les frictions avec le drap mouillé, le bain de siége froid, la douche froide, la ceinture humide et les diverses compresses mouillées, les bains de pieds froids, les divers bains locaux, les affusions, les immersions, les ablutions, et enfin les règles hygiéniques de l'hydriatrie. Puis viendront des considérations sur les principes de l'hydrothérapie, sur les phénomènes appelés *Crises*, sur l'application du froid pendant la transpiration, et sur l'emploi des bains froids pendant la menstruation.

La 2me partie sera consacrée à l'examen du traitement des maladies par cette méthode, et sera divisée en plusieurs paragraphes :

1° Des affections aiguës en général.

Des Fièvres dites essentielles.

Des Fièvres éruptives.

Des Fièvres intermittentes.

Des Phlegmasies locales, cérébrales, thoraciques, abdominales.

———

2° Des affections chroniques en général.

Des affections chroniques de l'Encéphale. Du Thorax et de l'Abdomen.

3° **Des affections nerveuses en général**.

Des névroses des fonctions cérébrales et spinales.
De la Chorée.
De l'Hystérie.
De l'Hypochondrie.
De l'Epilepsie.
Du Delirium tremens.
Des affections nerveuses spinales.
Des Pertes séminales.
Des affections convulsives.
De la Coqueluche.
Du Tetanos.

—

4° **Traitement hydriatrique**

de certaines affections qui ne se trouvent pas dans les divisions
précédentes, telles que :

Les Congestions et les Hémorrhagies.
Les Hémorrhoïdes.
La Goutte.
Le Rhumatisme.
La Syphilis.
Les Scrophules.
Le Scorbut.
Les affections cutanées.
La Chlorose.
Les Hydropisies.
Le Cancer.
Les Lésions par cause externe.

La 3me et dernière partie traitera des accidents et des dangers
de l'Hydrothérapie, de la question de savoir si cette méthode
peut remplacer la médecine ordinaire, et comment elle atteindrait
ce but.

PREMIÈRE PARTIE.

Des procédés et des moyens de traitement employés par l'Hydrothérapie.

L'Eau appliquée froide ou à une température peu élevée à la surface du corps, et introduite abondamment dans l'appareil di-gestif, les frictions humides et les transpirations forcées, constituent les bases de ce traitement, auquel viennent en général se joindre l'exercice au grand air et un régime approprié.

L'eau pour être employée en hydriatrie, doit posséder certaines qualités indispensables; elle doit être fraîche, pure et parfaitement oxygénée. Cette dernière condition, celle de renfermer autant d'air que possible en dissolution, ne doit jamais manquer, surtout pour l'eau qui servira de boisson. Il ne suffit donc pas, pour être considérée comme parfaitement appropriée au traitement hydriatrique, que l'eau des sources soit claire, limpide, incolore, inodore, d'une saveur fraîche et pénétrante, qu'elle conserve sa transparence après l'ébullition, que, dissolvant le savon, elle cuise les plantes légumineuses et la viande, toutes qualités essentielles, mais que l'eau provenant directement des neiges, et des glaces peut aussi présenter, sans renfermer pour cela la quantité d'air nécessaire; il faut encore que celui-ci s'y trouve en quantité déterminée. La proportion d'air que l'eau doit renfermer s'élève de 5, à 5,25 pour cent (Saussure) et cet air contient en volume, d'après MM. Gay-Lussac et Humbold, 1, 6 d'oxy-

3

gène et 3, 4 d'azote; il est donc, d'après ces auteurs, bien plus oxygéné que l'air ordinaire. On reconnaît que l'eau est convenablement aérée, quand en y mêlant une solution de sulfate de fer au minimum, et ajoutant quelques gouttes d'ammoniaque, il se forme un précipité blanc, qui passe au vert, puis au jaune. Cette opération doit se faire dans un flacon bien fermé.

La quantité d'eau, toujours froide, que Priessnitz fait boire ordinairement aux débutants est de 8 à 10 verres par jour, chaque verre de 300 à 320 grammes. Le plus souvent il leur recommande d'en boire autant qu'ils le peuvent sans fatiguer l'estomac. Aussi il est d'usage de commencer graduellement, surtout quand l'estomac en souffre, et qu'on n'a pas l'habitude de boire de l'eau pure. La règle générale, quand on n'a pas transpiré le matin, est de boire un verre après s'être nettoyé la bouche et les dents, puis plusieurs verres pris en sortant et à la source même, et quelquefois durant la promenade, sourtout dans le commencement. De quatre à six verres avant le déjeûner; deux avant le dîner, qui a ordinairement lieu à une heure; deux verres après ce repas, et autant dans l'après-midi ou dans la soirée, constituent la quantité d'eau généralement prise. Autant que possible, l'eau doit être bue à la source même, ou venant de la source depuis peu d'instants. Cette règle est surtout importante en été. La moindre quantité que j'ai vu boire à des malades était de 5 à 6 verres par jour, et la plus grande de 30. Lorsque Priessnitz désire qu'un malade ne mange pas beaucoup, il lui prescrit de boire de 5 à 6 grands verres d'eau pendant le repas.

L'exagération que les malades apportent en général dans l'ingestion de ce fluide avant que les organes digestifs s'y soient habitués, occasionne quelquefois beaucoup de malaises et de dérangements des fonctions gastro-intestinales, tels que des nausées, des vomissements, l'inappétence et la diarrhée: accidents qui diminuent lorsque ceux-ci, avertis par l'expérience, boivent avec plus de modération. Souvent chez les malades robustes, ces symptômes cessent spontanément dès que le canal digestif s'est accoutumé à ce régime. D'autrefois, au contraire, des accidents graves en sont les suites immédiates; ainsi un malade peu robuste, affaibli

par un traitement mercuriel prolongé, et qui était depuis 8 à 10
jours soumis à l'hydrothérapie pour des douleurs vagues, s'étant
avisé de boire 8 grands verres d'eau dans un court espace de
temps et sans faire l'exercice prescrit après chaque verre, éprouva
bientôt des malaises, et un grand refroidissement des extrémités.
Voulant alors se promener il fut pris de difficulté de parler, et de
symptômes de congestion cérébrale, et l'on dut alors le transporter dans sa chambre. Il y avait alors céphalalgie violente, et
aphonie complète, suivies de perte de connaissance. Priessnitz
prescrivit aussitôt de frotter vivement les pieds dans un pédiluve
contenant peu d'eau à 14° R., et lui fit de petites aspersions d'eau
froide sur la tête et sur le visage ; mais l'état persistant, il fit faire
des frictions sur tout le corps avec un drap mouillé qu'on renouvela deux fois dans une demi-heure, et lui mit sur la tête des
compresses trempées dans l'eau froide. Après ces frictions, on le
plaça au lit, ayant toujours soin de renouveler les compresses imbibées d'eau froide. Après deux heures de ce traitement, les mêmes
symptômes persistaient toujours, et Priessnitz revint encore à des
frictions générales avec le drap mouillé, renouvelé toutes le dix
minutes. Deux draps ayant été employés, on reprit pendant une
heure les frictions dans un bain de pieds à 14° R., dont l'eau fut
changée trois fois : alors nouvelles frictions générales pendant
vingt minutes avec le drap mouillé, suivies d'un bain partiel à
12° R., dans lequel deux hommes frictionnèrent le malade pendant
une demi-heure avec l'eau du bain, tandis que Priessnitz lui faisait de temps en temps sur la tête des affusions avec de l'eau
froide. Enfin survint un vomissement copieux, suivi de soulagement marqué, et une heure après, la parole et le sentiment revinrent et la tête fut complètement dégagée.

Quelques jours après des furoncles nombreux se montrèrent
aux membres inférieurs et sur d'autres parties de la surface du
corps ; furoncles qui suppurèrent abondamment, en même temps
que les douleurs vagues disparurent. La personne qui a été témoin de ce fait et qui me l'a communiqué, pense avec Priessnitz
que cette éruption est le résultat d'un effort de la nature tendant
à expulser de l'économie les humeurs peccantes. Mais qui n'y

verra plutôt les suites assez naturelles des frictions si vives et si prolongées auxquelles le malade avait été soumis ? D'ailleurs n'aurait-on pas dû chercher à faire vomir le malade, sinon avec le tartre stibié, du moins en introduisant une plume dans le pharynx et en titillant la luette ?

D'autres cas d'indigestion d'eau froide ont été observés à Græfenberg, et en particulier chez une dame de trente ans, assez forte et replète, qui avait bu près de quatre litres d'eau peu de temps après s'être levée, sans faire l'exercice nécessaire. Tout d'un coup les extrémités devinrent froides, et la malde perdit connaissance. Le même traitement fut employé, mais ce fut le vomissement spontané qui fit cesser les accidents dont les suites se firent sentir pendant un certain nombre des jours.

Des précautions sont donc nécessaires, car l'eau bue de cette façon, doit être soumise à l'action digestive de l'estomac. Aussi la progression doit être graduelle, et l'exercice est de rigueur pour les malades qui font usage de l'eau froide à l'intérieur dans les diverses méthodes hygiénique, prophylactique, etc.

Dans le traitement des affections aiguës, la quantité d'eau froide à boire varie suivant les circonstances. Lorsque la peau est chaude et sèche, on laisse le malade boire à volonté, mais lorsque le corps est en transpiration, on ne permet d'en prendre que peu à la fois, mais souvent.

En boisson, l'eau, avons-nous dit, est toujours administrée froide ; mais souvent il n'en est pas de même de celle qu'on emploie en lavements, ou que l'on tient dans la bouche et dont la température varie suivant les indications de 4° R. à 16° R.

L'eau employée extérieurement est tantôt froide, tantôt tiède. Très-rarement l'hydrothérapie l'emploie à la glace et Priessnitz jamais. La température varie donc de 4° centi. à 25° cent. Les règles à suivre sous le point de vue de la température de l'eau sont impossibles à déterminer *à priori* d'une manière précise. Priessnitz considère la connaissance de la température exacte que l'on doit appliquer à chaque individu, comme très importante. Ainsi un malade qu'il avait guéri d'un mal de dents violent en lui faisant faire des frictions sur tout le côté de la figure avec de l'eau

froide, et en tenant ce liquide également froid dans la bouche,
ayant conseillé ce même remède à une autre personne atteinte de
ce mal, celle-ci loin de s'en trouver soulagée, en souffrit davantage. Priessnitz à qui l'on fit savoir que son remède était sans
efficacité, répondit que chez ce malade il fallait employer non de
l'eau toute froide, mais de l'eau à 10° R., moyen qui en effet paraît avoir produit le résultat désiré. Aussi, dès le commencement
de tout traitement hydrothérapique, Priessnitz fait mettre le malade dans un bain partiel, le fait frictionner en sortant, lui jette
de l'eau sur la surface du corps et s'assure ainsi de la sensibilité
plus ou moins vive de la peau, et règle d'après cet indice la conduite qu'il doit tenir. Son expérience sur ce point est très-grande
et rarement il se trompe. Les personnes à qui cette expérience
manque, devront plutôt pécher par excès de précaution que par
le défaut contraire. Si j'ajoute que, chez les personnes du sexe,
aucune règle de décence n'est violée de la part de Priessnitz en
faisant ce genre d'épreuves, c'est parce que ce bruit aurait été
fort injustement répandu. Chez elles, c'est sur la peau des bras et
du cou qu'il fait ses aspersions, et encore paraît-il tenir compte plutôt de l'aspect général. Le grand bain ou bain de cuve est toujours
donné froid. L'eau dans laquelle on trempe les draps qui servent à
frictionner ou à envelopper le corps, ou pour mouiller les diverses
compresses, est aussi toujours froide, ainsi que l'eau de la douche,
tandis que la température de celle qui sert aux ablutions, aux affusions, aux frictions, et surtout aux divers bains locaux, tels que
le bain partiel, le bain de siége, le bain de pieds, le bain de mains,
de coude et de tête, est assez variable. Chaque malade fait usage
pour son bain partiel, pour les ablutions ou pour son bain de siége,
d'une eau dont la température diffère plus ou moins de celle de
son voisin. Il y a certainement beaucoup de vérité pratique dans
la particularité que nous signalons, mais il y a aussi beaucoup de
savoir-faire. Du reste, Priessnitz n'hésite jamais à employer une
température différente dès qu'il s'aperçoit que celle qu'il avait d'a-
bord conseillée ne produit pas l'effet désiré. Il est donc évident qu'il
ne tombe pas toujours juste de prime-abord et que quelques tâtonnements sont le plus souvent indispensables.

Les succès remarquables obtenus dans beaucoup de cas à Græfenberg ont fait supposer qu'il s'y rencontrait deux choses particulières à ces eaux : d'un côté, une température de beaucoup inférieure à celle des sources ordinaires, et de l'autre la présence de certaines substances salines qui en feraient une espèce d'eau minérale très-faible, mais dont les qualités différeraient beaucoup, par cette raison, de celles de l'eau ordinaire.

La température des diverses sources de la montagne varie pour chacune; elle est de 3 à 4° R. en hiver, et de 7 à 8° R. en été. La température des sources à Freiwaldau est en général d'un dégré de plus. Mais l'eau dont on fait usage dans l'établissement de Græfenberg même y arrivant de la montagne dans des tuyaux de bois, après un assez long parcours, et ces tuyaux se trouvant à fleur de terre, il en résulte qu'en été la température de l'eau est souvent plus élevée que ne le voudrait Priessnitz. Du moins c'est là une des raisons qui lui fait préférer un temps frais à un temps chaud pour le traitement de ses malades. On comprend aussi que l'eau des douches se trouvant à 3° R. en hiver, pendant que la température de l'air est au-dessous de zéro, les personnes qui, comme les dames, prennent la douche froide dans une maison sans toiture, trouvent l'eau moins froide que l'air. C'est par la raison contraire qu'en été les douches (qu'on prend auprès des sources et non après avoir fait un long chemin dans des tuyaux de bois) étant à 8° R. et l'air à 15° ou 16° R., celles-ci produisent alors une impression de fraîcheur souvent désagréable.

J'entre dans ces détails pour prouver que la température des eaux de Græfenberg n'offre rien de particulier, et qu'il serait faux d'en conclure que les mêmes conditions ne peuvent pas se rencontrer dans beaucoup d'autres localités. Je connais d'ailleurs des malades qui n'ont jamais employé l'eau que dégourdie à 12° et 14° R., après l'enveloppement dans le drap mouillé, et qui, cependant, se sont très-bien trouvés du traitement. D'ailleurs, au moyen d'un bain d'ondée un peu prolongé ou de l'immersion dans une eau à courant un peu rapide, la soustraction du calorique peut toujours être portée aussi loin qu'on le désire.

Tout emplacement qui offrirait ces conditions, c'est-à-dire qui fournirait de l'eau pure à 3 ou 4° R. en hiver et à 8 ou 10° R. en été, peut servir à un établissement hydrothérapique.

Quant à l'explication qu'on a voulu donner des succès de l'hydrothérapie par quelques atomes de sels de soude et de chaux qu'on aurait rencontrés dans les eaux de Græfenberg et qui rendraient compte surtout, dit-on, de la facilité plus grande avec laquelle cette eau serait digérée, elle a été imaginée par ceux qui, ne pouvant admettre que l'eau seule puisse produire des effets thérapeutiques, ont voulu attribuer ces derniers aux atomes salins que renferme toute eau non distillée. D'ailleurs, à Græfenberg il y a vingt sources dont on boit, et de plus, la source première, celle qui opérait les premiers *miracles*, est maintenant celle dont on se sert le moins, parce que, à cause de nouveaux arrangements, elle se trouve placée dans un endroit où l'on arrive avec moins de facilité. Cette source est celle qui est derrière l'ancienne maison de Priessnitz. Enfin de très-bons effets ont été obtenus à Freiwaldau et dans d'autres villages environnants, par la même méthode, effets évidemment indépendants des particules salines des eaux de Græfenberg. De même en Allemagne, en Hongrie, en Pologne et en Angleterre, des résultats également heureux et obtenus au moyen d'eaux de source contenant le moins de particules salines possible, ont prouvé d'une manière victorieuse que c'est à l'eau et non à ces atomes salins que les guérisons doivent être attribuées. C'est l'exercice joint à la fraîcheur de l'eau qui explique la plus grande facilité avec laquelle ce liquide est supporté par l'estomac.

L'air de Græfenberg est très-pur, et la position est des plus avantageuses. Dans les localités moins heureusement situées, on se trouverait bien de faire prendre aux malades journellement quelques verres d'une eau plus ou moins fortement chargée d'oxygène par les moyens chimiques et physiques connus.

DES DIVERS PROCÉDÉS HYDRIATRIQUES.

Nous allons maintenant passer en revue les divers procédés hydriatriques en commençant par ceux qui sont le plus fréquemment employés, et en faisant d'abord observer que relativement aux bains locaux, ceux-ci doivent toujours être administrés dans des ustensiles en bois, condition très-importante pour obtenir certains effets de réaction qui n'arriveraient pas si ces ustensiles étaient en métal, le chaleur de l'eau se trouvant rapidement soustraite à mesure que le corps la lui communique. La plupart de ces procédés, surtout ceux qui agissent un peu énergiquement, ne doivent jamais être employés pendant le travail de la digestion.

De l'enveloppement dans le drap mouillé.

Ce procédé est appliqué à presque tous les malades, et les effets qui en résultent sont très-variés, selon qu'on le renouvelle dans un temps plus ou moins court. L'application du drap mouillé, à en juger d'après mes propres sensations, est suivie aussitôt d'un sentiment de fraîcheur qui pénètre dans l'intérieur du corps, et fait naître le frisson, effet qui résulte évidemment de la soustraction directe du calorique de toute l'enveloppe cutanée. Après un laps de temps très variable, non seulment chez les divers individus, mais encore chez le même, car celui qui, au début du traitement grelottait pendant trois quarts d'heure, souvent se réchauffe plus tard en quinze minutes, la réaction centrifuge s'établit, le froid pénétrant du drap mouillé se trouve remplacé par une sensation de fraîcheur à la quelle succède une chaleur douce et agréable; bientôt l'eau dont le drap est imbibé, s'échauffe par la concentration du calorique que retiennent les couvertures et forme à la surface du corps une véritable couche de vapeur. Les sécrétions de la peau ne tardent pas à s'activer, la réaction s'annonce par une chaleur générale, la figure devient rouge, et la sueur ordinairement ne tarde pas à se déclarer. Suivant le but que l'on s'est proposé en appliquant le drap mouillé, tantôt on le renouvelle avant que cette réaction ne se soit annoncée, tantôt on dégage le malade dès qu'elle s'est établie, ce qui se reconnaît à la chaleur des pieds; tantôt enfin, ne se contentant pas de la simple moiteur, l'on cherche plutôt à exciter la transpiration en laissant le malade enveloppé et en donnant à boire de l'eau froide à petits coups ; dans ce cas, l'opération constitue la transpiration forcée. Toujours, dès que la réaction s'est franchement établie et que le drap est retiré, on pratique des ablutions plus ou moins froides.

D'après le dire des malades atteints de fièvre plus ou moins vive, la première impression du drap mouillé, loin d'être désagréable, ainsi que je l'ai éprouvé, leur occasionne une sensation de bien-être remarquable. Souvent, en effet, on voit son application faire cesser immédiatement un état d'agitation considérable auquel succède le calme, ou une tendance au sommeil. Aussi, dans certains cas, a-t-on eu recours avec grand avantage à ce moyen pour calmer le système nerveux et amener le sommeil lorsque la chaleur générale contre-indiquait l'emploi des narcotiques. Ce procédé ingénieux, dû à l'esprit inventif de Priessnitz, agit évidemment au moyen de la sédation produite par la soustraction du calorique et par l'effet particulier transmis directement aux centres nerveux par l'intermédiaire de l'immense réseau de ramifications nerveuses qui viennent s'épanouir à la surface du corps. Aussi l'influence directement sédative de ce moyen n'est pas moins remarquable que celle qu'il produit sur l'appareil circulatoire. Mais le ralentissement du pouls n'est durable que quand le moyen sédatif est promptement renouvelé, et alors l'enveloppement dans le drap mouillé devient un puissant antiphlogistique, dont l'efficacité est en rapport avec la durée de l'opération. Dans le traitement des maladies chroniques, au contraire, ce procédé, quoique en usage chez presque tous le malades, n'a pour but que de préparer convenablement la peau à recevoir les modifications qu'on veut lui imprimer ; aussi, en général, dès que la moiteur survient ou que la chaleur générale se rétablit à la surface du corps, ce qui se reconnaît, avons-nous dit, d'après l'état des pieds, on dégage le malade et l'on procède aux ablutions. Ces dernières sont aussi de rigueur lorsque, au lieu de retirer le malade dès qu'il se réchauffe, on le laisse transpirer plus ou moins longtemps. Ordinairement dans les premiers temps, l'eau dont on lave les malades au sortir du drap, est légèrement dégourdie, mais quelquefois le malade lui-même va directement se jeter un instant dans le grand bain froid. Le plus souvent, cependant, c'est dans un bain partiel d'eau à 10 ou 12° R. que se font les ablutions et les frictions subséquentes. Chez quelques malades on emploie immédiatement après l'enveloppement, des frictions avec le drap mouillé : cela se pratique surtout au début du traitement.

Le drap qui sert à l'enveloppement doit toujours être de grosse toile : tantôt il est très-grand et s'étend depuis le cou jusqu'aux pieds qu'il entoure, mais s'il se trouve beaucoup d'excédant, on le reporte plutôt en haut que vers les pieds qui se réchauffent plus difficilement. En général, même lorsque ces parties sont froides, l'on évite de les envelopper dans le drap mouillé, et la couverture de laine vient alors s'y appliquer directement, et quelquefois on les recouvre encore de quelque vêtement pour y ranimer au plus tôt la chaleur. Tantôt le drap est petit et ne s'étend que des aisselles aux genoux, et quelquefois le tronc seul est enveloppé, laissant les extrémités libres. Enfin lorsqu'on désire obtenir une sédation très-prononcée, on mouille fortement deux draps superposés. Veut-on au contraire obtenir une réaction prompte et exciter vivement la peau, on exprime fortement l'eau que contient le drap.

L'application du drap mouillé, qui a lieu presque toujours de grand matin, se fait de la manière suivante. Priessnitz en fait exprimer l'eau au degré voulu, soit en le faisant tordre par deux hommes, ou bien, comme cela se pratique à Græfenberg, en le pliant en alèze étroite dont on place le milieu autour d'une colonne en bois, puis rapprochant les extrémités du drap ainsi soutenu, on les tord facilement. Le lit ayant été préalablement arrangé, c'est-à-dire les matelas retirés, l'on place sur le paillasson une épaisse couverture de laine, et, sur celle-ci, le drap mouillé étendu ; un oreiller ou un drap plié est aussi placé pour soutenir la tête. Le malade se couche dessus, et on l'y enveloppe étroitement, d'abord en ramenant un côté du drap sous le côté opposé du corps, *et vice-versâ*, de manière à l'entourer symétriquement. On l'enveloppe alors de la même manière dans la grosse couverture de laine, par dessus laquelle on place un lit de plumes ou un couvre-pieds d'édredon. Si, lorsque la chaleur se rétablit, le sang se

porte à la tête; et si alors le malade accuse une forte céphélalgie,
on a soin de placer sur cette partie des compresses mouillées d'eau
froide. Ainsi qu'il a été dit, l'on procède aux ablutions ou aux
immersions lorsque la chaleur s'est parfaitement rétablie. Mais l'on
comprend que ces ablutions d'eau froide, qui doivent toujours
succéder aux enveloppements dans le drap mouillé, ne se prati-
quent pas lorsqu'il arrive d'en appliquer plusieurs les uns après
les autres. Dans ce cas on ne pratique ces ablutions que lorsque,
après avoir fait beaucoup d'enveloppements, on laisse séjourner le
malade un certain temps dans un des derniers.

L'enveloppement dans le drap mouillé est donc une des plus
belles découvertes de Priessnitz, et au moyen duquel il remplit
une foule d'indications. Ce procédé peut remplacer avec avantage
les affusions de Currie, comme moyen antiphlogistique ; car par la
méthode de Priessnitz, la réaction est plus assurée, puisqu'elle se
trouve soutenue par des moyens artificiels qui empêchant la chaleur
de s'échapper, la concentrent autour du corps. Par ce procédé,
on peut donc à volonté soustraire la chaleur de la surface du corps
ou l'y accumuler, sans fatiguer le malade autant qu'avec la couverture de laine. Cependant ce moyen ne peut pas entièrement
remplacer les affusions, bien que l'effet sédatif qui en résulte soit
aussi prononcé ; mais il ne produit pas le même effet perturbateur,
et ne peut pas servir à ranimer la vitalité avec la même énergie que
celles-ci.

L'hydrothérapie a recours à ce procédé dans toutes les affections
fébriles. C'est le moyen antiphlogistique et le calmant par excellence, surtout, comme nous l'avons dit, quand le drap est bien
mouillé et souvent renouvelé. Tant que la peau reste sèche et
chaude, un drap doit remplacer l'autre, d'abord toutes les dix ou
quinze minutes, puis à des intervalles de moins en moins rapprochés,
à mesure que la peau tend à se couvrir de moiteur, ayant soin,
lorsque celle-ci existe, de ne point le renouveler, mais de laisser
arriver la sueur dans laquelle on laisse souvent le malade pendant
des heures entières, et en général, jusqu'à ce que la sueur cesse
ou diminue d'une manière très-prononcée. Le malade est alors
dégagé, et l'on procède aux ablutions avec de l'eau à 10 ou

11° R. A mesure que la fièvre diminue, et pour hâter le développement de la transpiration, on a soin d'employer les draps moins mouillés, et d'où l'eau est de plus en plus exprimée. On est cependant quelquefois obligé de retirer le malade des couvertures à cause des malaises qu'il éprouve, avant que la transpiration ait cessé d'elle-même. Ainsi que cela se pratique pour l'enveloppement dans la couverture de laine, on emploie dans celui-ci des applications de compresses bien imbibées d'eau froide pour combattre la congestion vers la tête qui survient lors du retour de la chaleur générale, et surtout vers le moment où la transpiration commence à s'établir; mais alors pour ne pas déranger celle-ci, on les applique moins mouillées et à de plus longs intervalles. Dans le cas où les pieds resteraient toujours froids, quoique la chaleur paraisse être généralement bien rétablie, on conseille de les dégager, de les bien frotter, et de les entourer de la couverture de laine.

De la transpiration dans la couverture de laine.

Ce procédé tant prôné et encore tant employé dans les établissements hydriatriques, paraît comparativement abandonné par son auteur, auquel on reproche même cet abandon. Actuellement tel malade qu'il faisait autrefois transpirer deux fois par jour, est tout surpris de se voir défendre ce moyen, et dans les cas où Priessnitz y a recours, c'est évidemment avec beaucoup moins d'exagération. Il se défend, il est vrai, du reproche qu'on lui adresse, en faisant observer qu'il avait jadis affaire à des paysans robustes, tandis que maintenant des citadins affaiblis constituent la grande majorité de ses malades, et que même un grand nombre d'entr'eux ne lui arrivent qu'après avoir été soumis aux transpirations pendant des mois entiers. Il est cependant plus probable que certaines conséquences fâcheuses bien avérées, l'auront rendu plus circonspect; car aux malades qui arrivent d'autres établissements, jamais il ne leur adresse de questions sur ce qui a été fait antérieurement. Toutefois, si sa remarque est fondée, et elle doit l'être en partie, il est évident que ses imitateurs empressés n'ont pas eu le bon sens de réfléchir à la distinction très-pratique qu'il établit entre les paysans sur lesquels il a débuté et les citadins qui se placent entre ses mains. J'ajouterai que j'ai la certitude que ce n'était pas seulement chez des paysans qu'il provoquait ces transpirations prolongées, mais bien sur des habitants énervés et affaiblis des grandes villes.

La transpiration dans la couverture de laine s'obtient en enveloppant le malade dans celle-ci, de manière à concentrer autour du corps tout le calorique qui en rayonne. Dans les affections chroniques, c'est vers quatre à cinq heures du matin que l'on provoque la sueur ; l'expérience ayant prouvé que ce moment est le plus favorable à la production de ce phénomène. Le procédé est fort simple : une épaisse couverture de laine bien sèche est placée sur un paillasson, et le malade se couche dessus, entièrement déshabillé ; les tuméfactions goutteuses, les parties douloureuses ou les exostoses, s'il en existe, sont alors rapidement recouvertes de compresses dont l'eau a été bien exprimée, ce qui se fait en partie pour diminuer les douleurs qui deviennent ordinairement très-vives au moment de l'apparition des sueurs, et en partie pour exciter sur ces points mêmes une transpiration plus copieuse, et l'on procède aussitôt à l'enveloppement. Ceci se fait en commençant par renverser l'un après l'autre les deux coins supérieurs de la couverture sur les épaules, et en faisant passer un des côtés de la couverture sous le côté opposé du malade, en ayant soin de maintenir d'une main le côté encore non relevé, pendant qu'avec l'autre on borde, pour ainsi dire, de haut en bas, puis on procède à la même opération du côté opposé, de manière à empaqueter le malade le plus hermétiquement possible. Le point important et le plus difficile, c'est de bien appliquer la couverture autour des épaules et du cou, sans quoi la chaleur du corps se dégage par cette ouverture, et la transpiration ne s'établit que très-difficilement. L'on obvie à cet inconvénient en commençant, ainsi que nous l'avons indiqué, par ramener par dessus l'épaule et au-devant de la poi-

trine d'abord l'un, puis l'autre coin supérieur de la couverture.
Lorsque les congestions vers la tête ne sont pas à craindre, on fait
remonter le bord supérieur de la couverture de manière à ce que
le visage se trouve seul à découvert, l'oreiller même se trouvant
quelquefois compris dans l'enveloppement. Chez les personnes
qui devront rester ainsi enveloppées pendant très-longtemps, on a
soin de placer un urinal entre les jambes. Du reste, si cette précaution n'avait pas été prise, on y remédie en défaisant la couverture vers les pieds et en y glissant le vase reclamé. La couverture
de laine une fois fermée le plus hermétiquement possible, on place
sur le malade un lit de plumes ou des couvertures ouatées, et l'on
attend la sueur, ayant toujours soin de laisser un gardien auprès
du patient ainsi garrotté. Quelquefois, pour mieux maintenir tous
ces objets autour du corps, on passe sous le malade et à des distances égales, trois serviettes pliées dans le sens de leur plus
grande longueur, et l'on fixe ainsi solidement le tout en nouant les
extrémités ramenées au-devant du corps.

Cette dernière précaution est d'autant plus utile que souvent la
transpiration ne s'établit que plusieurs heures après, et pendant
ce temps il serait impossible de garder une immobilité complète.
L'excitation qui précède l'arrivée de la sueur, disparaît en général dès que celle-ci survient; mais s'il n'en est pas ainsi, et
surtout si l'on a des raisons de craindre une congestion vers la
tête, on recouvre cette partie d'une compresse trempée dans de
l'eau froide et l'on donne au malade quelques gorgées d'eau froide;
on fait de même si, sans être très-rouge, le malade accuse un mal
de tête un peu violent. L'intervalle qui s'écoule entre l'enveloppement et l'apparition de la sueur varie beaucoup, non-seulement
selon les individus, mais encore chez la même personne, et surtout
selon la saison. Celui qui, en été, transpire en un quart d'heure,
mettra de trois à cinq heures en hiver. D'autrefois un état d'atonie
de la peau semble y mettre obstacle, et j'ai vu des malades ne pas
transpirer après cinq heures d'enveloppement. Dans les affections
fébriles, l'hydrothérapie ne cherche à amener les sueurs que lorsque
la vivacité de la fièvre a été tempérée, soit par les efforts de la nature, soit par les applications d'eau froide. Vouloir dans des cas

pareils forcer la transpiration, c'est exposer le malade à de graves dangers, à des congestions violentes vers des organes importants. On ne saurait trop le répéter, le but de l'hydrothérapie dans les fièvres et les phlegmasies est, non de hâter la sueur, mais de produire une sédation efficace, au moyen du drap mouillé fréquemment renouvelé, et souvent douze, vingt-quatre ou quarante-huit heures s'écoulent avant que la transpiration ne s'établisse franchement. Dans ces cas, lorsque la fièvre est forte et la chaleur de la peau vive, on hâte l'arrivée des sueurs en faisant boire abondamment de l'eau froide au malade; ce qu'on se gardera de faire lorsqu'il n'y a pas de fièvre.

Dans les maladies chroniques, lorsque la sueur tarde à paraître, on conseille au malade de faire des mouvements de haut en bas avec les mains et les pieds. Priessnitz fait faire ordinairement de l'exercice avant l'enveloppement lorsque la peau s'obstine à ne pas s'humecter; quelquefois il fait coucher le malade au soleil et ne permet qu'il soit emballé que lorsque l'ensemble du corps paraît convenablement réchauffé.

Dès que la transpiration s'est établie, on peut desserrer un peu les linges de manière à permettre quelques mouvements, et à laisser mieux respirer le malade auquel on donne aussi de l'air en ouvrant la fenêtre, précaution très-nécessaire à cause de l'état de chaleur générale dans lequel se trouve le patient, et qui est d'autant plus prononcée à Græfenberg que toutes les chambres se trouvant sans cheminées, l'air ne s'y renouvelle pas. Aussi on y dort toujours la fenêtre ouverte; et moi-même, pendant mon séjour dans cet établissement, je me voyais très-souvent dans la nécessité de me lever pour ouvrir la croisée que la fraîcheur de la nuit m'avait fait fermer, tant j'éprouvais le besoin de respirer un air frais. On apportera donc quelques précautions dans l'application de ce précepte dans des appartements à cheminées. Pour contribuer à la transpiration en calmant l'excitation générale, et aussi pour rendre au corps les fluides qui se dégagent par les pores, on fait boire au malade, toutes les cinq, dix ou quinze minutes, quelques gorgées d'eau froide, en évitant de lui en donner plus d'un quart à un demi-verre à la fois. Ce précepte doit surtout être suivi lorsqu'on veut maintenir longtemps le malade dans un état de transpiration générale. Ordinairement le malade s'endort en attendant la transpiration, surtout lorsque l'enveloppement a eu lieu à quatre heures du matin. On observe quelquefois que la transpiration n'est que partielle, et que divers points du corps ne transpirent pas. Dans ce cas, on applique sur ces parties, avant d'envelopper le malade, une compresse mouillée bien égouttée.

Combien de temps la transpiraion doit-elle être maintenue? Dans les affections chroniques, ce temps varie d'une demi-heure à trois heures. Dans la syphilis, on la fait durer quelquefois davantage chez des gens robustes. Du reste, c'est la vigueur de la constitution qui doit servir de guide à cet égard. La durée de la transpiration dans les affections aiguës se prolonge quelquefois bien davantage, surtout lorsque la sueur se montre sous forme critique. On peut alors laisser transpirer le malade, soit dans la couverture de laine, soit dans le drap mouillé, pendant douze, quinze ou vingt heures, enfin jusqu'à ce que la sueur cesse d'elle-même, à moins toutefois que des circonstances particulières ne s'y opposent, telles que des malaises, des besoins. Dans ces cas on choisit un moment où la sueur est un peu moins forte pour retirer les couvertures et pratiquer les ablutions. Mais dans les maladies chroniques, et lorsqu'on fait transpirer chaque matin le malade, on procède aux lavages à l'eau froide dès que le terme prescrit s'est écoulé, et cela, sans attendre que la transpiration soit moindre. A Græfenberg, le baigneur alors défait la partie de la couverture qui entoure les pieds et les jambes, et la relève un peu, de manière à permettre au malade de marcher, et celui-ci court en toute hâte se plonger dans le grand bain froid, ou se mettre dans un bain partiel d'eau à 10°, 12° ou 14° R. où l'on pratique les ablutions nécessaires. Du reste on peut procéder à ces ablutions dans la chambre même, ou faire aussitôt des affusions; mais l'immersion dans le grand bain exige toujours que l'on s'y transporte, ou bien encore mieux que l'on y soit transporté.

Après la transpiration dans la couverture de laine, et après la moiteur obtenue dans le drap mouillé, la pratique constante de Priessnitz est de procéder toujours à l'application de l'eau soit froide,

soit dégourdie, à la surface du corps. Aussi, dès qu'elle est terminée, il fait plonger les malades dans le grand bain, ou bien il les
fait placer dans un bain partiel tiède, où on les frictionne fortement
avec les mains, et les malades eux-mêmes y contribuent pour leur
part. Cette application d'eau froide à la surface du corps, ainsi couverte de sueur, a été de tout temps, et continue d'être pratiquée
par toutes les populations slaves ; l'expérience en a prouvé la parfaite innocuité. Priessnitz considère cette application comme nécessaire pour fortifier la peau, et pour calmer l'extrême chaleur
dont les malades se sentent pénétrés. Cette chaleur est, en effet,
souvent telle, que ceux-ci se replongent à plusieurs reprises avec
délices dans la grande cuve d'eau froide. On explique l'impunité
avec laquelle on entre ainsi dans le bain froid en admettant que
la sueur a été développée dans ce cas sans excitation du corps, sans
que les mouvements y aient concouru, et sans que les organes
intérieurs soient aucunement congestionnés ; en un mot, la sueur
serait passive. Nous aurons occasion d'examiner, plus tard, cette
question intéressante de physiologie avec tous les détails qu'elle
mérite. Toujours est-il qu'un imitateur de Priessnitz, un vétéri-
naire nommé Schrott, qui habite un village voisin, et qui renché-
rit encore sur celui-ci dans l'application des sueurs prolongées,
puisqu'elles constituent chez lui, avec un régime très-sévère, tout
le traitement, toujours est-il que Schrott ne lave pas ses malades
avec de l'eau froide après la transpiration, et ne les plonge pas
dans le grand bain, mais laisse peu à peu le calme et la chaleur
normales se rétablir. C'est plus tard qu'il leur fait pratiquer des
ablutions froides pour fortifier la peau et la mettre en état de
fournir aux abondantes transpirations qu'on exige d'elle.

Entre les mains de Priessnitz, les grands bains froids et le bain
partiel tiède avec frictions générales, constituent des moyens
puissants d'excitation de la peau, et souvent après la transpiration, il ne se contente pas de prescrire soit l'un, soit l'autre de
ces procédés, mais tous les deux en même temps et à plusieurs
reprises. Il emploie plus volontiers le bain partiel chez les débutants, et dans les cas où il veut agir vivement sur la surface du

corps après l'enveloppement dans le drap mouillé, parce qu'il peut y faire exercer des frictions pendant des heures entières.

3° Dans le traitement des affections chroniques l'on observe que les sueurs, au commencement, sont en général transparentes et claires, et qu'elles sont plus ou moins laiteuses chez les goutteux. Plus tard la sueur prend une odeur plus ou moins désagréable, odeur qu'elle perd pendant un temps pour la présenter de nouveau dans les cas où l'on persiste à solliciter la transpiration pendant plusieurs mois de suite. Ces espèces de sueurs fétides sont considérées surtout comme critiques. Quant aux odeurs des divers médicaments que ces sueurs ramèneraient au jour, telles que celles du musc, de l'assa-fœtida, de la térébenthine, de la valériane, etc., il n'y aurait rien de surprenant si cela arrivait peu de temps après l'administration de ces substances ; mais il faudrait une foi bien robuste pour croire à l'apparition de l'odeur de ces médicaments après six mois de transpiration forcée. Les traces des divers métaux qui auraient été administrés au malade nous trouveront moins incrédules : le soufre, le mercure et l'iode surtout, pourraient exiger un temps considérable avant d'être éliminés. Priessnitz m'assure avoir vu des globules de mercure se rassembler sur les mains et les doigts d'un malade qui, après avoir subi de longs traitements mercuriels, avait eu recours à l'hydrothérapie. Ici tous les accidents étaient nécessairement attribués au mercure. On sait du reste qu'à l'hôpital Saint-Louis, M. Biett a observé le même phénomène chez des doreurs atteints de tremblements mercuriels, et chez qui la présence du mercure dans l'économie, quoique parfaitement constatée par son élimination au moyen des bains de vapeur, n'avait produit ni ulcération des parties molles, ni carie des os. En Angleterre, dans le but d'obtenir les sueurs avec plus de facilité, l'on fait usage d'une sorte de berceau allongé, et très-hermétiquement clos, dans lequel le malade est renfermé très-promptement.

Du grand Bain froid.

Ce bain, ou bain de cuve, se prend en effet dans d'immenses cuves en bois, ayant de trois à quatre pieds de profondeur, et six pieds de diamètre, et où déborde toujours une eau vive et froide. Celle-ci apportée sans interruption par des tuyaux en bois, se renouvelle sans cesse, précaution très-essentielle, non-seulement pour maintenir la fraîcheur de l'eau, mais encore pour garantir les malades du contact des matières purulentes que la personne qui l'avait précédée aurait pu laisser dans le bain. Du reste, tout grand réservoir d'eau vive peut remplir le même but, pourvu que celle-ci soit bien froide.

En se rendant au grand bain, le malade, comme nous l'avons dit, conserve sur lui la couverture de laine dont il est étroitement enveloppé, et ne l'ôte qu'au moment de se mettre dans l'eau. Mais comme règle générale, jamais il ne doit s'y plonger avant de s'être frotté rapidement la tête, le visage et le devant de la poitrine avec de l'eau froide qu'il puise dans ses mains. Cette règle doit être surtout observée lorsque le malade a transpiré depuis longtemps ou qu'il est sujet à des congestions vers la tête ou vers la poitrine. On ne doit permettre qu'à des personnes jeunes et très-robustes de s'élancer dans le bain froid sans prendre cette précaution, à laquelle, du reste, il ne faut consacrer qu'un temps fort court, car l'évaporation rapide qui se fait à l'air sur toute la surface du corps rend le séjour prolongé dans ce milieu beaucoup plus à craindre que l'immersion dans l'eau froide elle-même. La durée du séjour dans le bain varie depuis le temps nécessaire pour y entrer et en sortir, et une ou deux minutes. Du reste, tant que le malade plaçant un bras hors du bain, voit l'eau du bain se vaporiser avec rapidité sur sa peau, il n'existe aucun danger d'y séjourner, et cela prouve que, tant que la chaleur du corps reste élevée, aucune suite fâcheuse n'est à craindre. Dans l'eau le malade se remue vivement, s'y frictionne, y plonge la tête et y reste en général une demi-minute; puis, on jette sur lui, au sortir du bain, un drap sec avec lequel aidé du baigneur, il s'essuie soigneusement et avec promptitude ; et aussitôt habillé, il doit se livrer à quelque exercice au grand air. Mais dans le cas où son état exige qu'il soit remis au lit, on le frictionne davantage et on le couvre bien.

C'est dans le grand bain que les accidents les plus graves qui soient arrivés à Græfenberg ont été observés. On ajoute toujours que ces accidents ont été causés par l'imprudence des malades. Actuellement Priessnitz se garde bien d'y faire plonger les personnes menacées de congestions soit cérébrales, soit thoraciques, et presque toujours lorsque le malade éprouve une oppression marquée au sortir de l'eau, il lui défend d'y retourner, et après l'enveloppement dans le drap mouillé ou après la transpiration dans la couverture de laine, il le fait mettre dans un bain partiel où on le frictionne pendant quelques minutes.

C'est dans ces grandes cuves que se font les immersions lorsqu'on doit y avoir recours. Le malade, qui se trouve en général dans l'impossibilité de se mettre lui-même dans le bain, est placé dans un drap tenu par plusieurs personnes qui le plongent à diverses reprises dans l'eau, mais rarement plus de quatre à cinq fois. La soustraction de calorique que ce moyen opère paraît très-prononcée, ainsi que l'effet perturbateur. Aussi Giannini et d'autres hydropathes y ont-ils eu uniquement recours dans beaucoup de cas, commençant souvent par de l'eau à 28° R., dont on diminue graduellement la température jusqu'à celle que l'on désire maintenir. La sédation peut être opérée de cette manière sans que l'application de l'eau froide soit désagréable au malade.

Du Bain partiel.

Ce bain est très-fréquemment employé par Priessnitz. La baignoire en bois ne doit contenir que de six à quinze pouces d'eau, qu'il emploie toujours dégourdie, c'est-à-dire à une température de 10 à 14° R. Le malade avant d'y entrer, se mouille d'abord les mains avec de l'eau fraîche, et s'en frotte la figure et la poitrine. Une fois assis dans la baignoire, l'eau en général lui couvre seulement les membres inférieurs et les hanches. Un ou plusieurs aides le frictionnent vivement partout avec les mains qu'ils mouillent en les trempant dans l'eau du bain, et le malade lui-même prend part à ces frictions.

Ce bain pris immédiatement après l'enveloppement dans le drap mouillé, est considéré comme un des procédés les plus puissants de l'hydrothérapie. L'eau en est tantôt froide (4° R.), tantôt dégourdie (12° R.), tantôt tiède (16 ou 18° R.); mais ainsi que nous l'avons dit, Priessnitz l'emploie plus souvent à 12° R. qu'à 4° R. En effet, avec de l'eau à 10 ou 12° R., la réaction est toujours certaine, et les frictions que l'on pratique alors contribuent puissamment à modifier l'état de la peau. Généralement dans ces cas, c'est-à-dire après l'enveloppement, les ablutions et les frictions durent de trois à dix minutes. Il est bien entendu que ces frictions doivent être continuées sans interruption pendant tout le temps que le malade reste dans le bain, et que, faites avec la même eau, elle ne doivent pas seulement comprendre les parties qui s'y trouvent plongées, mais encore plus spécialement celles qui sont exposées à l'air afin qu'il n'arrive pas de refroidissement.

Le bain partiel est extrêmement employé comme dérivatif par Priessnitz ? il s'en sert dans ce but contre les diverses congestions tant cérabrales que thoraciques, et il y joint les affusions d'une eau plus fraîche sur la partie congestionnée. Quelquefois dans ces cas, il y laisse le malade pendant quatre, six et même neuf heures, et alors on renouvelle l'eau quand elle vient à se réchauffer.

Il lui arrive aussi parfois d'y avoir recours pour produire une réaction violente sur toute l'économie, et alors il le fait prendre plus frais à 4 ou 6° R., et sa durée est de une à trois heures, temps pendant lequel on ne cesse de frotter le malade. Mais généralement pour obtenir une vive réaction, il le donne alternativement avec le grand bain froid. Ainsi, après quelques minutes de frictions dans ce bain, le malade est plongé dans le bain de cuve, d'où on le retire aussitôt pour le mettre dans le bain partiel; dix minutes après, une nouvelle immersion est faite dans le grand bain, puis on donne encore un bain partiel, et ainsi de suite quelquefois jusqu'à ce que le malade n'en puisse plus supporter davantage.

C'est en général dans un bain partiel que Priessnitz fait d'abord mettre les malades afin de juger de l'état de sensibilité de la peau, d'autres fois il prescrit à cet effet des frictions avec le drap mouillé.

Je ne dois pas oublier de dire que lorsque des furoncles existent, on se garde bien de les frictionner. Et de même lorsque le malade est affecté de la goutte ou de rhumatisme, et qu'après l'enveloppement prescrit on lui pratique les ablutions dans le bain partiel, les parties tuméfiées ne doivent être frottées qu'avec la plus grande circonspection. Enfin, lorsque le malade est valide, l'exercice après ce bain est de rigueur comme après tous les autres.

Des Frictions avec le drap mouillé.

Ce procédé est d'un usage extrêmement fréquent. L'application s'en fait de la manière suivante : un drap en grosse toile est bien imbibé d'eau froide qu'on laisse égoutter, puis le baigneur le déploie et le jette par derrière sur la tête et le dos du malade, de manière à le couvrir instantanément. On recommande aux personnes délicates de se frotter le visage et la poitrine avec la main mouillée d'eau froide, avant de se laisser recouvrir du drap, dont le contact avec la peau produit une sensation assez peu agréable. Aussitôt que le malade est couvert du drap, le baigneur le frictionne vivement par derrière en frottant le corps par dessus le drap avec les deux mains, et le malade lui-même en fait autant par devant. Ceci dure deux, trois ou cinq minutes. Bientôt la réaction s'établit, la peau rougit et un sentiment de chaleur agréable remplace le froid. Ensuite on enlève tout le reste de l'humidité avec un drap sec, mais non chauffé; le malade s'habille et se rend aussitôt au grand air pour se livrer à quelque exercice.

Lorsqu'il existe une tendance à des congestions vers la tête, il est souvent très-désagréable au malade de rester enseveli, pour ainsi dire, sous le drap mouillé ; car l'air s'y raréfie promptement, circonstance du reste qui facilite la réaction. On peut dans ces cas laisser la tête libre et ne faire jeter le drap que comme un manteau sur les épaules et le corps. Quelquefois, la réaction effectuée, Priessnitz, sans laisser retirer le drap qui coiffe entièrement le malade, fait verser dessus une cruche d'eau froide et ordonne aussitôt de nouvelles frictions.

Ce procédé, c'est-à-dire des frictions avec le drap mouillé, est souvent le seul moyen hydrothérapique employé pendant les huit à dix premiers jours. Il est d'un usage extrêmement fréquent dans les douleurs, les spasmes et les divers états nerveux. Je l'ai vu employé avec grand avantage douze fois consécutivement chez une dame affectée d'accidents hystériques. Après chaque friction, qui durait de deux à trois minutes, elle se remettait au lit pendant cinq minutes, et après ce temps on recommençait. La malade était, on le conçoit bien, d'un enthousiasme extrême pour l'hydrothérapie.

Du Bain de Siège.

Le bain de siège, d'une température qui varie de 4 à 18° R., est très-souvent employé en hydrothérapie. C'est un moyen dont on a beaucoup abusé, tantôt en exagérant sa durée ou en employant une trop grande quantité d'eau, de manière à produire un trop grand refroidissement des organes abdominaux, tantôt en l'employant pendant un temps raisonnable, mais mal à propos et de manière à déterminer une vive excitation lorsque cela était plutôt nuisible qu'utile.

Le vase dans lequel on le prend doit être en bois, condition indispensable pour obtenir un effet assuré. On en sentira parfaitement le motif en réfléchissant que la réaction qui doit s'établir, s'effectue d'autant plus facilement que le calorique du corps vient élever la température de l'eau, température qui tend à diminuer dans une bai-

gnoire de métal, mais qui s'accroît dans un vase en bois. La forme
incommode de ce vase fait vivement désirer que quelque amélioration
y soit apportée, ce qui pourrait facilement s'effectuer. Aujourd'hui
c'est un baquet large, à fond plat, ayant deux pieds de diamètre en
haut, et deux pouces de moins dans le fond; la profondeur est
de 9 à 10 pouces, et quelquefois en arrière, les parois s'élèvent de
manière à former un dossier de 6 à 8 pouces. Les bords doivent être
épais et bien arrondis. La position que le malade doit y prendre est
assez incommode, car les jambes sont constamment fléchies. Quelquefois cependant Priessnitz les fait étendre sur une chaise, précaution
qu'on pourrait utilement généraliser. Avant de se mettre dans ce
bain, le malade doit s'être bien réchauffé par de l'exercice, et très-
souvent on fait pratiquer des frictions avec le drap mouillé. Pendant la durée du bain on doit couvrir avec des couvertures ou avec
des vêtements les parties exposées à l'air.

Tantôt ces bains sont administrés dans un but de dérivation ou
de révulsion, tantôt comme moyen résolutif. Leur température
varie comme nous l'avons dit, de 4 à 18 ou 20° R., et leur durée
de 10 minutes à une ou deux heures.

La première impression d'un bain de siège froid, de 4 à 5° R.
est désagréable, mais cette impression est de courte durée. L'eau
ne tarde pas à s'échauffer, et après un séjour de quinze minutes à
une demi-heure, on observe que les hanches sont rouges et tuméfiées. C'est sur cette réaction vers le bassin, qui s'établit après le
premier temps d'immersion, que doit surtout se fixer l'attention du
médecin. Le premier temps d'immersion est cependent accompagné
chez quelques personnes de congestion momentanée vers la tête
ou la poitrine. Aussi chez ces individus a-t-on soin d'insister sur
la nécessité de l'exercice avant de prendre le bain; on le donne alors
à 10 ou 12° R., et on le fait précéder de frictions générales avec
le drap mouillé, pendant une ou deux minutes; le malade n'entre
dans le bain de siège que quand la circulation est également et uni-
formément répandue. C'est ainsi que l'on agit quand on l'administre chez des personnes qui ont été affectées de coups de sang, ou
de fortes congestions vers la tête; on abaisse peu à peu la tempé-

rature, surtout en été. Quelquefois dans ce premier moment on met sur la tête des compresses imbibées d'eau froide.

Presque toujours, et surtout quand ce bain est prescrit pour des affections des organes abdominaux, telles que constipation, hémorrhoïdes, etc., le malade doit se frictionner le bas-ventre avec la main ; ce procédé est moins nécessaire lorsqu'il s'agit d'établir une courte dérivation.

Tantôt Priessnitz se sert de ce bain comme dérivatif dans les affections du cœur, des poumons et du cerveau, telles que des congestions, des caphalalgies, des symptômes nerveux, tantôt comme résolutif dans les affections chroniques des viscères abdominaux et des organes digestifs.

Un bain de siége de huit à dix minutes et à 4 ou 5° R. agit comme tonique. Son effet dérivatif est plus marqué quand le malade y reste un quart-d'heure, ou une demi-heure, suivant les individus ; en général, on cherche à assurer cette dérivation chez des personnes délicates en donnant le bain à 10 ou 12° R.

Lorsque ces bains sont administrés dans un but de résolution, ils sont plus prolongés, et durent trois quarts-d'heure, une heure et plus. Mais presque toujours, et surtout dans le commencement, ces bains de siége prolongés doivent être à 12 ou 14° R. On a eu trop souvent l'occasion de déplorer les suites fâcheuses de l'emploi de ces bains à basse température, mais cela dépendait évidemment de leur prolongation, qui, en produisant un refroidissement considérable du bas-ventre, augmentait la maladie des organes digestifs dont on cherchait à obtenir la guérison. Il faut donc apporter beaucoup de prudence dans l'emploi de ce procédé.

La dérivation révulsive que ce moyen développe peut-elle être utilement employée dans les affections aiguës ? L'effet calmant du bain de siége froid, offre-t-il une ressource dans les phlegmasies des organes abdominaux ? Selon Priessnitz la réponse serait affirmative ; elle serait négative d'après Weiss. Il est impossible de croire à ces avantages lorsque ce dernier hydropathe nous apprend que, dans les affections cérébrales aiguës, les bains de siége froids lui ont paru toujours nuisibles, et que ce moyen appliqué dans les inflammations thoraciques a augmenté le mal. Il considère donc

comme mensongères les relations de guérison dans des cas de ce
genre, surtout quand la maladie était intense. Même dans les cas
opiniâtres de dysenterie, que les partisans exagérés de l'hydrothérapie s'imaginent guérir avec certitude au moyen de bains de siége
froids, prolongés et employés à plusieurs reprises dans la journée,
leur usage ne lui a jamais paru avantageux. Il les a trouvés impuissants dans les périodes moins avancées de la maladie; dans des cas
opiniâtres ils dérangeaient évidemment la tendance à la transpiration et augmentaient la diarrhée. Cette opinion bien positive d'un
hydropathe renforcé, et beaucoup de faits à l'appui qui m'ont été
rapportés par des médecins allemands dignes de foi, mettront fin
je l'espère à des épreuves cruelles. Au reste cette diversité de sentiments peut trouver une explication dans l'habitude que Priessnitz
avait autrefois d'employer le bain de siége prolongé dans des cas
où il a maintenant recours à l'effet dérivatif des frictions, faites
dans un bain partiel, où le malade est placé à son aise, circonstance
importante lorsqu'il doit y prolonger son séjour.

Il est cependant certaines affections dans lesquelles on pourra
recourir avec avantage aux effets thérapeutiques de ces bains. Si
l'on en donne deux par jour, de huit à dix minutes chaque, et à 4
ou 5° R., on produira un effet tonique sur les organes digestifs.
De même lorsque les règles tardent a paraître, deux ou trois bains
de siége par jour, à 12° R. et d'un quart d'heure environ de durée,
joints à quelques autres moyens hydriatriques de réaction centrifuge, amènent le résultat désiré. Dans les pertes séminales, des
bains de siége froids et d'une durée de 10 à 20 minutes sont également très-utiles; mais ici, il convient d'éviter de les laisser
prendre immédiatement avant le coucher, à cause des pollutions
qu'ils occasionneraient. C'est cette excitation, toute physiologique,
et certes bien plus rationnelle que celle de la congestion anormale
que produit un bain de siége chaud, c'est cette excitation, dis-je,
qui agit comme dérivative dans les congestions cérébrales chroniques, et dans les spasmes du thorax; c'est elle qui provoque les
flux hémorrhoïdaux et amène à la longue le dégorgement du
système de la veine-porte. Quand ce dégorgement a été obtenu et
que le corps s'est habitué au remède, on peut en prolonger la durée

sans inconvénient. Chez les individus délicats, avons-nous dit, on
se sert d'eau dégourdie à 10 ou 12° R., ce qui ne nuit aucunement
à la réaction désirée. Dans les gonorrhées on les administre d'abord
à 14 ou 15° R., puis à mesure que l'écoulement cesse, on recherche
l'effet tonique du froid en diminuant graduellement la température
du bain, de manière à arriver à les donner tout-à-fait froids, dans le
but de fortifier les organes affaiblis. Dans les affections de la vessie
et de l'utérus, accompagnées d'irritation vive, on les prend plus que
dégourdis, à 16 ou 17° R., et l'on en prolonge la durée : il en est
de même lors de l'apparition des urines critiques. Désire-t-on, au
contraire, activer la circulation de ces organes, on les prescrit
plus frais et de courte durée. Ces effets du bain de siége froid
expliquent pourquoi, lorsque le flux hémorrhoïdal est très-abondant ou qu'il existe des pertes utérines, Priessnitz, dont l'esprit est
essentiellement pratique, se garde bien de faire prendre des bains
de siége, et pourquoi il les suspend lorsque, pendant leur emploi,
il se développe quelque vive douleur dans la région anale.

D'après Weiss l'usage prolongé des bains de siége froids ou dégourdis dans la sciatique peut fixer le mal et le faire durer indéfiniment. De même, dans les affections nerveuses gastriques,
connues sous le nom de crampes d'estomac, les bains de siége
froids doivent être de courte durée. L'on obtient bien en les prolongeant, dit Weiss, la diminution de la douleur, mais leur usage
prolongé, chez les personnes délicates, amène souvent des dérangements beaucoup plus profonds des organes gastro-intestinaux.
Dans les céphalalgies nerveuses, au contraire, on peut prolonger avec
avantage leur durée, en commençant toutefois avec de l'eau dégourdie à 10 ou 12° R., et en y restant d'abord de quinze à vingt
minutes, puis en les prenant plus frais, et de plus en plus prolongés,
pendant trois quarts d'heure, une heure, et même une heure et
demie, pourvu que rien dans l'état des organes digestifs ne contre-
indique cette prolongation, que l'on ait eu le soin de donner le bain
dans un vase en bois et que le malade pratique continuellement de
douces frictions sur le bas-ventre et les parties placées dans l'eau.

Le temps le plus propice pour l'administration de ces bains est
une heure, une heure et demie avant le dîner, ou avant le coucher.

On prétend que le bain 'pris le soir procure des nuits calmes et tranquilles, mais cela doit dépendre beaucoup des individualités, ainsi que de la temperature de l'eau. J'ai vu plusieurs personnes chez qui le bain pris avant le coucher, causait toujours des pollutions par suite de l'excitation que la réaction produisait dans le système vasculaire du bassin. Généralement, l'on ne fait pas prendre plus de deux bains de siége par jour; ce n'est que dans quelques cas particuliers, et surtout quand le malade n'y reste qu'une, deux ou trois minutes, que l'on en fait prendre de quatre à six dans la même journée. L'on se gardera bien d'oublier qu'une condition essentielle pour se bien trouver de l'emploi de ces bains, c'est de se livrer à quelque exercice au grand air *avant* et *après* leur administration.

De la Douche froide.

Ce moyen, qui est un des plus énergiques parmi tous ceux dont se sert l'hydrothérapie, ne doit jamais être mis en usage de prime-abord. L'oubli de ce précepte, en quelque sorte élémentaire, oubli que j'ai constaté dans plusieurs établissements hydriatriques, dirigés par des hommes de l'art, contraste singulièrement avec la réserve que Priessnitz apporte dans son emploi. La douche froide a pour but d'obtenir une vive réaction sur la peau, qui est à la fois stimulée et fortifiée; mais la puissante impression qu'elle produit sur toute l'économie, commande une circonspection plus grande que pour les autres procédés. D'après les hydropathes, ce moyen sert à diviser et à rejeter au dehors les principes morbifiques contenus dans le corps, et souvent, en effet, il paraît hâter les crises.

Il est de règle à Græfenberg de ne prendre la douche que lorsque la chaleur a été ramenée à la surface du corps par de l'exercice, aussi a-t-on placé les douches à une grande distance de l'établissement. Les malades sont forcés de faire une promenade de vingt minutes. La seule précaution recommandée, c'est d'attendre que la respiration ne soit plus haletante, et que les battements du cœur ne soient plus précipités.

Les douches à Græfenberg et à Freiwaldau ont environ dix-huit pieds de chute, et leur grosseur varie depuis un demi-pouce jusqu'à quatre pouces de diamètre. L'eau y tombe un peu obliquement, ce qui paraît avantageux pour s'y exposer. On commence par une douche faible ou bien on ne s'expose à une douche forte que pendant une demi-minute.

Le temps que doit durer la douche varie de une minute à cinq ; on va très-rarement jusqu'à dix. Presque jamais on ne les prend sur la tête. C'est toujours par degrés que l'on prolonge la durée. Ainsi en commençant par une minute, on y ajoute tous les deux ou trois jours une autre minute, en s'arrêtant pendant quelque temps à trois ou quatre minutes, que souvent on ne dépasse pas pendant tout le traitement.

On reçoit d'abord la colonne d'eau sur les mains croisées et élevées au-dessus de la tête, de manière à la briser et à la faire tomber sur le corps en rayonnant autour des bras : puis la première impression ainsi rendue moins vive, on laisse tomber la masse entière sur la colonne vertébrale qu'on lui présente obliquement en penchant la tête en avant; on la reçoit ensuite sur les reins, sur les bras, les cuisses, les jambes et les pieds ; mais presque jamais au commencement Priessnitz ne la fait tomber sur les parties affectées de douleurs ou d'engorgements chroniques, ce qui serait, d'après ses principes, le moyen de fixer le mal qu'il faut plutôt disperser d'abord ; ce n'est que plus tard qu'il permet de doucher ces parties. Sa manière de faire offre donc ici une différence marquée avec celle de la médecine ordinaire. Dans un cas de paraplégie que je voyais traiter à Freiwaldau et où le malade éprouvait déjà une amélioration sensible, Priessnitz défendait très-expressément de doucher la colonne vertébrale. Pour en revenir à la manière de prendre la douche, on en brise ordinairement la force avec les mains quand on la laisse tomber sur la poitrine et sur l'abdomen. Très-rarement on la prend sur la tête. C'est surtout dans la matinée, et toujours à jeûn qu'on reçoit la douche ; jamais au sortir du repas, ou pendant la digestion. La douche administrée, le malade est essuyé avec soin par le baigneur ; puis la ceinture humide remise ainsi que les compresses s'il en porte, il s'habille et s'empresse de faire du mouvement. Quoique la douche excite vivement la circulation de la peau et qu'elle rougisse en général immédiatement les points sur lesquels elle frappe, cependant il est de règle de se livrer à quelque exercice immédiatement après. La nécessité de faciliter la réaction centrifuge par ce moyen se fait surtout sentir chez des personnes où elle tarde à s'établir, et des accidents sérieux résultant de congestions prononcées vers la tête ou la poitrine ont été les suites de l'oubli de cette règle de prudence. Par la même raison, l'on doit éviter de boire beaucoup d'eau froide durant la promenade qui, en général, suit immédiatement. Le mouvement après la douche est d'autant plus nécessaire que les extrémités et les mains en particulier présentent une coloration bleuâtre plus prononcée. Quelquefois cependant la douche trouve l'enveloppe cutanée dans un état d'atonie tel qu'on est obligé d'ajouter à ce moyen énergique de vives frictions, et même de la frapper avec la main ouverte.

Lorsque l'emploi de la douche occasionne une vive irritation nerveuse, accompagnée d'un sentiment de brisure et d'abattement général, il convient de suspendre son action ou d'en user avec grande réserve ; on la suspend aussi lorsque les réactions appelées *crises* sont un peu trop prononcées. Comme ce moyen peut occasionner des congestions veineuses dans les vaisseaux variqueux et hémorrhoïdaires, on doit toujours l'administrer avec grande précaution aux personnes qui ont été atteintes de coups de sang ou d'apoplexie, et jamais sur la tête. Enfin, l'on doit toujours se rappeler que ce moyen mal appliqué peut aggraver la maladie, qu'il importe surtout de ne point mettre d'exagération dans son emploi, et que mieux vaut rechercher une stimulation prolongée qu'une trop vive et trop prompte excitation. Je n'ai pas été témoin des effets bizarres que la douche froide produit quelquefois sur le système nerveux, tels que le rire, les larmes, les frissons violents, etc.

De la Ceinture humide et des Compresses mouillées.

Presque tous les malades à Græfenberg portent la ceinture humide. C'est un bandage de corps en grosse toile, assez long pour faire le tour du tronc, et qui, après avoir été trempé dans de l'eau froide que l'on exprime soigneusement, est appliqué très-étroitement autour de la partie supérieure de l'abdomen et un peu inférieure de la poitrine. Sur cette ceinture, une autre plus longue et plus large, faisant à peu près deux fois le tour du corps, est placée aussi juste que possible. La ceinture humide doit être renouvelée aussitôt qu'elle est sèche : le plus grand nombre des malades la porte jour et nuit, et lorsqu'ils se déshabillent, une large bande rouge à plaques irrégulières, indique le point que la ceinture occupe. On l'applique aussi autour des hypocondres et de l'épigastre dans des cas de dyspepsie, dans les spasmes d'estomac, le pyrosis, etc. Elle entoure au contraire le bas-ventre lorsque les intestins semblent plus particulièrement affectés.

Cette application occasionne assez promptement une irritation marquée de la peau, et des plaques erythémoïdes, des éruptions vésiculeuses et pustuleuses ne tardent pas à s'y montrer. C'est encore ici une des découvertes pratiques de Priessnitz. Elle consiste dans la propriété qu'aurait un linge mouillé d'eau froide, puis fortement égoutté, d'exciter vivement la surface de la peau sur laquelle on l'applique, lorsqu'on a la précaution de le recouvrir avec soin d'un autre linge ou d'une compresse entièrement sèche.

D'après le plus ou moins d'eau qu'elles contiennent, on distingue les compresses mouillées que l'on applique sur les diverses parties du corps, en compresses excitantes, en compresses calmantes et en compresses rafraîchissantes. Nou venons de voir en quoi consistent les premières, dont l'application pour être efficace, doit être faite de manière à ce que le linge sec qu'on place par dessus, recouvre exactement la compresse humectée qui touche la peau. Lorsque cette compresse excitante est employée en forme de ceinture, le meilleur mode d'application consiste à pren-

dre une bande large de six à huit pouces, et assez longue pour
faire trois fois le tour du corps. Un tiers de cette bande est mouillé,
puis bien exprimé, et on roule le tout en commençant par la partie
sèche, laquelle recouvrira nécessairement la partie humide lorsqu'on placera le bandage autour du corps. En donnant à la partie
sèche de la bande un peu plus de largeur qu'à l'autre on sera
d'autant plus sûr que cette dernière se trouvera bien couverte.

La compresse humide excitante est d'un usage très-fréquent;
quelquefois simple, souvent double, rarement triple, elle sert à
panser toutes les éruptions dites critiques, tant à l'état inflammatoire qu'à l'état de suppuration. Priessnitz s'en sert pour recouvrir les articulations affectées de goutte ou de rhumatisme, les
parties qui sont le siége d'engorgements ou de douleurs. Mais cependant dans ces cas il met encore beaucoup de réserve dans son
emploi, craignant, dit-il, par ce moyen excitant, de trop attirer le
mal vers ces points; et dans tous les cas, il n'y a jamais recours
sans employer en même temps d'autres procédés qui agissent sur
toute la surface de la peau. Souvent il l'emploie dans un but de
dérivation, et il recouvre alors les membres de compresses excitantes pour mieux dégager quelque viscère affecté. La compresse
excitante lui sert dans ces cas à remplir les indications que la médecine ordinaire cherche à accomplir avec des frictions d'huile de
croton tiglium, ou avec une solution de tartre stibié.

A quoi doit-on attribuer ce singulier effet d'une compresse humide? Est-ce la vapeur d'eau qui se condense à la surface de la
peau et l'irrite? Cela ne me paraît guère probable. Ne dépendrait-
il pas plutôt de l'application très-exacte du linge lui-même, application que l'humidité permet de rendre très-intime et qui produirait à la longue une irritation d'autant plus prononcée qu'elle
s'exerce sur un point où une certaine réaction s'est accomplie?
On remarque, en effet, que cette irritation est très-vive dès que le
linge venant à se sécher, touche immédiatement la peau, et qu'elle
s'apaise aussitôt qu'une compresse humectée est appliquée, pour
de nouveau se faire sentir, non lorsque l'eau se vaporise, ce qui
arriverait nécessairement si la vapeur irritait la peau, mais lorsque
la compresse venant de nouveau à se sécher, l'occasionne en se

collant intimement à la surface de cette membrane. Je suis donc très-porté à croire que c'est l'étoffe et non l'eau qui irrite. Si l'on met trop d'eau, l'effet n'a plus lieu, parce que la vapeur qui se forme s'interpose, et parce que l'eau elle-même dissipe la légère irritation qui vient de se produire. Ainsi, selon toute apparence, la légère couche de vapeur qui se développe, ramollit l'épiderme, et le linge venant à s'appliquer aussitôt très-intimement sur la peau ainsi rendue plus sensible, l'irrite et l'enflamme jusqu'à un certain degré, et cette irritation serait, je crois, plus grande, d'après mon expérience personnelle, si l'on employait une étoffe de coton à la place d'un morceau de toile. Du reste comme pour tous les moyens d'excitation de la peau, celui-ci cesse après un certain temps, assez long, il est vrai, de produire l'effet désiré ; ainsi, j'ai vu chez des malades qui, depuis deux ans, portaient nuit et jour une semblable ceinture, la peau n'en plus éprouver aucune impression.

La compresse rafraîchissante est celle qui est d'un si fréquent usage en médecine. C'est un linge plié en plusieurs doubles et bien imbibé d'eau froide, que l'on renouvelle avant qu'il ne soit bien échauffé, de manière à produire sur le point recouvert une soustraction constante de calorique et à diminuer l'afflux du sang. On l'applique sur la tête, la poitrine, l'abdomen, et sur beaucoup d'autres endroits dans les phlegmasies par causes externes, les contusions, etc.

La compresse calmante est celle que l'on applique bien mouillée, mais qu'on ne change pas avant qu'elle ne soit en partie séchée. Elle remplace le cataplasme de la médecine ordinaire. On l'emploie dans beaucoup de cas d'inflammation extérieure, et je crois que l'addition d'un mucilage quelconque ne pourrait qu'augmenter son effet adoucissant.

Des Affusions froides.

Quelquefois, mais rarement, Priessnitz emploie ce moyen seul, et dans ce cas, le malade assis ou debout dans une cuve ou un large baquet vide, reçoit sur la tête ou sur le corps, l'eau froide qu'on fait tomber d'une certaine hauteur. Currie et Giannini en faisaient un très-fréquent usage. Comme ce dernier, l'hydropathe Weiss paraît en avoir retiré de très-heureux résultats dans les dernières périodes d'affections typhoïdes; la vitalité en apparence éteinte, était alors ranimée d'une manière remarquable par ce moyen hydriatrique si simple.

Priessnitz l'emploie surtout en même temps que le bain partiel, pendant la durée duquel on puise dans le bain, avec un petit vase à manche, de l'eau que l'on verse sur le corps, et que l'on dirige particulièrement sur les parties affectées, comme la tête, la poitrine ou l'épigastre. Souvent dans les affections cérébrales il fait verser de temps en temps un grand seau d'eau froide sur la tête, tout en continuant les frictions et les affusions moins énergiques avec l'eau même du bain.

Une affusion qu'il affectionne est celle que l'on fait pendant la durée du bain partiel, en versant l'eau d'une carafe sur telle ou telle partie du corps, soit l'épigastre, soit la colonne vertébrale, soit la tête, etc. Le hasard a peut-être présidé au choix de l'ustensile qui sert à pratiquer ces affusions, mais il est certain que l'eau sortant peu à peu du goulot étroit d'une carafe, donne à cette affusion des caractères particuliers. On peut ainsi employer une, deux ou trois carafes d'eau.

Des Frictions et Ablutions avec l'eau froide.

Si l'eau nous représente l'instrument dont l'hydrothérapie se sert, il est certain que les frictions en constituent l'âme. Ce sont elles qui assurent la réaction, qui activent et peut-être occasionnent les éruptions, et qui amènent particulièrement les effets dérivatifs que l'hydrothérapie cherche souvent à produire. Les ablutions qu'on fait en promenant vivement sur la surface du corps une éponge ou un linge imbibés d'eau froide, sont plutôt des frictions que des lotions. Leur application se fait quelquefois rapidement sur presque toute la peau à la fois, ainsi que nous l'avons dit, au moyen du drap mouillé. Ce fut avec les éponges que Priessnitz débuta; maintenant il préfère les frictions faites avec les mains, comme plus actives et plus efficaces. La manière de les pratiquer est trop simple pour nécessiter une description; seulement, soit qu'on les pratique avec les mains, soit qu'on emploie à cet effet une grosse éponge, un linge un peu épais ou un morceau de laine, il faut toujours les retremper dans l'eau froide, et ne pas se contenter de laver, mais de frotter vivement la surface cutanée. Chez les personnes valides, après ces ablutions froides, l'exercice est une condition *sine quá non* de leur succès.

Ce procédé est généralement employé dans les premiers temps, et avant d'en venir à des moyens plus énergiques, on accoutume de la sorte l'économie à l'emploi de l'eau froide. Chez des personnes valétudinaires, ou très-irritables, ainsi que chez celles qui n'ont point l'habitude de se laver le corps à l'eau froide, il est bon de commencer avec une eau plus ou moins dégourdie, mais dont la température ne doit pas dépasser 20° R. Pratiquées pendant quelques minutes, les ablutions froides agissent comme tonique; elles sont très-excitantes si on les fait pendant un quart-d'heure au plus. Les personnes d'une faible santé font bien de les pratiquer dans un appartement où se trouve un peu de feu; mais en général on peut les faire sans crainte dans une pièce froide, pourvu qu'on se livre aussitôt après à quelque exercice ou que l'on sorte se promener au grand air.

Les bains de tête froids.

On prend ces bains dans de larges bassins peu profonds, dont la forme s'accommode à celle de la partie qui doit y plonger. Le malade se couche horizontalement sur un matelas étendu par terre et dirige la tête vers le point où se trouve le vase rempli d'eau ; il y place le côté de la tête qui doit être baigné, et même le haut du visage, si cela est nécessaire, comme pour les bains d'yeux ; dans ce dernier cas, le malade doit ouvrir et fermer à plusieurs reprises les paupières dans l'eau même, de manière à mettre le globe oculaire en contact direct avec ce liquide. La durée de ce bain oculaire est de deux à six minutes lorsque son effet doit être rafraîchissant et tonique ; ordinairement dans les cas d'inflammation, Priessnitz les fait prendre avec de l'eau dégourdie, de 8° à 12° R., et d'une durée plus grande. Il les préfère aux applications locales, aux bains dans un petit verre, ou dans une gondole oculaire, à cause de la pression que ces vases exercent sur le pourtour de l'œil. Priessnitz administre les bains d'oreilles de la même manière.

Dans les cas de céphalalgie, et surtout de migraine, ce moyen est d'un fréquent usage en hydrothérapie, et alors c'est le côté opposé à celui qui est le siége de la douleur, qui doit être plongé dans de l'eau toute froide pendant trois, quatre ou cinq minutes, procédé qu'on renouvelle dans la journée. Pour prendre ce bain, la position horizontale est préférable à la position assise auprès d'une table. Lorsqu'on y a recours pour des douleurs goutteuses ou rhumatismales, l'eau est presque toujours dégourdie ou tiède, de 10° à 18° R. ; la durée est d'un quart d'heure au plus ; après avoir baigné un côté de la tête, on baigne l'autre, puis l'occiput, et l'on alterne ainsi quelquefois à plusieurs reprises. Très-souvent on emploie le bain de tête pendant que le malade est enveloppé dans le drap mouillé. Ce remède est considéré par les hydropathes comme un moyen efficace de fortifier les vaisseaux et les nerfs de la tête, et de rendre les rhumes moins fréquents. Pour prévenir le coryza, Priessnitz conseille de humer souvent avec force de l'eau froide par le nez, de manière à la faire pénétrer profondément dans les fosses nasales. Sans rien présenter de nouveau, quant au fond du traitement, ces diverses modes d'application de l'eau froide dans certaines affections de la tête sont au moins ingénieux, et pourraient être employés avec avantage dans la pratique médicale. Mon ami, le docteur P. Menière, médecin de l'Institut royal des sourds-muets de Paris, guidé par des considérations analogues, fait, depuis longtemps et avec succès, aspirer de l'eau froide par les narines pour guérir certains coryzas chroniques qui se propagent dans les trompes et occasionnent la surdité catarrhale. Ce moyen a souvent une heureuse influence sur certaines ophthalmies qui paraissent dépendre d'une irritation chronique de la muqueuse pituitaire.

Du Bain de pieds et de quelques bains locaux.

Si les pieds sont froids, on ne parviendra pas à les réchauffer avec de l'eau froide, même en petite quantité, car la réaction n'arrive pas aussi vivement que vers le bassin. Aussi les frictions constituent ici le point principal, et le soin de bien frotter les pieds avant de les mettre dans l'eau, assure la réaction ultérieure du bain. On le prend dans un vase de bois peu profond, et ici comme pour les bains de siége, le bois est préférable aux métaux. L'eau doit avoir environ un pouce de profondeur, et être à 4° ou 5° R. ; on y place les pieds préalablement réchauffés par l'exercice ou par des frictions, et on les y laisse pendant cinq minutes, en les frottant vivement l'un sur l'autre. La chaleur des pieds réunie à celle que développe les frictions, échauffe peu à peu l'eau, et la réaction en est d'autant plus marquée. Si le bain de pieds doit produire un effet dérivatif, soit sur la tête, soit sur la poitrine, l'eau doit avoir de deux à trois pouces de hauteur, et se trouver à 10° ou 12° R. Le vase est toujours en bois et fait de manière à contenir peu d'eau; mais elle doit dépasser les chevilles, et l'on frotte continuellement les pieds pendant une demi-heure ou même une heure. Dans ces cas les parties qui sont le siége de la congestion, doivent être re-

couvertes de compresses mouillées d'eau froide. Quelquefois, lorsque l'eau s'échauffe très-vite, on la remplace par d'autre plus
fraîche, et l'on recommence les frictions. De plus, le malade doit
faire de l'exercice immédiatement après avoir bien séché ses pieds.

Ce moyen peut avoir une certaine efficacité dans des affections
peu graves, comme les accidents nerveux ; mais il est certain que
j'ai vu à Græfenberg des personnes hystériques dont il ne parvenait pas à réchauffer les pieds. Priessnitz, dans ce cas, faisait
bien frictionner les jambes, d'abord avec de l'eau à 6° ou 8° R.,
et lorsque la réaction y était bien établie, il parvenait aisément à
rendre les pieds chauds, en les faisant frictionner dans une petite
quantité d'eau froide.

Les bains locaux sont aussi appliqués à diverses autres parties
du corps, telles que les mains, le coude, le menton, etc. Le but
qu'on se propose s'obtient dans tous les cas d'après les mêmes
principes. Si le bain excite, on le prend tout froid, de courte durée, et l'on augmente l'effet excitant de l'eau par des frictions. La
durée de ces bains est de cinq à huit minutes. Si l'on cherche au
contraire à produire un effet calmant, la température doit être
de 12° à 14° R. et leur durée de quinze, vingt ou trente minutes ;
on les renouvelle aussitôt que la douleur se fait de nouveau sentir.

Souvent Priessnitz emploie ces bains locaux dans un but de dérivation particulière et très-pratique. C'est ainsi que chez un malade dont les membres inférieurs étaient le siége d'une éruption
de furoncles extrêmement douloureux, et qui gênait beaucoup la
progression, il faisait usage trois fois par jour d'un bain de siége
prolongé de trois quarts d'heure, à 8° R, dans lequel le malade
frictionnait vivement les parties placées dans l'eau, moyen qui calmait d'une manière remarquable l'inflammation des parties éloignées, placées au-dessous du bassin. Il prescrit dans le même but
des bains de coude prolongés dans de l'eau, à 4° ou 5° R, pour
diminuer l'inflammation de la main, cherchant évidemment dans
ces cas à détourner l'afflux du sang dans des parties enflammées,
en calmant le mouvement circulatoire, non sur le point même de
l'inflammation, mais sur celui qui reçoit d'abord le sang ; c'est
une sorte de ligature sédative appliquée au-dessus de la maladie.

Il applique également cette méthode aux inflammations goutteuses et rhumatismales des extrémités. Généralement les bains locaux administrés dans ce but doivent offrir une température peu élevée.

L'on ne saurait trop se pénétrer de la différence essentielle qui existe entre l'application de ces divers procédés et l'administration ordinaire des bains dans la pratique médicale. En effet, tel malade qui passe la journée, pour ainsi dire, à employer successivement l'un, puis l'autre de ces procédés, reste cependant peu de temps en contact avec l'eau, et lorsque cela arrive comme dans les enveloppements et dans les bains de siége, les résultats que l'on s'efforce d'obtenir diffèrent beaucoup de ceux que l'on cherche à effectuer avec les bains ordinaires. Les compresses mouillées dont on recouvre souvent de larges surfaces, se trouvent également dans des conditions particulières ; l'eau dont le linge a été pénétré doit être exprimée avec soin, de sorte que la couche d'eau en vapeur, qui bientôt se dépose entre la peau et la compresse sèche, ne peut pas être considérée comme une couche d'eau tiède appliquée sur la surface cutanée.

De l'Hygiéne hydrothérapique.

Les règles de l'hygiène à Græfenberg se bornent à beaucoup d'exercice au grand air et à un régime particulier. Loin de prescrire la diète, Priessnitz conseille aux malades qui y sont en traitement de manger beaucoup, et de prendre des aliments substantiels pour remédier à la perte des forces que produit le travail hydrothérapique, et pour faciliter les efforts de la nature qui cherche à repousser au dehors les humeurs peccantes. Aussi les malades dévorent plutôt qu'ils ne mangent, et acquièrent par là une habitude difficile à déraciner, lorsqu'ils reviennent à un genre de vie où les pertes de l'économie sont moindres. Le régime consiste donc simplement à ne prendre ni vin, ni café, ni thé, ni poivre, à éviter, en un mot, tous les excitants. Du lait et du pain noir avec du beurre frais pour déjeûner, et rien de plus pour le repas du soir. Pour dîner, un plat de viande et un plat de légumes, avec addition de quelque mets sucré deux fois par semaine. Cependant on peut se procurer à ses frais du pain blanc, des viandes choisies, du poisson, des fruits, etc., et c'est ce que font la plupart des malades dont l'estomac ne s'accommode pas du régime ordinaire. Jamais Priessnitz ne prescrit la diète absolue ; il conseille parfois de manger moins, mais en général, lorsqu'il veut atteindre ce but, il dit au malade de manger à son appétit, mais de commencer le dîner par boire en peu de temps quatre à cinq grands verres d'eau ; moyen sur lequel il compte pour remplir l'estomac sans qu'il soit nécessaire de défendre le manger. Le sel est le seul condiment permis : la moutarde et le vinaigre sont également bannis, ainsi que tous les acides.

Ce régime paraît très-fort du goût des malades qui reprochent tous à leurs médecins de les avoir tenus plus ou moins à la diète, et même en suivant un traitement hydrothérapique dans d'autres établissements. Il est certain qu'exiger d'un malade qu'il marche et fasse beaucoup d'exercice pendant tout le jour, et l'empêcher en même temps de récupérer ses forces, est une faute. Mais d'un autre côté, la qualité des aliments laisse beaucoup à désirer à Græfenberg, inconvénient auquel on peut du reste se soustraire, comme je viens de le dire, en payant au-delà du prix ordinaire de la table. Mais il est juste de dire que, même alors, on n'obtient aucun aliment défendu : la différence ne porte que sur la qualité.

L'exercice consiste à Græfenberg, en longues promenades, et en divers mouvements destinés à fortifier les muscles des membres supérieurs, tels que l'action de scier et de couper du bois. Le but que l'on se propose, celui de développer et d'exercer également les divers muscles du corps, pourrait être atteint plus agréablement peut-être par les procédés gymnastiques. Cependant la raison que Priessnitz donne pour motiver l'exclusion de ces derniers moyens, n'est pas sans fondement. Il trouve les mouvements gymnastiques trop violents et capables d'occasionner des accidents. Aussi tous les malades sont pourvus d'une scie, d'un chevalet et d'une hache. Les dames et les jeunes personnes, doivent aussi se livrer aux mêmes exercices. On comprend que des personnes condamnées trop souvent dès leur enfance à une inaction fâcheuse, ne tardent pas à éprouver d'heureux résultats de ce changement de régime, et cela, indépendamment du traitement hydriatrique. La danse est permise et elle a, en général, pour résultat, de hâter les crises et surtout les éruptions cutanées.

Toute lecture prolongée, toute étude de cabinet est sévèrement défendue. Priessnitz justifie même l'état de délabrement et de misère où se trouvent les pièces que les malades occupent dans son établissement, en disant que ceux-ci, ne s'y plaisant pas, n'y resteront que le moins possible. Mais un motif d'intérêt est évidemment la cause de cette simplicité philosophique, car un tapissier attaché à l'établissement se charge, pour un prix élevé, de fournir d'autres meubles, et dès qu'on paie il n'est plus question des avantages qu'on doit retirer de cette absence de luxe.

L'utilité de l'ingestion de quelques verres d'eau froide chaque matin, comme moyen hygiénique et tonique, n'est pas douteuse, pourvu que les conditions suivantes soient remplies. 1° De ne boire qu'une eau bien pure et bien fraîche, et, 2° de faire de l'exercice au grand air immédiatement après l'avoir bue. Quant à l'avantage qu'on attribue à cette coutume, celui de nettoyer l'estomac, il est évidemment imaginaire, car en supposant cet organe encombré chaque matin de matières peccantes, l'eau ne pourrait que les dissoudre, les étendre et les faire passer plus rapidement dans la masse du sang, en favorisant leur absorption.

En terminant tout ce qui a rapport aux procédés hydrothérapiques employés par Priessnitz, ainsi qu'aux règles d'hygiène qu'il prescrit à ses malades, je ferai remarquer que malgré le fréquent emploi qu'il fait de l'eau à l'extérieur, jamais il ne donne un bain comme on l'entend généralement. Jamais, en effet, le malade ne reste tranquillement et couvert d'eau dans une baignoire. Les applications de ce liquide, quoique continuelles, sont courtes; et dans les cas même où celles-ci se prolongent, c'est toujours à exciter la peau que tendent les efforts de l'hydriatrie. Elle s'éloigne un peu de ces principes dans les affections aiguës, mais dans ces cas même, elle cherche encore à opérer au plutôt l'excitation de la surface tégumentaire.

CHAPITRE II.

—————————◦◦◦—————————

Des principes de l'Hydrothérapie.

Des Phénomènes appelés Crises. — Des Bains froids pendant la
transpiration. — Des Bains froids durant la menstruation.

—————————

Priessnitz, tout en procédant d'abord avec circonspection, et
pour ainsi dire, par voie d'analyse, à l'application de ses divers
procédés, qui n'ont vu le jour que les uns à la suite des autres, a
cependant toujours agi en conformité avec la théorie toute humorale, qui constitue la base fondamentale de sa doctrine, et qui
dirige encore sa conduite. Il suppose que chez tout malade, le sang
est plus ou moins chargé de matières peccantes, que la nature parviendrait à chasser facilement, si on lui venait en aide ; expulsion
qui constituerait alors une *crise* salutaire plus ou moins violente.
Mais il rejette, comme plutôt nuisible qu'utile, l'emploi de tout
médicament, et il considère leurs effets comme plutôt propres à
faire naître des obstacles qu'à favoriser les efforts de la nature. Au
contraire, selon lui, les sueurs forcées, les diverses applications
de l'eau à l'extérieur, et son usage abondant à l'intérieur, conjointement avec l'exercice au grand air, et l'absence de toute alimentation stimulante, sont des agents qui facilitent la production
de ces crises salutaires au moyen desquelles les humeurs peccantes sont expulsées, et l'économie soulagée. Il prétend que les
moyens innocents qu'il emploie, n'agissent pas eux-mêmes, mais
mettent la nature en état d'agir, et il répond aux remercîments
que lui adressent les malades guéris, « remerciez plutôt la force de
votre constitution qui a permis à la nature d'expulser les humeurs
que votre corps renfermait. » Ces impuretés tendent toujours,

d'après lui, à se jeter sur les parties faibles de l'économie, et aggravent souvent le mal pour un temps. C'est par ce dernier principe qu'il encourage les malades rebutés par l'augmentation des symptômes de leur maladie, dans les premiers temps du traitement.

Toute réaction prononcée un peu prolongée, et qui survient pendant le cours du traitement, est donc pour lui une *crise*, surtout lorsque cette réaction est accompagnée ou suivie de quelque évacuation excrémentitielle ou de quelque éruption qui donne lieu à une sécrétion purulente plus ou moins abondante. Les mouvements fébriles qui persistent un certain temps lui paraissent également critiques, quand même ils ne sont pas accompagnés ou suivis d'évacuations ou d'éruptions quelconques.

Cette théorie humorale surannée a quelques droits à notre respect, car l'altération et l'expulsion d'une matière morbifique, par un travail critique, est la doctrine du divin vieillard, et en se trompant avec Hippocrate, Priessnitz aura du moins la satisfaction d'avoir soutenu un principe parfaitement orthodoxe.

Ces mouvements, critiques ou non, sont dans tous les cas des réactions vitales dues à l'effet produit sur l'économie par le traitement hydrothérapique. Ce sont, d'après leur ordre de fréquence, 1° des éruptions cutanées; 2° des dérangements des fonctions gastro-intestinales; 3° le flux hémorrhoïdal; 4° des sueurs plus ou moins épaisses, plus ou moins fétides, et en quantité variable; 5° des mouvements fébriles, en général irréguliers et intermittents; 6° la salivation. Je vais d'abord faire connaître chacun de ces phénomènes sous le point de vue du fait matériel, me réservant d'entrer plus tard dans les considérations pratiques que leur apparition fait naître.

1° *Les éruptions cutanées* offrent une variété extrême, tant dans leur forme que dans leur intensité. Toutes les diverses espèces d'affections cutanées aiguës peuvent se développer, et je les ai souvent observées presque toutes sur une même personne. Il y avait à la fois de larges plaques rouges exanthémateuses, des papules, des vésicules, des pustules et des bulles. L'ecthyma est surtout très-fréquent, et souvent les pustules sont tellement rapprochées, qu'on croirait que la peau a été soumise à des frictions stibiées. Mais l'inflammation gangreneuse circonscrite du tissu cellulaire sous-cutané est surtout la forme éruptive qui mérite de fixer l'attention. Cette éruption furonculeuse offre autant de variétés qu'il y a de malades, et chez le même elle ne se fait pas deux fois de la même manière. Aussi, entre l'apparition de quelques petits furoncles, et une éruption de plus de cent pustules, dont plusieurs fort grosses, il y a une foule de nuances intermédiaires. Quelquefois plusieurs furoncles se réunissent et forment alors de véritables anthrax furonculeux, causant les plus vives douleurs. L'époque à laquelle ces éruptions sont attendues est en général celle de la cinquième ou sixième semaine du traitement; elles arrivent quelquefois cependant dès la première quinzaine, mais cela est rare. D'autres fois on voit des personnes en traitement depuis quinze mois sans qu'il leur soit advenu la moindre éruption. Leur apparition ne paraît pas essentielle pour que la guérison ait lieu, du moins voit-on guérir un certain nombre de malades sans en avoir jamais eu, et même sans aucune réaction excrémentitielle. L'apparition de ces éruptions est souvent précédée de malaise général, de fièvre, de dérangement des fonctions digestives; le malade devient morose, irritable, le traitement le dégoûte, tout lui déplaît, souvent même il y a des vomissements. Priessnitz, ayant remarqué qu'en général l'apparition de ces furoncles coïncidait avec une amélioration dans les symptômes de la maladie primitive, les considère comme critiques, surtout lorsque les furoncles suppurent. Souvent, en effet, les plus gros furoncles se montrent auprès du point malade; ainsi, chez un goutteux, l'articulation affaiblie se trouve ordinairement favorisée de son voisinage. Il m'a paru que le côté gauche du corps en était plus souvent affecté que le droit. Les membres, le bas-ventre, le siège et le dos, sont les points les plus fréquemment atteints. Priessnitz n'aime point que les furoncles se développent aux mains ou aux pieds, et surtout aux mains. Aussi, dès que la tuméfaction de ces parties annonce que l'irritation s'y porte, il met tout en œuvre pour la détourner de ce point, et les moyens qu'il emploie pour atteindre ce but sont dignes de toute l'attention des praticiens. Ce n'est pas sur la peau malade qu'il agit, mais sur les parties voisines, et c'est ici qu'il emploie ce que nous pouvons nommer la *ligature sédative*. Ainsi, plusieurs fois par jour, le malade plongera pendant vingt minutes, et même une demi-heure, le coude dans un bain plus ou moins frais, et il frottera, ou fera frotter cette partie, au sortir de l'eau, puis des compresses excitantes seront placées tout le long de l'avant-bras, et renouvelées dès qu'elles seront sèches. J'ai vu s'opérer de cette manière le dégorgement des mains d'un jeune homme fort et robuste, chez lequel l'enflure était extrêmement prononcée, et qui de plus, portait au doigt annulaire de la main droite une forte bague en or. L'enflure du doigt était telle, que j'engageais fortement le malade à faire limer la bague, car l'étranglement me semblait imminent. Le dégorgement, même de ce doigt, s'opéra sans que la bague eût été retirée, tant ce mode de traitement a d'énergie. Ici le bain du coude était froid, il est vrai, mais nous étions au mois d'août. Priessnitz soutient que ces éruptions furonculeuses ne se montrent jamais chez un homme bien portant, et j'ai vu, en effet, à Græfenberg, des hommes qui accompagnaient des amis malades, se soumettre à tout le traitement sans qu'il leur soit survenu un seul furoncle. Mais d'un autre côté, une jeune dame très-bien portante qui accompagnait une nièce malade, voulant mettre à profit son séjour à Græfenberg, et faire usage des bains froids qu'elle affectionnait beaucoup, se mit à en prendre chaque matin au sortir du lit. Pour cela, s'enveloppant bien, elle descendait dans la cave où était la grande cuve, et s'y plongeait pendant une à deux minutes, se frottant elle-même avec les mains, puis s'essuyant avec force et se frictionnant avec une serviette mouillée avant de se sécher tout-à-fait. Avant la fin de la semaine, cette jeune dame, qui avait de l'embonpoint, dont la peau était fine et délicate, et la santé fort bonne, eut un gros furoncle au pied, puis plusieurs aux cuisses, aux hanches, et de fort gros au bas-ventre. Evidemment, dans ce cas, l'irritation causée par l'eau froide et les frictions, était la cause de l'apparition des furoncles, et non l'humeur que renfermait le sang de cette jeune dame. Un autre malade se trouvait dans une position toute contraire, car les frictions les plus énergiques faites pendant près de deux mois, en y joi-

gnant les sueurs forcées, le bain partiel dégourdi alternant avec
le grand bain froid, la douche, et l'application, chaque nuit, sur
tous les membres de compresses excitantes, n'avaient amené chez
lui que l'apparition de quelques vésicules. Celui-ci était cependant
un goutteux, et l'on pouvait bien lui supposer les humeurs vi-
ciées. L'idiosyncrasie et la sensibilité plus ou moins vive de la peau
et du tissu cellulaire sous-cutané, paraissent donc les véritables
raisons de ces éruptions. Chez beaucoup de malades, je voyais
faire des frictions sur la tête et sur les tempes avec de l'eau froide,
sans occasionner des éruptions, tandis que chez un jeune Français,
ces frictions produisaient une éruption pustuleuse aussi prononcée
que si l'on s'était servi de la pommade d'Authenrieth. Evidemment,
chez lui, l'irritabilité extrême de la peau était la cause de l'éruption. Remarquons, d'ailleurs, que les éruptions sont surtout prononcées lorsque le temps est froid, et l'eau très-fraîche, circonstances qui augmentent beaucoup l'effet excitant du remède.

Pendant combien de temps faut-il poursuivre le traitement? En
adoptant pour base de cette indication un signe aussi incertain que
les éruptions furonculeuses, tout est doute, tout est obscurité.
Evidemment c'est à l'état général du malade qu'il faut s'attacher
et non à l'existence ou à la non existence d'une crise éventuelle,
et l'on doit surtout ne pas oublier que beaucoup d'éruptions ne
constituent pas la guérison, et que celle-ci peut avoir lieu sans
éruption aucune.

La coloration pourprée de beaucoup de ces furoncles leur donne
souvent un aspect scorbutique, et je ne parvenais à me détromper
qu'en examinant les gencives et l'aspect général des malades qui
n'offraient aucune autre trace de cette affection. Le pus que fournissent les furoncles des goutteux est en général mêlé de matières
calcaires, en plus ou moins grande abondance, et dont l'existence
est invoquée comme une preuve de la nature critique de l'éruption. La présence dans le pus d'une matière calcaire qui abonde
dans tous les fluides des anciens goutteux, prouve ce que l'on savait, c'est-à-dire que chez beaucoup de ces malades, la matière
calcaire est en surabondance. Lorsque l'expérience nous aura prouvé
que les goutteux, chez qui sont apparus de gros furoncles, et qui

ont rejeté au dehors beaucoup de cette substance calcaire, ne sont plus affectés de la goutte, alors, mais seulement alors, il sera démontré que ces éruptions sont vraiment critiques.

Le pansement des furoncles, même des plus volumineux, est très-simple et se borne à les recouvrir de compresses humides, excitantes, sur lesquelles on place une compresse sèche. On les laisse toujours s'ouvrir seuls, même les anthrax furonculeux. Ce que beaucoup de malades doivent souffrir est inouï, surtout lorsque les doigts sont le siége de l'inflammation, car alors ce sont de véritables panaris, que le procédé dérivatif de Priessnitz ne parvient pas toujours à détourner. Il paraît cependant que dans un cas, vaincu par les souffrances du malade, Priessnitz, lui-même, consentit à laisser inciser le doigt.

Un point très-important et auquel les malades font grande attention, est celui de ne jamais frictionner ni laisser frictionner les furoncles qui apparaissent, car, disent-ils, les frictions les enveniment. On comprend, en effet, combien une telle irritation locale peut augmenter un mal déjà par lui-même de nature gangreneuse.

2° *La diarrhée et les vomissements*, mais surtout la diarrhée, me paraissent évidemment le résultat de la quantité d'eau que boivent les malades, et que tous ne sont pas en état de supporter. L'eau seule agit alors comme laxatif et purge celui qui en fait usage. J'ai vu à Græfenberg, une personne guérir d'une sciatique existant depuis quinze ans. Elle est restée quatre mois entre les mains de Priessnitz; le dévoiement a commencé dès la fin du premier mois, et quatre semaines après, la douleur sciatique était passée, mais le dévoiement persistait encore lors de son départ, et avait duré trois mois. Du reste, c'était un homme robuste et replet. Le traitement avait consisté en enveloppements dans le drap mouillé, et en frictions semblables; on y avait joint le grand bain froid, et une grande quantité d'eau en boisson. Au traitement de cette névralgie, je rapporte un cas de diarrhée mortelle qui démontre combien il importe de consulter l'état général et non le phénomène excrémentitiel. Dans cette circonstance malheureuse, il est évident que Priessnitz s'est trompé en persistant à considérer

comme critique et salutaire, un dévoiement qui a conduit lentement le malade au tombeau et qui s'est développé pendant le traitement. Les vomissements sont assez communs au début du traitement, lorsque les malades ne sont pas encore accoutumés à leur
nouveau régime. On les appelle critiques, mais ils résultent évidemment de ce que la digestion de cette eau se fait mal. D'autres
fois les vomissements accompagnent l'excitation générale qui précède une éruption furonculeuse un peu intense, mais dans tous les
cas leur durée n'est jamais comparable à celle du dévoiement.
Des vomissements de bile, plus ou moins copieux, surviennent
quelquefois chez des malades affectés d'hépatite chronique, et qui
rendent en même temps par les selles des calculs biliaires en plus
ou moins grand nombre.

3° *Des sueurs.* Autant cette réaction est commune et salutaire
dans les affections aiguës, autant elle est rare et douteuse dans les
affections chroniques. Je ne parle ici, bien entendu, que des transpirations spontanées et nullement de celles qui ont lieu dans les
couvertures de laine, quoique ces dernières soient considérées
comme critiques, même dans ces cas, quand elles ont une odeur
très-fétide, et que le mal cède promptement à la suite de leur
apparition. Lorsque dans une fièvre typhoïde grave, des sueurs
spontanées surviennent par suite d'affusions d'eau froide, d'immersions ou de l'enveloppement dans le drap mouillé, ces sueurs qui
apparaissent lorsque la réaction fébrile diminue, sont critiques et
jugent la maladie; l'hydrothérapie alors les encourage, et soutient,
par des procédés particuliers, la tonicité de la peau. Mais les
sueurs forcées que l'on produit chaque matin dans le traitement
d'une affection chronique, des scrofules, de la goutte, de la syphilis
surtout, sont-elles critiques? Priessnitz lui-même ne les considère
pas comme telles, et cependant dans plusieurs de ces affections,
l'amélioration que l'on obtient est évidemment due à l'élaboration
et à l'évacuation par la peau des matières peccantes. La guérison
de la syphilis semble s'opérer de cette façon.

C'est donc une déviation salutaire, que l'on sollicite chaque
matin, c'est une réaction utile vers la peau qui, abandonnée à elle-
même, ne produirait pas cet heureux effet. Combien donc le mot

crises et la dénomination des *critiques* ne laissent-ils pas à désirer ? Supposons maintenant que la surface du corps sollicitée chaque jour à une nouvelle action par les sueurs, les frictions, le bain froid, les douches, etc., réagisse encore plus vivement sous la stimulation appliquée, que non-seulement ses fonctions naturelles s'en trouvent surexcitées, mais que son tissu lui-même s'irrite, que l'irritation s'étende au tissu cellulaire sous-cutané, et que des éruptions de toute nature, des furoncles plus ou moins volumineux, des petits phlegmons en soient les résultats, ces éruptions pustuleuses et furonculeuses en sont-elles plus critiques que les sueurs forcées journalières ? Elles peuvent bien concourir efficacement à la guérison de la maladie, mais non dans le sens exprimé par le mot *crise*. Ce sont des exutoires et non des crises.

Les sueurs s'établissent donc spontanément dans les affections aiguës, et s'y montrent ordinairement critiques. Dans les affections chroniques, on les observe rarement et quand elles surviennent, leur effet avantageux est beaucoup moins prononcé ; quelquefois même elles semblent résulter dans ces cas d'un état d'atonie plus ou moins évident. Chez un malade affecté de pertes séminales, l'amélioration survenue après plusieurs mois de traitement fut suivie, chaque nuit, de sueurs très-copieuses. Priessnitz soutint qu'elles étaient critiques de la goutte, et il chercha, non à les favoriser, mais à les diminuer, en pratiquant chaque nuit des affusions froides que l'on répétait aussi souvent que la sueur se montrait, c'est-à-dire trois et quatre fois dans une même nuit.

Les sueurs partielles qui se font sous les compresses humides excitantes, offrent quelquefois des caractères particuliers ; elles peuvent être épaisses, gluantes, ce qui résulte évidemment d'une sécrétion augmentée des follicules sébacés. Il paraît aussi qu'on les a vues colorées en bleu. Le seul fluide excrémentitiel dans l'économie qui puisse présenter cette coloration est la bile, non dans sa couleur propre, mais dans celle des calculs qui peuvent s'y former, et qui sont parfois d'un bleu de turquoise.

4° *Le flux hémorrhoïdal* s'établit très-souvent durant le cours du traitement hydriatrique, même chez des personnes qui n'en

6

avaient jamais été affectées. On le considère comme critique lorsque son apparition est suivie de la diminution, puis de la disparition des congestions cérébrales, pulmonaires, abdominales ou autres. Il en est de même lorsque ce flux s'établit chez des malades tourmentés par des affections catarrhales chroniques. C'est surtout au moyen des bains de siège que l'on cherche à attirer ce flux sanguin qui joue un très-grand rôle dans le traitement hydriatrique. L'excitation générale qui résulte de ce traitement, la turgescence des vaisseaux abdominaux par suite de la quantité d'eau ingérée, et la stimulation locale produite par ces bains, expliquent l'apparition de ce flux, qui se montre en général salutaire en opérant le dégorgement du système veineux abdominal.

5° *Les urines* témoignent souvent, par leur apparence, des modifications que l'hydrothérapie produit sur cette importante sécrétion. Elles deviennent chez les uns très-abondantes, et plus ou moins fétides, chez d'autres épaisses et limoneuses. Quelquefois elles déposent abondamment, et d'autres fois charrient des graviers en grande quantité. Ces modifications, dues à l'eau ingérée en abondance, passent aussi pour critiques, et on les voit souvent persister pendant fort longtemps. J'ai vu dans un cas où les urines déposaient une très-grande quantité de matière calcaire, ce dépôt cesser quelquefois et toujours diminuer les jours où l'on faisait transpirer le malade. Du reste, les reins sont des organes essentiellement éliminateurs, et en sollicitant continuellement leur action, celle-ci doit être souvent surexcitée.

6° *Des mouvements fébriles* plus ou moins marqués s'observent chez un grand nombre de malades soumis à l'hydriatrie, surtout lorsque ceux-ci sont très-impressionnables, ou que le traitement a été poussé un peu vivement. J'ai vu des malades chez lesquels cette réaction fébrile se montrait journellement et ressemblait assez à une fièvre d'accès. D'autres fois, c'est tous les deux ou trois jours qu'elle arrive, et dans tous les cas sa présence indique que les moyens hydriatiques employés excitent vivement le malade; mais je laisse à d'autres le soin de déterminer en quoi elle est critique.

Lorsque cette réaction fébrile survient, le traitement doit être mitigé.

7° *La salivation* vient quelquefois montrer que les glandes salivaires sont spécialement surexcitées par le traitement. Si le malade a pris du mercure, l'on ne manque pas de considérer cette sécrétion comme le résultat de l'action de ce métal remis en liberté par le pouvoir hydriatrique. Si le malade n'a pas fait usage de mercure, on la dit critique. Les réactions que l'hydrothérapie peut imprimer à la constitution n'arrivent pas seulement lorsque le malade conserve ses forces ainsi que l'espoir d'une guérison prochaine. Chez un moribond réduit au dernier degré du marasme par un dévoiement colliquatif que ce traitement augmentait plutôt qu'il ne le diminuait, j'ai vu survenir, six jours avant la mort, une forte salivation précédée d'un mouvement fébrile prononcé et une éruption de *purpura simplex*. Il était cependant de la dernière évidence que cette réaction n'offrait aucun caractère critique ou utile, mais qu'elle était la dernière expression de l'effet produit sur la vitalité par les frictions générales d'eau froide, souvent répétées, et dans lesquelles Priessnitz persévéra jusqu'au dernier jour de la vie du malade.

Chez quelques personnes on voit survenir une expectoration très-abondante de mucosités, qui persiste un certain temps, et passe également pour critique. Enfin, il n'existe presque aucun organe glandulaire dont la sécrétion ne puisse se trouver augmentée par suite de la surexcitation que développe le traitement hydriatrique. Mais ce qu'il y a de singulier, c'est que cette réaction s'établit souvent après une année, et même plus, de traitement, et lorsque des réactions antérieures avaient fait supposer que l'économie s'était accoutumée aux remèdes. N'oublions pas de faire remarquer que l'on considère aussi comme critique l'augmentation de certains flux que l'on cherche à faire disparaître : tels sont l'écoulement blénorrhagique et les flueurs blanches. Priessnitz dit alors que les humeurs se sont jetées sur les parties affaiblies. Après avoir indiqué les formes diverses sous lesquelles l'effet du traitement hydriatrique se montre, il nous reste à examiner une question

fort importante, celle de savoir quel sens l'observateur doit attacher à leur apparition. Priessnitz, avons-nous dit, considère tous
ces phénomènes comme critiques, et les nomme *crises*. Il pense
que leur apparition indique la présence de matières nuisibles dans
le sang, qu'elles ne pourraient pas avoir lieu chez des personnes
en bonne santé, et qu'elles prouvent que la nature travaille à opérer la purification de l'économie. Cette manière de voir s'applique
très-particulièrement aux éruptions pustuleuses et furonculeuses,
où l'évacuation de la matière purulente semble démontrer victo-
rieusement l'effet dépuratif de l'hydrothérapie. Tout en reconnaissant l'utilité de ces éruptions, quelques hydropathes paraissent
douter de leur nature critique, et considèrent seulement comme
offrant ce caractère, les diverses sécrétions excrémentitielles augmentées, et le flux hémorrhoïdal. L'effet physique des frictions et
autres stimulants sur la peau, explique en effet le développement
de ces éruptions. Leur apparition n'est aucunement indispensable
pour assurer l'effet du traitement, puisque l'on voit beaucoup de
malades guérir à Græfenberg, sans aucune éruption, et même
sans aucune réaction prononcée. M. le docteur Scoutetten
considère ces mouvements comme critiques, et il s'exprime
ainsi sur ce point important : « Nous réservons le mot *crise*
»pour désigner les accidents qui surviennent dans le cours des
»maladies aiguës ou chroniques, produites par un miasme, ou un
»agent médicamenteux pris en excès : c'est l'expulsion hors de
» l'organisme d'un agent délétère. » Il ajoute : « Le doute aujour-
»d'hui n'est plus permis ; les crises existent, elles se manifestent
»fréquemment quand on a recours au traitement hydriatrique. Si
»les médecins ne les observent pas plus souvent, c'est qu'ils épui-
»sent leurs malades par des moyens débilitants à l'excès, ou qu'ils
»étouffent la puissance de la réaction de l'organisme sous l'accu-
»mulation effrayante des remèdes les plus actifs. » Il termine par
ces mots : « La possibilité des crises n'entraîne pas la nécessité de
»leur développement dans toutes les maladies : il arrive souvent
»qu'elles ne se manifestent pas, soit parce que les fonctions habi-
»tuelles des organes éliminateurs suffisent pour expulser au dehors
»les agents étrangers à l'organisme, soit parce que la puissance de

»réaction des tissus est épuisée, ou au moins trop faible pour
»amener le mouvement critique. »

M. Scoutteten, comme Priessnitz lui-même, paraît donc considérer comme des crises tous ces divers phénomènes de réaction,
et comme indiquant « l'expulsion hors de l'organisme d'un agent
délétère. » Il m'est impossible de souscrire à cette proposition, si
ce n'est dans le sens le plus limité, et seulement lorsque le fait ne
laisse dans l'esprit aucun doute, comme par exemple, les sueurs critiques dans la fièvre, qui peuvent du reste être remplacées par une
sécrétion excrémentitielle copieuse quelconque, par une hémorrhagie
considérable, ou par des urines abondantes, avec un dépôt plus ou
moins marqué. Les autres phénomènes dits critiques, me semblent
des dérivations plus ou moins énergiques produites par la surexcitation que développe dans l'économie le traitement hydriatrique,
et non une sorte de combat que la nature livre à la maladie pour
se débarrasser de ce qui l'incommodait. Mais laissons là les discussions qui règnent depuis tant de siècles sur la nature des crises.
Pour nous, le fait matériel suffit, et celui-ci nous fait voir que ces
diverses surexcitations des organes sécréteurs, ces divers mouvements excrémentitiels se montrent souvent salutaires et établissent
une dérivation d'autant plus efficace qu'elle est l'expression de la
réaction générale de l'économie ; que d'autre fois ces phénomènes
se montrent insuffisants, et quelquefois même nuisibles, puisqu'ils
peuvent, par leur violence et leur durée, épuiser ou même tuer le
malade. De là le précepte pratique, d'appliquer le traitement hydriatrique avec modération chez certains malades cacochymes, et
surtout d'en surveiller l'action sur l'économie comme dans l'application des eaux minérales et de tout agent thérapeutique doué
d'une certaine énergie. L'expérience démontre aussi que ces divers
phénomènes excrémentitiels ne sont pas indispensables pour le rétablissement de la santé, et que parfois ils existent sans qu'il survienne de l'amélioration. Si les parties malades sont le plus souvent
le siége des éruptions furonculeuses, c'est que les frictions et les
compresses excitantes y exercent surtout leur action stimulante,
et ce qui le prouve, c'est que Priessnitz défend rigoureusement ces
applications locales dès qu'il craint une excitation trop vive vers

ces points. Existe-t-il des signes qui fassent prévoir que de fortes éruptions furonculeuses peuvent survenir ? Généralement parlant on peut les craindre chez les goutteux et chez les personnes un peu lymphatiques, ayant de l'embonpoint et dont la peau est fine et délicate. Cependant, j'ai vu à Græfenberg des hommes bruns et maigres couverts de furoncles, et des goutteux dont la peau restait absolument insensible à toutes les stimulations de l'hydriatrie.

De l'application de l'Eau froide pendant la transpiration.

Nous avons vu que Currie avait établi comme règle générale, d'éviter avec d'autant plus de soin les ablutions, les immersions et les affusions d'eau froide que le corps avait été plus longtemps en transpiration. Il pensait que plus l'individu avait transpiré, plus il avait perdu de calorique, et parconséquent moins il se trouvait en état d'en perdre de nouveau sans inconvénient. Il expliquait par cette déperdition rapide de calorique chez des hommes déjà affaiblis par des sueurs excessives, les accidents graves qu'on a vus si souvent survenir chez des militaires qui se jetaient à l'eau après la fatigue d'une longue marche faite par un temps très-chaud. C'est ainsi qu'il explique la maladie grave dont fut saisi Alexandre-le-Grand en se baignant dans le Cydnus, et la mort de l'empereur Barberousse par suite de la même imprudence, commise tant de siècles après, dans la même rivière.

Appliquant ce même raisonnement à l'état de l'économie chez un malade ou chez une personne bien portante et dont la peau est inondée de sueur, Currie trouve dangereuse toute application d'eau froide dans ce cas, en raison de la soustraction nouvelle de calorique chez un sujet qui en a déjà beaucoup perdu. Cependant des expériences plus récentes, notamment celles que nous voyons

chaque jour se reproduire dans les établissements hydrothérapiques, ont démontré la parfaite innocuité des immersions dans le
grand bain froid, lors même que les malades sont baignés de sueur,
aussi a-t-il fallu chercher quelque autre explication, et on a cru
la trouver dans les causes qui amènent la transpiration. Les sueurs,
en effet, ne se produisent pas seulement par suite des mouvements
du corps. La nature se sert également de ce moyen pour se débarrasser du calorique surabondant lorsque l'homme se trouve placé
dans un milieu dont la température est supérieure à la sienne, soit
que cette chaleur provienne de l'air atmosphérique, soit qu'elle
dépende de la concentration du calorique normal autour de sa
propre surface, au moyen de couvertures dont on l'entoure, soit
enfin qu'elle résulte d'un bain de vapeurs dans lequel on a placé
l'individu, toutes circonstances dans lesquelles la transpiration ne
tarde pas à ruisseler. La situation de l'individu ainsi baigné de
sueur est, en apparence, identique à celle d'une personne qui vient
de gravir une colline ou de faire une marche forcée, et dont le
corps est également en pleine transpiration ; cependant la cause est
essentiellement différente dans les deux cas. Dans le premier, en
effet, la sueur résulte de l'accumulation du calorique intérieur dont
l'économie se débarrasse par la sueur et sa prompte vaporisation à
la surface de la peau. C'est ainsi que par une chaleur de 26° R.
on voit la transpiration s'établir, lors même que l'on est tranquillement assis. Le même phénomène arrive lorsque le corps, entouré
de couvertures, se trouve plongé dans une atmosphère de 30° R.,
ou qu'il est placé dans un bain russe. Les mouvements du corps
n'exercent alors aucune influence sur ces transpirations qui ont
été appelées passives. C'est aussi l'état dans lequel on se trouve si
souvent le matin au sortir du lit, et qui dépend d'une simple ac-
cumlation du calorique retenu par les couvertures. L'expérience
ayant prouvé l'innocuité des affusions, des immersions et des ablutions d'eau froide dans ces cas, on a voulu expliquer ce résultat
inattendu (du moins pour le physiologiste), en disant que la transpiration était alors passive, et que sa suspension brusque n'entraînait par conséquent aucun danger ; tandis que, au contraire, lorsque

la sueur résultait d'une longue marche ou d'une course, elle était alors active, et sa suppression éminemment dangereuse.

Cette explication paraît assez satisfaisante, et j'avoue que pour ma part, je la trouvais concluante. Les sueurs passives expliquaient parfaitement l'innocuité du grand bain froid, tandis que la transpiration repoussait énergiquement l'emploi de ce moyen.

Le résultat de vingt-quatre heures de séjour à Græfenberg fut le renversement de toute la théorie, et les circonstances qui y donnèrent lieu furent les suivantes. Un malade, homme fort et robuste, en traitement depuis dix-huit mois pour une affection nerveuse, me proposa de l'accompagner aux douches que je n'avais pas encore vues, et auxquelles il se rendait dans le but de prendre celle qui lui était prescrite. Il me prévint en partant que la maison des douches se trouvait située à un quart d'heure de l'établissement, mais qu'il avait l'habitude d'allonger la route en gravissant une côte escarpée dont la descente opposée nous mènerait au but. Nous gravîmes donc à grands pas la côte indiquée, et nous arrivâmes en vingt minutes au sommet ; chacun de nous était en nage. Maintenant, me dit mon guide, j'ai l'habitude de partir d'ici au pas de course et d'arriver ainsi à la douche. En disant ces mots, il s'élança comme un trait, et j'eus assez de peine à me tenir à ses côtés jusqu'à la maisonnette des douches, où nous arrivâmes inondés de sueur. Surpris du procédé préparatoire, je demandai à mon compagnon s'il allait prendre la douche froide pendant qu'il était ainsi baigné de sueur. Tirant sa montre, et s'asseyant, il me répondit qu'il allait rester cinq minutes en repos, et qu'il prendrait alors la plus forte douche. Et en effet, après ce temps nécessaire pour que les battements précipités du cœur et l'accélération des mouvements respiratoires se fussent calmés, le malade se déshabillant avec promptitude, et le corps couvert de sueur, état dont je me suis assuré par le toucher, il se précipita sous l'énorme colonne d'eau à 4° R., qui tombe d'une hauteur de dix-huit pieds, et dont la grosseur est celle de la jambe. La durée de la douche fut de cinq minutes, puis après s'être essuyé et habillé, nous retournâmes à Græfenberg à grands pas. La douche

fut prise de la manière ordinaire, sur tout le corps et en se donnant assez de mouvement. Ni dans la soirée, ni le lendemain je
ne m'aperçus de la plus légère indisposition chez ce malade, et
plus tard je pus me convaincre que les autres malades en faisaient
tout autant. Leur était-il prescrit de la prendre ainsi? non.
La prescription de Priessnitz porte d'arriver à la douche ayant
une chaleur douce, et un peu de moiteur à la peau, puis d'attendre que les mouvements du cœur et des poumons se soient calmés,
et de se mettre alors sous la colonne d'eau. Je parle donc de la manière dont on la prend, et non de celle dont on devrait la prendre.
Si quelque accident survient, Priessnitz dit que le malade a outre-
passé ses ordres, et aucun blâme ne s'attache à lui. Cette exagération des malades a cependant un bon côté, c'est de montrer
qu'il est possible de supporter un moyen réfrigérant très-énergique
pendant la durée d'une sueur active. Peut-être trouvera-t-on dans
l'action violente de la douche sur la surface corps le motif de son
innocuité en pareille circonstance; mais toujours est-il que le
mouvement rapide de l'eau occasionne une déperdition énorme de
calorique en bien peu de temps, car l'eau ne frappe qu'un point
à la fois et ruisselle sur les autres.

Quelle conclusion doit-on tirer de ce fait? Il détruit évidemment l'opinion scientifique et populaire, du danger des affusions
froides lorsque le corps est couvert de sueur par suite d'un exercice
violent. Une autre explication devient donc nécessaire, et celle-ci,
on la trouvera peut-être dans la théorie de Currie, en lui faisant
subir une légère modification. Cet auteur admet effectivement que
le danger des affusions froides dépend de la présence de la transpiration, parce que celle-ci a déjà produit une réfrigération marquée, et ce danger, il le croit d'autant plus grand que la transpiration aura duré plus longtemps. A cette théorie on oppose l'innocuité
des affusions et des immersions froides après les bains russes, et
l'enveloppement dans la couverture de laine quand même la transpiration amenée par ces moyens artificiels, avait persisté plusieurs
heures; on lui oppose encore la pratique d'individus comme celui
dont je viens de parler, qui, le corps inondé de sueur par suite
d'un exercice violent, s'exposent sans le moindre inconvénient à

l'action réfrigérante de l'eau froide. Mais remarquons que dans ces trois circonstances, le corps, quoique couvert de sueur, se trouve réellement dans l'état où Currie conseille les affusions, c'est-à-dire, que sa température est plutôt augmentée que diminuée. Dans le bain russe et dans la couverture de laine, la peau, quoique inondée de sueur, est évidemment plus chaude que dans l'état normal, et cette chaleur qui atteint accidentellement celle des organes intérieurs eux-mêmes, est vivement perçue par le cerveau. Il y a même plus, car si la chaleur du corps est plus vivement sentie dans ces circonstances, c'est qu'elle est réellement augmentée. En examinant au thermomètre la chaleur des malades qui prenaient des bains de vapeur à l'hôpital Saint-Louis, j'ai trouvé à deux reprises un peu plus de 32° R. Je croyais à cette époque que telle était la chaleur naturelle du corps, mais de récentes expériences ont prouvé qu'elle n'est pas tout à fait de 30° R. (M. Despretz.) Il existe donc dans ces cas une augmentation de la chaleur naturelle, augmentation que l'on remarque également, mais à un degré moindre, chez les persones enveloppées dans les couvertures de laine. Le thermomètre dont je me suis servi à Græfenberg, ne pouvait que difficilement se placer sous la langue, et je n'ai eu occasion de mesurer la chaleur du corps que dans un cas où l'enveloppement durait depuis une heure et demie, et dans ce cas, l'instrument marquait 30° 50 R. Il est vrai que le malade transpirait abondamment depuis plus d'une heure, et la chaleur indiquée au thermomètre était peut-être moindre alors qu'elle n'avait été avant l'apparition des sueurs. Quoiqu'il en soit, je crois pouvoir affirmer que dans ces circonstances, la chaleur du corps, malgré la transpiration générale, est plutôt supérieure qu'inférieure à l'état normal. La théorie de Currie leur est donc applicable. Il reste encore à expliquer par cette théorie, pourquoi chez les uns, l'eau froide peut être appliquée sans crainte après une course où le corps est couvert de sueur, tandis que le même procédé fait mourir, ou indispose gravement les autres. L'application journalière de l'hydrothérapie démontre, et j'en ai donné la preuve, que le corps couvert de sueur et échauffé par un exercice violent, pouvait être soumis sans crainte à l'action de l'eau froide ; mais elle n'a pas prouvé l'innocuité de ce procédé, dans des cas où l'individu aurait fait une longue et fatigante marche, ou se trouverait plus ou moins affaibli par des fatigues violentes. Il est probable que dans ces derniers cas, la chaleur du corps est réellement amoindrie ainsi que la force de réaction, et la théorie de Currie explique parfaitement le danger auquel l'immersion dans l'eau froide expose alors la personne. Il faudrait, pour tirer de tout ceci une conclusion juste, s'assurer de la température du corps après un exercice violent, mais court, après lequel la transpiration serait abondante, et mesurer ensuite celle du même individu après plusieurs heures de fatigues et de transpiration. Seulement alors pourrait-on donner à la théorie de Currie l'extension dont j'ai parlé, et dire que l'application de l'eau froide est sans danger lorsque la chaleur du corps est supérieure à l'état normal. L'état de sécheresse ou d'humidité n'a qu'une importance secondaire. L'essentiel c'est que la chaleur extérieure soit en excès, et que la force de réaction existe pleinement. Du reste, voici l'explication que me donna la personne que j'avais accompagnée à la douche, et elle est peut-être la meilleure. Cette personne me disait, que la force de l'habitude et la manière graduelle avec laquelle les divers malades de Græfenberg s'étaient accoutumés à s'exposer aux douches froides, après un exercice violent et le corps inondé de sueur, expliquait l'innocuité parfaite dont elles jouissaient : « je suis convaincu, me disait-elle, que si, couvert de sueur comme vous l'étiez, vous aviez pris la douche à ma place, vous eussiez contracté une maladie mortelle ; mais nous autres, nous nous y sommes accoutumés d'abord en pratiquant des immersions dans de l'eau froide au sortir de la couverture de laine, puis en ne prenant la douche que par degrés, pendant une minute, une minute et demie et le corps non en transpiration mais chaud, de manière à arriver peu à peu au point d'oser pratiquer ce que vous m'avez vu faire. » Quoiqu'il en soit, les habitués même s'en trouvent mal parfois, lorsque après avoir dansé toute la nuit, ils rentrent chez eux et se placent dans des bains de siége froids, pour ne pas perdre du temps et pouvoir se reposer le lendemain. Cette pratique paraît avoir souvent entraîné des conséquences fâcheuses, malgré l'impunité que l'habitude pou-

vait leur assurer; car journellement ils se mettent dans le bain de
siége froid, le corps couvert de sueur : conséquences que l'on
explique facilement par la théorie de Currie, en admettant que la
chaleur du corps et la puissance de réaction, après une nuit passée
au bal, doivent se trouver moindres que dans l'état normal. Toujours est-il, que rien n'a encore infirmé la loi établie par Currie,
loi qui veut, qu'il y ait d'autant moins de danger à se plonger dans
l'eau froide, que la chaleur du corps se trouve plus élevée.

Nous avons vu, dans l'introduction à l'hydrothérapie, que Currie, tout en reconnaissant combien était fondée l'observation de
Franklin sur la manière dont la nature s'y prenait pour débarrasser l'économie du calorique superflu, attribuait un certain pouvoir
réfrigérant à l'action même des organes sécréteurs de la sueur. Il
fait remarquer à l'appui de cette opinion que l'amélioration et le
calme se prononcent aussitôt que la transpiration s'établit, et avant
que l'évaporation ait eu le temps de se faire. Ce que nous voyons
journellement dans la pratique de l'hydrothérapie ne vient pas à
l'appui de cette manière de penser. On voit bien un état de calme
succéder à l'agitation qui précédait l'apparition des sueurs, mais
tant que le corps reste empaqueté, la chaleur ne diminue pas
malgré la continuité des sueurs, qui, quelquefois, ruissellent.
C'est que l'évaporation ne peut pas se faire, et tant que ce moyen
puissant de réfrigération ne s'exerce pas, la chaleur reste concen-
trée autour du corps, dont elle m'a semblé même élever la température. Aussi, c'est avec délices que beaucoup de malades se
plongent dans le grand bain froid au sortir de la couverture de
laine, et y retournent même pour calmer la chaleur qui les pénètre. Cependant, si l'hydrothérapie ne craint pas de plonger le
malade ainsi inondé de sueur dans le bain froid, elle se garde bien
d'exposer la surface du corps à l'air ambiant, tant l'effet produit
par ce milieu diffère de celui de l'eau froide. Cette différence dépend-elle de ce que l'évaporation se fait rapidement à l'air, d'où
résulte un refroidissement prompt, sans réaction consécutive, tandis que l'évaporation ne peut pas s'établir dans l'eau qui imprime
à la surface un choc, suivi d'une réaction marquée ? ou bien la
différence des résultats dépend-elle de quelque effet électrique que

nous n'avons pas encore pû saisir ? En tout cas, il est certain que cette différence existe, et qu'elle mérite toute l'attention du praticien.

Les conséquences fâcheuses et souvent fatales de l'ingestion de l'eau froide, le corps étant couvert de sueur par suite d'un exercice violent, sont bien connues de chacun, et des faits nombreux se trouvent consignés dans les auteurs. Currie rapporte le cas d'un jeune homme qui, après s'être livré pendant plusieurs heures à une sorte de jeu de paume appelé *cricket*, s'assit par terre, hors d'haleine et couvert d'une sueur abondante. Dans cet état, il dit à un domestique de lui apporter une cruche d'eau froide qu'on venait de tirer d'un puits voisin. Il resta pendant quelques minutes la cruche à la main pour prendre haleine, et but alors tout d'un trait une quantité considérable d'eau. Mais aussitôt, portant la main à l'épigastre, il se pencha en avant, la face devint pâle, la respiration laborieuse, et quelques minutes après il expira. Les divers moyens employés pour le ramener à la vie furent inutiles. Pinel rapporte le fait d'un gendarme qui mourut quelques instants après avoir avalé d'un trait une bouteille de bière très-froide, au sortir d'une course violente, et le corps étant couvert de sueur. C'est ainsi que périt, dit-on, à Vincennes, en 1316, Louis-le-Hutin, après avoir bu de l'eau glacée ayant fort chaud. J'ai soigné d'une fièvre typhoïde grave, un jeune homme qui fut pris de frissons et de douleurs dans le flanc droit, immédiatement après avoir bu un verre de limonade à la glace, lorsque le corps était en transpiration abondante par suite d'une promenade prolongée, et à dater de ce moment, la maladie suivit une marche progressive. D'après Rush et Gerhard, il se passe peu d'étés à Philadelphie, sans que l'on voie mourir subitement plusieurs personnes après avoir bu de l'eau froide. Le plus souvent ce sont des spasmes violents de l'estomac qui surviennent, et le meilleur remède paraît être des cordiaux, et en particulier l'eau-de-vie. La fréquence de cet accident est devenue la cause d'une friponnerie que quelques individus renouvellent plusieurs fois le même jour dans différents quartiers de la ville. Ils tombent comme s'ils étaient privés de connaissance en portant la main à l'épigastre, et restent ainsi étendus dans la rue, pendant que, de chaque maison voisine, se précipitent des personnes charitables, ordinairement des femmes, armées de flacons de rhum, d'eau-de-vie ou de Madère, dont elles s'empressent de verser des gorgées dans la bouche du prétendu moribond, qui a soin de n'en pas perdre une goutte.

L'hydrothérapie moderne défend soigneusement de boire au-delà de quelques gorgées d'eau froide, le corps étant couvert de sueur par suite de l'exercice. Elle conseille même dans ce cas de ne pas cesser, si faire se peut, de se livrer au mouvement. Lorsqu'au contraire il n'y a pas de sueur, lorsque la chaleur de l'économie est morbide, l'hydrothérapie permet de boire abondamment de l'eau froide, afin d'amener des sueurs en diminuant l'état fébrile. De même lorsque les malades transpirent dans les couvertures de laine ou dans les draps, on maintient la transpiration en faisant boire de l'eau froide souvent, mais peu à la fois; ce moyen agit alors en calmant l'excitation générale, et en fournissant à la peau des matériaux qui manqueraient souvent si l'on voulait faire durer la transpiration pendant plusieurs heures. Mais l'on comprend bien que ce serait en vain qu'on ferait boire de l'eau froide pour faire transpirer, si l'on n'attendait pas que la chaleur générale fut devenue suffisante.

Dans les cas de mort subite amenée par l'imprudence dont nous venons de parler, on trouve les poumons très-gorgés de sang. Le système nerveux paraît d'abord ébranlé, puis il s'établit des congestions intérieures, et en particulier vers les poumons et le cerveau.

De l'emploi des Bains froids et autres procédés hydrothérapiques durant la Menstruation.

Si, d'un côté, la surprise du médecin est grande en voyant à Græfenberg les malades couverts d'une transpiration copieuse excitée par une marche rapide, se placer sans inconvénient sous la plus forte douche froide, d'un autre côté, elle ne l'est pas moins en apprenant que Priessnitz continue d'appliquer le traitement dans toute sa rigueur aux personnes du sexe pendant l'époque même de l'écoulement menstruel. Les assurances les plus positives des malades elles-mêmes avaient bientôt changé en certitude le doute qui existait dans mon esprit à cet égard. Cependant, le plus grand nombre des dames se laissaient dissuader par les baigneuses qui les servaient, et jugeaient plus prudent d'attendre quelques jours que de s'exposer à des accidents graves. Une dame forte et robuste, âgée de trente-neuf ans, se trouvait pour la troisième fois à Græfenberg lors de mon séjour dans cet établissement. Chaque fois le traitement a été continué pendant toute l'époque menstruelle. Ce fut en 1840 qu'elle s'y rendit pour la première fois dans le but de subir le traitement hydriatrique. Elle éprouvait de violentes et fréquentes céphalalgies jointes à une menstruation très-irrégulière ; lors de son arrivée à Græfenberg, les règles coulaient depuis trois jours, circonstance qui n'a point empêché Priessnitz de commencer un traitement rigoureux et de faire administrer, dès le premier jour, le grand bain froid. Les règles, au lieu de couler huit jours, comme à l'ordinaire, ont cessé de se montrer dès le lendemain, mais pour revenir quatorze jours plus tard. Pendant le séjour de la malade dans l'établissement, en 1844, séjour qui a duré six semaines, les règles ont paru trois fois, mais toujours le traitement a été continué sans y avoir égard ; elles coulaient chaque fois de deux à trois jours. Le traitement consistait en des transpirations forcées matin et soir, chacune pendant deux heures, et suivies chaque fois de l'immersion dans le grand bain froid ; deux fois par jour un bain de siége froid d'un quart d'heure, auquel succédait un bain de pieds froid, et dès le sixième jour, la douche froide une fois par jour pendant trois minutes ; bain de tête deux fois par jour, et pour boisson dix à douze verres d'eau froide, en prenant beaucoup d'exercice. La malade m'assurait qu'elle s'était trouvée mieux lors de son départ, mais que les maux de tête n'avaient pas tardé à reparaître.

Une jeune dame de vingt-six ans, en traitement pour une laryngite chronique, se plaignait un jour à moi, d'un état de malaise considérable. Les règles coulaient depuis quatre jours, sans qu'aucune modification eût été apportée dans le mode de traitement. La malade était enveloppée chaque matin dans le drap mouillé et se jetait dans le grand bain froid, puis vers le soir, elle était de nouveau enveloppée dans le drap, après avoir fait dans la journée des frictions avec un drap mouillé d'eau froide et pris un bain de siége froid pendant vingt minutes. Je lui conseillai d'aller trouver Priessnitz, qui n'était pas loin de nous, et de lui parler du malaise qu'elle ressentait. L'hydropathe lui ordonna une transpiration d'une heure dans la couverture de laine, suivie d'un bain partiel à 12° R., et de continuer les autres moyens de traitement.

Une dame anglaise, madame W..., qui a bien voulu entrer avec moi dans beaucoup de détails, m'assurait avoir continué le traitement pendant trois mois, sans changer lors de l'époque menstruelle, et sans en avoir éprouvé le moindre inconvénient. Plus tard, cédant aux conseils de la baigneuse, elle s'abstenait, tant que cet écoulement persistait, de la douche froide et du grand bain froid, n'employant chaque matin que l'enveloppement dans le drap mouillé, suivi d'ablutions dans un bain partiel à 12° R.

Une dame française, qui allait retourner à Paris, et qui avait suivi le traitement hydriatrique dans toute sa rigueur, pendant une année, m'assurait avoir continué les grands bains froids, la douche, etc., durant l'écoulement menstruel, absolument comme à l'ordinaire. Elle n'en avait jamais éprouvé d'inconvénients, seulement les règles, au lieu de couler 5 à 6 jours comme d'habitude, ne coulaient que deux ou trois : modification qui trouvait peut-être son explication dans l'exercice continuel qu'elle faisait. Quelques semaines après le départ de cette dame et de son mari pour Paris, une lettre datée de cette capitale, et que Priessnitz montrait avec une certaine ostentation, est arrivée contenant les plus vifs remercîments et l'assurance que la santé était parfaitement rétablie. La maladie paraît avoir été une affection hystérique, occasionnant des accidents fort pénibles.

Une autre dame anglaise, en traitement depuis dix-huit mois pour des accidents nerveux hystériques, avait également continué pendant tout ce temps les grands bains froids, les douches, etc., même à l'époque menstruelle, et sans en être nullement incommodée. Elle m'avouait cependant que les règles qui, autrefois, venaient très-régulièrement, et coulaient pendant six à huit jours, étaient devenues très-irrégulières et très-peu abondantes. La santé générale s'était du reste beaucoup améliorée.

Certain du fait matériel, je m'adressai donc à Priessnitz pour savoir par quel enchaînement d'idées il avait été amené à cette pratique périlleuse. Je reçus pour toute réponse qu'il trouvait alors à la nature plus d'énergie, et que la cure marchait mieux lorsqu'on pouvait continuer le traitement dans ces moments. Mais, ajouta-t-il, je ne le fais pas toujours, il faut pour cela une constitution forte et vigoureuse.

Une demoiselle polonaise, âgée de dix-sept ans, qui se trouvait à Græfenberg avec sa mère, et qui paraissait atteinte de chlorose, était aussi dans l'habitude de continuer le traitement sans égard aux menstrues, lorsqu'elle fut prise d'accès fébriles assez violents, au milieu desquels les règles survinrent. La baigneuse allait procéder comme à l'ordinaire aux ablutions froides, lorsque Priessnitz, arrivant par hasard, s'y opposa vivement, en disant que cela aurait pu faire le plus grand mal à la malade, et qu'il convenait alors de prendre un bain partiel à 15° R., avec des frictions sur les membres inférieurs. Il est certain que le hasard seul empêcha que le bain froid ne fût donné, car Priessnitz, comme me le disait la baigneuse, ne lui avait pas défendu de continuer, si les règles venaient à paraître. Ce cas qui prouve que Priessnitz ne fait pas, en effet, une loi générale du grand bain froid, pendant l'époque menstruelle, prouve aussi l'incurie qui préside à l'application du remède. Ce fut le même jour qu'un malade qui, depuis trois mois, transpirait deux heures chaque matin, pour une douleur rhumatismale, demandait à Priessnitz s'il ne conviendrait pas d'interrompre le traitement pendant quelques jours, puisque la vue commençait à s'affaiblir. Et Priessnitz de répondre : sans doute, mais pourquoi avez-vous continué si long-temps? cela peut, en effet, attaquer la vue.

Priessnitz fait donc de la continuation du traitement pendant les règles, une mesure presque générale, mais il doit être lui-

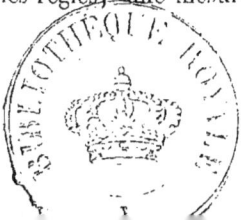

7

même souvent induit en erreur, car la plus grande partie des dames
en traitement suivent, comme nous l'avons dit, le conseil des baigneuses, et laissent croire à Priessnitz qu'elles continuent les procédés hydriatriques comme à l'ordinaire. Il en résulte pour lui
l'impossibilité de se rendre compte de l'état exact des choses, et il
doit considérer cette manière d'agir comme bien moins capable
de nuire qu'elle ne l'est réellement.

Il m'a été impossible, je l'avoue, de me dépouiller de toute
idée préconçue, et de bannir de ma mémoire tout souvenir d'accidents graves en pareil cas. Je ne puis oublier un cas de péritonite qui a failli faire périr la malade, et bien d'autres accidents
que j'ai moi-même vus et traités, sans compter tous ceux dont
fourmillent les auteurs, et qui prouvent tout le danger de la suspension du flux menstruel par l'application du froid. Le cas de péritonite dont je parle avait été précisément occasionné par l'imprudence de la malade qui, au second jour de ses règles, s'était
lavé les pieds dans de l'eau froide. Je ne puis me rendre compte
de l'innocuité de la pratique de Priessnietz, qu'en supposant que
le genre de vie, les frictions vives qui accompagnent les bains
froids, et la force de l'habitude contribuent à la rendre moins périlleuse. Cependant une des personnes dont il a été question plus
haut, a commencé à prendre dès en arrivant, le grand bain
froid, au sortir des couvertures de laine, bien qu'elle fût au second
jour de l'écoulement menstruel : ici par conséquent, l'habitude n'a
pas pû être invoquée pour elle.

Chez une jeune dame grecque, Priessnitz faisait verser pendant
que les règles coulaient, une carafe d'eau froide sur chaque avant-
bras et sur chaque jambe, et si le moyen n'a été suivi d'aucun accident sérieux, on ne peut pas expliquer ce bénéfice par les frictions
générales ou par l'effet de l'eau froide appliquée sur toute la surface
du corps. Enfin, malgré toutes mes recherches, je n'ai pu découvrir que trois cas où cette pratique ait été suivie d'accidents, car
chez la dame grecque dont je viens de parler, il n'est survenu
qu'une vive impression nerveuse, qui la fit renoncer à ce genre
de traitement. L'un de ces trois cas est celui de la comtesse Potoska,
qui était en traitement pour des congestions vers la poitrine, et

qui mourut d'apoplexie, trois heures après avoir pris le grand bain, pendant que les règles coulaient. Il est juste de dire qu'elle a pris ce bain contre les ordres de Priessnitz, ou peut-être seulement sans ses ordres. Car on ne peut pas trop le répéter, souvent Priessnitz laisse faire les malades, et ceux-ci font ce qu'ils voient faire aux autres. Or, si tout leur réussit, l'hydriatrie triomphe ; si au contraire, quelque accident vient contrarier le traitement, c'est que les malades n'ont pas fait ce que Priessnitz avait prescrit, mais ce qu'ils avaient jugé bon de faire de leur propre mouvement. Le deuxième cas est celui de la princesse Pignatelli, chez laquelle le grand bain froid avait entraîné une suppression qui a persisté sept mois. Dans le troisième cas, la dame a perdu connaissance, et la baigneuse, après avoir eu beaucoup de peine à la sortir de l'eau, a dû la faire porter chez elle. L'accident n'a pas eu d'autres suites fâcheuses.

Rien, à mon avis, n'autorise ces expériences dont la hardiesse épouvante, et qu'aucun hydropathe n'a osé répéter. Cependant, à part le danger que courent les malades, danger qui les regarde, ces expériences ne manquent pas d'intérêt scientifique. Elles prouvent que ce péril est beaucoup moindre qu'on ne l'avait supposé, puisque, sur plus de deux mille personnes du sexe qui ont suivi le traitement tel que Priessnitz le prescrit, j'ai eu beaucoup de peine à découvrir trois cas où des accidents en aient été la suite. Mais, je le répète, l'innocuité relative du procédé n'autorise pas les malades à s'exposer au péril, car les avantages qui en résultent pour le traitement, paraissent à peu près nuls. Les dames qui veulent bien l'interrompre, guérissent, en effet, tout aussi bien que celles qui croient devoir le continuer, et, dans cette circonstance, le bon sens des baigneuses a non-seulement l'avantage de servir de barrière entre l'enthousiasme de Priessnitz et la crédulité de ses malades, mais encore de nous fournir une preuve de l'inutilité d'un moyen aussi dangereux. Il est probable que si le bon sens populaire ne nous avait pas ainsi fourni un moyen de discerner la vérité, et si toutes les personnes du sexe avaient continué à suivre le traitement pendant l'époque menstruelle, on n'aurait pas man-

qué d'en tirer la conclusion que cela devait être chez elles la condition *sine quá non* de toute guérison hydriatrique.

Pendant qu'à Græfenberg, et en général dans les autres établissements hydriatriques d'Allemagne, l'époque menstruelle n'est pas
considérée comme un obstacle à la continuation du traitement, il
est singulier de remarquer avec quelle attention extrême les personnes du sexe dans ces contrées, se précautionnent en pareil cas,
contre le plus léger refroidissement. Généralement parlant, depuis
la paysanne jusqu'à la grande dame, on croirait compromettre
gravement sa santé, seulement en changeant de linge tant que dure
l'écoulement périodique ; et lors même que ce flux persiste d'une
manière anormale et devient une hémorrhagie qui dure deux, trois
semaines et plus, on croit dangereux au suprême degré de mettre
une chemise propre. Les accouchées surtout sont condamnées à
rester pendant dix à quinze jours sans que le plus léger soin de
propreté leur soit permis, et l'odeur infecte qui s'exhale du lit,
dépasse toute croyance. De tels contrastes sont vraiment curieux
à étudier, et il ne l'est pas moins de remarquer que les deux méthodes puissent être adoptées sans inconvénients graves, dans la
grande majorité des cas.

DEUXIÈME PARTIE.

DE L'HYDROTHÉRAPIE APPLIQUÉE AU TRAITEMENT DES DIFFÉRENTES MALADIES.

CHAPITRE Ier.

Du traitement hydrothérapique des affections aiguës en général.

Pour se former une idée bien exacte de l'effet sédatif que l'hydrothérapie peut produire dans l'économie, il faudrait se soumettre à plusieurs enveloppements successifs dans un drap bien mouillé d'eau froide, et renouvelé environ toutes les dix minutes. La soustraction rapide du calorique qui s'opère aussitôt à la surface du corps, semble faire pénétrer le froid jusque dans les parties les plus profondes, et cette impression se reproduit avec plus ou moins d'intensité, tant que de nouvelles applications du même moyen viennent soustraire avec la même puissance le calorique que l'économie fournit. Dans les fièvres et dans les diverses affections inflammatoires, le mouvement centripète, imprimé aux fluides par ces applications, paraît être énergiquement combattu par l'expansion que l'état morbide développe dans tout le corps, et il arrive de deux choses l'une, ou bien la chaleur anormale ainsi que la sècheresse de la peau se reproduisent, et par conséquent de nouveaux enveloppements se succèdent, ou bien la peau s'humecte à mesure que la chaleur fébrile diminue. L'indication, dans le premier cas, est d'augmenter la sédation, et dans le second, de favoriser par des moyens artificiels cette tendance à la sueur, et de produire ainsi vers la peau une dérivation puissante et salutaire. Mais la dérivation que l'hydrothérapie cherche à opérer, ne se borne pas à des transpirations forcées, elle l'obtient encore au moyen de frictions énergiques faites à la surface du corps, et sur les membres en particulier, avec de l'eau dégourdie, frictions dont l'effet se révèle souvent par une inflammation plus ou moins vive du tissu cellulaire sous-cutané et de la peau, et dont l'action profondément stimulante imprime toujours à la circulation de ces tissus une activité qui favorise merveilleusement le mouvement centrifuge. Ainsi donc, *la sédation*, comme effet immédiat, *les sueurs*, comme effet consécutif, réunies à *la dérivation* centrifuge obtenue au moyen des frictions humides, constituent les principes fondamentaux de l'hydrothérapie dans le traitement des affections aiguës.

La sédation est appliquée encore plus directement aux organes menacés, en les recouvrant de compresses mouillées d'eau froide, souvent renouvelées. L'eau froide administrée en abondance durant la période inflammatoire, concourt puissamment à l'effet sédatif du traitement, mais pendant la transpiration, la quantité de liquide que le malade prend doit être plus restreinte et plus fréquemment répétée. Enfin, l'introduction plus ou moins fréquente du même agent réfrigérant dans les gros intestins, concourt à entourer le patient d'une sorte d'atmosphère sédative.

Nous avons vu que c'est à Currie que revient l'honneur d'avoir posé le premier les bases scientifiques de ce traitement, bases constituées par la soustraction du calorique morbidement accumulé, et par la cessation du spasme général de l'enveloppe cutanée. Mais il y a encore loin de ces affusions plus ou moins souvent renouvelées de Currie, à l'application incessante que Priessnitz a imaginée au moyen du drap mouillé d'eau froide. Currie abandonne en quelque sorte l'établissement des sueurs aux seuls efforts de la nature; mais l'hydrothérapie va plus loin. Dès que cette tendance s'annonce, elle l'encourage en accumulant autour du corps le calorique qui en rayonne, et en calmant par l'administration simultanée d'eau froide à l'intérieur (qu'on évite cependant de donner en trop grande quantité à la fois dans ces moments), l'état fébrile qui s'oppose à ce que la transpiration générale ne s'établisse. Currie n'appliquait sa méthode antiphlogistique qu'aux fièvres essentielles et aux fièvres éruptives. Priessnitz et ses imitateurs ont été bien au-delà; enhardis par les avantages obtenus par cette méthode dans les affections fébriles et dans les inflammations cutanées, ils ont appliqué l'hydrothérapie au traitement des phlegmasies aiguës des organes viscéraux, et annoncent des résultats qui égalent, s'ils ne les dépassent, ceux de la médecine ordinaire.

Le sujet que nous traitons en ce moment, c'est-à-dire l'application de cette méthode aux affections aiguës en général, ne comportant pas un examen détaillé qui trouvera sa place dans l'histoire spéciale des diverses phlegmasies, nous nous bornerons ici à la comparaison des principes fondamentaux de ce système avec ceux de la médecine pratique. Les évacuations sanguines et le tartre stibié que Currie considérait, en praticien, comme les moyens sédatifs qui pourraient remplacer avantageusement l'eau froide dans certains cas, sont rejetés par l'hydrothérapie, comme nuisibles et même dangereux. Or, sur quoi base-t-on ces reproches et cette exclusion? Sur un principe dont l'application, jusqu'à un certain point rationnelle pour le traitement des affections chroniques, me paraît essentiellement faux dès qu'on l'applique au traitement des phlegmasies aiguës. Ce principe, qui attribue à ces agents actifs de la médecine une influence destructive des efforts de la nature, accorde, au contraire, cette action salutaire aux applications de l'eau froide, qui n'agirait qu'en stimulant les forces de cette nature médicatrice.

Dans cette question, on voit se reproduire l'éternel penchant de l'esprit humain à prendre l'effet pour la cause, c'est toujours *post hoc, ergo propter hoc.* Il est évident, pour tout esprit impartial, que la guérison résulte des effets sédatifs de l'eau froide sur les systèmes circulatoire et nerveux, effets en partie appréciables au thermomètre, desquels résulte la suspension du mouvement fébrile, et, par suite, l'établissement de la sueur, principe établi par Currie. De plus Priessnitz n'a aucune raison de prétendre que l'eau froide guérit en soutenant les efforts salutaires de la nature. Si Currie préfère la sédation opérée par l'eau froide, c'est parce qu'il la considère comme plus efficace, et surtout comme non débilitante; mais il sait, lui, que cette sédation peut aussi s'obtenir au moyen des évacuations sanguines et du tartre stibié, et que les sueurs qui succèdent à leur emploi, exigent préalablement la suspension de l'état fébrile, condition *sine quâ non* de cette apparition. Cette vérité, Priessnitz l'ignore, et les médecins de son école la méconnaissent; mais la clarté qu'elle répand sur le sujet qui nous occupe n'en est pas moins vive. Aussi, tout en exprimant ma conviction intime de la réalité des avantages que la médecine pouvait retirer de la puissante sédation que l'hydrothérapie lui fournit, ainsi que de ceux des nouveaux procédés d'application, rien ne me paraît moins démontré que la nécessité de s'en tenir à ce seul moyen antiphlogistique dans une foule de cas où toutes les ressources de la médecine pourront seules arrêter le mal. Il s'agit seulement de savoir si la part que l'on a faite à l'eau froide n'a pas été trop restreinte et si le nouveau mode d'application qu'emploie Priessnitz ne facilite pas extrêmement l'extension de cette méthode.

Ainsi donc, scientifiquement parlant, on peut admettre la possibilité de la guérison d'une pneumonie par l'hydrothérapie, pourvu que, la sueur une fois bien établie, l'on ne se hâte pas de la déranger, sans croire pour cela que ce moyen de sédation soit le seul applicable. Mais de tout ce que j'ai vu et lu concernant cette nouvelle méthode, il n'est rien résulté dans mon esprit qui tende à renverser l'opinion de Currie, qui considérait l'eau froide, les évacuations sanguines et le tartre stibié comme formant le trépied de la médecine antiphlogistique. Cette conviction pourrait bien ne pas être partagée par tous ceux qui se sont livrés à l'examen de cette méthode, mais elle est consciencieuse.

Les avantages de l'hydrothérapie appliquée avec hardiesse et avec fermeté, sont surtout évidents chez les malades où, malgré l'intensité de la chaleur et l'accélération du pouls, la nature franchement inflammatoire de l'affection reste douteuse. Les faits abondent pour prouver que, dans les fièvres essentielles ainsi que dans les fièvres éruptives, elle offre des ressources très-précieuses, et que la sédation générale, accompagnée de la réaction centrifuge que cette méthode développe et soutient, sont peut-être le remède le plus efficace dans ces maladies. Mais c'est à l'expérience à démontrer si les avantages que les partisans de l'hydriatrie lui attribuent dans le traitement des inflammations viscérales sont fondés ou non. Son application est d'une date trop récente pour ne pas se borner à émettre des doutes, et à récuser, faute de preuves évidentes, les observations de ce genre qu'on rapporte, et auxquelles, dans le doute même, il est cependant juste de prêter une attention sérieuse. Ceci une fois accordé, et je crois qu'il me sera donné de prouver que, dans le moment actuel, c'est tout ce que l'hydrothérapie peut exiger, il faudra traiter avec le mépris qu'elles méritent, les exagérations ridicules de gens qui, dans leur ignorance de la marche naturelle des maladies, attribuent à l'hydriatrie ce qui appartient au cours normal de certaines affections, et qui, s'emparant de quelque symptôme isolé, y rattachent le nom d'un état pathologique qui n'existe que dans leur imagination. Le diagnostic est, je le répète encore, la première condition pour bien juger des effets de l'hydrothérapie. Ai-je besoin de rappeler aux médecins qu'aucun symptôme, pris isolément, n'annonce avec certitude une inflammation, que le délire ne constitue pas une méningite, pas plus que la fréquence du pouls ne constitue la fièvre, l'oppression et la toux, une pneumonie? Il m'a été clairement démontré que, dans une foule de cas, on a procédé ainsi à Græfenberg, appliquant les noms d'apoplexie, de pneumonie, de fièvres graves, à divers symptômes que quelques enveloppements dans le drap mouillé ou quelques frictions générales humides faisaient disparaître, et dont la guérison retentissait dans la colonie comme des preuves convaincantes de l'omnipotence de la méthode. Heureusement l'éveil est donné, et j'ose espérer avoir contribué à faciliter aux hommes scientifiques le jugement qu'ils auront à pro-

noncer sur l'hydrothérapie après avoir soumis eux-mêmes cette
méthode à l'épreuve de leur propre expérience.

En terminant ce que j'avais à dire sur l'hydriatrie appliquée
aux affections aiguës en général, je ferai remarquer qu'il n'a été
question ici que de son application au point de départ de l'affection
fébrile ou inflammatoire. Cependant le médecin doit évidemment
modifier son remède d'après la période de la maladie. Mettra-t-il
ici au néant toutes les leçons de l'expérience pour suivre à l'a-
veugle un Priessnitz qui, dans le dernier degré d'une péritonite, ne sait pas que la cessation de la douleur est un présage de
mort, lorque, malgré le calme apparent, le pouls a cessé de battre?
Mais Priessnitz dédaigne d'interroger la circulation, et, marchant
au hasard, il prescrit la sédation dans toutes les périodes. Or, il
me paraît de toute évidence, que l'hydrothérapie n'est applicable
dans toute sa rigueur que dans l'origine de la plupart' des affections aiguës.

C'est là le terrain où il convient de transporter la discussion, mais
là, pour combattre à armes égales, il faut supposer à l'hydropathe
des connaissances qu'il ne possède pas. Mes observations s'a-
dressent donc à un être imaginaire, à un hydropathe absolu
et instruit. Les zélateurs de la nouvelle méthode considèrent les
avantages de celle-ci comme beaucoup plus remarquables dans le
traitement des inflammations viscérales aiguës que dans celui des
affections chroniques. Sans doute la hardiesse de celui qui cherche
à frayer une nouvelle route peut bien exciter l'admiration et l'enthousiasme ; mais, en médecine, comme l'a dit Bacon, l'imagination
doit déployer des ailes de plomb. Les études médicales sont en
effet trop sérieuses pour que *la folle du logis* soit admise à cette
sorte d'initiation. Le doute, malheureusement trop fondé, qui
existe dans l'esprit des médecins sur la puissance absolue des
remèdes les plus éprouvés, ne peut qu'augmenter leur incrédulité
à l'endroit des miracles opérés par l'eau froide seule dans les
inflammations viscérales aiguës. Soumettons donc au creuset de
l'expérience l'action de cet agent thérapeutique dont on vante les
merveilles. Remarquons d'abord que l'hydrothérapie, tout en
condamnant les remèdes auxquels les médecins ont recours dans

les affections aiguës, tels que les émissions sanguines, soit comme moyen sédatif, soit comme moyen dérivatif, tout en blâmant la dérivation qu'ils cherchent à opérer, tant sur le canal intestinal que vers la peau, s'efforce de développer exactement les mêmes effets, c'est-à-dire, la sédation et la révulsion, mais par l'intermédiaire de l'eau seule. Je traduis, il est vrai, en langue intelligible, son jargon mystique, du moins comme je le comprends. Car, est-il nécessaire de discuter la théorie des hydropathes sur les humeurs qui s'écoulent par tous les pores dans les sueurs provoquées, après avoir calmé l'organe souffrant, ou sur celles que les frictions font apparaître à la peau après une irritation mécanique des plus vives? Leur but est, je le répète, d'obtenir une sédation efficace des systèmes nerveux et circulatoire par l'application extérieure et intérieure de l'eau froide, et d'opérer une dérivation utile par les sueurs et les frictions.

On ne nous accusera pas d'avoir cherché à atténuer la puissance sédative de l'eau froide, ou d'avoir nié la possibilité d'appliquer ce moyen au traitement des inflammations viscérales franches. Comme ces phlegmasies présentent des phases diverses dans leur marche, et que l'organe affecté peut passer par divers états pathologiques, anatomiquement constatés, nous demanderons d'abord à quelle période la sédation hydriatrique doit être employée? Évidemment à la première. Son application est donc très-bornée. Et si, dans cette première période, le médecin s'aperçoit que le remède reste sans effet, quelle sera sa conduite? Il devra recourir à d'autres moyens. De même, il ne recherchera pas la sédation et la dérivation hydriatriques à une période plus avancée, puisque les lésions anatomiques ne permettent pas d'espérer un changement salutaire dans le tissu des organes.

Une pneumonie arrivée à l'état d'hépatisation grise, n'est pas pour cela une affection nécessairement mortelle. Il n'existe pas de praticien qui n'ait observé des cas de guérison obtenus à cette époque avancée, par les moyens que l'art possède. Alors, en effet, le médecin emploierait une dérivation et une revulsion bien autrement énergiques que celles que l'hydrothérapie met en usage. Les succès de cette méthode dans les affections fébriles, plus ou moins graves, et dans les fièvres éruptives, succès qu'il ne faut encore admettre qu'avec beaucoup de restrictions, ne la rend pas applicable à toutes les époques des inflammations' viscérales franches. Dans ces maladies, en effet, les terminaisons par suppuration, par épanchement, par ramollissement et par gangrène nécessitent le déploiement de toutes les ressources de l'art.

Reste donc la sédation comme base fondamentale de la méthode ; mais de quelque manière que l'on considère cet effet du remède, il est impossible de ne pas y voir un résultat direct, et non une suite des efforts de la nature. La sédation que la saignée développe dépend, ainsi que Currie l'a prouvé, le thermomètre à la main, de la soustraction du calorique et de l'effet qu'il produit sur les systèmes nerveux et circulatoire. L'eau froide peut bien produire les mêmes résultats et sans affaiblir le malade, mais dans les deux cas, l'effet calmant est direct et immédiat. Si l'impression favorable que ces moyens occasionnent dans l'économie, est suivie de réaction avantageusee, soit vers la peau soit vers d'autres organes sécréteurs, c'est à ce calme, à cette sédation que ces réactions doivent être rapportées. La manière d'agir des moyens qui produisent cet heureux résultat est donc identique, et c'est là tout ce que nous cherchons à établir. Il est possible, il est même probable que les procédés hydriatriques offrent l'avantage de solliciter plus énergiquement que la saignée ces réactions secondaires; mais vouloir expliquer autrement la sédation que l'eau froide imprime à l'économie, me paraît une erreur. Les effets sédatifs du tartre stibié se rapprocheraient peut-être davantage de ceux de l'eau froide que de ceux de la saignée, en ce que le tartre stibié développe une sédation immédiatement suivie d'une réaction dérivative, et cela, sans qu'il soit nécessaire de soutenir cette réaction, comme dans l'hydrothérapie, par des enveloppements ou par des frictions. Enfin, je termine ces généralités en répétant avec Currie, car telle est ma conviction, que la sédation obtenue, soit par l'eau froide, soit par les émissions sanguines, soit au moyen du tartre stibié, constitue la base de tout traitement antisphlogistique.

C'est à la science à déterminer par des expériences nouvelles, si la préférence donnée par Currie à l'eau froide, comme étant l'agent sédatif le plus efficace, est fondée ou non. C'est aux hommes de l'art à s'assurer si les réactions critiques sont plus franches et plus salutaires lorsque cet agent a été employé dans les maladies aiguës que lorsqu'on a eu recours aux autres moyens sédatifs directs. Jusqu'ici, il faut le dire, les investigations de la science n'avaient pas été favorables à l'opinion émise par Currie, mais les avantages que l'emploi énergique de l'eau froide paraît avoir produits dans ces derniers temps, doivent engager les hommes de l'art à examiner la question encore une fois, et à dissiper complètement les nuages qui obscurcissent la vérité.

Dans une foule d'occasions, il serait peut-être utile d'adopter comme mode d'application de l'eau froide, la méthode dont parle Gianinni (Tom. Ier, p. 75), et qui consiste à faire entrer le malade dans un bain, à-peu-près à la température du corps, température que l'on diminue graduellement, de manière à arriver enfin à n'avoir plus dans la baignoire que de l'eau froide. Très-souvent par ce moyen l'on préviendrait complètement le dégoût que l'application brusque du froid occasionne, et comme le résultat paraît également heureux, du moins dans les premiers temps du mouvement fébrile, ce mode d'application offrirait des grands avantages sur les enveloppements dans le drap mouillé. Du reste, l'effet sédatif étant produit, l'on ferait sortir le malade du bain froid, et en l'enveloppant dans un drap sec, que l'on entourerait de couverture de laines, on favoriserait efficacement la tendance à la transpiration; et ce procédé beaucoup plus simple n'aurait pas les inconvénients que tant de personnes reprochent aux prescriptions de Priessnitz.

Du traitement hydrothérapique des fièvres essentielles.

L'on entend par fièvre essentielle, toute affection générale aiguë, non symptomatique d'une inflammation franche, et particulièrement caractérisée par l'augmentation de la chaleur naturelle du corps, et par l'accélération du pouls. Les désordres anatomiques, quelquefois difficiles à saisir, malgré la violence des symptômes, sont dans d'autres cas, très-appréciables, mais ils occupent toujours simultanément la plupart des tissus, bien que très-souvent certains points semblent attaqués de préférence.

En France, il y a vingt ans, la doctrine de la non essentialité des fièvres fut adoptée, sinon par les écoles, du moins par la grande majorité du corps médical, et si, depuis cette époque, d'autres idées ont remplacé celle-ci, ce revirement dans les opinions provient de ce que l'examen calme et impartial des faits n'a pas été favorable à cette doctrine. Il est maintenant généralement admis que, de même qu'il peut exister certaines affections générales très-graves, telles que les fièvres pestilentielles, la fièvre jaune et le typhus des hôpitaux, des prisons et des camps, qui ne peuvent pas être rapportées à l'inflammation de tel ou tel point en particulier, de même il existe à un degré moindre, des affections générales qui ne sont pas symptomatiques de l'inflammation de telle ou telle partie du corps. Ces maladies, suivant la prédominence de tel ou tel symptôme, ont reçu des dénominations différentes ; longue synonymie qui ne désigne que des variétés d'une affection unique. La plus grande preuve de la vérité de cette dernière manière de voir, c'est qu'on l'adopte généralement en France, où la violence de l'opinion contraire était si grande il y a quelques années, et où la lésion folliculaire si souvent observée dans le tube intestinal, paraissait avoir établi sur des bases inébranlables, que toute fièvre était le résultat d'une inflammation locale.

Dans l'état actuel de la science, la classification de Cullen, quoi-

que déjà vieille, est celle que j'adopterai, tant à cause de sa simplicité que de la manière large dont ce grand maître envisage la
question. Avec lui je distinguerai donc les fièvres en continues,
en éruptives et en intermittentes. Les premières sont comprises
dans trois classes :

   1° La fièvre continue inflammatoire simple (*synocha*, fièvre
      inflammatoire, fièvre angéiotenique).
   2° Le typhus ou fièvre grave (fièvre maligne ou putride ;
      typhus des hôpitaux et des prisons ; fièvre adynamique et
      ataxique ; *febris maculosa ;* fièvre entéro-mesentérique ;
      typhus *abdominalis ;* fièvre typhoïde ; dothinentérite, etc.).
   3° Entre ces deux premières espèces, une variété intermé-
      diaire, et que Cullen appelle fièvre continue intense ou
      synochus (fièvre bilieuse ordinaire, fièvre cattarrhale,
      fièvre muqueuse, etc.).

Ainsi, d'après Cullen, la fièvre continue simple et le typhus,
occupent les deux extrémités de l'échelle, tandis qu'entre ces deux
variétés bien tranchées, bien distinctes, il s'en trouve une troisième qui se rapproche plus ou moins par ses symptômes de l'une
ou de l'autre. Observateur fidèle de la nature, Cullen s'est borné
à indiquer ce que les faits lui démontraient chaque jour, et à nous
enseigner combien il est difficile de tirer une ligne de démarcation
entre ces espèces. « Dans les climats que nous habitons » dit-il,
« le type le plus commun des fièvres continues paraît être une
» combinaison de ces deux genres (la fièvre continue simple et le
» typhus), aussi ai-je admis un genre intermédiaire sous le titre
» de *synochus.* Les limites qui distinguent le synochus (συνεχης,
» continu,) du typhus, ne peuvent être que difficilement assignées.
» Je suis même disposé à croire que le premier est produit par les
» mêmes causes que le dernier, et qu'il n'en est, en conséquence,
» qu'une variété. » (*Synopsis nosologiæ methodicæ,* 2 vol.)

Les opinions de Cullen cadrent donc parfaitement avec les idées
les plus généralement admises aujourd'hui en France, en Allemagne et en Angleterre sur ce sujet important. Il est évident que
ce médecin, par la liaison qu'il établit entre ces diverses variétés,

n'admet d'autre distinction entre elles que celle de l'intensité de la maladie.

Il ne m'appartient pas de décider quels peuvent être au juste les rapports des fièvres graves des tropiques, de la fièvre jaune et des fièvres pestilentielles avec le typhus de nos climats. Toujours est-il que l'augmentation de la chaleur normale étant très-prononcée dans ces affections, elles rentrent très-particulièrement dans la classe des maladies auxquelles la sédation hydrothérapique doit être appliquée. Aussi je n'hésite pas à les ranger dans la même classe. C'est d'ailleurs dans ces affections, comme nous aurons occasion de le voir, que l'eau froide en affusions, en ablutions ou autrement, s'est montrée surtout efficace ; efficacité constatée par Hahn, il y a cent ans, dans des épidémies de fièvres graves, et par Samoïlowtz en 1777, dans la peste qui ravagea Moscou.

Je m'empresse d'aller au devant du reproche qui pourrait m'être adressé, d'avoir décidé une question non encore jugée par la science, celle de la distinction qu'il convient d'établir entre le typhus des médecins allemands, anglais, irlandais et américains, et la fièvre typhoïde, dont nous devons à Monsieur le docteur Louis une si fidèle description. La réserve scientifique que s'est imposée ce médecin, me semble parfaitement motivée par les différences qu'il reconnaît entre le typhus des pays dont je viens de parler et la fièvre typhoïde de France. Le typhus anglais ou irlandais est une maladie très-contagieuse ; la fièvre typhoïde l'est fort peu. Presque jamais, dans le typhus anglais, les glandes de Peyer et de Brunner n'offrent de trace d'inflammation ou d'ulcération, tandis que ces lésions constituent les éléments distinctifs de la fièvre typhoïde de notre pays. « Je ne dis pas, » m'a souvent répété M. le docteur Louis, « que jamais ma conviction ne se modifiera à cet « égard, mais tant que je trouverai entre deux affections des diffé- « rences aussi tranchées que celles que j'ai signalées, il me sera » impossible de les considérer comme identiques. » Une opinion ainsi motivée, et de la part d'un tel observateur, nous donne l'assurance qu'il s'est placé sur un terrain où rien ne pourra lui échapper, soit pour corroborer, soit pour modifier sa conviction.

Cependant les lésions pathologiques des follicules de Peyer et de Brunner suffisent-elles pour faire distinguer de toute autre affection les fièvres où on les rencontre, ou bien devons-nous considérer ces lésions comme une variété, une modification d'une maladie identique quant à son essence? La solution définitive de cette question intéressante pour l'art, ne pourra probablement jamais avoir lieu, soit en France, soit en Angleterre, bien que, dans ce dernier pays, l'on ne considère le typhus et la fièvre typhoïde que comme des variétés d'une même affection. Mais comme en Angleterre, la fièvre pétéchiale règne seule et sans lésion des follicules isolés ou agminés, tandis qu'en France cette lésion est presque constante, les observateurs ne se trouvent pas placés dans des conditions favorables pour bien juger la question. J'adopte donc les opinions des auteurs d'un troisième pays, l'Allemagne, où la fièvre paraît régner sous les deux formes, et où l'on semble considérer ces variétés comme le résultat d'une seule et même cause morbide. Le docteur Rokitansky, de Vienne, dont l'opinion fait autorité en Allemagne, admet deux variétés de typhus (Rokitansky. Handbuch der patolog. anatomie, Wien, 1842) : 1° Le broncho-typhus, 2° l'iléo-typhus.

Il considère le broncho-typhus comme analogue au typhus anglais, irlandais ou américain, en ce que cette maladie n'offre que rarement la tuméfaction, et jamais l'ulcération des follicules de l'iléon. La membrane muqueuse bucco-pulmonaire présente au contraire des lésions anatomiques constantes, le plus souvent bornées à sa surface, ou bien accompagnées d'une congestion typhoïde de la membrane muqueuse du canal intestinal. C'est le *typhus petechialis* des anciens auteurs.

L'iléo-typhus est la variété où les follicules de Peyer et de Brunner sont plus ou moins gravement affectés, et où la lésion de la membrane muqueuse bronchique n'est que très-secondaire. C'est le *typhus abdominalis* des auteurs : la fièvre typhoïde de M. le docteur Louis.

Comme l'opinion du docteur Rokitansky est fondée sur des autopsies faites pendant les mêmes épidémies dans lesquelles tantôt

l'une, tantôt l'autre variété l'emporte, elle m'a paru assez solidement fondée pour que je dusse l'adopter. Cette manière de voir
est aussi celle de M. le docteur Hallmann, de Berlin, qui a eu occasion d'observer le typhus dans beaucoup de villes diverses de l'Allemagne (Hallmann, Ueber eine zweck maessige Behandlùng des
typhus, 1844). D'après cet auteur, dans toute affection typhoïde,
la membrane muqueuse des bronches serait constamment affectée,
et tout typhus serait un broncho-typhus : (telle était l'opinion que
j'ai entendu professer par Laennec, il y a vingt ans). Tantôt l'inflammation typhoïde se bornerait à cette membrane avec ou sans
éruption pétéchiale sur la peau, d'autres fois la membrane muqueuse
des voies digestives serait simultanément atteinte. Dans ce dernier
cas, le travail morbide peut ne consister que dans une inflammation typhoïde congestive ou bien, ce qui arrive le plus souvent, il
peut occasionner la tuméfaction ulcérative des glandes de Peyer.
Selon M. le docteur Hallmann, le pouvoir contagieux de tout
typhus, avec ou sans altération intestinale, pourra toujours se mesurer d'après l'éruption cutanée, celui-ci étant d'autant plus prononcé que les pétéchies le sont davantage.

Il est digne de remarque que, tandis qu'en Angleterre les désordres anatomiques des grands centres nerveux ont surtout frappé
les observateurs, en France et en Allemagne, ce sont ceux des
diverses membranes muqueuses qui ont le plus attiré l'attention.
Sans vouloir préjuger de la solution définitive de la question, je
crois donc pouvoir réunir en une seule classe toutes les affections
typhoïdes, ce qui offre d'ailleurs beaucoup de facilité pour l'exposition du traitement hydriatrique dans ces graves maladies.

Le traitement médical employé de nos jours contre les affections fébriles en général, peut être résumé ainsi : 1° l'expectoration
et les delayants ; 2° les émissions sanguines, tant locales que générales ; 3° les vomitifs et les purgatifs ; 4° les toniques, et 5° les dérivatifs sur la peau. Abandonnant dans le traitement des fièvres
graves l'eau de gomme, la diète et les sangsues, les idées du jour
penchent en faveur, soit d'un traitement plus franchement antiphlogistique, soit du traitement par les purgatifs, et en particulier

par l'eau de Sedlitz et le calomel. Les toniques et les moyens dérivatifs vers la peau trouvent plus particulièrement leur application
dans les dernières périodes de la maladie.

C'est par ces méthodes que l'on traite actuellement en Europe
les milliers de cas de fièvres qui encombrent les hôpitaux et font
tant de victimes, et si le choix de l'une ou de l'autre est souvent
basé sur certaines indications tirées de la constitution médicale
régnante, cependant, il faut le dire, il existe à cet égard de
grandes divergences d'opinion. Il est rare, en effet, dans le même
hôpital et dans la même épidémie, de voir traiter l'affection fébrile
de la même manière, et de ce défaut d'unité dans les vues, il est
résulté une assez grande incertitude sur la valeur réelle de chaque
méthode. Les esprits seraient donc fort disposés à accueillir tout
moyen nouveau qui viendrait à se présenter avec les garanties
que la science a droit d'exiger, et loin d'être rejetée des médecins,
l'hydrothérapie serait volontiers adoptée, si elle parvenait à leur
offrir des preuves irrécusables de son efficacité. Je repousse donc
hautement l'accusation de mauvaise foi et de routine qui a été portée
contre le corps médical, relativement à l'hydriatrie. Partout et plus
particulièrement en France, j'ai trouvé les médecins très-disposés
à examiner cette question qui, du reste, est loin d'être aussi nouvelle que quelques personnes l'ont imaginé. Près de cinquante ans
se sont écoulés depuis que Currie fit paraître son excellent ouvrage
qui renferme, comme nous l'avons vu, tous les principes de l'hydriatrie moderne appliquée au traitement des affections aiguës.
Cependant ce traitement ne se trouve pas parmi ceux que je viens
d'indiquer. Sur quels motifs a-t-on basé son exclusion? Nous
allons entrer à ce sujet dans quelques détails indispensables, car
les circonstances qui ont précédé l'adoption de l'eau froide par
Currie, pour combattre ces maladies, ainsi que les événements qui
s'y rattachent depuis cette époque, exigent quelques renseignements historiques.

Ce fut en septembre 1777 que le docteur Wright, revenant de
la Jamaïque en Angleterre, fut attaqué de la fièvre jaune. Cette
maladie paraît avoir été contractée à l'occasion des soins qu'il

donna, dans le commencement du voyage, à un matelot chez qui elle avait offert des symptômes d'une grande malignité, et qui en était mort depuis peu de jours. Comme cette observation personnelle de Wright a eu, pour la science, d'importants résultats, nous croyons devoir la rapporter ici. Les 5 et 6 septembre, il éprouva de temps en temps des frissons, et la peau devint chaude : pouls petit et fréquent, céphalalgie frontale, inappétence sans nausées, soif à peine augmentée, langue blanche et pâteuse, selles régulières, urines pâles et rares, mais dans la nuit, malaise, inquiétudes et délire. Le 6 septembre, le docteur Wright se fit vomir, et prit le 7 une décoction de tamarin, puis, en se couchant, un peu d'opium avec du vin antimonié; mais il n'y eut ni sommeil ni transpiration. Le 8, quatrième jour de la maladie, la fièvre était plus forte et il existait de vives douleurs dans les lombes ainsi que dans tous les membres; il prit ce jour-là, de temps en temps, un verre de vin de Porto, et environ dix gros de quinquina, mais sans en éprouver le moindre soulagement. Remarquant que les douleurs se calmaient d'une manière fort remarquable quand il était sur le tillac, et que tous les symptômes semblaient moins violents lorsqu'il se trouvait au grand air, le docteur Wright résolut d'essayer sur lui-même l'efficacité d'un moyen qu'il avait souvent désiré d'employer dans les cas de fièvre de cette nature. Aussi, le 9 septembre, vers les trois heures de l'après-midi, se plaçant entièrement nu sur le pont du navire, il se fit jeter sur le corps, coup sur coup, trois seaux d'eau puisée dans la mer. La secousse fut vive et le soulagement immédiat. Toutes les douleurs cessèrent comme par enchantement, et une douce transpiration s'établit dès qu'il se fut habillé. Cependant les mêmes symptômes généraux venant à reparaître le soir, il eut recours au même moyen, et avec des résultats aussi favorables. L'appétit se fit sentir, il put manger un peu, et, pour la première fois depuis le 5, la nuit fut bonne.

Le 10, faiblesse générale, surtout dans les jambes et dans les cuisses, mais pas de fièvre. Affusions froides, administrées à deux reprises et de la même manière. Le 11, la maladie avait entièrement cédé ; cependant, craignant une récidive, le docteur Wright fit encore usage de l'affusion froide, et tout fut entièrement terminé.

Des circonstances imprévues retardèrent la publication de cette observation intéressante, où nous voyons une fièvre jaune très-grave donner naissance, par contagion, à une fièvre de nature moins maligne, et qui cède à un traitement tout nouveau. Elle ne fut publiée dans les journaux de médecine qu'en 1786, et l'année suivante, le docteur James Currie résolut de faire usage, contre les fièvres graves de nos climats, d'un moyen qui s'était montré si utile dans le traitement de la fièvre jaune. Les résultats de ses recherches ne furent publiés que dix ans plus tard, en 1798, et le docteur Jackson fit connaître, dans l'intervalle, combien ce même moyen de traitement s'était montré efficace entre ses mains contre les fièvres jaunes des tropiques. N'oublions pas que, quarante ans auparavant, le docteur Hahn, de Breslau, et Theden avaient étonné le monde médical par le récit des faits de guérisons dues à l'eau froide dans les cas les plus graves. Il est probable que ce fut le souvenir de ces publications qui porta Wright et Jackson à avoir recours à cet agent thérapeutique.

Ce fut en décembre 1787, dans l'hôpital de Liverpool, que Currie traita pour la première fois sept femmes atteintes du typhus, et toutes furent sauvées. En juin 1792, une épidémie de typhus se déclara dans un régiment caserné à Liverpool, et cinquante-huit hommes en furent attaqués. Ainsi que dans plusieurs épidémies précédentes, déjà observées par Currie à Liverpool, depuis seize ans, celles-ci offraient les symptômes suivants : accablement extrême, céphalalgie gravative, vive rougeur des conjonctives, toux accompagnée d'expectoration de mucosités quelquefois parsemées de stries sanguines, pouls petit et faible, cent à cent-trente pulsations. Température sub-linguale, 38°3 à 39°4 cent., l'état normal étant environ 37° cent. ; apparition de pétéchies dans le second septénaire ; quelquefois délire ; déperdition rapide des forces après des émissions sanguines.

Currie arrêta les progrès ultérieurs de l'épidémie en isolant les malades. Les autres soldats que le typhus semblait menacer, ce que l'on reconnaissait à l'abattement de la physionomie et à l'injection des conjonctives, furent baignés journellement dans la mer ainsi que les hommes bien portants. L'épidémie fut étouffée de cette manière en quatoze jours. Les malades furent au nombre de cinquante-huit; il en mourut deux qui avaient été saignés. Les cinquante-six autres furent traités par des affusions d'eau salée à la température de 12° R. (15° cent.). Chez trente-six, la maladie fut arrêtée sur-le-champ; les vingt autres revinrent à la santé, mais après que la maladie eut suivi son cours régulier.

A la fin de 1792, Currie comptait déjà plus de cent cinquante cas de guérisons de typhus, dûs évidemment aux affusions froides, mais il ne s'en tint pas là. Il s'occupa activement de la recherche des principes qui devaient servir de base dans l'application d'un moyen dont les avantages dépassaient toutes ses espérances, et il crut devoir émettre les propositions suivantes : 1° les affusions froides sont particulièrement efficaces dans les fièvres contagieuses et épidémiques; 2° leurs résultats sont d'autant plus heureux que l'on y a recours plus tôt; 3° au-delà du troisième jour, il est rare qu'elles enlèvent le mal, cependant l'on doit encore y avoir recours à cette époque, puisqu'elles diminuent toujours l'intensité des symptômes fébriles et assurent la guérison, pourvu, toutefois, que la température du corps dépasse le degré normal; 4° les affusions sont d'autant plus utiles que l'on y a recours pendant la plus grande chaleur de la fièvre; 5° *La sueur générale doit être considérée comme une raison pour ne pas employer les affusions, surtout si elle existe depuis quelque temps ;* 6° les affusions et les ablutions d'eau tiède produisent une soustraction de calorique aussi forte que celles faites avec de l'eau froide; mais elles n'exercent pas la même influence avantageuse sur le système nerveux, et la réaction consécutive est nulle. Le pouvoir réfrigérant de ce moyen dépend évidemment de l'évaporation rapide qui s'établit à la surface du corps.

Currie, tout en considérant la soustraction du calorique comme le résultat essentiel des affusions, employa cependant l'eau salée de préférence à l'eau simple, et il ajoutait du sel quand il ne se servait pas de l'eau de mer. L'eau froide dont il faisait usage avait, en hiver, de 4 à 8° R., et, en été, de 12 à 13° R. Pour lui, l'eau était froide de 5 à 12° R., fraîche de 20 à 24° R., tiède de 24 à 30° R.

L'effet constant des affusions froides était une diminution appréciable au thermomètre, de la chaleur anormale, la cessation de la céphalalgie gravative et du délire, le ralentissement marqué du pouls, un changement notable dans l'état de la peau qui, de sèche qu'elle était, devenait moite et se couvrait en général de sueurs plus ou moins abondantes, et enfin un sommeil calme et rafraîchissant.

Nous avons indiqué en lettres italiques, un principe posé par Currie, et qui est en opposition avec l'hydrothérapie moderne ; c'est celui qui est relatif à l'emploi de l'eau froide, le corps étant couvert de sueur. Nous ajouterons ici que Currie, qui employait largement l'eau froide à l'intérieur, et qui, le thermomètre à la main, en constatait les heureux effets, ne conseille cependant son administration que lorsque la peau est sèche et que la chaleur est au-dessus de l'état normal. Il défend de l'administrer lorsqu'il y a des frissons, quand le corps est couvert de sueur, et surtout quand celle-ci est abondante. Il permet cependant d'en boire lorsque la sueur s'établit; mais, si celle-ci existe depuis quelque temps, il conseille de s'en abstenir avec soin.

Tout en faisant connaître au public médical les heureux résultats des affusions froides dans le traitement des fièvres graves de nos climats, Currie s'empressa de soumettre cette méthode de traitement à l'expérience des médecins tant anglais qu'étrangers. Quelques-uns répondirent à l'appel qui leur était adressé, et les observateurs dont les noms suivent, vinrent constater les effets avantageux de ce moyen pour arrêter les progrès ultérieurs du typhus lorsqu'on y avait recours dans les premiers jours. Ces observateurs sont :

Dimsdale, médecin de l'hôpital des fiévreux, à Londres.

Home, professeur de clinique, à Edimbourg.

Reeve, médecin d'hôpital, à Birmingham.

Marshall, médecin militaire, à Gosport.

Magrath, chirurgien de navire.

Cochrane, médecin de l'hôpital de la marine à Liverpool.

Bree, médecin de navire.

Nagle, médecin de navire faisant le trajet des Indes-Occidentales.

Gomez, médecin en chef de l'escadre portugaise dans la Méditerranée.

Dewar, médecin militaire à Minorque.

Dimsdale ne perdit que deux malades parmi le grand nombre d'individus atteints de typhus qu'il soumit à l'usage des affusions; et encore dans ces deux cas, ce moyen n'avait-il été employé que vers le septième jour. Ce médecin se servait d'un appareil à bain d'ondée pour pratiquer les affusions, et il trouvait ce mode d'application plus commode. Il n'employait que de l'eau pure sans addition de sel.

Le docteur *Home*, dans un seul hiver, soumit soixante-quatre malades affectés de typhus, à l'usage des affusions froides, et n'en perdit pas un seul. Le ralentissement du pouls dans quelques cas était de trente pulsations, une minute après l'emploi de l'eau froide.

Les communications du Dr. *Bree* sont très-importantes, en ce qu'elles prouvent l'innocuité des affusions froides chez des malades affectés de pneumo-typhus ou de typhus avec toux opiniâtre, accompagnée d'expectoration de mucosités parfois teintes de sang. A Edimbourg, aucun des malades dont le typhus était accompagné de symptômes pneumoniques, n'a éprouvé le moindre inconvénient des affusions, soit froides, soit tièdes; les symptômes thoraciques, loin d'en être aggravés, éprouvaient presque constamment une diminution marquée. Les observations du Dr. *Bree* viennent corroborer sur tous les points les faits rapportés par le Dr. Reeve, car, bien que la coïncidence de la toux avec la fièvre l'ait rendu timide, il n'a eu cependant qu'à s'applaudir d'y avoir eu recours.

Le docteur *Marshall* employa les affusions chez soixante-quatre malades, depuis juillet jusqu'en octobre. Dans soixante cas, la maladie était évidemment coupée, pour ainsi dire, dès la seconde ou troisième séance d'affusions, dont chacune durait de une à deux minutes. Dans un cas seulement, il a fallu y revenir quatre fois.

Dans les quatre cas restants, la maladie était trop avancée pour être abrégée, cependant aucun malade ne périt.

Le docteur *Magrath* traita de cette manière, plus de cent cas de typhus, et tous avec le plus grand succès. Il fait une mention particulière de plusieurs cas déjà arrivés à une période avancée, et où les diaphorétiques les plus énergiques étant restés sans aucun effet, une seule affusion de quelques litres d'eau froide avait suffi pour amener une moiteur prononcée à la peau. Dans quelques cas une transpiration abondante qui apparaissait aussitôt après les affusions, annonçait la convalescence à la suite d'un sommeil réparateur.

Le docteur *Bran* traita en 1799 et en 1800, par la méthode des affusions froides, une foule de cas de typhus contagieux. Beaucoup de ces cas étaient accompagnés de céphalalgie gravative et de douleurs en apparence rhumatismales, situées à la poitrine et dans le col. Chez ceux-ci, des sueurs qui semblaient critiques, s'établissaient vers le quatorzième jour, et la disposition à la sueur persistait pendant plusieurs semaines.

Le docteur *Nagle* employa les affusions froides avec le plus grand succès contre la fièvre jaune à la Jamaïque où, dans l'espace de neuf mois, il eut à traiter cent-vingt cas. Sur ce nombre il n'en perdit que deux, tandis que sur les autres navires où cette méthode ne fut pas employée, la mortalité fut très-considérable. Sur un navire marchand où douze hommes avaient été déjà emportés par ce fleau, et où quatre autres restaient encore très-malades, Nagle eut le bonheur de sauver ces derniers.

Le docteur *Dewar*, sur plus de deux cents malades, n'en perdit qu'un, bien qu'il y eut des cas où le délire était fort violent dès les deuxième et troisième jours.

Gomez, médecin en chef de la flotte portugaise dans la Méditerranée, et dont les équipages étaient décimés par une fièvre grave, tenant le milieu entre la peste et la fièvre jaune, eut recours au traitement recommandé par Currie, et vit ses efforts couronnés du plus brillant succès. Deux cent-vingt malades furent arrachés au trépas, la terrible épidémie fut détruite, et la flotte qui était en proie à la plus profonde consternation, passa rapidement à une joie expansive.

Le procédé suivant lequel Gomez employa l'eau froide à la surface du corps, mérite une mention particulière, car il se rapproche un peu de celui que l'hydriatrie moderne met en usage. Remarquant que l'eau de la Méditerranée, d'une température de 20° à 22° cent., ne produisait pas un effet assez réfrigérant, ce médecin eut recours au moyen suivant. Un grand et large baquet contenant de l'eau de mer jusqu'à une hauteur de huit à dix pouces, fut placé au pied du lit du malade, et l'on asseyait le patient tout nu sur un petit tabouret posé au milieu du baquet. Un ou plusieurs assistants plongeant souvent des éponges dans l'eau, s'en servaient pour pratiquer sur toute la surface du corps, des ablutions répétées que l'on continuait jusqu'à ce que la peau devînt fraîche au toucher et que la chair de poule commençât à paraître, ayant soin, toutefois, de s'arrêter avant que des frissons trop vifs ne survinssent. Le malade était alors séché avec soin et remis au lit.

Dans le premier cas où Gomez employa les affusions, le pouls battait 156 fois par minute et la maladie était compliquée d'une diarrhée très-abondante de matières sanguinolentes. Bien que cette dernière complication eût beaucoup aggravé la position du malade, il fut cependant très-bien guéri. Dans les autres cas, dont le nombre, avons nous dit, dépassait 200, le résultat du traitement fut également avantageux. La saignée fut pratiquée dans deux cas, mais le sang n'offrait rien d'inflammatoire. Des hémorrhagies nasales étaient très-fréquentes au début; elles paraissaient favorables tant qu'elles étaient modérées, et la céphalalgie s'en trouvait diminuée; mais trop abondantes elles étaient dangereuses. Lorsque la maladie ne se terminait pas par des sueurs critiques, du quatrième au septième jour, les symptômes que l'on observait étaient ceux d'un typhus du plus mauvais caractère; la langue devenait sèche, noire, tremblante, le pouls faible et irrégulier; il s'y joignait de l'insomnie et du délire avec soubresauts des tendons. Les points sur lesquels les malades s'appuyaient, étaient rapidement frappés de gangrène, et les parotides se tuméfièrent, tantôt pendant, tantôt après la fièvre, et dans deux cas il y eut des bubons dans les aines. Lorsque la terminaison était heureuse, elle arrivait tantôt subitement, dans les premiers jours, au moyen d'une transpiration critique abondante, tantôt avec lenteur, peu-à-peu, et sans crise marquée. Les hémorrhagies, les parotides et les bubons n'étaient jamais critiques.

Les résultats obtenus par Gomez peuvent donc être résumés de la manière suivante :

1° Abaissement de la température de la peau jusqu'à l'état normal ; 2° sensation de bien-être qui parcourait tout le corps ; 3° diminution dans la fréquence du pouls de 8 à 20 pulsations ; 4° diminution de la sécheresse de la bouche, du mauvais goût et des nausées ; 5° sommeil calme et rafraîchissant ; 6° sueur bienfaisante qui terminait la fièvre. Cette sueur se montrait chez quelques malades aussitôt qu'ils étaient séchés et remis au lit, chez d'autres elle arrivait pendant la nuit, où bien le jour suivant. Dans les cas même où la fièvre n'avait pas disparu vingt-quatre heures après la première affusion, elle était toujours beaucoup moins forte, et lorsque après le deuxième ou le troisième bain d'affusion, la fièvre persistait encore, Gomez ne jugeait plus utile de continuer le remède, et laissait à la transpiration le soin de terminer la maladie.

La méthode employée par Gomez pour l'application extérieure de l'eau, a beaucoup de rapport avec le bain partiel dont Priessnitz fait un si fréquent usage dans les affections aiguës. Il est également à noter que plusieurs des correspondants de Currie avaient aussi adopté la méthode d'appliquer à la surface du corps quelques serviettes trempées dans de l'eau froide, et plus ou moins tordues, serviettes que l'on renouvelait à des intervalles variables, selon le besoin de réfrigération.

Rien ne semblait donc manquer au triomphe de la méthode de Currie. L'expérience avait assis sur des bases inébranlables sa théorie de la soustraction du calorique morbide comme indication principale dans le traitement des affections fébriles. Cependant, le moyen ne fut pas généralement adopté et tomba bientôt dans l'oubli. Pourquoi ? Comment expliquer la défaveur qui s'attacha à cette méthode en dépit des avantages qu'on en avait retirés ? Ce ne fut que dans les années désastreuses de 1813 et 1814, lorsque le typhus joignit ses horreurs à celles de la guerre, que quelques praticiens allemands s'en souvinrent et en tentèrent de nouveau l'emploi ; ce fut alors, et en désespoir de cause, que Reuss, Mylius et Horn y eurent recours. J.-J. Reuss ayant à traiter beaucoup de cas de typhus en mai 1813, après la bataille de Lützen, se servit, à l'imitation de Gomez, d'un large baquet en bois, au milieu duquel on faisait asseoir le malade sur un petit tabouret : de l'eau froide, de la glace, un arrosoir de jardin et quelques grosses éponges composaient l'appareil nécessaire. Lorsque la fièvre était ardente, la peau d'une chaleur âcre et brûlante, le pouls très-accéléré, on dépouillait le malade, on l'asseyait sur le petit tabouret, et, pendant qu'un aide lui versait sur le corps de l'eau froide, au moyen de l'arrosoir, un autre le frictionnait soigneusement avec une grosse éponge, et l'on continuait ce traitement jusqu'à ce que la réfrigération parût suffisante. Reuss vit disparaître par ce moyen le délire le plus violent et des accidents cérébraux graves. Souvent dans les vingt-quatre heures qui suivaient l'emploi du remède, l'amélioration était notable ; d'autres fois elle ne fut marquée qu'au deuxième jour, ou même au quatrième et au sixième.

Mylius qui employa ce moyen à Pétersbourg, préféra, suivant la méthode de Giannini, l'immersion dans une baignoire remplie aux deux tiers d'eau nouvellement puisée dans la Newa. Le malade étant placé nu sur un drap dont quatre hommes tenaient les coins, il le faisait plonger trois ou quatre fois jusqu'au col dans le bain, pendant qu'un aide lui versait en même temps de l'eau froide sur la tête. Aussitôt après l'immersion, on le plaçait sur une natte d'osier, on retirait le drap mouillé, et après l'avoir séché, on le remettait dans son lit, que l'on avait préalablement garni d'un drap sec et d'une couverture de laine dans lesquels on avait soin de le bien envelopper. Mylius remarqua que l'amélioration générale qui suivait l'emploi des immersions, était surtout notable lorsqu'il s'ensuivait une sueur puls ou moins copieuse, laquelle se montrait souvent après la deuxième ou la troisième, mais d'autres fois seulement après la sixième ou la septième.

Horn employa la méthode de Currie sur une très-grande échelle à l'hôpital de la Charité de Berlin, lors des épidémies de typhus qui régnèrent dans cette ville en 1813 et 1814. Ce médecin en fit connaître les résultats dans l'ouvrage qu'il publia, en 1814, sur le traitement de la fièvre contagieuse nosocomiale.

Dans cette épidémie où les symptômes cérébraux prédominaient, le malaise général était extrême, la tête pesante, la physionomie exprimait une altération profonde, il y avait surdité et souvent délire. D'après l'intensité plus ou moins grande des symptômes cérébraux, l'on pouvait juger du degré du gravité de la maladie. Chez plusieurs individus, le délire persistait pendant huit à dix-huit jours, et même, sur un seul, il dura jusqu'au vingt-unième. Les yeux étaient injectés, les joues rouges, la langue sèche, ainsi que la peau qui était très-chaude. Les malades étaient pour la plupart dans la fleur de l'âge. Beaucoup de cas étaient compliqués d'inflammations thoraciques et abdominales, et des congestions cérébrales étaient fréquentes. Dans un nombre de cas fort restreint, la terminaison de la maladie a eu lieu subitement par suite d'épistaxis critique; aucune autre crise ne fut observée. Dans les cas heureux, la maladie allait peu à peu en déclinant après le neuvième, onzième, quatorzième ou vingt-unième jour, et cela pendant un temps qui durait depuis deux jusqu'à cinq jours et plus. Les symptômes cérébraux étaient ceux qui diminuaient d'abord d'intensité, puis la peau reprenait sa chaleur naturelle, et le pouls devenait plus plein en même temps qu'il se ralentissait.

Horn considérait le typhus des armées comme le résultat d'un véritable *empoisonnement*, causé par des miasmes de nature animale, agissant sur le cerveau et le système nerveux. Ne pouvant agir sur cette cause miasmatique, il cherchait à remplir la seule indication qui se présentât, celle de diminuer l'accumulation morbide du calorique dans l'économie, et surtout à la tête, en diminuant la congestion sanguine vers cet organe. La réfrigération générale de l'enveloppe extérieure était, sans contredit, le moyen le plus efficace pour arriver à ce but.

Pour assurer le succès de ce traitement, Horn prescrivit en outre, des évacuations sanguines, tant générales que locales. L'amélioration qui succédait aux hémorrhagies nasales indiquait clairement l'utilité de l'application des sangsues à la base du crâne. Cependant, dans le plus grand nombre des cas, l'on cherchait encore à soustraire le calorique surabondant au moyen d'affusions d'eau froide. Selon les circonstances, ces dernières étaient faites, soit dans une baignoire vide, soit dans un bain tiède. Ainsi :

1° Lorsque la peau était sèche et chaude, et l'affection cérébrale très-marquée, les affusions avaient lieu dans une baignoire vide, où l'on plaçait le malade dépouillé de ses vêtements, et où on lui versait sur la tête et sur le corps cinq à six seaux d'eau à la glace, chaque seau servant à faire quatre ou cinq affusions. Lorsque le délire était très-violent, ou lorsque le coma était profond, la douche froide appliquée sur le sinciput, sur l'occiput, sur la nuque et sur le dos, était employée de préférence ;

2° Quand la peau était moite, ou bien lorsque la chaleur était peu vive et la sensibilité très-grande, mais l'affection cérébrale toujours très-marquée et persistante, les affusions froides n'étaient faites que sur la tête, le malade étant assis dans un bain tiède. L'on avait recours à ces affusions froides deux et trois fois par jour, pendant plusieurs jours de suite, quelquefois cinq ou six, et dans un petit nombre de cas, pendant douze et quatorze jours consécutifs.

Les effets des affusions étaient les suivants : les malades reprenaient connaissance, et le calme renaissait ; la chaleur brûlante de la peau diminuait ; la langue, de sèche et immobile qu'elle était, devenait humide, enfin un sommeil bienfaisant succédait à une agitation plus ou moins vive. Horn assure que, par ce moyen énergique, il est parvenu à guérir beaucoup de cas très-graves de véritable typhus. Il n'a pas trouvé que la saignée ait rendu inutile l'usage des affusions, au contraire, il croit avoir remarqué que, dans beaucoup de cas, l'emploi des affusions rendait inutiles les évacuations sanguines.

Le médecin de Vienne partageait donc entièrement l'opinion de Currie relativement à l'utilité spéciale des affusions dans le typhus contagieux, et à la possibilité d'enrayer la maladie en y ayant recours immédiatement. C'est ainsi que Horn dit avoir arrêté les progrès du mal en les employant chez des élèves en chirurgie et chez des gardes-malades, aussitôt que les premiers indices de la maladie venaient à se montrer. L'emploi fréquent des bains lui paraissait le meilleur moyen de prévenir l'invasion de la maladie, et le même remède, chez les convalescents, était encore la meilleure manière de prévenir les rechutes.

Tout le traitement avait pour but de remplir l'indication principale, celle de soustraire le calorique. Horn, pour y parvenir, employait, outre les affusions : 1° l'application sur la tête de compresses trempées dans de l'eau à la glace et fréquemment renouvelées ; 2° des sangsues aux tempes ; 3° des ablutions fréquemment répétées sur les parties du corps où la chaleur était plus développée ; 4° les boissons rafraîchissantes ; chez la plupart des malades, la soif était vive, on leur permettait plusieurs pintes de bière légère dans la journée, ceux qui préféraient l'eau froide en buvaient à discrétion ; 5° les couvertures étaient minces et légères ; 6° autant que faire se pouvait, l'air était constamment renouvelé : malgré la basse température qui régnait alors, Horn faisait ouvrir nuit et jour quelques parties des fenêtres supérieures, afin que le renouvellement de l'air pût s'effectuer sans relâche. Ce médecin ajoute qu'il aurait préféré faire coucher ses malades en plein air que de les voir renfermés dans une salle petite et étroite, où ni l'air ni la lumière ne pouvaient pénétrer convenablement. (Voy. Hallmann. Ueber eine zweck müssige Behandlung des typhus. Berlin, 1844.)

Cependant le traitement hydrothérapique que Horn adoptait durant l'épidémie, et dont il n'avait qu'à s'applaudir, ne fut point considéré par ce médecin comme celui qu'il convenait d'employer comme traitement général du typhus dans tous les cas. Le danger imminent des malades et les avantages signalés des affusions, l'engagèrent à recourir à ce moyen, mais une fois l'épidémie terminée, la routine reprit ses allures, et il ne fut plus question d'eau froide.

Cette manière de considérer le traitement hydrothérapique paraît avoir été généralement adoptée par les hommes de l'art dans tous les pays. Chacun avouait que c'était là un moyen très-utile, très-avantageux, mais on le gardait en réserve pour les cas pressants. Il est certain que, ni les expériences si concluantes du Currie, ni les témoignages des médecins auxquels il s'adressa, ne parvinrent à faire adopter le traitement qui leur avait si bien réussi.

Vingt années s'étaient écoulées depuis la publication du livre de l'auteur écossais, lorsque le célèbre Hufeland, frappé des avantages que l'eau lui procurait dans sa pratique particulière, et voulant étudier ce sujet à fond, ouvrit un concours et proposa un prix à celui qui résoudrait le mieux les questions suivantes. De l'usage extérieur de l'eau froide dans les cas de fièvre; déterminer, par une série d'expériences comparatives et au moyen du thermomètre, le degré de la chaleur du corps, ainsi que le nombre des pulsations artérielles avant et après l'emploi de l'eau froide. L'attention de l'observateur devra se porter plus particulièrement sur les différences que l'on remarque dans les effets de l'eau, suivant qu'on l'emploie soit en ablutions, soit en affusions, soit sous toute autre forme. Il faudra aussi rechercher ce qu'il convient d'attribuer à l'eau comme liquide, et ce qui appartient spécialement à sa température.

Les docteurs A. Frœlich, J.-J. Reuss et J.-A. Pitschaft répondirent à l'appel de Hufeland. Le travail du docteur Frœlich remporta le prix. Ici se présenta donc une occasion solennelle de confirmer ou d'infirmer les propositions établies par Currie. Nous verrons qu'elles sortirent victorieuses de cette grande épreuve.

Frœlich, médecin de la Cour, et Doyen de la faculté de médecine de Vienne, vérifia de point en point les assertions de Currie, et éclaircit, par des expériences nouvelles, ce qui restait encore douteux. Lorsque les cas de fièvre observés par ce médecin ont été transmis par contagion, il les nomme typhus; il appelle fièvres nerveuses (febris nervosa) les cas développés sporadiquement. Il suffit, suivant lui, d'employer le bain froid pendant une couple de minutes dans la période de chaleur du typhus contagieux, et de répéter le bain plus ou moins, suivant les circonstances, pour enrayer complétement la maladie. Sa conviction est si grande à cet égard, qu'il avance hardiment qu'avec un peu d'habitude et de jugement, l'homme de l'art pourra désormais, grâce à ce moyen précieux, arracher au trépas des malades voués en apparence à une mort certaine, et obtenir ainsi le plus beau des triomphes. Des affusions de dix et jusqu'à trente seaux d'eau froide, ont surtout paru utiles lorsque la chaleur était âcre, la peau sèche, qu'il y avait délire et éruption pétéchiale. Dans tous les autres cas, les bains froids remplaçaient les affusions. De même on employait de préférence les ablutions lorsque la chaleur était plus élevée.

Non seulement Frœlich professait avec Currie que l'on devait employer l'eau d'autant plus froide que la chaleur du corps était plus élevée, mais il a indiqué qu'elles devaient être la température de l'eau et la durée du bain, d'après les divers degrés de chaleur de la peau. Ainsi la température du corps était-elle peu élevée, à 37° cent. mesurée sous l'aisselle, la peau étant toujours sèche, il appliquait l'eau sous forme d'ablutions et à une température assez élevée, comme 29 à 30° degrés cent. Le thermomètre marquait-il 40° cent. sous l'aisselle, il avait recours soit à des affusions, soit au bain froid, et l'eau, dans ce cas, était à 10° cent. Pour une température du corps de 41 à 42° cent., il employait l'eau à un degré bien inférieur, à 2 ou 4° cent., soit en bain, soit en affusions. Lorsqu'il ne pouvait pas obtenir de l'eau aussi froide qu'il le désirait, il y remédiait en prolongeant la durée du bain. Frœlich répétait les affusions ou les bains plus ou moins souvent, et à des intervalles plus ou moins rapprochés, d'après le retour de la chaleur et de la sécheresse de la peau. Lorsque, de six à huit heures après le bain ou après les affusions, la chaleur devenait naturelle, et la peau moite ou avec tendance à la transpiration, on pouvait considérer la guérison comme certaine. A l'imitation de Currie, le médecin de Vienne s'abstenait de l'usage de l'eau, soit froide, soit tiède, même dans les affections aiguës accompagnées de la chaleur la plus vive, lorsque le malade était en moiteur ou que le corps se trouvait baigné de sueur.

Selon Frœlich, la température du corps, mesurée sous l'aisselle, était toujours plus forte dans le typhus contagieux que dans

9

le typhus sporadique. Dans le premier, il voyait, en général, le mercure s'élever à 40°5 cent. ; la température était de 39°4 cent. dans le typhus sporadique. Outre l'abaissement de la température générale, qui résulte de l'usage extérieur de l'eau froide, on observait aussi la diminution de la fréquence du pouls, et cela variait entre dix, quinze et vingt pulsations. La dureté du pouls, surtout celle qui accompagnait les affections cérébrales, disparaissait chaque fois que l'on avait recours aux affusions froides sur la tête.

Frœlich pensait que la soustraction du calorique était la seule chose à considérer dans l'application de l'eau à la surface du corps ; que c'était par conséquent son effet essentiellement physique, et que l'addition du sel était tout à fait inutile. Mais l'effet, en quelque sorte vital, qui résulte de l'impression de l'eau froide sur le système nerveux, et que Currie avait pris en grande considération, ne paraît pas avoir attiré l'attention du médecin de Vienne.

Les travaux de Frœlich et ceux de Reuss, entrepris à la sollicitation de Hufeland, ne réussirent pas mieux que ceux de Giannini à populariser les principes de Currie. Le monde médical persista à considérer ce traitement comme une exception, et refusa de l'adopter comme règle générale. Des motifs puissants pouvaient seuls inspirer une telle répugnance. Ces motifs, nous ne les trouvons pas seulement dans la grande simplicité du remède, mais surtout dans l'aversion extrême qu'il inspirait aux malades. En face d'un danger imminent l'on surmontait ce dégoût, mais on s'arrêtait aussitôt que l'orage était passé. Cette répugnance paraît avoir été souvent partagée par les médecins eux-mêmes. Hildenbrand, dont la description du typhus contagieux observé à Vienne en 1815, peut passer à juste titre pour un modèle, non-seulement négligea de prendre en considération particulière l'élévation anormale de la température du corps, mais il jeta une sorte de blâme sur le traitement préconisé par Currie, et ses paroles témoignent hautement de l'aversion qu'il lui inspire : « Je n'ai pas eu occasion jusqu'ici, »dit-il, de me livrer à des expériences concluantes, relativement »aux effets de l'eau froide employée en affusions dans le typhus. »Il me répugnait de voir un homme inondé d'eau froide comme »un chien, et j'aurais désiré que ce mode désagréable de traitement

»eût été soumis à des expériences plus probantes, celles qu'on
»possédait ne me paraissant pas assez concluantes. »

Il existait cependant un motif d'abandon plus grave que celui
de la répugnance que ce traitement inspirait aux malades et aux
médecins. Déjà Rush de Philadelphie, dans une lettre adressée à
Currie, lui avait annoncé que des observations subséquentes l'engageaient à revenir sur les éloges qu'il avait d'abord donnés au traitement des affections fébriles par l'emploi extérieur de l'eau froide,
et qu'entre ses mains, ce moyen s'était montré infidèle dans beaucoup de cas.

Bateman nous apprend dans un ouvrage publié en 1818, sur la
fièvre contagieuse de l'Angleterre (A succinct account of the con-
tagions fever, etc.), que depuis longtemps la méthode de Currie
était abandonnée dans le pays qui la vit naître. Les paroles de
Bateman méritent d'autant plus d'attention que ce médecin est
très-partisan de l'emploi extérieur de l'eau froide dans les fièvres
éruptives : « Malgré l'importance des principes de Currie appliqués
»au traitement du typhus, et en dépit des avantages qu'on a retirés
»des ablutions avec l'eau froide, cependant ce remède n'a pas
»répondu aux grandes espérances que cet auteur en avait conçues.
»Ce moyen a été abandonné, je crois, par la plupart des médecins
»aussi bien que par moi, et nous avons remplacé les affusions et
»le bain d'ondée froid, par les ablutions faites au moyen d'une
»éponge trempée dans l'eau froide. Des essais répétés nous ont
»en effet convaincu que l'utilité des affusions froides et du bain
»d'ondée froid ne compensait par la fatigue, les craintes, l'exposi-
»tion du malade à l'air, tous les inconvénients, en un mot, que
»leur usage entraînait. Nous avons trouvé que leur effet se bor-
»nait à la diminution temporaire de certains symptômes, diminu-
»tion que l'on obtenait aussi sûrement après le troisième ou
»quatrième jour, au moyen de l'éponge mouillée. Je trouve en
»parcourant mon cahier d'observations pour 1804 et 1805, que
»dans les deux seuls cas où j'ai eu l'occasion d'employer les affu-
»sions froides dès le troisième jour de la maladie, non-seulement
»celle-ci n'a pas été enrayée, mais la durée n'en a pas été abré-
»gée : la chaleur morbide a disparu, à la vérité, après six ou sept

»séances d'affusions, mais la maladie n'en a pas moins traîné en
»longueur. Après les affusions froides, l'on observait ordinaire-
»ment du sommeil et une fraîcheur temporaire de la peau, mais
»rarement la transpiration s'établissait. Aussi je ne puis nullement
»prendre sur moi de dire que ce moyen enraye ou arrête les affec-
»tions fébriles. Il est probable que lorsque ces heureux résultats
»ont été observés, l'on en aura fait usage tout-à-fait au début de la
»maladie.

»Ces réflexions ne sont nullement faites dans le but de déprécier
»l'utilité des ablutions froides dans les diverses maladies fébriles,
»au contraire, l'on retira des avantages signalés de l'emploi de ce
»moyen dans toutes les périodes de ces maladies, mais particuliè-
»rement dans la première semaine, lorsque la peau est sèche et
»la chaleur anormale. La température du corps diminue prompte-
»ment ainsi que la soif et le malaise général, auquel succèdent le
»calme, le sommeil et une douce transpiration. Le retour de la
»chaleur doit être combattu par le même remède que l'on pourra
»toujours employer avec hardiesse tant que la peau reste sèche et
»chaude. J'ai vu un malade qui avait éprouvé les avantages de
»cette méthode, chercher à les obtenir de nouveau en versant dans
»son lit un vase rempli d'eau froide. Mais ce moyen ne remplace
»pas la saignée dans les premiers temps. »

Il y a loin de cette appréciation si calme, si froide, aux éloges
de Currie, de Gomez, de Giannini, de Hufeland, etc., et surtout
aux prétentions de l'hydriatrie moderne. La répugnance des malades a dû surtout apporter un grand obstacle à son emploi habituel. Actuellement qu'un homme du peuple proclame de nouveau
ses avantages, peut-être la méthode deviendra plus populaire ;
d'ailleurs, le procédé de l'enveloppement dans le drap mouillé facilite beaucoup l'application de l'eau froide à la surface extérieure
du corps, et la rend moins pénible en même temps qu'il en assure
les effets subséquents. Quoiqu'il en soit, personne ne sera surpris
de voir que, entre les mains de Priessnitz, ce moyen, qui avait
excité l'admiration des maîtres de l'art, ait produit des résultats
qui semblent merveilleux. Appliquant son remède à tort et à travers, avec la hardiesse et la persévérance qui constituent les princi-

paux traits de son caractère, Priessnitz ne tarda pas à reconnaître l'importance extrême de cet agent que le hasard avait placé entre ses mains. L'expérience et la pratique lui servirent de guides. Cependant Priessnitz n'a lui-même rien publié; aussi ce que nous avons à dire relativement à son traitement des fièvres continues, n'est basé que sur sa pratique à Græfenberg, où il donne souvent le nom de *fièvre grave* à des indispositions fébriles qui n'offrent en elles-mêmes aucun danger, et qui n'ont d'effrayant que le nom dont il les décore. Il ne fait, du reste, aucune attention à la température du corps, et paraît ne s'occuper que des crises qui doivent survenir. Néanmoins sa pratique a évidemment pour résultat, sinon pour but, la soustraction continue du calorique morbidement accumulé dans l'économie. Des applications réitérées du drap mouillé sur toute la surface du corps, c'est-à-dire, des enveloppements plus ou moins fréquemment renouvelés, suivant les circonstances, et de plus l'usage du bain partiel à 12° R. avec frictions à la main, et alternant avec les grands bains de courte durée pour revenir ensuite aux bains partiels, tels sont les moyens ordinaires qu'il emploie en pareil cas. Quelquefois, il ne se sert que du bain partiel, après avoir laissé le malade une ou deux heures dans un ou deux draps mouillés. Alors, comme nous l'avons dit, les garçons de bain frictionnent seulement les membres inférieurs, ainsi que les parties hors de l'eau, avec les mains mouillées, puis au bout d'un quart-d'heure ou de vingt minutes, plus ou moins, le malade est remis au lit. Priessnitz, en général, ne cherche pas à exciter la sueur tant que la fièvre est intense, sachant bien que lorsque celle-ci diminue, la peau se trouvera disposée à une réaction favorable. En même temps des applications locales rafraîchissantes, surtout à la tête, l'eau froide en boisson fréquemment administrée, des lavements d'eau froide concourent, avec les enveloppements, à tempérer la chaleur morbide. Lorsque la transpiration s'établit, le malade étant encore enveloppé dans le drap mouillé, Priessnitz la favorise en y laissant le malade, et en ajoutant même aux couvertures, puis, lorsqu'elle a duré une ou deux heures, on place le patient, ainsi couvert de sueur, dans un bain partiel à 12° R., où on le frictionne vivement, puis on le remet au lit en l'enveloppant de nouveau dans le drap mouillé ou dans la couverture de laine, et quelquefois en le laissant reposer pour agir plus tard suivant les indications nouvelles.

La différence qui existe entre l'hydrothérapie moderne et la méthode réfrigérante de Currie, consiste donc principalement en ce que ce dernier n'avait en vue que la soustraction du calorique et l'effet antispasmodique de l'eau froide, tandis que la nouvelle méthode cherche à produire en outre une vive réaction dans le tissu cellulaire sous-cutané et sur la peau, ainsi que des sueurs plus ou moins copieuses. L'effet dérivatif de ces inflammations, souvent fort étendues, du tissu cellulaire de la surface du corps et des membres en particulier, doit être assez marqué au bout d'un certain temps, mais il reste encore à considérer jusqu'à quel point leur apparition est indispensable pour que la guérison ait lieu. Ces phlegmasies peuvent, en effet, occasionner beaucoup de fièvre, et retarder exrêmement le rétablissement définitif du malade.

Il reste encore à démontrer jusqu'à quel point les enveloppements successifs dans le drap mouillé peuvent remplacer les affusions dans les affections fébriles où l'abattement est extrême et où le pouls, quoique accéléré, est très-faible et se laisse facilement déprimer. Il est à croire que, dans ces cas, le choc de l'affusion n'est pas sans utilité pour la réaction vitale qui s'ensuit. C'est à la stimulation qu'on peut ainsi développer que Giannini a eu recours avec succès dans les dernières périodes d'affections typhoïdes, aussi reproche-t-il à Currie de borner leur emploi aux périodes où la chaleur de la peau est vive et anormale. Nous verrons que le même moyen a également réussi à l'hydropathe Weiss, lorsque l'épuisement du malade paraissait complet.

Quel que soit le rang que l'avenir réserve à l'hydriatrie dans le traitement des fièvres essentielles, il me paraît impossible de lui attribuer ce prompt effet que Currie et son école assignaient à leur méthode. Sans doute, la maladie dût-elle parcourir toutes ses périodes, ce serait déjà beaucoup que d'avoir rencontré dans l'eau froide un remède assuré. Nous avons vu que l'on a reproché à Currie d'avoir donné des espérances fallacieuses en annonçant des guérisons si rapides et si parfaites, aussi nous nous garderons bien de toujours prêter à l'hydrothérapie un pouvoir que l'avenir pourrait lui contester, car, dans des cas où cette méthode a été appliquée avec énergie dès le début de la maladie, cela n'a pas empêché celle-ci de parcourir ses périodes accoutumées. La guérison, toutefois, a été complète.

Observation de thyphus abdominalis (*fièvre thyphoïde, fièvre adynamique) traitée par l'hydrothérapie (communiquée par M. le docteur* Hallmann, *de Berlin*).

M. B***, âgé de trente sept ans, brun et de constitution vigoureuse, mais souffrant depuis quelques années d'hémorrhoïdes, suivait chez lui, à la campagne, depuis deux mois, un traitement hydrothérapique peu actif, lorsque, le 22 juin 1843, il fut saisi, après son bain de siége accoutumé, d'un frisson violent, lequel se renouvela le lendemain, encore après le bain de siége. M. B*** attribua cette indisposition à une affection vive de l'âme, ressentie peu de jours auparavant. Le lendemain, 24, il se rendit à Berlin, mais il lui survint en route de telles douleurs dans le cou et dans la région occipitale, qu'arrivé dans cette ville, il se rendit en toute hâte à l'établissement hydrothérapique qui y était fondé depuis peu. Le jour même de son entrée, il fut enveloppé à quatre reprises dans le drap mouillé. La durée des trois premiers enveloppements fut d'un quart d'heure, mais dans le dernier, on le laissa deux heures, jusqu'à l'établissement de la moiteur; alors bain partiel à 12° R. La nuit fut mauvaise, et le malaise persista. Selle dans le jour.

Le lendemain, *quatrième* jour de la maladie, M. le docteur Hallmann constata les symptômes suivants : la tête est comme congestionnée, et le regard est celui d'un homme ivre. Douleurs dans le cou, qu'augmente la pression des apophyses épineuses des quatre premières vertèbres; cette pression est accompagnée d'une sensation de froid qui s'étend du cou dans tous les membres. Pouls à quatre-vingt-seize, plein, mais mou, peau moite :

goût mauvais et acidulé dans la bouche : langue large , humectée, blanchâtre. Abdomen mou et indolent à la pression , pas de gargouillement iliaque. Compresses mouillées calmantes sur le cou, à changer chaque demi-heure : compresses excitantes sur l'abdomen à changer toutes les deux heures. Enveloppement à six heures du soir dans le drap mouillé, jusqu'à la sueur, puis bain partiel d'eau à 14° R. dans lequel on frictionne bien le malade.

Le *cinquième* jour, pas d'amélioration; le malade accuse beaucoup de chaleur et de gêne dans la région occipitale. Bain partiel à 14° R., à sept heures du matin ; dans ce bain, frictions générales, puis affusions sur la nuque avec environ seize litres d'eau froide ; cela ne diminue pas la chaleur : compresses calmantes d'eau froide, renouvelées toutes les dix minutes, sur la tête et la nuque ; compresses excitantes sur l'abdomen et aux pieds. Des lavements d'eau froide sont administrés à trois heures de l'après-midi et amènent une selle copieuse. La tête paraît un peu dégagée. La céphalalgie étant cependant encore très-forte le soir , on cherche à la calmer au moyen d'un bain partiel froid dérivatif. Le malade est assis dans une baignoire de bois, contenant seulement six pouces d'eau à 13° R., et, pendant près de deux heures, les membres inférieurs sont constamment frictionnés par deux hommes avec la main nue. Comme l'eau avait alors beaucoup augmenté de température, on renouvela ce bain. La douleur et le sentiment de constriction que le malade accusait à la tête avaient alors entièrement disparu même lorsqu'il la secouait. Vers cinq heures et demie, on le remit au lit : quelques frissons, pouls comme auparavant, à quatre-vingt-seize, et , une heure et demie après , à quatre-vingt-quatre. Évacuation alvine à dix heures : insomnie. Les pieds ne se réchauffent qu'à une heure et demie de la nuit.

Le *sixième* jour, la tête est prise comme hier : mêmes symptômes, chaleur à la peau, soif. Pouls à quatre-vingt-seize. Enveloppements dans le drap mouillé, que l'on change seize fois dans la journée , en même temps que l'occiput est placé sur une vessie remplie de glace concassée. Le dernier enveloppement eut lieu à huit heures du soir, et on y laissa le malade jusqu'à dix heures

et demie, mais la sueur s'établit à peine : alors bain partiel et
frictions à 13° R.

Le *septième* jour, même état. On cherche maintenant à faire
vomir le malade hydropathiquement, et l'on administre à cet effet
toutes les trois minutes, deux onces d'eau fraîche; — trois quarts
d'heure après, le vomissement arrive; de l'eau, mêlée à quelques
mucosités, est rejetée, et le sommeil survint. A midi, l'on accorde
au malade, qui n'avait pris que de l'eau froide depuis quatre jours,
un peu de décoction de gruau. Les enveloppements sont continués
depuis quatre heures du matin jusqu'à huit heures du soir : on
les renouvelle de six à huit fois; la tête repose toujours sur une
vessie remplie de glace. Cependant, vers l'après-midi, frisson et
augmentation marquée de la chaleur fébrile : à quatre heures,
visage animé, pouls à cent-vingt, compresses calmantes toutes les
trois minutes sur le front. A huit heures du soir, après le dernier
enveloppement, bain partiel à 10° R., pendant dix minutes, avec
ablutions du visage et de la nuque au moyen d'une éponge mouillée.
Lavement d'eau froide vers neuf heures, évacuation alvine abondante et soulagement marqué. Peu de sommeil. Aujourd'hui une
éruption furonculeuse commence à se montrer à la partie inférieure et interne des cuisses.

Depuis le *septième* jour jusqu'au *onzième*, inclusivement, le
malade est enveloppé depuis quatre heures du matin jusqu'à huit
heures du soir dans des draps mouillés, qu'on renouvelle de six à
huit fois, puis bain partiel à 13° R.

Le *huitième* jour, la sensibilité de la nuque a presque disparu;
état assez satisfaisant le matin, mais, le soir, exacerbation de la
fièvre et nuit mauvaise, malgré le bain partiel froid.

Le *neuvième* jour. Sensibilité très-prononcée à la nuque, la
couche blanchâtre qui recouvrait la langue s'est étendue sur les
gencives; déglutition douloureuse; odeur fétide de la bouche,
abdomen insensible à la pression. On fait de nouveau vomir le
malade, en lui faisant prendre toutes les trois minutes deux onces
d'eau froide, pendant une heure et demie. Compresses excitantes
autour du cou. Exacerbation le soir et selle liquide; nuit mau-

vaise, forte chaleur à la tête malgré les compresses calmantes continuellement appliquées sur le front.

Dixième jour. Toujours les enveloppements ainsi qu'il a été dit, et dans la journée, eau froide encore administrée de manière à provoquer le vomissement qui arrive à la fin de la deuxième heure. Evacuation alvine spontanée, abondante, très-fétide, d'un jaune foncé, mêlée de fragments assez durs, mais ne contenant ni sang ni fausses membranes ; abdomen indolent à la pression ; nouvelle évacuation alvine dans l'après-midi, provoquée par un lavement d'eau froide. Plusieurs enveloppements dans le drap mouillé de quatre à six heures, tête moins chaude pendant leur emploi, mais le visage reste toujours cramoisi et brûlant. Bain partiel à huit heures. Nuit agitée, insomnie, fièvre.

Onzième jour. Malgré les huit enveloppements successifs de la journée, la fièvre est très-forte le soir, pouls petit à 114, dévoiement, abdomen insensible à la pression, tendance à la sécheresse de la langue qui est tremblottante, apparition sur la poitrine, les hypochondres et sur l'abdomen de petites pétéchies nombreuses. Compresses mouillées sur l'abdomen et renouvelées toutes les demi heures. Un lavement froid et toutes les cinq minutes, trente onces d'eau froide à boire. Une selle contenant quelques fausses membranes blanchâtres. Huit heures après l'application de la troisième compresse mouillée sur l'abdomen, et un lavement d'eau froide, rémission prononcée de tous les symptômes ; disparition de l'anxiété, respiration calme, les lavements sont rendus sans amener de matières fécales au dehors. Pouls toujours de 115 à 120. A dix heures du soir bain partiel d'un quart d'heure. Remis au lit, les pieds malgré des frictions assidues, ne se réchauffent que vers quatre heures du matin. Toute la nuit compresses d'eau froide sur l'abdomen, renouvelées chaque demi-heure et lavement d'eau froide.

Douzième jour. Tendance au sommeil, pouls faible, 120, déglutition facile, langue humectée, rouge, offrant une couche blanchâtre dans le milieu. L'on donne une tasse de décoction de gruau, et on laisse le malade reposer jusqu'à midi, puis le même

traitement est repris. Compresses mouillées chaque demi-heure
sur l'abdomen et lavement froid; de plus toutes les cinq minutes
un verre d'eau fraîche à boire. Pouls à 120 le soir. On continue
les mêmes moyens; urines abondantes.

Treizième jour. Calme, peau chaude, pouls à 120, pétéchies
nombreuses sur les hypochondres, langue belle, lèvres sèches,
soif. Toujours des compresses imbibées d'eau froide sur l'abdomen
et renouvelées chaque demi-heure, eau froide pour boisson, mais
les lavements sont suspendus jusqu'à six heures du soir, légère
panade à midi, exacerbation très-forte dans la soirée, pouls à 136,
et beaucoup de fièvre avec délire dans la nuit. Pendant trois minutes, bain d'eau fraîche à 14° R. et affusion d'un seau d'eau sur
la nuque à une heure et demie de la nuit : alors calme suivi de
sommeil, urines abondantes.

Quatorzième jour. Les compresses sur l'abdomen, les lavements, l'eau froide en boisson sont continués comme hier; vive
douleur au larynx sur lequel on place une compresse trempée dans
l'eau et bien exprimée, et que l'on recouvre d'une compresse
sèche; les éruptions furonculeuses des membres inférieurs sont
très-douloureuses et suppurent; transpiration spontanée générale,
très-abondante à huit heures du soir, mais en même temps chaleur très-pénible, et pouls à 130. La chaleur étant très-forte et le
pouls fréquent, on place le malade à une heure de la nuit, dans
un bain à 10 R., pendant l'espace de cinq minutes : alors seulement soulagement prononcé, suivi de sommeil.

Quinzième jour. La transpiration persiste encore à sept heures
du matin. D'après sa prière et à cause du soulagement qu'il en
avait éprouvé hier au soir, le malade est placé pendant deux minutes dans un bain à 14° R., après lequel il s'endort tranquillement ayant la peau fraîche et le pouls à 96. Le plus gros des
nombreux furoncles qui se sont formés aux cuisses, s'ouvre aujourd'hui et verse au dehors, par plusieurs ouvertures, beaucoup
de matière purulente fétide; le bourbillon sort quelques jours plus
tard, et d'autres furoncles s'ouvrent encore. Au mollet gauche, il
s'est formé une sorte d'anthrax, ayant trois pouces de long et un
de large. Bain à 14° R., le soir pendant huit minutes; sommeil.

Les *seizième* et *dix-septième* jours, bain de huit minutes, matin et soir, à 14° R. Le *dix-huitième* jour, quatre enveloppements dans le drap mouillé et le soir bain de 14° R., pendant dix minutes. La fièvre qui est forte, paraît entretenue par les abcès et les anthrax qui couvrent les membres inférieurs. Sueur copieuse le dix-septième jour, persistant depuis quatre heures de l'après-midi jusqu'à minuit, et revenant le dix-huitième jour, pendant sept heures consécutives.

Le *dix-neuvième* jour, on commence à donner du lait ; le malade désire un bain que l'on lui refuse, parce que la sueur commence à s'établir ; celle-ci arrive, en effet, et persiste sans interruption depuis dix heures et demi du matin jusqu'à près de sept heures du soir ; alors bain à 12° R., de quinze minutes.

Les jours suivants l'appétit revient, la tête va bien, il n'y a plus de dévoiement, mais la fièvre persiste et paraît très-évidemment entretenue par l'énorme anthrax du mollet gauche, ainsi que par les autres furoncles qui existent dans les diverses parties du corps. Une ulcération très-étendue succède à la gangrène de la peau qui recouvrait l'anthrax, ulcération qui ne se cicatrise que bien lentement. Cette affection furonculeuse est maintenant la seule maladie, et ce n'est que dans le *quarante-cinquième* jour que le malade pût sortir pour la première fois dans le jardin, et il ne retourna chez lui qu'à la fin du troisième mois. Il revint visiter l'établissement six semaines après, en meillieur état de santé que jamais.

Le docteur Hallmann, considère les sueurs du quatorzième, dix-septième, dix-huitième, dix-neuvième et vingt et unième jour, comme critiques et comme caractéristiques d'une affection typhoïde, mais il me semble que d'autres signes plus prononcés existent depuis le premier jusqu'au quatorzième jour.

Observation de typhus (fœbris nervosa, typhus anglicus, *fièvre ataxique*), *communiquée au* Wasserfreund, *par M. le docteur* Weisskopf.

C***, âgé de trente ans, de constitution faible, mais n'ayant jamais été malade jusqu'à sa vingtième année, fut alors affecté de la gale que l'on guérit au moyen de frictions faites avec un onguent mercuriel. Il accusa depuis ce temps des malaises, des congestions vers la tête, pour lesquels il tenta, mais en vain, divers remèdes. Soumis, en 1839, à un traitement hydrothérapique, il aurait été guéri, suivant lui, après l'apparition d'une affection cutanée occupant les endroits mêmes où la gale avait siégé. Environ quatorze semaines après sa sortie de l'établissement, il tomba malade par suite d'une vive émotion morale, et le mal empira malgré l'usage des pilules purgatives de Morrisson. Voici l'état du malade au cinquième jour.

Délire, visage rouge, tête chaude, langue sèche et brune, soif vive, respiration courte et précipitée, toux fréquente et sèche, chaleur brûlante et sécheresse de la peau, pouls assez dur, à centtrente, légère tuméfaction de l'abdomen, diarrhée, cinq à dix selles liquides par jour. Le malade fut placé avec beaucoup de peine dans un demi-bain d'eau à 15° R., dans lequel tout le corps fut frictionné jusqu'à ce que la fièvre eût diminué et que la respiration fût devenue plus facile. Il y eut d'abord quelques frissons qui disparurent bientôt après quelques vigoureuses frictions, le malade étant encore dans le bain. Toutes les cinq minutes, application sur la tête et la poitrine de compresses imbibées d'eau froide, et ces applications furent continuées soigneusement, même après que le malade ayant été séché, eût été remis au lit. D'autres compresses calmantes, c'est-à-dire dont l'eau froide n'est pas exprimée, furent appliquées chaque demi-heure sur l'abdomen. L'amélioration qui suivit l'usage du bain ne fut que de courte durée, aussi le malade fut enveloppé dans des draps mouillés descendant jusqu'au genoux, et que l'on changea tous les quart-d'heure. Même état de fièvre le soir, quand un nouveau bain partiel fut administré, et le malade, après avoir été frictionné là-dedans jusqu'à ce que les symptômes se fussent calmés d'une manière marquée, fut alors séché et remis au lit. Cependant une heure après, les symptômes étaient aussi prononcés que jamais, et toute la nuit on continue avec assiduité l'application des compresses mouillées ainsi que les enveloppements.

Le deuxième jour du traitement, le délire, la chaleur de la peau, l'accélération du pouls, la diarrhée, la sécheresse de la langue ainsi que la difficulté de respirer persistaient. Même traitement. Bains et frictions matin et soir, enveloppements dans le drap mouillé et compresses, eau froide pour boisson et ce traitement fut poursuivi sans désemparer, jour et nuit, le troisième et le quatrième jour. Le délire bruyant s'apaisa un peu dans l'après-midi de ce jour, et le malade prononça faiblement des paroles raisonnables ; peau légèrement humectée, langue humide aux bords, mais encore sèche dans son centre et vers la base.

Prévoyant l'approche d'une crise, M. Weisskopf laissa le malade dans le drap mouillé jusqu'à ce que la sueur se fût un peu établie ; les compresses placées sur la tête et sur la poitrine furent exprimées davantage. Le drap mouillé ne fut alors changé que toutes les demi-heures, et les compresses toutes les heures. Le malade s'endormit enfin dans le drap mouillé, la sueur commença à ruisseler, et cette sueur abondante dura environ huit heures. Le malade se réveilla à minuit en pleine connaissance : des ablutions furent alors faites dans un bain partiel à 15° R., et le malade étant remis au lit, s'endormit avec calme jusqu'à cinq heures du matin ; il avait encore beaucoup sué, et de nouvelles ablutions furent faites pendant quelques minutes dans de l'eau à 15° R.

Le lendemain, cinquième jour de traitement, le malade pouvait s'asseoir dans son lit, et n'accusait qu'un sentiment de fatigue générale ; pouls plein, mais de fréquence normale, soif peu vive, appétit, peau souple, moite et recouverte d'une éruption de petites pustules ; visage pâle, langue humectée, mais encore revêtue d'une couche brunâtre qui se détache ; toux facile et expectoration de mucosités assez abondantes, abdomen souple, selle de consistance de bouillie. Le malade ne conservait d'autre souvenir de ce qui s'était passé que d'avoir pris beaucoup de pilules de Morrisson. On commença à donner une décoction de gruau, puis un peu plus de nourriture, et deux ablutions furent pratiquées journellement. La santé générale se rétablit assez vite, mais la convalescence fut très-longue, à cause des gros furoncles qui succédèrent aux pustules et qui laissèrent beaucoup d'ulcérations dont la guérison se fit longtemps attendre. La santé se rétablit enfin entièrement dans l'espace de quelques mois.

Typhus abdominalis. *Fièvre typhoïde, traitée hydropathiquement par M*. Schmitz, *à Boppart*.

La femme L***, âgée de trente ans, jouissant habituellement d'une bonne santé, quoique sujette aux bronchites, fut prise, le 20 mars 1841, de malaises par suite de veilles prolongées auprès de ses trois enfants qui moururent l'un après l'autre. Un vomitif administré lui fit rendre beaucoup de bile, mais l'état de la malade empira, et les divers remèdes qui furent employés jusqu'au 7 avril restèrent sans effet. Ce fut à cette époque que le docteur Schmitz entreprit le traitement hydrothérapique.

Voici quel était, à cette époque, l'état de la malade : faiblesse et prostration générales, chaleur et sécheresse de la peau, pouls accéléré, faible, irrégulier, langue très-rouge et sèche, soif vive, inappétence, abdomen tendu et un peu sensible à la pression à gauche, selles liquides, jaunâtres, fétides; intelligence assez nette quand on lui parle haut, l'ouïe est obtuse et la vue affaiblie, parole facile, délire la nuit. Située au rez-de-chaussée, la chambre qu'habite cette malheureuse sert en même temps d'atelier au mari qui est serrurier, et son lit est celui dans lequel moururent ses trois enfants. Traitement. Enveloppement dans le drap mouillé dans la matinée, sur la tête compresses imbibées d'eau froide, légèrement exprimées, puis une heure après, le drap est retiré, et l'on pratique, dans un bain partiel, sur tout le corps, des ablutions avec l'eau froide à 8° R. ; les membres inférieurs sont aussi frictionnés pendant un quart-d'heure avec les mains trempées dans de l'eau froide. Dans l'après-midi, nouvel enveloppement dans le drap mouillé, et mêmes procédés, une heure après : les compresses mouillées sont maintenues sur la tête et changées lorsqu'elles deviennent chaudes. Eau fraîche souvent renouvelée dans la bouche et que le malade doit rejeter. Pour boisson, eau froide à discrétion. Lavement d'eau froide le soir, et application sur l'abdomen d'une compresse bien exprimée (compresse excitante) que l'on change seulement toutes les deux heures.

Le 8 avril. Dans la nuit il y a eu un peu de délire, deux selles liquides, soif toujours vive, pouls moins fréquent, plus plein, plus régulier. Enveloppement dans le drap mouillé. Ablutions au bout d'une heure, lavement d'eau froide à trois heures de l'après-midi, et, à quatre heures, nouvel enveloppement dans le drap mouillé, suivi au bout d'une heure, d'ablutions et d'affusions dans le bain partiel.

Le 9. Toujours du délire, agitation nocturne, trois selles aqueuses, peau chaude et sèche, sécheresse et rougeur de la langue, soif vive, pouls accéléré. Enveloppement dans le drap mouillé à sept heures, puis à quatre et à huit heures du soir. La peau reste sèche et chaude. Chaque drap est laissé une heure, et alors la malade est placée dans un bain partiel à 8° R., et on lui pratique des frictions avec les mains et des affusions sur tout le corps, en prenant de cette eau dans un vase et la versant sur les épaules. Eau froide et décoction d'orge pour boisson : toujours de la prostration.

Le 10. La nuit a été meilleure, deux selles liquides, soif vive, langue rouge et sèche, mais moins de chaleur à la peau, augmentation de la surdité, toux légère avec expectoration de quelques mucosités sanguinolentes, mais sans douleur aucune. Aujourd'hui après le troisième enveloppement, l'on a versé sur la tête, de deux pieds de hauteur, deux petits seaux d'eau froide. Lavement froid le soir. On continue les compresses calmantes sur la tête, et les compresses excitantes sur l'abdomen.

Le 11. La nuit a été calme, mais l'état soporeux est plus prononcé, délire tranquille, pouls faible, régulier, à 105, peau chaude avec tendance à la sueur vers la fin de l'enveloppement qui dure en général une heure. L'enveloppement, les ablutions et les compresses comme hier. Dans l'après-midi, un caillot de sang est rejeté avec les selles, et en même temps la faiblesse est plus prononcée ; le pouls reste cependant le même ; persistance de l'état soporeux et du délire tranquille. A cinq heures de l'après-midi, enveloppement dans le drap mouillé, on le renouvelle une heure après sans faire des ablutions et, après avoir laissé ce deuxième drap une heure, l'on pratique les ablutions dans le bain partiel, et des affusions sont faites sur la tête en versant des petits seaux d'eau, d'une certaine hauteur, ce qui diminue d'une manière marquée l'état soporeux. Évacuation alvine brune, très-fétide, à sept heures. Lavement d'eau froide à huit heures et demi.

Le 12. Toujours du dévoiement, langue rouge et sèche, chaleur à la peau, pouls à 106 ; grand affaissement, deux caillots de sang dans les selles ; urines claires, mais d'un jaune foncé. Enveloppement d'une heure, puis ablutions ; à neuf heures et demi affusions. L'on continue toujours à tenir sur la tête de la malade des compresses calmantes que l'on renouvelle fréquemment, et sur l'abdomen, des compresses excitantes, que l'on ne change que toutes les deux heures. Lavement d'eau froide à onze heures. Petite tasse d'infusion faible de café et un biscuit. Dans l'après-midi, pas d'enveloppement, mais ablutions sur toute la surface du corps avec un linge très-mouillé, et toutes les deux heures affusion d'eau froide sur la tête et lavement d'eau froide ; de plus, toutes les deux heures, une cuillerée de vin de Bordeaux pour soutenir les forces.

Le 13. Beaucoup de délire dans la nuit, selles liquides mêlées de quelques caillots de sang ; pouls à 110 ; langue moins rouge et moins sèche ; affaissement moindre, même traitement qu'hier, peau chaude sans tendance à la sueur ; persistance de la diarrhée dans la journée et toux fréquente.

Le 14. Il y a eu deux selles sanguinolentes dans la nuit, grand affaissement, cependant les forces se relèvent dans la matinée, et la malade parle alors plus distinctement, mais les paroles sont quelquefois incohérentes; chaleur et sécheresse de la peau, pouls accéléré. Enveloppement dans un drap mouillé et, une heure après, affusions sur la tête suivies de la cessation du délire et du retour des idées. Toujours des compresses rafraîchissantes sur la tête, et excitantes sur l'abdomen. Bouillon pour nourriture, on supprime le vin; eau froide pour toute boisson. Nouvel enveloppement le soir, les idées sont saines, mais peu de temps après, le délire tranquille revient.

Le 15. Nuit agitée, beaucoup de délire, une selle liquide et sanguinolente. Le matin la peau est sèche et chaude, pouls à 120, mais la langue est un peu humectée et moins rouge. Enveloppement d'une heure, et ensuite, affusion avec deux grands seaux d'eau froide jetée d'une hauteur de quelques pieds, sur le derrière de la tête. Encore un enveloppement à quatre heures de l'après-midi; nouvelles affusions avec de l'eau tiède et frictions à la main; bain partiel, puis aussitôt après, affusions avec de l'eau froide, et nouvelles frictions. Le corps est alors séché avec soin, la malade remise au lit, et l'on place les compresses excitantes sur l'abdomen et les rafraîchissantes sur la tête. A sept heures du soir, peau chaude et sèche, pouls accéléré, dur, chaleur marquée à la tête, délire : troisième enveloppement suivi une heure après d'affusions et de frictions semblables.

Le 16. Il y a eu beaucoup de délire et d'agitation dans la nuit; pas d'évacuation alvine, peau chaude et sèche, langue moins humectée qu'hier; à huit heures enveloppement, et une heure après, la malade est placée dans un bain partiel où l'on fait des affusions sur la tête avec de l'eau froide, et où l'on fait des frictions avec l'eau de bain, puis on la place dans de l'eau à 4° R. et on l'y frictionne vivement pendant une minute. Dans la journée le délire persiste, faiblesse considérable, pouls à 120; peau chaude et sèche. Nouvel enveloppement à quatre heures, suivi, une heure après, de frictions humides dans un bain partiel d'eau à 12° R. et d'affusions froides sur la tête, à la suite desquelles les idées reviennent, et la malade se trouve assez bien pour se mettre sur son séant. On continue les compresses tant sur la tête que sur l'abdomen; lavement d'eau froide après les affusions du soir, faites à

la suite de l'enveloppement, puis deuxième lavement d'eau froide
à neuf heures du soir.

Le 17. Le délire a persisté dans la nuit, mais la journée est
calme, diarrhée moindre, pouls à 110. Enveloppement le matin
et l'après-midi, toujours suivi de frictions, d'ablutions et d'affusions d'eau froide; compresses sur la tête et l'abdomen, ainsi que
les jours suivants; deux lavements d'eau froide à quatre heures
d'intervalle.

Le 18. Nuit assez calme, pas de selles, mais ce matin la surdité
paraît plus grande. Enrouement qui empêche la malade de se faire
entendre; la peau est toujours chaude et sèche, mais les bords de
la langue sont humectés. A sept heures, enveloppement et affusions avec frictions, et l'on recommence à onze et à cinq heures.
Après chaque affusion la stupeur diminue, mais elle revient bientôt. Cependant aujourd'hui, pour la première fois, la malade essaie
de se frotter et de se sécher. Toux fréquente; émulsion de
gomme adragante, et compresses *excitantes* autour du col.
Bouillon de veau pour nourriture. Rougeur à la région du
sacrum qu'on lotionne bien avec de l'eau froide, mais sans
frotter.

Le 19. Même état, un peu de tendance à la transpiration, aussi
après l'enveloppement, on fait des affusions et des frictions d'eau
tiède, puis d'autres avec de l'eau froide. Trois enveloppements.
La toux persiste sans augmenter.

Le 20. La nuit a été calme, la toux est rare, la soif vive, peau
chaude, pouls à cent. Enveloppements et affusions comme les
jours précédents.

Le 21. La nuit a été calme, selle volontaire dans la matinée,
matières fécales consistantes, jaunâtres, moins de sécheresse à la
peau. Enveloppement le matin pendant une heure, suivi d'affusions et frictions. Nouvel enveloppement à quatre heures de l'a-
près-midi. Exacerbation marquée de midi à une heure, pouls
très-accéléré, forte chaleur générale, peau très-sèche et chaude,
la toux persiste. Après le deuxième enveloppement, la peau s'humecte et de la sueur se montre au visage; alors toux moins sèche,
expectoration muqueuse et facile.

Le 22. Nuit assez calme, très-peu de délire, tendance à la moiteur et sueur générale dans l'après-midi, après l'enveloppement et les affusions faites avec de l'eau à 18° R. Toujours des compresses mouillées sur la tête et sur l'abdomen. Soupes maigres pour tout aliment.

Le 23. Nuit agitée et beaucoup de délire, puis, vers le matin, la sueur s'établit et le calme renaît. La peau est partout humectée ce matin, idées claires, il n'y a plus de dévoiement, expectoration facile, jaunâtre; l'aspect général de la malade est satisfaisant. L'enveloppement n'est pas employé parce que la transpiration persiste toute la matinée. A onze heures, la malade est placée dans un bain partiel à 15° R., et des frictions sont faites à la main sur toute la surface de la peau. Bouillon de veau et compote de fruits cuits pour aliments. Exacerbation le soir, retour de l'accélération du pouls et de la chaleur à la peau. Enveloppement, puis frictions et affusions consécutives dans le bain partiel. La malade sue abondamment dans le drap mouillé et se trouve assez bien dans l'après-midi; la peau est moite, le pouls à quatre-vingt-dix et mou. On se contente de continuer l'application des compresses excitantes.

Le 24. Sommeil pendant la nuit, mais aussi un peu de délire. Ce matin la malade se plaint pour la première fois de chaleur générale et de douleurs vers la région sacrée; diminution marquée de l'état soporeux, soif vive. Ablutions générales dans un bain partiel à 15° R., puis la malade ayant été séchée avec soin, on la remet au lit. Dans l'après-midi la peau étant en transpiration, on laisse la malade tranquille, mais, dans la soirée, il y a une nouvelle exacerbation, pouls à cent-dix, forte chaleur à la peau avec soif vive; on fait de nouvelles ablutions sur tout le corps, lequel est ensuite séché avec soin. Beaucoup d'eau en boisson. Calme marqué et sueur. Bouillon de veau et compotes pour aliments.

Le 25 et le 26. Moiteur de la peau, soif peu vive, bon appétit; pouls à cent-dix mais mou; pas de dévoiement, toux peu fatigante, expectoration de mucosités épaisses. Trois ablutions par jour sur tout le corps avec un linge mouillé, compresses excitantes sur l'abdomen, et compresses rafraîchissantes sur la tête. Eau froide pour boisson, lavement d'eau froide, un peu de nourriture, panade claire, bouillon; renouvellement fréquent de l'air de la chambre. Il y a au sacrum une petite plaie qu'on panse avec une compresse mouillée bien exprimée.

Le 27. La nuit a été mauvaise, beaucoup de grincements de dents. Ce matin petite selle dure, urines troubles, déposant un sédiment épais, pouls à cent. Trois ablutions dans la journée. Compresses et lavement d'eau froide. Nourriture comme hier.

Le 28 et le 29. État satisfaisant; même traitement, mais le 30, l'exacerbation fébrile force de revenir à l'usage du drap mouillé suivi du bain partiel et des ablutions. La toux persiste avec vio-lence, mais sans expectoration.

Le 1er mai. Cette nuit, il y a eu beaucoup de délire qui s'est ac-compagné de sueurs générales; sommeil de plusieurs heures vers le matin. Comme depuis quelques jours il n'y a pas eu de selles, un lavement d'eau salée est administré et amène au dehors des matières fécales dures et abondantes. A neuf heures du matin, envelop-pement dans le drap mouillé pendant trois quarts-d'heure, puis affusions d'eau tiède, à 18° R., pour prévenir l'exacerbation de l'après-midi; de temps en temps, toux et expectoration de muco-sités épaisses, jaunâtres; pouls à quatre-vingt-quinze; appétit bon. Mucilage de lichen avec du lait pour aliment. Eau pour boisson. L'ulcération du coccyx va très-bien; mêmes pansements avec une compresse mouillée et bien exprimée que l'on recouvre d'une compresse sèche.

Le lendemain, 2 mai, on revient encore à l'enveloppement pen-dant trois quarts-d'heure, suivi du bain partiel, à cause de l'exa-cerbation fébrile qui arrive vers midi.

Depuis le 2 jusqu'au 6 mai, la malade continue de bien aller, pouls régulier, appétit bon, chaleur naturelle de la peau, selles régulières. On cesse les enveloppements dans le drap mouillé de même que les affusions, on se contente d'ablutions avec un linge mouillé dans de l'eau à 12° R., une ou deux fois par jour, lorsque la malade accuse de la chaleur, et que celle de la peau paraît augmentée. Aliments doux et eau froide pour boisson. Conva-lescence rapide, et bonne santé le 25 mai.

Les observations suivantes serviront à la fois à faire connaître la façon d'agir des hydropathes dans les cas de fièvres typhoïdes dont la durée se prolonge, et à prouver que cette méthode, même entre les mains des plus habiles d'entre eux (Weiss), n'empêche pas la maladie de suivre sa marche accoutumée.

Mademoiselle N***, âgée de vingt et un an, jouissait d'une bonne santé et n'avait jamais eu d'autres maladies que celles auxquelles l'enfance est sujette, lorsque le 23 août, 184..., sans cause bien déterminée, les symptômes suivants se déclarèrent : vive douleur et chaleur à la tête, yeux hagards, chaleur vive, avec sécheresse de la peau, pouls très-accéléré, inappétence, soif très-vive, avec sentiment de brisure générale.

La malade fut soumise aussitôt au traitement hydriatrique ; on lui fit boire de l'eau fraîche en abondance, et comme il existait de la constipation, des lavements d'eau froide furent administrés, des compresses calmantes furent mises autour de la tête et soigneusement renouvelées dès qu'elles s'échauffaient. On chercha aussi à faire vomir la malade, en lui faisant boire de l'eau froide en abondance, mais on ne put y parvenir, et les lavements ne produisirent aucune évacuation. La fièvre étant alors très-forte, et la peau chaude et sèche, on procède à l'enveloppement dans un drap mouillé qu'on renouvela toutes les cinq minutes. Ceci fut continué sans désemparer pendant trente-six heures, et la chaleur ainsi que la fièvre se trouvèrent considérablement diminuées.

A la fin de ce troisième jour, les règles surviennent, mais moins abondantes que de coutume ; il y avait de l'appétit et la malade pouvait encore sortir du lit et se lever. On suspendit alors le traitement et M. Weiss se le reprocha. Les règles coulèrent pendant quatre jours, mais dès le quatrième jour de leur apparition, ou le huitième de la maladie, la fièvre, la céphalalgie, la chaleur générale, etc., revinrent avec force et il s'y joignait de la diarrhée. Nuit mauvaise, agitée, cinq selles liquides, abondantes et en grande partie sanguinolentes.

Le lendemain, la diarrhée sanguinolente persistant malgré l'administration de plusieurs lavements d'eau froide, ceux-ci furent remplacés par un lavement amidonné froid, qui suspendit la diarrhée pendant neuf heures; plus tard, le même remède arrêta les selles pendant vingt-quatre heures. La chaleur de la peau était brûlante, il y avait du délire, le pouls était petit, à 130 - 140, les urines très-rouges et la soif très-vive, avec tendance à la sécheresse de la langue. Les enveloppements dans le drap mouillé, le bain partiel avec frictions, les compresses calmantes sur la tête et sur l'abdomen, furent employées sans discontinuer. Le dévoiement revenait toujours de temps en temps malgré les lavements donnés froids, et les journées se succédèrent sans amélioration aucune.

Le vingt-troisième jour de la maladie, tous les symptômes décrits étaient plutôt aggravés qu'améliorés. Le délire était continuel, la malade murmurait à voix basse des paroles incohérentes et inintelligibles ; la langue qui, pendant quelques jours, avait montré une tendance à s'humecter, était de nouveau desséchée et un enduit brunâtre la couvrait ainsi que les dents; les selles et les urines coulent involontairement. Dans cet état des choses, et le traitement hydrothérapique n'amenant aucune crise, la famille demanda une consultation de cinq médecins, pour décider quelles mesures restaient à prendre. Le prognostic fut déclaré très-grave, à l'unanimité, et les chances de guérison très-minimes. Mais l'on ne s'accorda pas sur le traitement à suivre; deux des médecins consultants insistaient sur l'emploi des toniques, et les autres sur celui des boissons acidulées. La famille, dans cette incertitude, résolut de poursuivre le traitement hydrothérapique.

Dix jours se passèrent encore pendant lesquels on employa sans le moindre succès, les enveloppements dans le drap mouillé, les frictions dans le bain partiel, les lavements amidonnés, l'eau froide pour boisson, et une décoction légère de gruau pour toute nourriture, des compresses excitantes sur l'abdomen, etc. Une nouvelle consultation eut lieu et l'on prescrivit une décoction de salep avec addition de quelques gouttes d'acide muriatique, à la dose d'une cuillerée toutes les heures. Dès la troisième cuillerée, le dévoiement revint avec beaucoup de force, les selles se montrèrent de nouveau sanguinolentes, et l'état devint tel que le médecin lui-même qui avait conseillé ce moyen, fut d'avis de le suspendre et de continuer le traitement hydrothérapique. On y revint donc, et l'on mit tout en usage pour obtenir une forte réaction vers la peau.

Dans la soirée du quarante et unième jour, la malade s'endormit pour la première fois dans le drap mouillé, et en même temps la peau commença à s'humecter. Cet état persistait encore le lendemain matin et les deux symptômes étaient évidemment améliorés. Le lendemain, la transpiration s'établit de nouveau à la même heure, et dans les mêmes conditions, elle persista toute la journée suivante. L'urine qui depuis quelques jours ne coulait plus involontairement, était devenue plus claire et un sommeil calme presque continuel avait remplacé l'agitation.

Enfin, au quarante-quatrième jour, la malade, pour la première fois, fit comprendre par signes, car on pouvait à peine l'entendre, qu'elle désirait des aliments. Depuis quarante jours, elle n'avait pris que de l'eau, et, de temps à autre, une légère décoction de gruau. A dater de ce moment, et peu à peu, les symptômes s'amendèrent ; on persiste dans le traitement hydrothérapique pendant quelque temps, et la convalescence s'établit sans autres crises que des sueurs. Tous les cheveux tombèrent ainsi que plusieurs ongles. Quatre mois après, la santé était parfaitement rétablie.

Ici l'on recourut de suite à l'hydrothérapie, et cependant la maladie n'en a pas moins suivi sa marche. Est-ce à l'hydrothérapie ou à la constitution vigoureuse de la malade qu'il faut attribuer le bonheur d'avoir échappé à une maladie aussi grave ? Dans l'observation suivante, également rapportée par M. Weiss, des sueurs abondantes, qui sont survenues spontanément, n'ont nullement terminé la maladie. (Handbuch der Hydrothérapie.)

J. B***, âgé de treize ans, robuste et de vigoureuse constitution, fut pris le 16 juin 1842, sans cause déterminée, de céphalalgie, d'étourdissements et de tintements dans les oreilles; les yeux étaient en même temps très-injectés, la peau chaude, le le pouls fréquent, et le malade se plaignait de nausées, ainsi que d'un sentiment de brisure dans tous les membres. Excepté de boire de l'eau en abondance, rien ne fut fait jusqu'au quatrième jour. La tête était alors très-lourde, le pouls fréquent et petit, le

visage très-injecté, le regard hébêté, la soif vive et la langue couverte d'un enduit jaunâtre. On eut alors recours à l'hydrothérapie.
L'enfant fut continuellement enveloppé dans des draps mouillés
souvent renouvelés, et on lui fit prendre à plusieurs reprises dans
la journée, au sortir des enveloppements, un bain partiel à 12° R.,
dans lequel des frictions vigoureuses furent faites à la main sur
tout le corps ; des compresses calmantes furent entretenues sur la
tête et la soif étanchée avec de l'eau froide en abondance. La fièvre
fut moins forte et la céphalalgie cessa; mais il survint de temps
en temps du délire, et une diarrhée très-forte s'établit. L'on
poursuivit avec vigueur le même traitement, et pour combattre la
diarrhée, on fit prendre des lavements faits d'une décoction froide
d'amidon, et cela réussit. Cependant le neuvième jour arriva sans
amélioration marquée, et ce jour-là même il s'établit tout d'un
coup une sueur très-copieuse et d'une odeur repoussante. Bien
que l'on ne fît rien pour entretenir cette sueur, elle revint cependant chaque jour en si grande abondance que les forces du malade
s'épuisaient rapidement sans que la maladie diminuât. La surdité
et la stupeur allaient au contraire en augmentant. Il se passa plusieurs jours avant que cette sueur colliquative s'affaiblit. Le
malade continue de transpirer toujours un peu, et non-seulement
son état ne s'améliora pas, mais les symptômes devinrent toujours
de plus en plus inquiétants.

Au trente-unième jour, le malade se trouvait dans l'état suivants : decubitus en supination, immobilité complète, le pouls
misérable, très-accéléré; les yeux sont à moitié fermés, la langue,
d'une sécheresse extrême, est couverte, ainsi que les gencives,
d'un enduit noirâtre; plusieurs parties du corps et la face, en
particulier, sont baignées de sueur, et ces symptômes, joints à
l'odeur repoussante que le malade exhalait, semblaient annoncer
une mort prochaine. La diarrhée avait cessé depuis quatre ou cinq
jours. Dans cette position désespérée, M. Weiss eut recours aux
affusions d'eau froide, ayant seulement employé dans les derniers
temps les enveloppements et les frictions dans le bain partiel. On
plaça dans une baignoire vide le malade qui ressemblait à un
cadavre, et l'on fit pendant plusieurs minutes des affusions froides

sur tout le corps. Le jeune garçon fut alors séché avec soin et remis au lit. Deux fois par jour, on répéta ces affusions, et l'on fit prendre de l'eau froide par cuillerées, car le malade ne pouvait pas boire ; ces moyens, joints à l'administration par cuillerée, d'une décoction de gruau, constituèrent tout le traitement.

L'état du malade resta stationnaire pendant quelques jours et les affusions furent continuées. La déglutition commença enfin à s'effectuer avec plus de facilité, et ce fut là le premier signe d'amélioration ; la peau devint moins sèche et reprit de la chaleur, en même temps que la respiration devint plus aisée ; l'on cessa alors les affusions pour ne pas déranger la marche de la nature, et une décoction froide de gruau fut donnée pour toute nourriture. Enfin, l'amélioration fut très-lente, mais progressive, et dès le trente-septième jour, on put donner pour la première fois un léger potage. Le traitement se borna à faire journellement quelques ablutions d'eau fraîche sur le corps, dans le seul but d'entretenir la peau dans un état de propreté, et l'on donna pour boisson de l'eau froide. La convalescence fut longue, mais enfin le malade se rétablit complétement.

Nous voyons ici un cas de fièvre typhoïde traitée hydropathiquement par un homme qui, après Priessnitz, passe pour être le plus expert dans l'application de cette méthode. Cependant la marche de la maladie ne ressemble-t-elle pas à bon nombre de ces affections que nous voyons dans les hôpitaux et dans la pratique particulière. C'est à la force de la constitution que la guérison doit être surtout attribuée. Ici, les sueurs que l'hydropathie considère comme la crise la plus heureuse, n'ont amené aucun soulagement. Il est probable que, lorsque nous aurons occasion de connaître un plus grand nombre de cas de fièvres typhoïdes traitées hydropathiquement, on ne rencontrera plus de ces succès obtenus comme par miracle et que l'on attribuait spécialement à cette thérapeutique.

Cette observation, ainsi que celle qui suit et qui est rapportée par le même hydropathe, nous encourageraient à avoir recours aux affusions froides, non-seulement comme Currie le voulait, dans la première période des fièvres typhoïdes, mais encore comme

Giannini l'a fait, à une période bien plus avancée, lorsque la maladie s'étant beaucoup prolongée, la nature paraît manquer des forces nécessaires à la réaction indispensable au retour de la santé.

Un garçon de neuf ans, dont les deux frères venaient de mourir du typhus, fut pris de la même affection et traité par le médecin qui avait soigné les deux autres. La violence des symptômes tels que le délire, la surdité, la chaleur brûlante de la peau, la fréquence et la faiblesse du pouls, ainsi que le dévoiement, égalait celle de la maladie de ses frères. Le traitement mis en usage n'est pas indiqué.

Le quatorzième jour de la maladie le délire cessa, ainsi que le dévoiement et la chaleur brûlante de la peau, qui resta toujours sèche et aride. Depuis ce moment jusqu'au cinquante-septième jour, la fièvre persista et les forces diminuèrent graduellement, en sorte que le médecin, ayant en vain tout employé, considéra le malade comme perdu. On eut alors recours à l'hydrothérapie. La maigreur du malade était extrême, et les forces complétement épuisées ; il ne parlait plus depuis trente jours et semblait ne pas comprendre les questions qu'on lui adressait. C'était avec peine qu'on lui faisait passer quelques cuillerées de gruau. La langue d'une sécheresse extrême était couverte, ainsi que les gencives, d'un enduit épais et noirâtre, le pouls était misérable et très-accéléré, l'abdomen était un peu tuméfié, et depuis trois semaines il n'y avait pas eu d'évacuation alvine. M. Weiss fit placer le malade dans une baignoire vide, il était étendu sur un drap, et là, plusieurs seaux d'eau fraîche, à 8° R., furent versés sur son corps, puis on le sécha avec soin et on le remit au lit, où il fut bien enveloppé. On lui fit boire toutes les demi-heures un peu d'eau fraîche, et, matin et soir, un lavement d'eau froide fut administré.

Au deuxième jour de ce traitement (soixantième de la maladie), la peau paraissait moins sèche et moins rude au toucher, et comme il était survenu plusieurs selles liquides, les lavements furent supprimés. Vers le soir du quatrième jour, la transpiration s'établit et persista assez abondamment, vu l'état des forces, jusqu'au lendemain matin. Les affusions ne furent faites que quand elle eut cessé, et le soir avant l'heure où elle avait paru la veille, le malade fut enveloppé dans un drap mouillé, qu'on laissa toute la nuit et dans lequel il transpira. Il commença dès-lors à indiquer par signes qu'il désirait manger, et il manifesta le besoin d'uriner, ce qui depuis longtemps n'était arrivé.

Dès le septième jour, la peau ne restait pas seulement moite pendant la nuit, mais aussi durant le jour, et l'on ne trouva qu'un petit intervalle vers les trois heures de l'après-midi, pour pratiquer des ablutions sur tout le corps, au moyen de linges trempés dans de l'eau, à 12° R. L'enveloppement dans le drap mouillé et les affusions d'eau froide furent supprimés. Le malade commença à parler dès le dixième jour et entra en convalescence. Celle-ci fut longue et pénible, à cause de la faiblesse qui ne permit pas au malade de quitter son lit avant la fin du troisième mois de la maladie. La santé se rétablit parfaitement.

Divers accidents tels que l'épistaxis, la rétention des urines, des parotides, qui souvent compliquent les fièvres graves, sont combattus par l'hydrothérapie de la manière suivante : Pour l'épistaxis, quand on juge convenable de l'arrêter, on place des compresses trempées dans de l'eau froide et souvent renouvelées, sur la racine du nez et sur le front, en même temps que l'on introduit dans la narine d'où le sang s'écoule, une mêche de charpie mouillée d'eau froide ; si l'épistaxis persiste, on met d'autres compresses, mais encore plus mouillées d'eau froide, autour du col, et en particulier sur la nuque. La rétention d'urine est combattue par des bains de siège de 18° à 20° R., d'un quart-d'heure ou d'une demi-heure de durée. On répète deux ou trois fois ces bains, en ayant soin de pratiquer le cathétérisme si les urines ne sont pas évacuées. Sur les glandes enflammées, l'on étend des compresses calmantes souvent renouvelées ; quand la peau du sacrum est menacée d'ulcérations, on la recouvre d'une compresse imbibée d'eau froide, mais bien exprimée et l'on a soin de la renouveler avant qu'elle ne soit sèche.

Il est infiniment probable que les cas de mort ne manquent pas, malgré l'emploi du traitement hydriatrique, mais il ne m'a pas été possible d'en trouver. L'hydrothérapie ne fait pas encore connaître ses mécomptes. Enfin nous terminons en déclarant que ce traitement appliqué avec énergie dans les premiers temps des affections fébriles, paraît réunir quelques avantages, mais qu'il importe d'insister surtout, sur la sédation et moins sur les frictions dérivatives, qui laissent si souvent des traces profondes.

D'après tout ce qui précède, on voit quel avantage on peut retirer de l'application de l'hydrothérapie à toutes les fièvres, dites essentielles, depuis le simple mouvement fébrile jusqu'aux fièvres pestilentielles les plus graves. En thèse générale, il s'agit d'une doctrine qui est bien celle d'Hippocrate : *Contraria contrariis medentur.* Quelquefois cependant, l'hydropathe fait du controstimulisme et ranime les forces de la nature, qui paraît sur le point de succomber, mais il obtient ce résultat sans le vouloir, sans en comprendre la possibilité.

Ainsi dans les affections fébriles ordinaires, les faits observés par Currie, Giannini, Hufeland, Frœlich, etc. , ainsi que par les hydropathes modernes, sont très-positifs et fort encourageants. Les succès obtenus dans le traitement des fièvres plus graves, telles que la fièvre jaune, les fièvres graves des tropiques, sont tellement évidents que jamais on ne devrait oublier d'y avoir recours, non pas en désespoir de cause, mais d'une manière régulière, constante. Les procédés d'application de ces remèdes ne diffèrent que par leur énergie, plus ou moins grande, d'une foule de traitements analogues, que quelques praticiens ont de tout temps mis en usage.

Cette méthode suffit-elle pour guérir les fièvres typhoïdes de nos climats? On n'a pas assez de faits probants pour établir son efficacité à l'égard de la forme typhoïde, appelée ileo-typhus, chez les Anglais, et de celle que l'on connaît en Allemagne, sous le nom de broncho-typhus. On peut dire seulement que l'eau froide paraît fournir des résultats plus décisifs et plus prompts dans le typhus proprement dit, que dans la fièvre typhoïde, où les lésions anatomiques sont plus marquées, plus locales, et par conséquent moins capables de céder à l'action de cette thérapeutique spéciale. Et

tout ce qui précède, prouve évidemment que ces formes pathologiques ne sont pas ordinairement influencées par l'hydrothérapie.
Battman nous apprend que, très-souvent la maladie continuait à
suivre sa marche ordinaire, malgré les affusions, et nous avons
vu que les individus traités par l'hydropathe Weiss, semblent
avoir atteint la guérison bien moins sous l'influence de l'hydrothérapie que par suite de la vigueur de leur constitution.

Les succès obtenus par Samoïlowitz dans le traitement de la
peste par l'hydrothérapie, doivent engager à y avoir recours sans
hésitation contre cette redoutable maladie. Et, chose singulière,
ce médecin obtenait souvent la sédation par des applications absolument identiques à celles qui depuis, ont valu à l'hydriatrie de
Priessnitz, de si bruyants éloges. « Si je voyais, dit Samoïlowitz,
un malade ayant le corps recouvert d'un grand nombre de pétéchies, je l'enveloppais tout nu dans un drap bien trempé de
vinaigre, *et je continuais ainsi* jusqu'à ce que les pétéchies eussent
tout-à-fait disparu. »

Le mode d'action de ces enveloppements successifs dans des
draps mouillés de vinaigre, était évidemment la sédation suivie de
la réaction centrifuge. Sans doute, l'on pourrait objecter que le
vinaigre diffère beaucoup de l'eau, mais dans le vinaigre ordinaire,
la proportion d'eau est très-considérable et l'acide acétique est peu
actif. Dans les cas de ce genre, les enveloppements successifs agissent comme le font les frictions continuelles avec des tranches de
citron, que les négresses emploient avec tant de succès contre la
fièvre jaune, dans les Antilles et ailleurs. On sait qu'elles y ajoutent des lavages continuels à grande eau. Dans la fièvre pestilen-
tielle de Moscou, Samoïlowitz donnait pour boisson l'eau pure
aiguisée, soit avec du vinaigre, soit avec des fruits acides, et même
avec des acides minéraux. Pour la fièvre jaune, à la Guadeloupe
et à la Martinique, les nègres et même les médecins, emploient les
ablutions continuelles, dans la période de chaleur, les boissons
froides et acidulées avec du suc de citron, dont on gorge les malades. Le rapport qui existe entre le traitement qu'employait
Samoïlowitz contre la peste, et celui que les hydropathes modernes

vantent contre toute pyrexie en général, sera rendu encore plus
évident par la lecture du fait suivant, consigné par ce médecin
dans son Traité de la peste de Moscou.

« Un écrivain du collège, âgé de dix-sept ans, entre à l'hôpital,
atteint de la peste. Il avait sur toute la surface du corps, un grand
nombre de pétéchies qui commençaient déjà à devenir confluentes;
un charbon très-large à la nuque, un autre plus petit à l'hypochondre gauche. Son pouls était très-faible, inégal, fréquent, quelquefois insensible; il y avait diarrhée, tremblement général et
somnolence presque continuelle. Il n'y avait ni nausées ni vomissements, le malade ne répondait à aucune demande. Il fut déshabillé et lavé avec de l'eau froide; les charbons ayant été pansés,
on lui fit une friction avec la glace sur toutes les parties du corps.
La friction fut continuée jusqu'à ce que la peau fût devenue rouge,
et que le malade commençât à trembler par l'effet du froid. Les
pétéchies étant très-noires et très-disséminées, le malade fut enveloppé dans un drap imbibé de vinaigre, après quoi il fut remis
dans son lit et prit un émétique. A trois heures de l'après-midi,
seconde friction avec la glace, après laquelle on l'enveloppa encore
dans un drap trempé de vinaigre. Le soir répétition de ces moyens.
Le deuxième jour, les mêmes moyens furent employés quatre fois,
et continués le quatrième jour. Amélioration; tous les accidents
diminuent, les forces se relèvent, les pétéchies ne paraissent plus
que comme des taches de scarlatine, les anthrax commencent à
s'isoler de la chair vive. Ce jour deux légères frictions. Le sixième
jour, le malade se lève et se promène dans la salle; il avait beaucoup sué dans la nuit, et se trouvait dès le septième jour hors de
tout danger. »

Nous trouvons ici les frictions générales répétées, les enveloppements dans le drap mouillé, et la transpiration subséquente, qui
paraît si souvent juger ces affections. L'utilité de ces moyens dans
la peste est donc mise hors de doute. De plus, les bons effets
attribués par tous les auteurs à l'apparition des bubons, que tous
conseillent d'exciter, indiquent les avantages des frictions prolongées comme moyen d'établir une dérivation puissante vers la peau.
Un homme bien regrettable, mon ami, le docteur Bulard, dans

l'excellente monographie qu'il a laissée sur la Peste d'Orient, conseille même l'introduction sous la peau des aines, de petits morceaux de potasse caustique, afin d'y exciter un travail inflammatoire puissant et spécifique. De larges sétons ne mériteraient-ils
pas la préférence?

Pour obtenir l'effet sédatif dans les affections fébriles, est-il nécessaire d'employer toujours le moyen tant préconisé par l'hydrothérapie moderne, l'enveloppement répété dans des draps mouillés?
Giannini, nous l'avons dit, avait recours à un moyen plus doux et
d'une exécution qui répugnait moins au malade et aux assistants.
Ce moyen consiste à placer le malade dans un bain à 26° R., puis
à diminuer graduellement la température jusqu'à ce que la sédation voulue se trouve obtenue.

Dans le traitement des fièvres ordinaires, l'utilité des frictions
générales trop répétées me paraît au moins douteuse. Il convient
d'apporter beaucoup de circonspection dans leur emploi, aussitôt
que les éruptions furonculeuses commencent à s'établir, tant ces
dernières peuvent offrir de gravité.

Du traitement hydrothérapique dans les fièvres éruptives.

Ces affections qui résultent, pour la plupart, de l'action sur l'é-
conomie d'une contagion *sui generis*, offrent comme caractères
particuliers, d'abord, des symptômes fébriles d'intensité variable,
puis une éruption cutanée dont l'aspect diffère selon la nature de
la fièvre. Telles se présentent la rougeole, dont les prodrômes se
reconnaissent à l'irritation de la membrane muqueuse oculaire et
à celle des voies respiratoires; la scarlatine, dont le début est ca-
ractérisé par une extrême fréquence du pouls, une angine tonsil-

laire, plus ou moins intense, et une rougeur particulière de la langue ainsi que de l'arrière-gorge, et enfin la variole dont les symptômes précurseurs sont, outre la fréquence du pouls et la brisure générale, des vomissements et la rachialgie lombaire. L'éruption, dans la rougeole et dans la scarlatine, est loin d'offrir le même degré d'importance que dans la variole. Dans les deux premières affections, elle constitue une sorte d'érythême de forme particulière, pouvant paraître et s'évanouir avec rapidité et ne laisser d'autres traces que la desquammation. Il n'en est pas de même de l'éruption variolique; ici le derme lui-même est souvent profondément enflammé. Cette inflammation de la peau suit dans chaque point isolé une marche analogue : il y a d'abord une exsudation couenneuse, d'une forme circulaire, à dépression centrale ; plus tard, suppuration et soulèvement de l'épiderme au-dessus de la couche plastique, puis enfin dessiccation et formation de croûtes épaisses. Le mouvement fébrile se renouvelle dans la période de suppuration, dont la marche normale est d'une haute importance pour la guérison du malade.

Dans ces fièvres, l'éruption a été de tout temps considérée comme un point très-capital, et le traitement le plus habituellement adopté, est celui qui tend à en favoriser l'apparition. Cependant, depuis bien des années, l'on avait abandonné le traitement échauffant qui était à une époque le seul en vogue, et l'exemple de Zimmermann, qui date bientôt d'un siècle, a été souvent cité comme le modèle à imiter. Ce médecin, appelé chez des personnes fort riches pour traiter leur fils unique atteint de la variole, et trouvant, dans une chambre close et à température très-élevée, l'enfant en proie au délire, enfoui sous d'épaisses couvertures, renfermé entre quatre rideaux hermétiquement rapprochés, et de plus gorgé de cordiaux, de vin et de boissons excitantes chaudes, eut le courage d'adopter, malgré la famille, un traitement tout opposé. Il fit éteindre le feu, ouvrir les rideaux, les portes et les fenêtres, et transporta le petit malade, couché sur son son oreiller, à la croisée ouverte, bien que la partie extérieure de celle-ci se trouvât couverte de neige. Bientôt le délire tomba, la fièvre se calma et tout rentra dans l'ordre (Zimmermann. De l'Expérience en médecine. Zurich 1763). Certes, la hardiesse de la nouvelle doctrine ne pousse guère les choses plus loin, et je ferai remarquer que la sédation n'est pas le seul résultat qu'elle cherche à obtenir.

Mais ce fut surtout Sydenham qui, éclairé par l'expérience, contribua à faire adopter un traitement en rapport avec l'état fébrile des malades. Cullen, en acceptant les mêmes vues, continua de propager ces idées nouvelles, et l'on abandonna les stimulants pour la méthode rafraîchissante. Mais il y a encore bien loin de cette méthode au traitement de cette maladie par des affusions froides, telles que Currie et Giannini les employèrent, et surtout aux moyens que l'hydrothérapie actuelle conseille et applique. Cependant n'oublions pas que déjà, en 1720, un médecin s'était trouvé à merveille de l'administration de boissons froides à sa fille atteinte d'une rougeole grave, et dont les boissons chaudes empiraient l'état. « Ma fille, dit Hancock, était aux prises avec la mort ; l'examen de la poitrine me prouva que l'éruption était rentrée, il n'y avait plus que des taches livides, ce qui me fit désespérer d'elle. Cependant, j'allai chercher une chopine d'eau ; je lui en fis prendre d'abord un petit verre, n'osant pas lui en donner davantage, dans l'incertitude où j'étais de l'événement ; deux minutes après, je lui en donnai un second ; puis, à quelque distance, un troisième et un quatrième. Après lui avoir donné le troisième verre, je visitai de nouveau la poitrine et je trouvai que les plaques de la rougeole se coloraient un peu ; bientôt l'éruption me parut fort rouge et aussi élevée qu'elle a coutume de l'être. Avant que ma fille eût pris de l'eau fraîche, elle avait beaucoup de peine à respirer, elle était dans une espèce d'angoisse, mais dès les premiers verres, elle respira librement ; après avoir bu le quatrième verre, elle s'endormit d'un sommeil tranquille qui dura environ quatre heures. Le danger était passé lors du réveil, et la santé se rétablit en peu de temps. De tout cela je conclus que si on lui avait donné simplement de l'eau froide au commencement de la fièvre, elle n'aurait couru aucun danger. » (La Corbière. Traité du froid, p. 466.) Ce médecin, après avoir rapporté les paroles de Hancock, ajoute que Rhazès conseille dans la rougeole, lorsque l'oppression est fort grande, de donner un bain froid et de frictionner la peau pour faire sortir l'éruption.

Currie étendit l'emploi des affusions froides à la variole, à la rougeole et à la scarlatine. L'hydrothérapie, dans ces maladies, prescrit de l'eau froide à l'intérieur, comme boisson, et à l'extérieur elle l'applique au moyen d'enveloppements dans les draps plus ou moins mouillés et de frictions faites dans le bain partiel. Les enveloppements ont pour but de calmer et de régler le mouvement fébrile. Leur emploi, en effet, paraît avoir pour résultat, dans un grand nombre de cas, de faire disparaître beaucoup de symptômes nerveux tant locaux que généraux et de faciliter l'éruption. C'est en calmant l'excitation générale que ce dernier résultat est souvent obtenu.

Relativement à la méthode à suivre dans la convalescence de ces affections, il existe du désaccord parmi les hydropathes. Les uns préfèrent employer de l'eau tiède dans la desquammation, tandis que les autres assurent s'être servi avec le plus grand avantage des ablutions faites avec de l'eau froide. Plusieurs hydropathes ont été même jusqu'à avancer que le traitement hydriatrique des fièvres éruptives mettait les malades à l'abri des leucophlegmaties qui se montrent si souvent à la suite de ces affections, et ce seul résultat leur paraît devoir faire préférer la nouvelle méthode à l'ancienne. Mais l'expérience a fait justice de ces exagérations, et il est maintenant bien avéré que le traitement hydriatrique le mieux dirigé, ne met pas toujours les malades à l'abri de l'anasarque qui vient compliquer la convalescence des fièvres éruptives. Les faits démontrent, d'ailleurs, que cet accident consécutif dépend, le plus souvent, du caractère particulier de l'épidémie.

A Græfenberg et à Freiwaldau, où peu de temps avant mon arrivée il s'était présenté des cas assez nombreux de variole, de scarlatine et de rougeole parmi les malades de Priessnitz, tous avaient été traités sans exception par l'eau froide en boisson, et par les enveloppements plus ou moins répétés dans le drap mouillé, suivis d'ablutions et de frictions dans le bain partiel d'eau dégourdie, auxquelles on faisait souvent succéder une immersion dans le grand bain froid. Cependant il est à remarquer qu'aucun

cas d'anasarque ne s'est présenté parmi eux , et tous les malades
que j'ai interrogés ne pouvaient assez se louer du traitement merveilleux qu'on leur avait fait subir. Il est bon d'observer qu'ils
étaient tous très-partisans de l'hydrothérapie et que son application ne leur avait pas inspiré la moindre répugnance.

Convient-il donc d'appliquer le traitement hydriatrique à tous
les cas de fièvres éruptives ? Et le travail particulier de la variole
doit-il être considéré comme une contre-indication à son emploi ?
L'application de cette méthode aux cas qui guérissent tout seuls
serait évidemment fort inutile , d'ailleurs , en procédant ainsi ,
il deviendrait impossible de se prononcer sur son action réelle.
En effet , ne voyons-nous pas chaque jour des rougeoles , des varioles et des scarlatines abandonnées à elles-mêmes , offrir des
variétés d'intensité très-remaquables ? Je pourrais citer pour ma
part, un cas de scalatine, où, malgré une éruption générale très-
prononcée , une angine tonsillaire assez marquée et une accélération très-grande du pouls, le malade, jeune homme de 26 ans, ne se
trouva pas dans la nécessité de garder le lit un seul jour. Il en est
de même de la variole, et nous avons souvent observé des accidents
précurseurs très-orageux qui n'étaient suivis que d'une éruption
légère et qui disparaissait très-promptement. Or donc, si, chez ces
malades, l'on avait eu recours aux enveloppements dès le principe,
on n'aurait pas manqué d'attribuer à l'action du remède ce qui
ne dépendait que de la nature spéciale de la maladie chez ces personnes. Ce point est plus important à bien établir qu'il ne le paraît
au premier coup d'œil , et fait voir combien il est nécessaire de
connaître ces faits pour bien apprécier l'action de l'hydrothérapie
dans des maladies qui, comme la variole , offrent tant de variétés.
Il me paraît donc inutile d'y avoir recours dans bien des cas.
Quant à son action sur l'éruption variolique, je pense que, convenablement appliquée , l'hydrothérapie n'empêche aucunement son
apparition. Cependant je ne puis pas souscrire aux prétentions des
hydropathes qui disent qu'en employant cette méthode dans la
variole , l'on préviendrait toujours les accidents que cette maladie
entraîne. Je le puis d'autant moins que plusieurs malades atteints
de cette éruption, ou d'autres fièvres éruptives, sont morts malgré

le traitement hydrothérapique. Je manque de détails sur ces faits, mais je suis porté à croire que l'on avait mal saisi le but de la méthode, et que l'on avait abusé de la sédation. La lecture de quelques pages de l'hydropathe Weiss me le donne à penser. L'auteur avoue avec bonne foi que des malades ont péri par suite de l'application trop continue du drap mouillé, sans que l'on ait eu égard au rétablissement de la chaleur. Je ne me servirai donc pas de ces faits pour attaquer la méthode, mais leur existence m'autorise suffisamment à douter de l'assertion des partisans exagérés de la nouvelle méthode qui prétendent qu'en ayant recours de bonne heure à ce genre de traitement, l'on parviendra toujours à modifier la maladie et à la rendre bénigne. Quant à ces cas de fièvres éruptives traitées hydriatriquement, et dont j'ai été en quelque sorte le témoin, puisque les malades portaient encore les traces de la maladie et parlaient de leur traitement avec reconnaissance, je puis rendre témoignage de l'innocuité du remède dont Priessnitz avait cependant largement usé. Les détails qui m'ont été fournis ne me laissent pas de doute à cet égard.

L'emploi de l'hydrothérapie dans les fièvres éruptives me paraît donc devoir se borner au traitement des cas graves, à ceux qui menacent la vie. C'est dans ces circonstances que Currie et Gregory ont eu recours avec tant de succès aux affusions froides sur leurs propres enfants, en s'abstenant d'en faire usage lorsque la maladie était légère et sa marche normale. C'est dans ces circonstances que Hancock, comme nous venons de le voir, s'est si bien trouvé de l'usage de l'eau froide pour sa fille.

La supériorité du traitement par les affusions et immersions froides dans ces occasions graves, supériorité prouvée et hautement annoncée par des hommes comme Currie, Gregory, Giannini, Hufeland, Frœlich, etc., est une garantie acquise au profit de l'hydrothérapie moderne. Il faut cependant l'avouer, le traitement préconisé par ces médecins n'a jamais pris franchement racine dans la pratique médicale. J'ai entendu bien des fois Biett nous dire qu'à Paris, il y avait une telle répugnance contre l'emploi des simples ablutions froides dans les fièvres éruptives, que malgré son autorité et en dépit des avantages qu'il leur reconnaissait, il n'osait jamais les prescrire. Notre propre observation coïncide parfaitement avec la sienne, mais j'ai cru remarquer que, non-seulement les malades, mais les médecins eux-mêmes étaient imbus de ce préjugé. Nous avons vu à l'Hôtel-Dieu, en 1826, dans le service du professeur Récamier, les religieuses chargées du soin des salles, empêcher sous main que les ordonnances de ce praticien distingué ne reçussent leur exécution lorsqu'elles consistaient en des bains frais prescrits aux varioleux. Elles agissaient, j'en suis convaincu, en toute conscience et croyaient sauver les malades d'une mort certaine.

Enfin l'hydrothérapie, dans le traitement des fièvres éruptives, a non seulement pour but de favoriser l'éruption en calmant, jus-qu'à un certain point, l'état fébrile, mais encore cette méthode cherche à assurer cet effet par des procédés particuliers qui concourent à favoriser le mouvement centrifuge qu'elle établit.

Traitement hydrothérapique de la Scarlatine.

Je crois devoir indiquer d'abord le genre de traitement que choisit Currie, dans une circonstance mémorable.

Pendant une épidémie de scarlatine, deux enfants de ce médecin, un garçon de cinq ans, et un autre de trois, furent atteints de cette affection. C'était le 15 août 1801. Chez l'aîné, les symptômes, sept heures seulement après leur première apparition, étaient déjà fort intenses. La chaleur, examinée au thermomètre, indiquait de 41 à 42 degrés centigrades. (106 à 108, Farenh.) La maladie était moins avancée chez le deuxième enfant : elle s'annonçait dans les deux cas par des symptômes très-aigus. Currie, qui avait perdu peu d'années auparavant une fille de quatre ans, par suite de la même maladie, prit aussitôt la résolution de lutter avec énergie contre cette affection redoutable, il se renferma à cet effet avec ses enfants, et non sans crainte pour les suites ; il avait eu soin de se munir d'eau de source en abondance, et d'un thermomètre de poche. Aussitôt que la chaleur eut cessé d'être aussi grande chez l'aîné, Currie le déshabilla et lui fit des affusions générales, avec environ seize litres d'eau à 17° cent. , en la versant sur la tête. Les avantages ordinaires des affusions se firent aussitôt sentir, mais deux heures après, la chaleur était aussi élevée qu'auparavant. Currie répéta les mêmes affusions , et y revint aussi souvent que le retour de la chaleur morbide en fournit l'indication. Il en était à la troisième affusion chez l'aîné, lorsque le cadet était prêt à recevoir la première. La chaleur chez le premier s'éleva jusqu'à 42° 8, et chez le deuxième à 42° 2, et dans les deux cas la fréquence du pouls dépassa 150. En trente-deux heures l'aîné reçut les affusions à quatorze reprises, huit fois avec de l'eau froide, deux fois avec de l'eau fraîche, et quatre fois avec de l'eau dégourdie. Douze affusions suffirent chez le plus jeune, dont sept avec de l'eau froide. Toute fièvre avait alors entièrement disparu. Dès la matinée du troisième jour, les enfants étaient hors de tout danger, et ils entrèrent en convalescence le quatrième, bien que le pouls fût encore un peu accéléré. Ils éprouvèrent seulement alors une extrême tendance au sommeil et au repos. Quelques jours après, la desquammation eut lieu, et chez tous les deux, les mains se tuméfièrent légèrement ; mais l'on observa aucun symptôme secondaire. (Currie, vol. II, p. 53.)

Frappé des avantages de cette méthode, le professeur Gregory, d'Edimbourg, n'hésita pas à y recourir, lorsque ses enfants furent pris de la scarlatine. Il ne l'employa cependant que dans les cas graves, et non indistinctement. A son fils, âgé de six ans, il administra dans les vingt-quatre heures, au mois d'octobre, les affusions à cinq reprises différentes, et l'enfant se trouva convalescent dans l'espace de trente-trois heures, à dater de la première apparition des malaises. Chez un deuxième, Gregory n'eut recours qu'à une seule affusion et à des ablutions.

Currie traita, durant l'épidémie de 1801, et pendant les deux années suivantes, plus de cent-cinquante cas de scarlatine par les affusions froides, et il n'eut qu'à se louer des résultats. En général, les malades entraient en convalescence dès le quatrième jour, quelquefois dès le troisième.

L'efficacité des affusions dans la scarlatine fit recourir à ce moyen avec un égal avantage dans la rougeole, et les observations de Bateman, de Frœlich et de Reuss n'ont fait que confirmer les heureux résultats du traitement adopté par Currie.

L'hydrothérapie moderne procède à-peu-près de la même manière, seulement l'application de l'eau froide se fait particulièrement au moyen des draps mouillés, ce qui est plus facile et moins désagréable pour les malades. L'eau froide est en même temps administrée à l'intérieur comme boisson, et souvent on cherche à stimuler davantage la peau en plaçant la malade dans un bain partiel et en frictionnant tout le corps avec les mains. C'est ainsi, d'après les renseignements que j'ai pris à Græfenberg, que procède Priessnitz. Le résultat est évidemment le même que celui obtenu par les affusions.

L'observation suivante, publiée dans le Wasserfreund, en 1844, par M. le docteur Weiskopf, hydropathe distingué et consciencieux de la Bohême, indiquera suffisamment la manière dont procède l'hydrothérapie. C'est encore un médecin qui a recours à l'eau froide pour arracher son enfant à une mort qui paraît imminente.

Durant une épidémie de scarlatine que des complications d'encéphalite rendaient fort grave, la jeune fille du docteur Weiskopf, âgée de trois ans, fut prise de fièvre intense, avec chaleur et sécheresse de la peau, soif vive et une forte céphalalgie. Pendant deux jours, le père attentif se borne au rôle d'observateur, administrant seulement de l'eau froide pour boisson, et quelques lavements d'eau fraîche. Cependant vers la soirée du troisième jour, le mal empire, un délire violent se déclare, la peau est en même temps très-chaude et sèche, le pouls très-accéléré. Des ablutions sont faites sur toute la surface du corps, avec une éponge trempée dans de l'eau froide, jusqu'à ce que la peau soit devenue fraîche et la fièvre moindre. L'enfant sans être séchée, est alors enveloppée dans son drap et remise au lit, où elle ne tarde pas à dormir tranquillement pendant plusieurs heures. Au réveil, les larges plaques de scarlatine d'un rouge vif, sont dessinées sur toute la surface du corps; il ne reste d'autres traces des symptômes cérébraux, qu'un peu de céphalalgie. Diète sévère, eau froide pour boisson, quelques bains tièdes, et plus tard régime rafraîchissant. Ce fut là tout le traitement employé. Ici une seule ablution poussée jusqu'au refroidissement de la peau, avait suffi pour abattre la fièvre et arrêter la maladie.

À l'instar de Bateman, de Frœlich, de Reuss, etc., le même médecin assure avoir souvent favorisé par ce moyen, l'appariton de l'exanthême, lorsque une sorte de turgescence inflammatoire paraissait être la cause de ce retard. Quand au contraire, une absence de vitalité de la peau paraît être la cause du retard, il facilite l'éruption, soit par de *très-courtes* ablutions d'eau froide, soit par la transpiration provoquée dans un drap mouillé, ou dans des serviettes, quand ce sont des enfants.

Parmi les règles que pose l'hydrothérapie pour se guider dans le traitement de la scarlatine et de la rougeole, on trouve surtout celle de ne pas trop tarder d'avoir recours à l'enveloppement dans le drap mouillé, lorsque l'éruption ne paraît pas, et de ne pas attendre que la fièvre ait atteint un trop haut degré d'intensité. Plus le drap mouillé s'échauffe rapidement, plus souvent on devra le changer. Quelquefois, dès le premier enveloppement, l'éruption se montre et devient plus ou moins générale; d'autres fois cela n'arrive qu'après un nombre considérable d'enveloppements. Dans quelques cas rares, l'on persiste même a y avoir recours pendant plusieurs jours, tant que la fièvre continue et que l'éruption ne paraît pas. Cependant lorsque cette dernière existe, les hydropathes conseillent d'y recourir moins souvent et de laisser la nature à ses propres efforts. Le retour des symptômes fâcheux, tels que l'intensité plus grande de la fièvre, la chaleur brûlante de la peau, le délire réclament de nouveaux enveloppements, qu'il faut renouveler avec une grande persévérance jusqu'à ce qu'il y ait une amélioration prononcée.

Cependant, tout en insistant sur la nécessité de persévérer dans les enveloppements successifs, lorsque les symptômes fébriles sont intenses et ne s'appaissent que difficilement, l'hydrothérapie pres-

crit avec force de bien se garder de pousser le refroidissement trop
loin dans les fièvres éruptives, puisque le résultat serait de retarder
ou d'empêcher l'éruption de paraître. Aussi est-il de principe dans
ces cas, d'attendre que le drap soit à peu près sec, et surtout que
la chaleur de la peau se soit partout rétablie d'une manière évidente, avant de recourir à l'enveloppement subséquent. Ce principe mérite toute l'attention des praticiens.

La fièvre une fois calmée, l'hydrothérapie ne trouve plus d'application dans la scarlatine, et la résolution de l'exanthême ainsi
que la desquammation sont abandonnées à la nature. Seulement
on donne quelques bains tièdes, administrés avec précautions, ou
des ablutions avec de l'eau dégourdie, suivies de frictions avec de
la laine, sur toute la surface du corps, auxquelles doit succéder de
l'exercice fait de manière à bien maintenir le mouvement centrifuge si nécessaire.

L'angine tonsillaire est un symptôme toujours pénible dans la
scarlatine, et qui souvent incommode le malade à un très-haut
degré. Quelques hydropathes inexpérimentés, dans le but d'obtenir un prompt soulagement, et craignant de pousser trop loin l'application de l'eau froide, se bornent à faire entourer le cou de
de compresses rafraîchissantes, c'est-à-dire, de compresses imbibées d'eau froide et souvent renouvelées. Priessnitz blâme fortement cette pratique, surtout lorsque la fièvre est forte ; il la trouve
dangereuse, si l'on n'emploie en même temps l'enveloppement
général dans le drap mouillé, et dans ces cas, il préfère la compresse excitante à la compresse calmante. Ces compresses excitantes, renouvelées dès qu'elles sont sèches, et le soin de tenir
constamment dans la bouche de l'eau fraîche, que l'on met en
rapport avec les amygdales en renversant la tête, mais sans se
gargariser, produisent, dit-on, d'excellents effets ; j'avoue que je
préférerais un collutoire émollient.

Priessnitz emploie également les affusions froides dans la scarlatine et dans les autres fièvres éruptives, mais seulement lorsqu'il
désire agir vivement sur la peau dans le but d'y rappeler l'éruption qui vient de disparaître. Mais lorsque la peau est sèche,
brûlante, et la fièvre forte, il préfère le drap mouillé plus ou moins

souvent appliqué. La sécheresse et la chaleur de la peau, jointes à une fièvre prononcée, indiquent, d'après lui, la nécessité de ces applications, quand même l'éruption serait en pleine vigueur.

Rougeole.

Le traitement hydrothérapique de la rougeole est à peu près semblable à celui de la scarlatine. Dans les cas légers, aucun remède n'est employé, et l'on se borne aux délayants, aux boissons rafraîchissantes et aux précautions contre le froid. La fièvre est-elle forte, la chaleur de la peau brûlante et la sécheresse extrême, l'on a recours dès les premiers jours à l'enveloppement dans le drap mouillé, et l'on administre l'eau froide pour boisson. Le renouvellement du drap mouillé exige les mêmes précautions que dans la scarlatine. On persiste jusqu'à ce que la fièvre ait diminué d'intensité, ou jusqu'à ce que l'éruption se soit partout établie. Souvent il suffit de faire boire de l'eau froide, en se réglant sur la soif du malade, pour voir tomber la fièvre et apparaître l'éruption. Cependant la présence de l'éruption n'est point un obstacle à l'emploi du drap mouillé; aussi y a-t-on recours lorsqu'il existe en même temps beaucoup de fièvre, une chaleur brûlante et une grande sécheresse de toute la surface cutanée, beaucoup d'agitation et de l'insomnie, et l'on doit continuer jusqu'à ce qu'il y ait diminution de ces symptômes. La disparition de l'exanthême est combattue par l'emploi des affusions, plutôt que par l'application du drap mouillé.

Les observations suivantes, tirées de la pratique du docteur Weiskorpf, feront connaître la manière dont les hydropathes appliquent l'eau dans cette circonstance qui n'exige souvent aucun traitement.

Rougeole compliquée d'angine membraneuse et de pneumonie.

Un enfant, âgé de neuf mois, habituellement bien portant, fut
pris, dans l'automne de 1840, de fièvre avec toux sèche, larmoie-
ment et forte injection des conjonctives. Le deuxième jour, chaleur générale et sécheresse de la peau; sur la poitrine et sur la
partie interne des bras l'on observe çà et là, de petites élévations
semi-lunaires. Il y a en même temps chaleur à la tête, vive rougeur des yeux qui sont douloureux, respiration pénible, toux rauque et constituant une sorte d'aboiement, l'enfant pleure chaque
fois qu'elle tousse, tuméfaction à la région du larynx, la pression
est douloureuse, pouls très-accéléré, petit et serré, constipation
depuis deux jours. L'enfant est placée dans un bain partiel à 13° R.
dans lequel se trouve assez d'eau pour couvrir les jambes et les
cuisses; on la frotte doucement partout, mais particulièrement sur
les membres inférieurs avec la main trempée dans l'eau du bain,
et l'on continue jusqu'à ce que des frissons surviennent, et que les
symptômes fébriles les plus violents aient cessé. En même temps, et
pendant que l'enfant est dans le bain, on lui met autour du col des
compresses d'eau fraîche, très-légèrement exprimées, et on les renouvèle toutes les cinq minutes. Lorsque la chaleur fut devenue
naturelle, l'enfant fut remise au lit, un lavement froid fut administré
et de l'eau fraîche fut donnée pour étancher la soif. Amélioration
marquée, toux moins douloureuse et plus facile, fièvre moindre,
selle consistante. Cependant trois quarts d'heures après, retour de
tous les symptômes avec une égale intensité. L'enfant est alors enveloppée dans un drap mouillé que l'on change tous les quarts
d'heure. Diminution graduelle des symptômes inflammatoires; le
drap n'est changé d'abord que toutes les demi-heures, puis toutes
les heures et enfin vers le soir, on laisse la petite malade enveloppée jusqu'à ce que la sueur s'établisse. Après une transpiration
d'une demi-heure, ablutions générales avec de l'eau à 13° R., et
l'on trouve alors tout le corps couvert de l'éruption caractéristique de la rougeole. Respiration aisée, fièvre moindre, toux facile
et non douloureuse, l'enfant vomit à plusieurs reprises des muco-

sités membraniformes. Le médecin prescrit le soir, en quittant l'enfant, de changer à plusieurs reprises les draps mouillés dans le cas où la respiration deviendrait trop pénible, mais rien de tout cela ne fut exécuté.

Le deuxième jour les symptômes de croup n'existent plus, mais la respiration est plus gênée, et tout annonce une pneumonie imminente; l'éruption est cependant en pleine activité. Bain partiel d'eau à 18° R. comme hier, puis, l'enfant étant remis au lit, on l'enveloppe dans le drap mouillé que l'on change de moins en moins souvent ; la transpiration s'établit un peu le soir, alors ablutions générales avec de l'eau à 18° R. Compresses mouillées d'eau fraîche sur la poitrine et renouvelées toutes les demi-heures. Amélioration marquée, mais dans la nuit, les parents, en l'absence du médecin, négligent de continuer le traitement.

Le troisième jour l'enfant va plus mal, la respiration est très-gênée, on reprend le traitement avec les draps mouillés, mais sans y persister, et l'enfant succomba à la pneumonie le surlendemain dans la matinée.

Nous avons choisi avec intention ce cas malheureux, non pour jeter du blâme sur la méthode hydrothérapique, mais pour rapporter avec fidélité les résultats de son emploi. Currie et Giannini se fussent contentés de pratiquer les affusions. Ici le traitement a été plus énergique, mais une fois le médecin éloigné, tout a été négligé. Etait-il prudent de tant se hâter de pratiquer les ablutions fraîches une demi-heure seulement après l'établissement de la sueur, tant le deuxième que le troisième jour ? C'est à l'expérience à prononcer. Dans l'observation suivante, le traitement a été plus persévérant, et s'est trouvé couronné de succès malgré la gravité de la maladie. Elle est également tirée de la pratique du docteur Weiskopf.

Une petite fille âgée de seize mois, blonde, à peau blanche et d'apparence scrofuleuse, qui avait été élevée au biberon à cause de la tendance tuberculeuse de la mère, et qui, outre des ganglions tuméfiés au col et un abdomen proéminent, était souvent atteinte de bronchites, d'ophthalmies et de diarrhées, tomba tout à coup malade en juin 1841.

Après trois jours de fièvre , d'enrouement et de toux sèche , le docteur Weiskopf étant appelé , trouva la petite malade dans l'état suivant : beaucoup de fièvre , état soporeux , ophthalmie catarrhale , yeux rouges, injectés et douloureux à la lumière , lèvres sèches, enrouement, toux croupale , respiration pénible , diarrhée de matières aqueuses , peau chaude et couverte de l'éruption caractéristique de la rougeole , pouls faible et très-fréquent. Les symptômes étaient ceux d'une rougeole avec croup.

Le traitement hydrothérapique fut adopté. Ici, à cause de l'état de faiblesse et d'abattement de la malade, on eut soin de bien exprimer l'eau du drap servant d'enveloppe, on prit aussi la précaution, avant de placer le drap, de couvrir le col et la poitrine avec une compresse mouillée, *mais bien exprimée*, et de mettre par-dessus le drap une couverture épaisse et ouatée. La respiration ne devint pas plus pénible, l'enfant resta très-calme, et l'enveloppement dura une heure et demie. On lava alors tout le corps avec de l'eau à 18° R. Éruption plus marquée, enrouement moindre , toux plus humide et plus facile.

Après l'ablution, l'enfant enveloppée dans un drap sec, fut remise au lit , et , pour ménager les forces qui semblaient épuisées , des compresses mouillées bien exprimées furent appliquées sur le col , la poitrine et l'abdomen ; on les changea toutes les heures et on les recouvrit d'une petite couverture de laine. Ces compresses furent ainsi renouvelées jour et nuit ; de temps en temps on donne une cuillerée d'eau fraîche, et toutes les trois heures , quelques cuillerées d'une décoction froide d'amidon.

Le lendemain, amélioration marquée , peu de fièvre et enrouement moindre , toux plus facile , non douloureuse, éruption très-prononcée. L'enfant a beaucoup transpiré dans la matinée , il y a eu dans la nuit deux vomissements de mucosités très-épaisses. On avait prescrit de ne pas remettre les compresses si la sueur revenait dans la nuit, de laisser transpirer l'enfant pendant une heure, puis de faire des ablutions dans un bain tiède, à 20° R. Dans la matinée, la diarrhée diminue.

Dans la journée, les compresses, dites excitantes, furent renouvelées toutes les deux heures sur le cou, la poitrine et l'abdomen, en ayant soin de les recouvrir de flanelle. Vers le soir, à cause d'un peu plus d'élévation dans le pouls, on les change toutes les heures ; vers minuit, sueur générale qu'on laisse aller pendant une heure et demie, alors ablutions, d'une minute environ, dans un bain à 20° R.

Le jour suivant, il n'y a ni fièvre ni diarrhée, mais la toux persiste. On continue l'application des compresses excitantes, c'est-à-dire bien exprimées et recouvertes d'une flanelle sèche. Transpiration générale, que l'on tolère environ une heure et demie, et qu'on fait suivre d'ablutions dans un bain tiède à 18° R. A dater de ce jour, la rougeole continue sa marche normale, et la toux qui persiste encore quatorze jours, diminue peu à peu après chaque bain tiède et chaque compresse appliquée sur la poitrine ; une petite éruption pustuleuse apparaît sur tous les points où les compresses avaient été appliquées. La santé se rétablit parfaitement, et l'on remarqua plus tard un changement favorable dans l'état scrofuleux de l'enfant.

Ce mode d'application de l'hydrothérapie me paraît beaucoup plus rationnel dans ce cas que dans le premier. On employa des compresses qui étaient moins imprégnées d'eau et on laissa persister la transpiration plus longtemps ; de plus, les ablutions, dans le premier cas, étaient faites avec de l'eau à 13° R., et, dans le second, avec de l'eau à 18° et à 20° R.

Dans le traitement hydrothérapique de la scarlatine et de la rougeole, soit que l'on adopte les affusions, soit qu'on leur préfère les enveloppements successifs dans des draps mouillés, il faut persister dans l'emploi de ces moyens tant que les symptômes fébriles n'ont pas notablement diminué d'intensité. L'exemple de Currie est à tout jamais un modèle à suivre. Giannini insiste aussi très-particulièrement sur ce point de pratique dans l'observation suivante, où on le voit ne point s'effrayer du retour des symptômes violents et répéter sans hésitation, à la manière de Currie, les affusions froides jusqu'à ce que le mal ait cessé.

Une jeune fille de dix ans, d'une constitution délicate et valétudinaire, fut atteinte d'une fièvre scarlatine avec angine très-intense. Après plusieurs jours de malaise, la fièvre survint avec frisson; deux heures après, mal de gorge et vomissements de matières verdâtres, aqueuses. Le jour suivant, chaleur mordicante de la peau, qui était couverte de points d'un rouge écarlate, beaucoup de fièvre; le gosier était douloureux, d'un rouge foncé, et la déglutition presque impossible; voix altérée et nasale, haleine fétide, grande agitation, inquiétude, incertitude dans les idées, état voisin du délire, soubresauts dans les tendons.

On versa sur la jeune malade, assise sans vêtements dans un grand baquet, deux seaux d'eau froide depuis les épaules jusqu'en bas, puis autant sur la tête. Essuyée légèrement, elle est remise au lit; le pouls était tombé de cent-trente à quatre-vingt-dix-huit. Tous les accidents étaient calmés, et, au bout d'un quart-d'heure, l'enfant s'endormit paisiblement.

Six heures après, retour des mêmes symptômes qui s'accroissent : fièvre violente, pouls à cent-trente-huit, chaleur brûlante de la peau. Giannini obtint des parents effrayés que les affusions seraient répétées, ce qui fut fait comme la première fois. Le soulagement ne fut pas moins prompt; une demi-heure après, le pouls n'offrait que quatre-vingt-seize pulsations. Enfin le calme se rétablit, le sommeil survint, une légère sueur se répandit sur le front et sur les joues de la petite malade. La nuit se passa bien. Cependant le pouls reprenant de la fréquence et la peau devenant plus rouge, l'on revint à l'affusion froide, et avec le même avantage. Le soir, les symptômes se raniment encore, mais avec moins de violence; nouvelle affusion froide et même succès. Le troisième jour, pleine convalescence, on lave seulement la malade avec de l'eau tiède et du vinaigre pour calmer l'ardeur de la peau, et faire tomber les efflorescences dont elle était couverte. (Giannini. Traduction d'Heurteloup. Paris, 1808.)

Dans le traitement hydrothérapique de la scarlatine et de la rougeole, quel que soit le mode d'application de l'eau que l'on adopte, l'on se dirigera toujours beaucoup plus d'après les symptômes généraux que d'après l'état de l'éruption. Vouloir persister dans l'emploi des enveloppements humides jusqu'à ce que l'éruption se montre, serait un principe erroné puisque l'éruption cutanée peut entièrement manquer, et cela même dans des cas fort graves.

Cette certitude, je l'ai acquise moi-même, dans un cas de scarlatine développée chez une jeune personne de vingt ans, très-forte, et que j'avais annoncé être atteinte de cette maladie. Un praticien très-distingué de la capitale, appelé en consultation, nia positivement l'existence de la scarlatine, et caractérisa la maladie de fièvre typhoïde avec angine gangréneuse. Cette opinion eut peut-être une heureuse influence sur le traitement, car des bains généraux, à basse température, et des applications rafraîchissantes furent employés sans crainte. Toujours convaincu de l'existence de la scarlatine, j'examinai la peau avec grande attention, sans jamais y découvrir d'autres traces d'éruption que beaucoup de turgescence. Une garde-malade qui fut prise de la scarlatine au milieu des soins qu'elle donnait à la malade, puis la desquammation générale qui s'ensuivit chez cette dernière, pendant la convalescence, et qui se renouvela plusieurs fois, démontrèrent plus tard, d'une manière évidente, la véritable nature de la maladie; l'épiderme des mains se détacha comme un gant.

En comparant le traitement hydrothérapique de la scarlatine et de la rougeole à celui qui est généralement adopté, il est impossible de ne pas être frappé des avantages que présente le premier. Nous voyons tous les jours, il est vrai, dans ces maladies, les évacuations sanguines calmer l'irritation générale, et soulager les organes les plus spécialement menacés, et je sais, par expérience, combien il est ridicule de considérer cette pratique comme meurtrière. Je sais aussi que ce traitement est appliqué journellement à des milliers de malades, dont le rétablissement simple et naturel n'excite point l'étonnement. Cependant dès que la maladie se présente avec un haut degré d'intensité, chacun sait combien les épidémies de rougeole et de scarlatine sont quelquefois meurtrières; les exemples de Currie, de Giannini et de Priessnitz me paraissent des modèles à suivre. Dans ces cas si graves, où les forces disparaissent sous la saignée, où les vésicatoires et les sinapismes ainsi que les potions stimulantes ajoutent à l'irritation générale déjà si grande, l'eau froide me paraît l'ancre de salut, et heureux le médecin qui ne balance pas à employer ce remède énergique. Espérons que peu à peu les préjugés, non des malades, mais des méde-

cins eux-mêmes, disparaîtront. Peut-être pour obtenir ce résultat
désirable, mieux vaudrait employer ce traitement dans beaucoup
de cas où il ne serait pas rigoureusement indispensable, afin que
l'idée d'un danger imminent n'en accompagnât pas l'usage. Pour
cela l'enveloppement dans le drap mouillé présenterait tous les
avantages des affusions sans frapper aussi vivement l'imagination
des assistants. En ayant soin de ne changer les draps mouillés
qu'autant que le mouvement fébrile et la chaleur vive de la peau
persisteraient, l'on serait certain du résultat. Mais pas de demi-me-
sures, pas de tâtonnements, point d'applications locales, de linges
mouillés sur une partie quelconque, sans avoir égard en même
temps à l'état général, état qui constitue le point essentiel. Mieux
vaut suivre les anciens procédés que de déconsidérer les nouveaux
par leur emploi irréfléchi. Il faudrait surtout se garder d'y avoir
recours dans des cas reconnus désespérés, et où la mort suivant
immédiatement l'emploi du remède, se trouve nécessairement
rattachée à son application.

Nous avons dit que le traitement hydrothérapique, le plus judi-
cieusement appliqué, ne mettait pas le malade à l'abri de l'anasarque qui souvent apparaît dans la convalescence de la scarlatine et
de la rougeole. Selon Priessnitz, le meilleur moyen de prévenir cet
accident est de pratiquer journellement, au déclin de la maladie,
des ablutions avec de l'eau à 15 ou 18° R., de sécher avec soin la
peau en la frictionnant vivement, de tenir le malade dans un appartement où la température est de 12 à 14° R., de le bien couvrir
et de lui faire prendre journellement de l'exercice en plein air, à
moins que le temps n'y mette obstacle. Il conseille alors d'éviter les
courants d'air, de marcher dans un appartement bien aéré et dont
la température se rapproche de celle de l'extérieur. En un mot,
Priessnitz trouve moins d'inconvénients à braver le danger en accoutumant le malade aux changements atmosphériques et en excitant les fonctions de la peau, qu'à le cloîtrer hermétiquement.
Dans le cas où l'on adopterait cette méthode, on se garderait bien
de laisser refroidir les malades dans le but de les y accoutumer.
Mieux vaudrait les renfermer avec trop de soin. Les ablutions, les
frictions, l'exercice sont prescrits dans le but d'activer le mouve-

ment centrifuge, et pour obtenir cet effet, l'application seule du froid est insuffisante et dangereuse dans la convalescence.

L'anasarque vient-elle à se montrer, l'hydrothérapie s'attache à remettre en vigueur les fonctions de l'enveloppe cutanée. Si la peau est chaude et sèche, Priessnitz fait envelopper le malade dans un drap mouillé dans lequel il le laisse transpirer, si lorsque le drap se sèche, il y a tendance à la transpiration ; mais si la peau reste chaude et sans moiteur, il change le drap chaque demi-heure jusqu'à ce que la chaleur morbide se soit dissipée ; les draps sont alors changés moins souvent et on y laisse transpirer le malade quand la sueur s'établit. Lorsque la sueur a duré le temps nécessaire, environ une ou deux heures, il fait pratiquer des ablutions générales avec de l'eau à 18° R. pendant une minute environ. Pour cela, le malade est assis dans un bain partiel où l'eau monte un peu au-dessus des hanches, et des frictions auxquelles il doit s'associer lui-même, sont pratiquées vivement sur tout le corps. On renouvelle chaque jour les transpirations forcées tant que l'anasarque continue. Mais dans le cas où la peau n'est pas chaude et sèche, on se contente de chercher à provoquer la transpiration par les moyens indiqués plus haut, et l'on administre de l'eau fraîche par petites gorgées. Lorsque la sueur a duré le temps voulu, on fait des ablutions générales avec de l'eau à 18° R., ablutions et frictions que l'on peut aussi pratiquer au moyen d'un drap mouillé trempé dans de l'eau à cette température, puis le malade se livre à quelqu'exercice qui active la circulation, ramène la chaleur et rétablit l'action cutanée. C'est avec l'eau froide en boisson que Priessnitz cherche en même temps à rétablir la sécrétion urinaire.

Une température douce et égale, des boissons légèrement diaphorétiques et chaudes, des frictions générales avec des brosses de flanelle ou un vêtement de laine en hiver, des potions diurétiques, tels sont les moyens que la médecine oppose à cet accident, et je les crois beaucoup plus agréables au malade, et aussi avantageux, quant aux résultats.

Si des convulsions viennent compliquer l'anasarque, c'est encore à l'eau seulement que Priessnitz a recours, et l'on m'a assuré à Græfenberg qu'il avait remis rapidement sur pied de jeunes malades qui avaient éprouvé ces accidents, en les mettant dans un bain partiel et en versant de l'eau froide en abondance sur la tête, pendant que des aides frictionnaient vivement les membres inférieurs et les autres parties du corps. C'est, comme nous le verrons, le remède qu'il emploie contre les congestions cérébrales.

Les moyens que la médecine ordinaire possède pour lutter contre ce grave accident, sont également énergiques et pour le moins aussi efficaces. Il y a peu de temps, un enfant de douze ans, qui avait eu la rougeole et dont la convalescence avait été entravée par une anasarque générale, fut attaqué d'éclampsie. Je le vis huit heures après l'attaque, la peau était vultueuse, les mâchoires serrées, il y avait perte complète de connaissance, pouls très-dur et très-accéléré, respiration stertoreuse, de temps en temps, mouvements convulsifs dans les membres, et bientôt après résolution complète, les convulsions avaient été beaucoup plus violentes quelques heures auparavant, les pupilles étaient fortement contractées. Une saignée de seize onces fut pratiquée malgré l'opposition de toute la famille, des compresses rafraîchissantes sur la tête et un lavement purgatif dissipèrent promptement cette congestion cérébrale, et le soir même, huit heures après la saignée, le jeune malade avait repris toute sa connaissance. Des cas semblables se voient journellement dans la pratique. Comment songer à répudier de tels remèdes, quand on aurait la certitude d'arriver, dans certaines circonstances aux mêmes résultats en adoptant la méthode de Priessnitz? Nous reviendrons sur ce point important lorsqu'il sera question du traitement hydrothérapique de la congestion cérébrale.

De l'hydrothérapie appliquée au traitement de la Variole.

Encouragé par l'efficacité des affusions froides dans le typhus, Currie n'hésita pas à l'employer dans le traitement de la variole, bien que cette affection fût à la fois épidémique et contagieuse. Il les appliqua d'abord à une variole inoculée sur un jeune homme robuste, âgé de vingt-quatre ans. La fièvre d'invasion qui se manifesta dès le septième jour fut assez forte; le pouls offrait cent-dix-neuf pulsations, mais il était faible, il y avait tendance au délire et chaleur vive de la peau (41° C.). L'eau et la limonade froide furent les seules boissons, et Currie fit verser sur le corps trois seaux d'eau froide. L'amélioration fut prompte et décisive, un sentiment de fraîcheur remplaça la chaleur brûlante qu'éprouvait le malade, la fièvre, ainsi que le délire cessèrent aussitôt, le pouls se ralentit d'une manière très-remarquable, et le malade, remis au lit, s'endormit tranquillement. Cependant, le retour des mêmes symptômes nécessita de nouvelles affusions qui furent faites de la même manière, à trois ou quatre reprises dans les vingt-quatre heures. L'éruption fut très-bénigne, la fièvre secondaire fut à peine sensible et le malade se rétablit promptement.

Currie assure avoir employé le même remède dans beaucoup d'autres cas de variole grave, et toujours avec le même succès. Cependant, les praticiens qui adoptèrent les affusions et les ablutions froides dans la rougeole et la scarlatine, mirent beaucoup plus de réserve dans le traitement de la variole. Giannini eut recours, non aux affusions, mais aux immersions, lorsque la chaleur de la peau était intense et la fièvre vive. Il laissait le malade plusieurs minutes dans le bain en ayant soin de l'envelopper d'un drap, jusqu'à ce que les symptômes fébriles fussent diminués. Giannini employait les immersions, non seulement lorsque les accidents étaient graves pendant la période d'éruption, mais encore dans la fièvre secondaire ou de suppuration.

L'hydrothérapie moderne combat la fièvre par l'enveloppement dans le drap mouillé, lorsque celle-ci devient violente et que des symptômes graves menacent le malade. Mais dès que la fièvre se calme, elle cherche à amener des sueurs et à favoriser l'éruption de toutes les manières. Priessnitz a également recours, dans les cas de congestions internes, aux frictions générales longtemps continuées dans un bain partiel d'eau dégourdie.

Les éruptions varioliques offrent dans leur marche une particularité qui les distingue de toutes les autres fièvres éruptives, et qui consiste dans la fièvre secondaire ou de suppuration, qui arrive un certain temps après l'éruption, et pendant laquelle le malade court souvent plus de risques que pendant la période d'éruption. Tous les médecins qui ont eu occasion de voir des épidémies de variole, savent combien le danger est grand lorsqu'il se développe dans ce moment des symptômes thoraciques ou abdominaux, et qu'en même temps les pustules restent aplaties et blafardes, parce que l'épiderme, au lieu d'être soulevé par le pus, reste intimement collé sur la substance blanche et couenneuse qui constitue la pustule variolique. Les moyens que la médecine emploie dans cette circonstance, avec des avantages signalés, consistent surtout dans les applications renouvelées de larges vésicatoires aux cuisses, puis aux jambes, et ensuite vers les points plus particulièrement menacés. J'ai eu maintes occasions d'observer l'efficacité de ce moyen pendant l'épidémie de 1825, lorsque les hôpitaux de la capitale étaient encombrés de varioleux.

Comment l'hydrothérapie cherche-t-elle à combattre ces accidents si redoutables? C'est au moyen des frictions dérivatives faites sur toute la surface de la peau dans un bain d'eau dégourdie, qu'elle s'efforce d'obtenir une révulsion énergique, et l'on ne peut disconvenir que ce moyen n'offre au praticien un remède très-efficace. Cependant, puisque, dans ce cas, les avantages semblent plutôt résulter des frictions et de l'irritation subséquente de l'enveloppe cutanée que de l'action de l'eau elle-même, on pourrait se demander si cette même stimulation de la peau ne pourrait pas être obtenue par des frictions faites avec un autre agent que l'eau, avec la pommade stibiée, par exemple. L'état de concentration du pouls, l'abattement des forces, la sécheresse de la langue et la chaleur de la peau que l'on remarque dans ces cas, font supposer que l'eau n'agit pas seulement comme stimulant, mais que son premier effet est plutôt calmant, et que c'est à la réaction centrifuge consécutive, que les frictions rendent encore plus efficace, que l'on doit attribuer l'effet révulsif.

Quoiqu'il en soit, les hydropathes ne bornent pas l'emploi de l'hydriatrie aux cas de variole compliquée, ils veulent que l'on ait toujours recours à ce remède comme moyen de faciliter l'éruption. Ici, comme dans beaucoup de cas, la nouvelle méthode se montre essentiellement perturbatrice, et, loin de seconder la nature, elle cherche à lui imposer des lois. L'innocuité de l'enveloppement dans le drap mouillé et bien exprimé, dans les podrômes de la variole, ne paraît pas tout-à-fait avérée, et je suis convaincu que les préjugés qui s'opposent à son application finiront par disparaître insensiblement.

L'observation suivante, rapportée par le docteur Weisskopf (ouvr. cité), fournira des renseignements utiles sur la manière d'appliquer l'eau dans quelques cas de varioles graves. Un enfant de six mois, non vacciné, fut affecté, durant l'hiver de 1841, de la variole naturelle. Celle-ci était confluente et couvrait tout le corps ; aucun endroit ne fut épargné. La fièvre était violente et ne diminua point après l'éruption. L'état de l'enfant était tellement grave que l'on ne savait comment s'y prendre pour appliquer l'eau. Les enveloppements renouvelés dans des draps mouillés étaient impossibles ainsi que les ablutions, à cause de la douleur. On procéda par immersion. L'enfant fut placé dans une grande serviette douce, et, ainsi enveloppé, on le mit dans un bain partiel à 22° R., auquel l'on ajouta, toutes les cinq minutes, de l'eau fraîche, mais de manière à ne jamais porter la température au-dessous de 13° R., pour ne pas arrêter la réaction, et, en même temps, pour la modérer. Aussitôt que l'enfant fut placé dans le bain, il parut plus calme et bientôt s'endormit. Jusque-là il n'avait pas cessé de crier et de gémir. Ce sommeil dura environ une heure et demie dans le bain même. La fièvre et l'irritation générale furent remarquablement calmées au sortir de ce bain ; on retira alors la serviette, et, sans essuyer l'enfant, on l'enveloppa d'un linge doux et sec. Aussitôt que la fièvre et l'irritation générale revinrent, ce qui arriva quelques heures plus tard, l'on eut de nouveau recours au bain, administré de la même manière. La durée de ces bains subséquents varia selon l'état des symptômes, depuis dix jusqu'à trente minutes. Tant que dura la période inflammatoire, l'on eut recours au bain nuit et jour, et l'on en donna de six à huit toutes les vingt-quatre heures. On employa le bain plus rarement pendant la période de suppuration, et seulement deux fois dans les vingt-quatre heures, et dans de l'eau tiède lors de la dessiccation.

La fièvre disparut dès le onzième jour, et la dessiccation fut complète vers le quatorzième. Il y eut peu de marques. La convalescence fut rapide, et l'enfant bientôt entièrement remis.

Dans ce cas intéressant, ce fut au procédé de Giannini que l'on eut recours, probablement sans s'en douter, et il est à croire que le même procédé, suivi chez les adultes, serait accompagné des mêmes résultats avantageux, surtout en employant les précautions que Giannini indique, et qui consistent à faire entrer le malade dans un bain dont la température se trouve à peu près la même que celle du corps, à 29 ou 30° R., puis à diminuer peu à peu cette température, de manière à calmer efficacement tout symptôme fébrile violent avant de retirer le malade du bain. On remarquera que le docteur Weisskopf a agi avec beaucoup plus de précaution pendant la fièvre de suppuration que pendant celle d'éruption. Ici, comme dans tous les cas de maladies aiguës traitées hydriatriquement, l'application de cette méthode me paraît devoir être toujours faite par un homme de l'art. A cette règle, je ne fais que deux exceptions en faveur de Priessnitz et de Weiss.

Lors de mon arrivée à Græfenberg, j'eus occasion de voir beaucoup de varioleux qui venaient d'être traités par Priessnitz, suivant les procédés hydrothérapiques. Sur une vingtaine de malades, aucun ne mourut; plusieurs présentaient encore des traces bien apparentes de l'éruption. Il m'a été impossible de m'assurer si l'épidémie avait présenté les caractères de la vraie variole ou bien de la varioloïde. Cette observation, je la fais, non parce que ces maladies seraient différentes, puisque je les considère comme absolument identiques, quant à la cause ; mais comme la marche de la variole vraie diffère beaucoup de celle de la varioloïde, il eût été important de s'assurer de la véritable nature de l'affection afin de se prononcer en toute sûreté sur les résultats du traitement hydrothérapique. La varioloïde, ou variole modifiée par une vaccine antérieure, peut, comme on le sait, être confluente et laisser des traces, et cependant, il y a des caractères particuliers qui la distinguent parfaitement. Parmi ces derniers, ceux de suivre une marche rapide et de n'offrir qu'une fièvre de suppuration nulle ou insignifiante, sont les plus tranchés. Or, les résultats les plus remarquables du traitement adopté par Priessnitz, furent, au dire de chacun, de raccourcir la maladie et d'annuler la fièvre secondaire. Ces résultats sont nuls si la maladie traitée était la varioloïde, car telle est la marche normale de cette variété pathologique; ils sont au contraire très-importants si la maladie était la variole vraie. Or, ni Currie, ni Giannini n'avaient jamais attribué à l'eau froide le pouvoir d'annuler la fièvre de suppuration, aussi, jusqu'à preuve du contraire, l'on pourra considérer ces cas extraordinaires comme des varioloïdes et non des varioles.

Le traitement hydriatrique de la variole peut donc se résumer de la manière suivante : si la maladie suit une marche normale, l'on se bornera à faire boire de l'eau froide en évitant d'en trop donner à la fois, la température de l'appartement sera maintenue à 14° R. Si la fièvre est très-prononcée, l'on aura recours à l'enveloppement dans le drap mouillé, qu'on renouvellera plus ou moins, selon l'état fébrile ; en ayant surtout la précaution de ne jamais procéder à un nouvel enveloppement avant de s'être assuré que la chaleur s'est bien rétablie. L'application des compresses rafraîchissantes sur la tête est indiquée lorsqu'il existe des symptômes de congestion vers cette partie. Si l'éruption ne se fait pas et si les symptômes congestifs deviennent menaçants, c'est aux affusions qu'on doit recourir, puis l'on enveloppera le malade dans un drap sec qu'on entourera de couvertures. Le dévoiement, souvent si rebelle dans la convalescence, ne paraît pas être facilement guéri au moyen de l'eau froide seule, car Weiss conseille l'eau de riz et les lavements amidonnés. Il y ajoute, il est vrai, la ceinture excitante, mais avec la précaution de ne pas la changer trop souvent, de peur de refroidir les organes abdominaux.

De la Fièvre miliaire.

Existe-t-il une maladie particulière qu'on doive appeler fièvre miliaire? En me guidant sur l'observation, je crois pouvoir répondre affirmativement. Cette affection règne souvent d'une manière épidémique, c'est la suette miliaire, le *sudor anglicus*, le *morbus sudatorius*. Des signes, en quelque sorte pathognomoniques, distinguent cette variété du typhus, tels sont l'abattement extrême des forces, le resserrement de la base du thorax et l'orthopnée qui en résulte, et enfin, les sueurs qui accompagnent l'éruption miliaire. Comme dans toutes les autres fièvres éruptives, les diverses indications se tirent principalement de l'état général des malades, et ces accidents sont tantôt cérébraux, tantôt thoraciques et tantôt abdominaux. D'autres fois, lorsque la maladie est très-grave, tous les viscères de l'économie paraissent simultanément affectés. Il est maintenant prouvé que l'éruption ne dépend pas seulement de l'abus des remèdes échauffants, mais qu'elle se montre dans des cas où le traitement a été essentiellement antiphlogistique.

La méthode hydriatrique paraît avoir été appliquée avec succès à cette fièvre comme à toutes les autres. Elle consiste à employer les enveloppements successifs comme moyen sédatif, tant que la peau reste chaude et brûlante, à couvrir la tête de compresses rafraîchissantes, et la poitrine des compresses excitantes, lorsque l'oppression est très-prononcée, puis à faire des ablutions avec de l'eau dégourdie, et à laisser transpirer les malades en leur faisant boire de l'eau froide en abondance, mais en petite quantité à la fois. Je ne vois aucun inconvénient à tout cela, et je rapporterai à l'article rhumatisme, des faits fournis par M. le docteur Hallmann. Cependant, toutes les règles hydriatriques doivent être soigneusement suivies, il ne faut pas chercher à refroidir continuellement le malade, mais seulement combattre la fièvre, et favoriser les sueurs que l'on excite par les ablutions d'eau dégourdie.

Les *sudamina* qui se montrent dans le cours des fièvres puerpérales, de la scarlatine, etc., ne constituent pas la fièvre miliaire proprement dite. Du reste, l'opinion que l'on peut avoir, quant à l'influence de l'éruption, est peu importante, pourvu que ce soit les symptômes généraux que l'on cherche à combattre.

Le pemphigus, ou éruption bulleuse fébrile, la varicelle ainsi que ses diverses variétés ne demandent, en général, aucun traitement particulier; mais si les symptômes qui précèdent l'éruption sont très-violents, les enveloppements dans le drap mouillé, pourvu qu'ils soient faits d'après les règles déjà indiquées, me paraissent parfaitement en rapport avec la nature de la maladie.

Il résulte donc de tout ce qui précède, que le traitement hydriatrique des fièvres éruptives, ne consiste nullement à inonder d'eau froide les malades, mais à favoriser par son application méthodique d'abord, la soustraction du calorique, puis la réaction centrifuge.

Du traitement hydrothérapique des Fièvres intermittentes.

Currie avait déjà eu l'idée d'appliquer les affusions froides au traitement des fièvres intermittentes, mais il n'a établi à cet égard aucune règle fixe. C'est surtout comme moyen perturbateur qu'il paraît y avoir eu recours dans le cas suivant.

La nommée Hall (Anne), âgée de vingt-six ans, de constitution faible et délicate, était affectée de fièvre intermittente tierce, qui avait résisté depuis un mois aux remèdes employés. L'irritabilité de l'estomac s'opposait opiniâtrement à l'administration du quinquina à des doses élevées. Le 8 août, deux heures avant le retour présumé de l'accès, une affusion générale fut faite rapidement en versant sur le corps, et en partie sur la tête, deux grands seaux d'eau salée, à la température de 15° R. Ce jour l'accès manqua entièrement. Le 9, apyrexie; mais le 10, bien que la fièvre ne reparut pas à l'heure accoutumée, elle arriva avec une violence extraordinaire. Currie attendit que la période de chaleur fût complètement établie, et fit faire, comme le 8, des affusions générales d'eau salée, à 15° R. La chaleur morbide fut aussitôt remarquablement diminuée, et la malade remise au lit, s'y endormit profondément, en même temps qu'une légère transpiration vint à s'établir. La fièvre ne reparut plus les jours suivants; cependant Currie crut devoir, par prudence, administrer le quinquina à des doses modérées, et la santé fut bientôt entièrement rétablie. (Currie, Effects, etc., vol. 1.)

Ce cas, dit Giannini avec raison, ne prouve rien. Cet auteur reproche même à Currie d'avoir appliqué un remède qu'il ne connaissait pas, à une maladie qu'il connaissait encore moins, de n'avoir pas procédé, en un mot, du connu à l'inconnu. Ce reproche qui pourrait être adressé en toute justice à l'hydrothérapie moderne, ne me paraît pas applicable à Currie qui, après avoir employé avec succès l'eau froide contre la fièvre continue, était nécessairement conduit à l'employer d'une manière empirique contre la fièvre intermittente.

Giannini éprouve de grandes difficultés dans l'application de ce remède, à cause de la répugnance générale qu'il occasionnait, tant au malade qu'aux spectateurs. Aussi donna-t-il la préférence aux immersions froides comme offrant beaucoup moins de prise à la méchanceté. Je rapporterai seulement les détails du premier des nombreux cas dans lesquels il eut recours à ce moyen. Un jeune homme robuste, âgé de vingt-huit ans, ayant déjà éprouvé deux accès de fièvre tierce avec frissons, chaleur et sueur, fut placé dans le bain froid pendant la période de chaleur du troisième accès ; le pouls était à 94. Tous les symptômes fébriles avaient disparu à la fin de la première minute, et le froid du bain devenant incommode au bout de cinq minutes, le malade retourna au lit, se trouvant parfaitement bien. Le pouls était alors à 75, la respiration naturelle, la peau fraîche, la soif et la céphalalgie avaient entièrement cessé. Deux gros de quinquina furent administrés ; le malade en avait déjà pris quatre autres. Ce remède fut continué pendant plusieurs jours, et la fièvre ne reparut plus. Avant de rapporter les corollaires que Giannini a cru devoir déduire des observations qu'il a consignées dans son ouvrage, je ferai remarquer, comme une particularité assez singulière, que cet auteur ne fait pas mention une seule fois de sueurs qui se seraient déclarées à la suite de l'immersion. Il est donc évident que cette omission ne peut pas dépendre d'un oubli, mais que réellement, l'immersion continue dans l'eau froide pendant la période de chaleur d'un accès fébrile, faisait non-seulement cesser cette chaleur et l'accélération du pouls, mais éteignait tellement la fièvre, qu'aucune réaction ne se manifestait plus. Dans le cas rapporté par Currie, une légère transpiration suivit les affusions et termina l'accès. Suivant Giannini, au contraire, dans les cas d'immersions prolongées pendant la période de chaleur jusqu'à la cessation de celle-ci, l'accès qui ordinairement se terminait par des sueurs, paraît avoir cessé sans leur apparition.

Dans les autres cas de même nature que rapporte Giannini, l'immersion froide, employée pendant la période de chaleur faisait promptement cesser l'accès, et l'effet curatif du quinquina paraissait beaucoup augmenté. Le même résultat a été obtenu par Giannini dans les fièvres pernicieuses, et le cas suivant pourrait servir d'exemple pour les autres. Un Français, âgé de trente ans, avait déjà éprouvé un accès de fièvre qui paraissait avoir été extrêmement violent, lorsque Giannini le vit pour la première fois. Ce médecin essaya de prévenir un deuxième accès en administrant le quinquina à forte dose, avec quelques grains d'opium, et un lavement avec addition de diascordium. Vingt heures après le premier accès, il en vint un second et d'une extrême violence. La peau

était brûlante, le délire furieux. Le frisson avait été de courte durée, et dans le commencement du paroxysme le malade vomit les
doses de quinquina que l'estomac contenait alors. La chaleur dura
deux heures et fut suivie de sueur. Giannini résolut d'attaquer le
troisième accès par l'immersion dans le bain froid, et en prévint
le malade qui le désirait, disant que cela se pratiquait en France.
Toutefois, en attendant, le quinquina uni à l'opium fut administré,
tant par l'estomac qu'en lavement. Cette fois le troisième accès
parut dix heures après le deuxième. Le délire était plus furieux
que jamais. Giannini, pendant que le malade se débattait et vomissait, saisit un moment de calme pour le plonger dans le bain
froid. Une minute s'était à peine écoulée que le malade eut de
fortes éructations, mais le vomissement cessa, la tête se dégagea,
les idées devinrent claires et, à dater de ce moment, le quinquina
ne fut plus vomi. Une seconde immersion, faite en raison d'un peu
de chaleur qui survint le lendemain, suffit avec le quinquina pour
guérir le malade avec une promptitude inespérée.

Désirant connaître l'effet de l'immersion sur la fièvre intermittente lorsque le quinquina n'était pas administré, Giannini en fit
l'expérience sur un homme âgé de 30 ans, qui avait déjà éprouvé
deux accès de fièvre tierce avec frissons, chaleur et sueurs. Le
29 août, jour du troisième accès, on le plongea dans le bain froid
pendant la chaleur, et les symptômes fébriles ne tardèrent pas à
disparaître. Le quinquina ne fut pas administré. Il y eut dans la
même nuit une chaleur générale assez forte, non précédée de frissons. Le malade entra lui-même dans le bain froid avec plaisir, et
l'état d'excitation disparut promptement. Le lendemain 30, apyrexie toute la journée, mais accès de fièvre le soir et immersion
pendant la période de chaleur, suivie des mêmes avantages ;
quelques affusions furent faites sur la tête pendant le bain, à cause
d'un grand mal de tête qui disparut en même temps que les autres symptômes. Retour de la fièvre dans la nuit et nouveau bain
froid avec cessation de la fièvre. Apyrexie le 31 : le soir dix à
douze selles liquides et retour de la fièvre dans la nuit. Giannini
voyant que les accès, non-seulement persistaient, mais augmentaient
de violence, et craignant la diarrhée, suspendit aussitôt les im-

mersions et prescrivit une potion opiacée. Le 1er septembre, deux
selles liquides, mais apyrexie ; le quinquina et deux grains d'o-
pium furent administrés. Le 2, le quinquina seul fut administré,
il n'y eut pas de diarrhée et la fièvre ne parut pas. On continua le
quinquina et les amers, et le malade quitta l'hôpital le 5, en bon
état.

De ces expériences Giannini déduisit les corollaires suivants :

1° Que l'immersion froide doit être considérée comme le remède du paroxysme, comme le quinquina est le remède de l'in-
termittence. La première arrête l'accès fébrile, le second en
empêche le retour ;

2° L'effet antipériodique du quinquina administré immédiatement après que l'immersion vient d'arrêter l'accès, paraît plus
prononcé et plus durable que lorsqu'on n'a pas eu recours à ce
moyen ;

3° L'usage exclusif de l'immersion froide dans la fièvre intermittente ne paraît pas suffire pour guérir celle-ci radicalement.

Sans blâmer l'empressement que Giannini a mis à administrer
le quinquina dans le cas qu'il rapporte, et à déduire de ce seul
fait que l'eau ne pouvait pas guérir la fièvre intermittente, il faut
avouer que le moyen n'a pas été employé avec assez de constance
pour pouvoir en déduire une conclusion rigoureuse. L'hydrothérapie annonce la prétention de guérir sans quinquina toutes les
fièvres intermittentes, et même celles qui résistent à l'administration de cet antipériodique. D'après ce que j'ai eu occasion de
voir, et d'après l'examen auquel je me suis livré, je crois pouvoir
avancer hardiment que cette manière de traiter les fièvres intermittentes est extrêmement longue et fatigante pour le malade
quand même le but est atteint.

Il y a quelques années Priessnitz paraît avoir cherché à guérir
la fièvre intermittente en procédant à des transpirations plus ou
moins prolongées chaque matin, et en donnant ensuite les ablutions froides ou le grand bain. Actuellement il paraît avoir changé
de méthode, et le traitement se divise en deux périodes : celui de
l'intervalle du paroxysme, et celui de l'accès même. Dans l'in-

tervalle, le malade est ordinairement enveloppé chaque matin dans le drap mouillé, et lorsque la chaleur s'est bien rétablie, l'on procède à des frictions d'une durée de quelques minutes dans un bain partiel d'eau dégourdie. En général, la ceinture excitante est placée autour de l'épigastre et des hypochondres, surtout s'il existe des symptômes gastriques. Lorsque ces derniers sont très-prononcés, l'on fait même quelquefois boire de l'eau froide en abondance, de manière à amener le vomissement, et quelquefois des lavements d'eau froide ou fraîche sont prescrits. Dans tous les cas, le malade boit autant d'eau froide que l'estomac peut en supporter sans fatigue et il prend autant d'exercice qu'il le peut. Priessnitz ne se contente pas toujours de faire pratiquer des ablutions et des frictions pendant quelques minutes dans un bain partiel à la sortie du drap mouillé, mais il emploie encore d'autres frictions faites dans de l'eau très-froide, à 2 ou 4° R., ou bien le malade est plongé dans un grand bain à cette basse température. Ces dernières immersions sont de très-courte durée, le temps d'entrer et de sortir une ou deux fois au plus, tandis que celles faites dans l'eau dégourdie durent trois ou huit minutes et même un quart-d'heure, une demi-heure et plus. C'est le système des bains alternants qui paraît réagir vivement sur la peau.

Durant l'accès, il a recours aux procédés suivants : pendant la période du froid, des frictions générales sont faites avec le drap mouillé sur tout le corps, par un aide vigoureux, et le malade concourt lui-même à ces frictions, autant que le spasme général le lui permet. Le drap n'est renouvelé que lorsqu'il est à peu près sec ; mais, généralement, le mouvement centrifuge ne se fait pas attendre, et la température de l'eau dont le drap est imbibé s'élève considérablement. Lorsque la période de chaleur est établie, le malade est enveloppé avec soin dans le drap mouillé, et celui-ci est renouvelé dès qu'il tend à se sécher, ce qui ordinairement n'arrive pas, la sueur apparaissant plus tôt. Tant que la chaleur persiste, le drap mouillé est renouvelé. Si la chaleur diminue sans sueur, on attend que le calme renaisse, puis quelques ablutions générales d'eau à 14 ou à 16° R. terminent l'opération. Pendant cette période de chaleur, et durant l'enveloppement dans le drap mouillé, on a soin de tenir la tête entourée de compresses dont l'eau est médiocrement exprimée, et ces compresses rafraîchissantes sont renouvelées au fur et à mesure qu'elles deviennent chaudes. L'on apaise aussi la soif vive du malade en lui donnant à boire de l'eau fraîche à discrétion.

Lorsque la transpiration commence, les linges qui entourent le malade sont relâchés de manière à lui permettre un peu de mouvement et de respirer à son aise; la fenêtre est ouverte pour lui donner de l'air, et, dé temps en temps, on lui fait boire de l'eau froide à petites gorgées, et non avec la même abondance que pendant la période de la chaleur. Lorsque la sueur cesse, ce qui arrive tantôt dans l'espace d'une heure, tantôt trois, quatre, cinq ou six heures après, les linges sont retirés et le malade placé dans un bain partiel d'eau à 10 ou 12° R., et l'on exerce sur tout le corps des frictions générales pendant une ou deux minutes. Des ablutions générales avec une éponge ou des linges trempés d'eau à la température indiquée, peuvent remplacer le bain partiel. Le malade est alors séché avec soin, et avant de l'habiller, on lui met la ceinture exprimée, s'il doit la porter, puis une fois habillé, il va au grand air, seul ou accompagné, selon l'état de ses forces, il fait de l'exercice, il boit quelques verres d'eau fraîche, puis il prend, en rentrant, un peu de nourriture de facile digestion.

J'ai vu à Græfenberg, une jeune femme de vingt-cinq ans, qui avait été traitée de cette manière pour une fièvre intermittente quotidienne. Le traitement dura six semaines, et la malade était loin de présenter les apparences de la santé. M. le docteur Hallmann, qui m'a été d'un grand secours pour obtenir des renseignements sur ce cas, ayant examiné la malade à cette époque, trouva la rate encore fortement tuméfiée, ainsi qu'une sensibilité très-marquée à la moindre compression exercée sur les apophyses épineuses des vertèbres cervicales. Dans ce cas, il n'y a pas eu de sueurs, mais seulement de violents frissons suivis d'une très-forte chaleur générale.

Un autre malade atteint d'une paraplégie incomplète, et qui avait eu à Odessa, une fièvre intermittente grave, fut pris pendant son séjour à Græfenberg, d'accès fébriles intermittents quotidiens.

Le frisson était très-prononcé, la chaleur forte, mais les sueurs peu copieuses. Des frictions avec le drap mouillé jusqu'à l'établissement de la chaleur, puis l'enveloppement dans des draps mouillés, jusqu'à ce que celle-ci ait cessé, et enfin, des ablutions générales d'eau à 12° R., tel fut le traitement employé pendant deux mois. La fièvre cessa au bout de ce temps. Chez ce malade, la rate était évidemment hypertrophiée. On continua l'usage de la ceinture exprimée après la cessation de la fièvre.

Les cas suivants de fièvres intermittentes traitées hydrothérapiquement à l'hôpital militaire d'Inspruck par le docteur Fritz, et communiqués par ce médecin au recueil intitulé *Wasserfreund*, contribueront à jeter quelque lumière sur le traitement de ces affections par la nouvelle méthode. Son application paraît cependant loin d'être aussi énergiquement poursuivie qu'entre les mains de Priessnitz, qui, maintenant, n'emploie presque plus la transpiration forcée contre la fièvre intermittente.

Première observation. Fièvre quotidienne, vingt-neuf ans, constitution athlétique. Ce malade, après avoir été traité pendant quelques jours pour une fièvre rhumatismale, fut pris de symptômes cérébraux intermittents, graves, s'annonçant par des frissons bientôt suivis de maux de tête violents, d'un état soporeux et de chaleur âcre avec sécheresse de la peau ; l'accès se terminait par des sueurs abondantes, sans soulagement aucun et laissait le malade sans fièvre, mais dans un état d'abattement et de prostration extrêmes, avec persistance de la céphalalgie. Les accès arrivaient le matin de bonne heure et duraient jusqu'à une et deux heures de l'après-midi.

Le septième jour de la maladie, on commença le traitement hydrothérapique en enveloppant le malade dans le drap mouillé dès que la chaleur fut rétablie. Lorsque l'accès fut passé, on le laissa reposer quelques heures, puis on le fit transpirer dans la couverture de laine à quelques heures d'intervalle, sans avoir égard à son état de faiblesse. Cependant, après quatre jours de ce traitement, l'état soporeux, la céphalalgie ainsi que la sécheresse de la peau avaient diminué d'une manière très-notable.

Le cinquième jour, on change le mode de traitement ; dès que le frisson commence , on enveloppe le malade dans la couverture de laine , on le recouvre d'un vaste édredon , et on cherche à le faire transpirer. La période de froid et celle de la chaleur se trou vèrent ainsi raccourcies , et lorsque l'accès fut terminé , tout le corps fut lavé dans un bain d'eau froide. Après quatre jours de ce traitement , les accès de fièvre étaient déjà bien moins violents, mais ils se montrèrent cependant toujours régulièrement à la même heure. Le neuvième jour de traitement on supprima l'enveloppement dans le couverture de laine , parce que la peau était très-aride, et parce que , à la céphalalgie, venait se joindre le délire. On la remplaça par le drap mouillé, et des compresses imbibées d'eau froide furent constamment maintenues sur la tête et fréquemment renouvelées.

Cet accès fut le dernier, et bientôt, malgré la faiblesse des premiers jours , le malade put vaquer à ses affaires , et la fièvre ne revint pas.

Deuxième observation. G. B***, âgé de vingt-cinq ans, fut traité pendant trois semaines à l'hôpital militaire d'Inspruck pour une fièvre intermittente quotidienne. On lui donna du sulfate de quinine. La fièvre cessa , mais elle reparut dans la troisième semaine de la convalescence. Le 26 janvier , il revint à l'hôpital se faire traiter de nouveau, et comme il existait des symptômes de dérangement des fonctions gastro-intestinales, on employa les amers et les laxatifs. Le 15 février suivant, le malade fut débarrassé de la fièvre, et quitta l'hôpital , huit jours après, en fort bon état de santé. Le 21 février il y rentra pour la troisième fois , ayant encore la fièvre intermittente. Pendant deux jours , on le mit à l'usage du sulfate de quinine, mais ensuite, on résolut de le traiter hydrothérapiquement. Pour cela , dès que la chaleur fut établie , on l'enveloppa dans la couverture de laine (il n'est pas question du drap mouillé), et on l'y laissa jusqu'à ce que la sueur devint très-abondante, puis l'accès terminé, on fit prendre au malade un grand bain d'immersion dans l'eau froide, et vers l'après-midi, on lui donna une douche d'eau froide sur tout le corps pendant trois minutes. Ce traitement fut continué pendant dix jours , les accès persistant. La maladie cessa au bout de ce temps, et le 25 mars, il quitta l'hôpital en bon état et la fièvre ne revint plus.

Troisième observation. M***, âgé de vingt-huit ans, était atteint de fièvre intermittente quotidienne depuis assez longtemps quand il entra à l'hôpital le 15 avril. Aucun traitement n'avait été suivi. Le foie et la rate offraient une tuméfaction très-prononcée, et il existait en même temps des symptômes bilieux très-marqués. On eut recours de suite à l'hydrothérapie. D'abord, eau froide pour toute boisson, comme dans les autres cas, puis, quand l'accès débute, enveloppement dans le drap mouillé. Priessnitz, comme nous l'avons vu, emploie dans cette période des frictions avec le drap mouillé, et ne fait usage de l'enveloppement que lors de l'apparition de la chaleur. Dans la seconde période du paroxysme, enveloppement dans la couverture de laine jusqu'à la sueur, et, lorsque celle-ci cesse, immersion et frictions dans le bain froid.

Après dix jours de ce traitement, le foie et la rate n'offraient plus de traces de tuméfaction, l'état bilieux avait disparu et les accès de fièvre qui avaient diminué graduellement d'intensité ne revinrent plus. On cessa alors les enveloppements et les bains froids, et le malade sortit guéri le 28 avril.

Le docteur Fritz dit avoir guéri une maladie semblable en dix-sept jours par le même mode de traitement. C'était un cas de récidive. Il rapporte encore les faits suivants de fièvre tierce traités par la même méthode.

Quatrième observation. J. K***, âgé de vingt ans, d'un aspect cachectique, atteint depuis près de quatre mois d'une fièvre endémique sous forme tierce, après avoir été traité par divers moyens, et entre autres par l'arsenic, rentre à l'hôpital militaire d'Inspruck le 26 juin 1842, à cause de la récidive des accès. Le traitement hydrothérapique fut mis en usage de la manière suivante. Tous les matins, enveloppement dans la couverture de laine et transpiration abondante provoquée. Quand celle-ci est terminée, bain d'eau froide à 13° R. Après ce bain, application de la ceinture excitante autour de l'abdomen. Eau fraîche pour boisson et exercice au grand air. Dans le jour d'intervalle, transpiration dans la cou-

verture de laine et bain partiel après la sueur. Le 15 février, l'on
ajoute à ce traitement une douche d'eau froide prise pendant une
ou deux minutes, sur toute la surface du corps, et administrée
dans l'après-midi. Ce traitement fut continué jusqu'au 23 mars,
avec la seule addition de compresses excitantes dont on entoura la
cuisse gauche, en raison d'une tuméfaction œdémateuse qui était
survenue à ce membre.

Le 23 mars, le résultat du traitement ainsi continué pendant
deux mois, avait été la disparition de l'aspect cachectique, ainsi
que le retour de la rate à son volume normal. Cependant, la fièvre,
quoique moins forte, persistait encore avec le même type tierce.
L'antipathie du malade pour le traitement hydrothérapique arriva, vers cette époque, à un si haut degré, qu'il fut impossible
de le continuer, et on dût le transférer dans une autre salle. Ici
on eut recours à l'administration, par la méthode endermique, du
sulfate de quinine qui arrêta bientôt les accès. Le malade quitta
l'hôpital le 12 avril, tout à fait délivré de sa fièvre et en bon état
de santé.

Cinquième observation. J. L***, âgé de trente ans, maigre et
de faible constitution, fut traité vainement d'une fièvre intermittente tierce pendant un mois à l'hôpital militaire d'Inspruck, par les
toniques et les laxatifs. La maladie venant alors à se compliquer de
symptômes nerveux, l'on eut recours à l'hydropathie. Deux fois
par jour, on fit transpirer le malade dans la couverture de laine,
puis aussitôt après, on le mit dans un bain partiel à 13° R. où l'on
pratiqua des ablutions et des frictions à la main sur tout le corps.
Comme il existait toujours une forte tendance à des congestions
sanguines vers la tête, cette partie fut constamment entourée de
compresses rafraîchissantes. Le 13 février, après trois jours de
traitement, les idées étaient plus claires, mais la fièvre devint continue et la peau très-chaude et sèche. Le 14, éruption de la variole, qui suivit sa marche régulière, et pendant laquelle on suspendit le traitement hydrothérapique. Avec la variole, tous les
symptômes de fièvre intermittente disparurent pour ne plus se
montrer.

Sixième observation. J. W**, tyrolien, ayant une apparence de mauvaise santé, est entré à l'hôpital le 9 avril 1842, pour une fièvre intermittente tierce sans complication. On le mit au traitement hydrothérapique dès le deuxième accès, sans avoir eu recours à d'autres moyens. Ainsi, tous les matins on le fit transpirer abondamment dans la couverture de laine, puis on le mit dans le bain froid partiel à 13° R., où les ablutions et les frictions ordinaires furent pratiquées avec soin. Eau froide pour boisson. Ce traitement fut continué pendant quatorze jours, quand eut lieu le dernier accès. Dans le but de fortifier la constitution, on fit prendre encore chaque jour un bain froid, immédiatement au sortir du lit, et le malade quitta l'hôpital le 5 mai, en bon état. Le 11 mai, récidive et rentrée à l'hôpital, où l'on eut recours aux mêmes moyens auxquels on ajouta une douche d'eau froide. Après le cinquième accès, la fièvre ne reparut plus. Cependant l'on continua les mêmes moyens jusqu'au 31 mai, jour de la sortie. Il n'y eut plus de récidive.

Septième observation. J. H**, âgé de 40 ans, de petite taille, entra à l'hôpital militaire d'Inspruck le 5 mai 1842, avec une éruption herpétique sur tout le corps, et une tuméfaction des ganglions lympathiques du col. Le même jour, il fut pris d'un accès de fièvre intermittente dont les paroxysmes se renouvelèrent suivant le type tierce. L'hydrothérapie fut seule employée. Tous les matins on fit transpirer le malade dans la couverture de laine, puis bain froid partiel avec ablutions et frictions. Les ganglions lymphatiques tuméfiés furent couverts de compresses excitantes, et l'on administra de l'eau froide pour toute boisson. La fièvre revint dix fois pendant ce traitement, puis elle cessa sans récidiver. Cependant on continua le même traitement pour l'affection cutanée, en y ajoutant l'emploi de la douche. La guérison demanda encore six semaines.

Le docteur Fritz, rapporte encore cinq autres cas de fièvre tierce simple, guéris par ce traitement, après un laps de temps qui a varié depuis dix jours jusqu'à un mois, et la convalescence ne fut pas entravée par des récidives.

Le traitement adopté par le docteur Fritz, diffère notablement comme on le voit, de celui qu'emploie actuellement Priessnitz,

et cependant il paraît avoir obtenu des succès marqués. La différence existe surtout dans l'emploi général que fait le premier de la
transpiration, tandis que Priessnitz paraît en ce moment ne pas
recourir à ce moyen. L'un attaque principalement l'accès qu'il
combat vigoureusement, l'autre abandonne l'accès pour modifier
la constitution au moyen des transpirations forcées. C'est, pour
ainsi dire, le premier traitement hydriatrique que Priessnitz mit
en usage, et que chacun employa, c'est-à-dire, tout simplement
des sueurs forcées.

Dans tous les cas, le remède est aussi fatigant pour le médecin
que pour le malade, et une soumission aveugle de la part de ce
dernier est absolument nécessaire. N'oublions pas que l'on obtiendrait rapidement, et en toute sûreté, une guérison complète par le
quinquina et ses diverses préparations. Cependant en cas de récidive, et chez des malades où les antipériodiques sont mal supportés, l'hydrothérapie fournirait peut-être à la médecine un moyen
auxiliaire précieux, en contribuant à rétablir la santé générale, à
ranimer les fonctions cutanées, et à rendre la peau beaucoup
moins sensible aux variations atmosphériques, source féconde de
récidive pour les convalescents.

Les observations suivantes sont des cas de fièvres intermittentes
très-rebelles, traitées par l'hydropathie, les deux premières par
Weiss (Resultate zwolf jœhriger Erfahrungen, in Græfenberg),
et la dernière par Priessnitz : je l'ai recueillie à Græfenberg, grâce
aux renseignements qui m'ont été fournis par M. le docteur
Stummer.

Huitième observation. André **, 46 ans, malade depuis sept à
huit ans d'une affection gastro-hépatique, et ayant été affecté à
plusieurs reprises de la jaunisse, fut soumis le 8 juillet 1843, au
traitement hydrothérapique, pour une fièvre quarte, qui durait
alors depuis un an, et qui avait résisté à tous les moyens mis en
usage. Les accès se montraient à deux heures et demie de l'après-
midi avec des frissons très-violents, qui duraient environ deux
heures, et auxquels succédait une chaleur très-vive avec soif ardente ; il n'y avait pas de sueur. Dans les jours d'intervalle, le malade accusait un sentiment d'abattement extrême, avec toux sèche,

douleur dans la région du foie, inappétence, goût amer dans la bouche, et constipation. On cherche d'abord à régler les évacuations alvines en faisant boire beaucoup d'eau fraîche, en administrant des lavements semblables (15° R.), et en frictionnant le bas-ventre avec la main garnie de laine. Ces moyens ne produisant pas le résultat désiré, le malade fut placé pendant deux heures dans un tiers de bain d'eau à 12° R., dans lequel il se frictionne lui-même le bas-ventre avec les deux mains alternativement, pendant que deux aides en faisaient autant sur les autres parties du corps. Il fut alors habillé, et se promena en plein air, à l'effet de ramener la chaleur sur toute la surface cutanée. Ce moyen employé pendant plusieurs jours ne produisit cependant pas de résultat. On résolut alors d'envelopper le malade dans la couverture de laine à la fin de la période de chaleur, pour augmenter la transpiration sensible. On le fit en effet transpirer de cette manière, peu d'abord, mais davantage les jours suivants. Ces transpirations, amenées au moyen de l'enveloppement dans des couvertures de laine, jointes aux bains froids, pris immédiatement après, constituèrent tout le traitement avec les compresses excitantes autour de l'abdomen, un régime sévère et l'eau froide bue en abondance, pendant six semaines. La fièvre cependant se conserva avec le même type quarte. L'on ajouta alors aux divers modes d'application de l'hydrothérapie ci-dessus mentionnés, les bains de siège froids, d'abord dans un grand baquet en bois, puis dans de l'eau courante, mais le tout en vain. Ces divers moyens, et le régime sévère, n'empêchaient pas la fièvre de paraître comme à l'ordinaire, enfin, des demi-bains froids avec frictions générales, bains qui duraient au-delà de deux heures chacun, parvinrent à faire une impression momentanée sur la maladie. Elle fut suspendue quelque peu, mais elle ne tarda pas à reparaître avec le type tierce. Tout avait été employé par M. Weiss, à l'exception des douches froides, dont il n'attendait aucun avantage, l'expérience ayant appris que ce moyen avait en général l'inconvénient de rappeler des accès de fièvre intermittente, disparus depuis fort long-temps.

Le malade prit donc journellement la douche pendant six mi·

nutes, et les accès de fièvres continuèrent à se montrer tous les deux jours comme auparavant. Le neuvième jour de la douche, la peau prit une teinte jaunâtre générale et la nuit fut agitée. Le lendemain, jour de fièvre, le paroxysme s'annonça deux heures plus tôt que de coutume par une céphalalgie des plus violentes. Malgré des enveloppements successifs dans des draps mouillés souvent renouvelés, la chaleur sèche et brûlante de la peau persista, non seulement pendant tout ce jour, mais encore pendant la journée du lendemain, et ne disparut que lors de l'apparition de la sueur. Avec celle-ci survint une jaunisse des plus prononcées. Un lavement d'eau froide provoqua une évacuation alvine très-abondante, ce qui n'avait pas encore eu lieu, les selles étant très-rares, et, deux heures après, il en survint une seconde qui en-traîna beaucoup de calculs biliaires.

A dater de ce moment, la fièvre ne reparut plus, et la jaunisse se dissipa dans les huit jours suivants. Les fonctions gastro-intestinales se rétablirent parfaitement, ainsi que le sommeil, et le malade quitta bientôt l'établissement de M. Weiss, en parfaite santé.

On ne peut pas douter que dans ce cas, l'affection hépatique n'ait été la cause directe de la fièvre intermittente. La crise qui termina la maladie a été évidemment le résultat de l'hydrothérapie, dont l'action dans ce cas a été semblable à celle des eaux minérales, telles que Vichy, Carlsbad et autres. Dans les cas suivants de fièvres intermittentes rebelles, nous verrons également la guérison s'opérer sous l'influence de l'hydrothérapie, et après l'apparition fortuite de crises provoquées par cette méthode appliquée, pour ainsi dire, d'une manière intempestive.

Il s'agit aussi d'une fièvre quarte rebelle, traitée dans l'établissement hydrothérapique de M. Weiss, à Stanstead-Bury. Voici les antécédents : la malade, âgée alors de trente-six ans, s'était toujours bien portée jusqu'à sa dix-septième année, à l'exception de quelques symptômes scrofuleux qui s'étaient montrés dans l'enfance. A dix-huit ans, fièvre typhoïde, dont la convalescence fut suivie d'une fièvre intermittente qui persista près de cinq mois. Vers la trentième année, il se forma sur les cuisses une éruption cutanée chronique s'étendant depuis les aines jusqu'aux genoux. Divers traitements furent employés, et enfin, par suite de l'application d'une certaine pommade, l'affection dartreuse disparut. Peu de temps après, il se déclara une fièvre intermittente à type quarte, qui résista à beaucoup de remèdes et qui durait depuis dix mois lorsque la malade eut recours à l'hydrothérapie.

Cette dame était d'une maigreur extrême et d'une pâleur remarquable. Les paroxysmes débutaient tous les trois jours, vers les huit heures du matin, par de violents frissons qui, après avoir duré une heure, étaient suivis d'une chaleur brûlante, avec sécheresse extrême de la peau, de soif très-vive et d'un peu de céphalalgie. La chaleur, après avoir persisté pendant deux à trois heures, cessait peu à peu, mais la peau s'humectait à peine.

Pendant plus de trois mois, l'on eut recours, mais en vain, à toutes les ressources de l'hydrothérapie; l'on n'obtint ni évacuations alvines régulières, ni sueurs. Les douches même restèrent sans effet. Il manquait bien de temps à autre quelques paroxysmes, mais ils revenaient aussitôt et toujours en type quarte. Le désespoir s'empara de la malade, et en exagérant imprudemment le traitement, le hasard amena l'effet tant désiré. Un soir, elle commanda à la garde de la couvrir plus que d'ordinaire, et d'arranger les couvertures de façon à ne pouvoir être défaites, afin, disait-elle, de se faire transpirer à outrance. La garde fit ce qu'on lui ordonna, et se retira pour la nuit. Elle était à peine éloignée, que la malade commença à se trouver très-mal à l'aise, la tête devint brûlante, l'apoplexie lui parut imminente, enfin, une véritable hallucination s'empara d'elle, et les images les plus effrayantes lui passèrent devant les yeux. Elle chercha, dans son désespoir, à défaire les couvertures qui la retenaient emmaillottée, mais en vain. Elle redoubla d'efforts, l'anxiété alla en augmentant, et bientôt, elle se trouva le corps inondé de sueur. Épuisée par la lutte, et sans avoir pu se défaire des liens qui l'entouraient, elle perdit connaissance vers les trois heures du matin, et fut trouvée dans cet état, à moitié morte et baignée de sueur, par la garde qui arriva vers les cinq heures. Des ablutions générales d'eau froide sur tout le corps dégagé des couvertures, parvinrent en quelques minutes à ranimer la malade et à calmer un peu la chaleur qui la dévorait. On la laissa pendant quelques jours en repos dans son état ordinaire, puis l'on chercha de nouveau à la faire transpirer pour calmer l'extrême sécheresse de la peau, et cette fois, une transpiration abondante s'établit presque aussitôt. Tous les jours on la fit ainsi transpirer sans peine et la peau reprit une certaine activité de bon augure.

Dix jours se passèrent ainsi sans que la fièvre se montrât de nouveau. Mais alors survinrent des malaises, de la fièvre, et après une très-mauvaise nuit, il se montra sous le sein gauche une tache rouge qui augmenta peu à peu d'étendue, et qui enfin couvrit une surface considérable. La fièvre ne revint plus pendant le temps que la malade passa encore dans l'établissement, mais l'affection cutanée persistait encore lorsqu'elle retourna chez elle.

Dans l'observation suivante, recueillie à Græfenberg, c'est encore à l'imprudence du malade que l'on doit attribuer la crise qui a mis fin à une fièvre intermittente restée jusque-là rebelle à l'hydrothérapie.

Dixième observation. R***, âgé de cinquante-six ans, grand, d'une maigreur extrême et d'un aspect cachectique, ayant été jadis affecté de fièvres intermittentes rebelles, pour lesquelles il avait pris beaucoup de sulfate de quinine, et de maladies vénériennes dont les préparations mercurielles firent la base du traitement, est venu à Græfenberg se soumettre à l'hydrothérapie, à cause d'un dérangement chronique des fonctions gastro-intestinales, accompagné d'un engorgement prononcé de la rate.

Pendant le premier mois de son séjour, le traitement consista simplement en un enveloppement chaque matin dans le drap mouillé, suivi de frictions faites par-dessus un drap humecté d'eau froide, puis, plus tard, un bain de siége dans l'après-midi et la ceinture mouillée autour du ventre.

Après un mois de séjour, il survint des accès de fièvre intermittente tierce, les frissons étaient très-violents et duraient environ une heure, la chaleur était ensuite extrêmement vive, et la sécheresse de la peau extrême, mais il n'y eut pas de sueurs; cette fièvre fut traitée par Priessnitz de la manière suivante. Frictions

générales faites par-dessus un drap mouillé dès que le frisson commençait, et l'on continua tant que celui-ci revint. Enveloppement
dans le drap mouillé pendant la période de chaleur, en ayant soin
de renouveler le drap quand il se séchait, puis, lorsque l'accès
était terminé, le malade était placé dans un bain partiel à 12° R.,
et des ablutions ainsi que des frictions à la main étaient faites sur
tout le corps. Le malade buvait de l'eau en abondance, portait
toujours la ceinture mouillée, faisait de l'exercice en plein air, et
suivait un régime sévère. Pendant plus de six semaines, les accès
semblaient plutôt augmenter que diminuer, puis ils restèrent sta-
tionnaires, et enfin leur violence diminua, mais ils persistaient
toujours. Près de quatre mois s'étaient écoulés lorsque le malade
au désespoir, résolut de tenter l'effet du grand bain froid ; pour
cela, se trouvant un peu de moiteur à la fin de l'un des paroxysmes, il se plongea dans un grand bain froid, chose que Priessnitz
lui avait très-expressément défendue. Il éprouva des malaises au
sortir du bain, et bientôt commença à rendre, par les vomissements, du sang noir en grande quantité ; l'hématémèse persista
pendant plusieurs heures, malgré les boissons glacées dont on fit
usage ; le lendemain, le malade rendit beaucoup de sang dans les
selles. A dater de ce moment, la fièvre disparut, l'engorgement
de la rate se dissipa, l'appétit revint, et bientôt l'on put constater
une amélioration très-marquée dans l'état général du malade.

Les circonstances subséquentes de ce fait méritent d'être détaillées, bien qu'elles n'aient pas de rapport avec le traitement des
fièvres intermittentes. La guérison fut tout d'un coup entravée par
des céphalalgies violentes, qui acquirent peu à peu une telle intensité que le malade voulut mettre fin à ses jours. Après six semaines
environ de souffrances inouïes, un chancre vénérien secondaire
se forma dans le fond de la gorge, et les maux de tête cessèrent.
Ce chancre acquit rapidement le volume d'une pièce de vingt sous,
puis resta stationnaire. Le traitement hydrothérapique fut alors
dirigé contre cet ennemi nouveau, et après plusieurs mois de
soins assidus, la cicatrisation fut complète. Lorsque je vis le malade,
il était sur le point de partir en bonne santé, et fort reconnaissant
envers l'hydrothérapie qui l'avait délivré de tous ses maux.

Ces faits me semblent très-instructifs, ils prouvent ce que l'on peut obtenir de ces tentatives désespérées, auxquelles se livrent des malades qui ont tout épuisé. Mais faut-il les imiter ? dans quelles circonstances pourra-t-on recourir à de tels moyens ? *Rara non sunt artis*. Des milliers de cas de fièvre intermittente ne sont-ils pas guéris tous les jours par les procédés ordinaires, sans accidents, et sans que la santé des malades ait aucunement à souffrir des remèdes employés ? La médecine se gardera donc bien de se dessaisir des agents thérapeutiques que l'expérience lui a appris à connaître, mais en même temps elle accueillera avec reconnaissance un moyen nouveau dont l'applicaction lui offre une précieuse et dernière ressource. Les circonstances, d'ailleurs, peuvent être telles que l'hydrothérapie soit le seul moyen dont le médecin puisse disposer. Le désespoir du voyageur Burkhart en proie à une fièvre intermittente sur les bords de la mer Rouge, et privé de quinquina dont il avait imprudemment fait cadeau, eût été bien adouci s'il avait connu la manière de transformer en un puissant remède, l'élément le plus commun et le plus simple, l'eau qu'il trouvait partout à sa disposition.

Je signalerai moi-même dans ce chapitre une grande lacune que malheureusement je n'ai pas été à même de combler. Je veux parler des cas, sans doute nombreux, où l'hydrothérapie n'a point eu le succès désiré. L'emploi de cette méthode dans le traitement des fièvres intermittentes, échoue quelquefois, comme cela se voit pour des cas de rhumatisme chronique et autres affections analogues, qui, au dire des hydropathes, ne résistent jamais à l'hydrothérapie, et que cependant j'ai vu résister très-opiniâtrement. Vouloir toujours expliquer les cas d'insuccès de ce traitement par le fait de l'administration antérieure de quelque médicament, est une excuse sans valeur, car il devrait en être presque toujours ainsi, et cependant nous voyons souvent l'hydropathie réussir à merveille chez des individus qui ont épuisé presque toutes les ressources de la pharmacie. Mais, me dira-t-on, pourquoi ne pas avoir de suite recours à ce traitement auquel vous vous adressez en désespoir de cause ? Parce que la certitude de l'hydrothérapie n'est pas assez grande pour compenser les désagréments que son usage entraîne, et pour que le médecin puisse la proposer en toute conscience lorsqu'il possède d'autres moyens qui réussissent parfaitement bien.

Ce que nous venons de dire au sujet du traitement hydriatrique appliqué aux fièvres intermittentes ordinaires, s'adresse à plus forte raison, à l'application de cette méthode aux fièvres pernicieuses. Il me paraît évident que le temps perdu en cherchant à opérer une réaction organique salutaire, serait bien plus utilement employé en arrêtant par tous les moyens que la médecine possède, les accès qui menacent les jours du malade. Le ridicule anathème prononcé par l'hydrothérapie contre tous les médicaments, n'empêchera pas le médecin de se hâter de recourir à l'antipériodique par excellence, au quinquina et à ses préparations, ou à leur défaut, à tout autre antipériodique. Il n'hésiterait même pas à employer l'arsenic, s'il le fallait, plutôt que de laisser périr le malade dans des retards injustifiables. C'est ainsi que mon tant regretté maître et ami, le docteur Biett, parvint à arrêter les accès d'une fièvre pernicieuse, que l'on avait cherché à couper avec le sulfate de quinine à haute dose. Ce médicament, ordinairement si efficace, avait échoué complètement, et bien qu'on eut persisté à l'administrer, le quatrième accès accompagné d'un délire violent, avait laissé le malheureux malade dans un état voisin de la mort. Il était évident qu'un autre accès l'emporterait. Dans ces circonstances, Biett n'hésita pas à avoir recours à l'arsenic. Il prescrivit une potion composée d'eau de menthe, 90 grammes, et de 30 grammes de la solution de Pearson, (contenant 5 centigrammes d'arséniate de soude.) Toutes les dix minutes, une cuillerée à café de la potion fut administrée dans la période apyrétique, laquelle devait durer de quinze à dix-huit heures. Toute cette potion fut prise et la fièvre ne reparut plus. On en continua l'usage en diminuant la dose de moitié chaque jour, et le malade fut bientôt remis entièrement. Valait-il mieux laisser mourir ce malheureux que d'administrer l'arsenic? J'espère avoir rendu ici ma pensée clairement et de manière à ce que jamais l'on ne m'adresse le reproche d'avoir préféré l'arsenic à l'hydriatrie et à ses diverses pratiques.

Cependant, il est probable que, même dans les cas de fièvres intermittentes pernicieuses, l'hydrothérapie pourrait rendre de grands services durant le paroxysme, que des frictions vigou-reuses faites avec le drap mouillé, pourraient abréger la période de froid, et que des enveloppements sans cesse renouvelés dans le drap mouillé, pendant la période de chaleur, en diminueraient con-sidérablement les désagréments et le danger. Il en serait de même de l'application sur la tête, de compresses rafraîchissantes souvent renouvelées. Les résultats avantageux que les immersions ont fournis à Giannini, doivent encourager les médecins à recourir aux enveloppements dans le drap mouillé, car ils n'offrent pas les mêmes inconvénients que le bain froid. Enfin le complet abandon dans lequel l'eau froide est tombée pour le traitement des fièvres intermittentes pendant l'accès, me paraît grandement repréhen-sible, et la nouvelle méthode aura bien mérité de la science, si elle parvient à ramener les esprits imbus de préjugés contraires.

Enfin, je crois avoir établi d'après tout ce qui précède, que le traitement hydriatrique des fièvres intermittentes ne l'emporte pas sur celui de ces maladies par les antipériodiques, mais que, dans des cas de fièvres intermittentes rebelles et surtout dans ceux qui sont accompagnés d'engorgement des viscères abdominaux, ce traitement constitue avec les eaux minérales, une précieuse res-source, mais qui exige, de la part du malade, autant de courage que de patience.

Du traitement hydrothérapique de la Conges-tion cérébrale, de l'Appoplexie et du Ramol-lissement du cerveau.

L'hydrothérapie applique absolument le même traitement à ce groupe d'affections cérébrales, de là la nécessité de les réunir dans un même chapitre. Du reste, les moyens que la médecine ordi-

naire emploie pour les combattre sont également à peu près identiques. Le diagnostic différentiel de ces maladies est néanmoins
d'une haute importance, tant pour le traitement à suivre que pour
le prognostic à porter. Aucun médecin, même le fauteur le plus
enthousiaste de l'hydrothérapie, ne niera cette assertion. L'opinion
de ceux qui ne peuvent avoir un jugement en pareil cas, je veux
parler des hydropathes improvisés, n'est ici d'aucun poids,
et ne mérite pas la moindre attention. Me plaçant donc sur le
terrain de la science avec l'homme capable de me comprendre, je
lui demanderai d'abord s'il croit réellement que l'étude de la marche et de la nature de ces affections soit une chose oiseuse, s'il
n'est pas nécessaire de les connaître pour les traiter, et si de leur
nature bien connue, ne découle pas le traitement à suivre ? Ou bien
si, comme le font les hydropathes, il suffit de réunir quelques
symptômes tels que la perte subite de connaissance, la respiration
stertoreuse, la face injectée ou décolorée, pour considérer la maladie comme une apoplexie, et si le traitement qu'on lui applique
est capable de remplir le but que l'on devrait se proposer ? Ce but,
dans la congestion cérébrale, c'est le prompt dégorgement du sang
qui obstrue la masse encéphalique ; dans l'hémorrhagie cérébrale,
c'est la résorption du sang épanché et l'obstacle apporté au développement de l'inflammation prochaine ; enfin dans le remollisse-
ment du cerveau, c'est d'empêcher, par un traitement actif l'extension de la maladie, et d'isoler, autant que possible la lésion
dans le point frappé. Tous les efforts du médecin devront tendre à
ces résultats, mais il prendra aussi en grande considération la
haute importance et l'extrême délicatesse de l'organe malade, la
nature particulière de sa construction et celle des parois solides
qui le renferment. La structure du crâne sera pour le médecin un
motif de mettre promptement en usage tous les moyens que l'on
possède pour remédier à un état de choses aussi dangereux. Et
quels sont ces moyens dont l'expérience lui a démontré la forte et
puissante action ? Les évacuations sanguines, tant locales que générales, répétées suivant les forces du malade, la stimulation dérivative du canal intestinal provoquée par des purgatifs plus ou moins
énergiques, l'application locale du froid sur l'organe souffrant, soit

au moyen de l'eau en irrigation, soit par une application des compresses trempées dans de l'eau froide et fréquemment renouvelées. C'est avec ces moyens que les praticiens qui savent les employer arrêtent journellement les affections cérébrales les plus graves de la nature de celles dont nous nous occupons; c'est par ces moyens que des milliers de malades sont chaque année arrachés à la mort. Qui pourrait les nier, ces résultats? quel médecin ne les a pas vus se reproduire sous ses yeux et sous sa main? Je constate ici seulement le fait sans entrer dans les détails dont la médecine pratique abonde et dont la connaissance constitue le vrai praticien.

Or, pour obtenir les mêmes résultats, que nous propose l'hydrothérapie? l'usage très-étendu, il est vrai, d'un seul des moyens que la médecine emploie depuis des siècles, l'usage exclusif de l'eau froide appliquée à l'extérieur et à l'intérieur. Ici se déroule la liste bien connue des affusions, des frictions générales dans le bain partiel, des applications de compresses calmantes sur la tête, et l'eau froide à l'intérieur pour boisson. Quel but se propose-t-on en les employant? de calmer, d'apaiser l'orgasme du cerveau et de développer sur la peau, dans les parties éloignées, une inflammation dérivative appelée *crise*. Que l'affection cérébrale soit congestive, qu'il y ait épanchement ou ramollissement, non-seulement l'hydropathe traite ces choses de la même manière, mais encore il les confond complétement; pour lui, tout est apoplexie, et lorsque, bien heureusement pour le malade, une congestion cérébrale tant soit peu forte a été traitée avec succès par l'hydrothérapie, sans évacuations sanguines, c'est toujours une apoplexie qui a été miraculeusement guérie. C'est à l'aide de cette fantasmagorie enfantée par l'erreur et propagée par la crédulité, que l'on est arrivé à considérer l'hydrothérapie comme capable de guérir l'apoplexie d'une manière indubitable, tandis que les cas où cette méthode s'est montrée utile n'étaient que des congestions cérébrales. Débarrasser le cerveau du sang dont il est engorgé, c'est déjà beaucoup, mais attribuer à l'hydrothérapie le pouvoir de produire en quelques jours la résorption d'un caillot de sang épanché, c'est trop abuser de la crédulité des auditeurs.

Voici un de ces cas d'apoplexie guérie en trois jours par Priess-

14

nitz. Comme ce fait avait produit une certaine sensation à Berlin, on écrivit à Græfenberg pour obtenir des renseignements exacts, et la réponse fut que, M. le comte ***, atteint d'une apoplexie avec hémiplégie du côté gauche, avait été traité et guéri en trois jours par Priessnitz, à la barbe de plusieurs médecins auxquels lui, Priessnitz, avait jeté le défi de saigner le malade, ce qu'ils n'avaient pas osé faire. Trois jours après cette attaque, et grâce à l'hydrothérapie, le malade, disait-on, était sorti conduisant sa voiture. Or, ce cas d'apoplexie avec hémiplégie était, d'après des renseignements pris auprès de ces médecins, un cas de congestion cérébrale intense chez un homme très-gros et très-replet. Le malade est resté trois jours sans connaissance, parce que le traitement hydrothérapique était seul employé. Il n'y a point eu de paralysie. La saignée, selon ces médecins, était parfaitement indiquée, et tout annonçait que, si elle eût été pratiquée, le malade, au lieu de rester trois jours entre la vie et la mort, aurait repris ses sens dans les vingt-quatre heures, ainsi que cela se voit journellement ; mais le patient était entre les mains de Priessnitz, et c'est à peine si on leur a permis d'entrer le voir par curiosité, bien loin de demander leur avis. Voici l'observation :

M. le comte ***, cinquante ans, énormément gros et replet, ayant déjà eu des coups de sang, pour lesquels il avait été saigné, était venu à Græfenberg pour se faire traiter d'une ulcération qui était la suite d'une blessure accidentelle, et avait résisté aux divers moyens employés jusque-là. Depuis quelques jours, il se plaignait de pesanteurs de tête, ce qu'on attribuait à la chaleur du temps, quand un matin, on le trouva sans connaissance dans son lit. Des remèdes hydrothérapiques furent employés, on fit des affusions sur la tête et sur le corps, et lorsque le lendemain de l'événement, un médecin le vit, il le trouva encore sans connaissance dans un bain de siége où on le frictionnait sur toute la surface du corps avec les mains mouillées ; en même temps, on lui versait continuellement de l'eau froide sur la tête. La face était injectée, la respiration pénible et courte, la peau chaude, surtout à la tête ; le malade paraissait très-oppressé et murmurait quelques paroles inarticulées. Il n'y avait aucune paralysie, mais plutôt un état de

résolution de tous les membres. Après avoir ainsi frictionné le
malade dans le bain partiel pendant plusieurs heures, et avoir
versé de l'eau froide sur la tête toutes les deux et trois minutes, il
fut remis au lit où on l'enveloppa dans un drap mouillé, et
des compresses bien mouillées et souvent renouvelées furent constamment maintenues sur le crâne. Dans la matinée du troisième
jour, on le plaça dans un bain partiel, et dans ce bain on recommença les frictions et les affusions, le malade restant toujours sans
connaissance et dans un état semblable à celui d'un homme ivre.
Au sortir de ce bain qui dura plusieurs heures, le malade fut
enveloppé dans une couverture de laine, et des linges mouillés
furent placés sur la tête; la transpiration survint environ deux
heures après, on le laissa transpirer longtemps, puis on lui fit
prendre un autre bain partiel avec des affusions et des frictions
générales, enfin on le remit au lit. Ce fut dans cette soirée qu'il
sortit comme d'un rêve et que la connaissance lui revint. Le lendemain, Priessnitz le fit monter en voiture pour prendre l'air; un
cocher conduisait, et non le malade lui-même, comme on l'a dit à
tort. Cette promenade était faite dans l'intention de prouver que
l'hydriatrie avait sauvé un malade que la médecine abandonnait.

Pour quiconque a pratiqué la médecine, il est certain que des
lavements purgatifs, joints à une émission sanguine, soit locale,
soit générale, eussent produit, en quelques heures, les résultats
que l'hydriatrie n'a obtenus qu'après trois jours de danger imminent.

L'observation suivante nous offre encore une congestion cérébrale guérie par l'eau froide seule. Elle avait été également
considérée comme un cas d'apoplexie proprement dite. Un jeune
médecin norvégien, le docteur Matthison, qui se trouvait alors à
Græfenberg, voulut bien communiquer le fait au recueil intitulé
Wasserfreund.

J. P***, âgé de quarante ans, était déjà depuis quelques années dans un état d'hypochondrie, suite d'affections chroniques
de quelques viscères abdominaux, lorsqu'il eut le malheur de
perdre les uns après les autres, et dans un temps fort court, sa
femme et ses enfants. Ses amis l'amenèrent à Græfenberg pour le

soumettre au traitement hydrothérapique. Huit jours après son
arrivée, et à la suite d'une promenade faite par un temps très-
chaud (23 juillet), il fut pris tout à coup d'étourdissements, le visage devint cramoisi, bientôt il perdit la parole et resta privé de
connaissance. Les bras étaient seuls agités de mouvements spasmodiques.

Priessnitz prescrivit aussitôt un bain de pieds à la température
de 7 à 8° R., avec de fortes frictions pendant une demi-heure,
mais sans avantage aucun. On procéda alors à l'enveloppement
dans un drap mouillé, où bientôt il commença à délirer. Alors
Priessnitz le fit mettre dans un bain partiel à 14° R., et quatre
hommes l'y frictionnèrent vigoureusement pendant deux heures
avec les mains trempées continuellement dans l'eau du bain. Pendant ce temps, il y avait toujours perte de connaissance avec
mouvements convulsifs ou spasmodiques des membres, mais la
sensibilité persistait, ainsi que l'indiquaient les mouvements du
malade quand on le pinçait légèrement; de temps en temps, étant
au bain, on lui versait sur le corps, et en particulier sur la tête,
d'abord de l'eau du bain, dont on remplissait un grand vase, puis
de l'eau à 7° R. Ces dernières affusions arrachaient au malade une
sorte de cri aigu. La température de la peau de la tête resta toujours très-élevée. Après avoir continué les frictions pendant deux
heures, on les suspendit pendant une demi-heure, pour recommencer de nouveau, et comme la température du bain s'était
élevée, on y ajouta de l'eau fraîche. Après une heure de nouvelles
frictions, les mouvements spasmodiques cessèrent, et les yeux,
qui avaient été fixes, commencèrent à se mouvoir, mais sans que
le malade pût distinguer les objets. Ce fut vers les quatre heures
de l'après-midi qu'on reprit les frictions, et on laissa le patient
dans le bain sans cesser de le frotter jusqu'à neuf heures du soir;
les yeux alors se fermèrent, tant il y avait d'épuisement. On remit
le malade au lit; le pouls avait pris du développement, mais il
était encore très-irrégulier. Toute la nuit se passa sans que la connaissance revint, la peau des parties supérieures du corps jusqu'à
l'épigastre était très-chaude, tandis que les membres inférieurs
restèrent froids et l'on ne put les réchauffer de toute la nuit. De

temps en temps, sommeil entrecoupé de gémissements, les urines coulent dans le lit. Compresses calmantes sur la tête et fréquemment renouvelées.

A six heures du matin, Priessnitz fit envelopper le malade dans la couverture de laine, et bientôt la transpiration s'établit en même temps que la connaissance revint. Après une transpiration d'une demi-heure, on le plaça dans un bain partiel, à 15° R., et on l'y frictionna pendant vingt minutes, puis on le remit au lit, où il dormit jusqu'à midi, après avoir pris un peu de pain et de lait. A deux heures de l'après-midi, le malade se réveille inondé de sueur; nouvelles ablutions dans un bain partiel à 15° R., puis retour au lit, où il reste jusqu'à la matinée suivante, dormant de temps en temps, mais parlant avec calme et pleine connaissance; pouls régulier, selle normale.

Le troisième jour, enveloppement à cinq heures dans un drap mouillé, suivi bientôt après d'une légère transpiration; alors ablutions avec de l'eau, à 14° R. La température de la peau était encore très-élevée, sentiment de brisure et de fatigue qui disparaît le jour suivant.

Quelques jours après, il s'établit aux bras et aux cuisses, là où les frictions avaient appelé une forte réaction, des pustules phlyzaciées, de la grosseur d'un pois, qui suppurèrent et se desséchèrent au bout de quelques jours.

Dans la simple congestion cérébrale, celle que la médecine pratique traite journellement par des pédiluves irritants, par l'application de sangsues à l'anus, par la saignée du pied, ou enfin par l'administration de quelques laxatifs, l'hydrothérapie procède par les pédiluves froids, dans lesquels l'on obtient, à force de frictions, une excitation plus ou moins prononcée de ces parties, puis elle prescrit l'exercice au grand air, l'usage des bains de siége froids, d'une durée de dix à vingt minutes, enfin elle a recours à l'enveloppement dans le drap mouillé, s'il existe de la chaleur fébrile, et aux boissons aqueuses, que le malade doit prendre à discrétion.

En considérant la manière dont l'hydrothérapie agit sur le corps, le mouvement centrifuge très-prononcé qu'elle provoque, on ne peut plus douter de la possibilité de dégager la tête dans ces sortes de congestions. Mais il faut reconnaître que ce mode de traitement entraîne aussi beaucoup d'inconvénients. D'abord il exige un temps considérable, ensuite l'application des procédés ne peut se faire sans l'aide d'une personne qui en connaisse la pratique usuelle, enfin il est indispensable que le malade ait confiance dans le remède et qu'il veuille bien s'y soumettre. La plupart des individus sachant par expérience, avec quelle facilité la médecine ordinaire procède dans ces cas, et sans aucun résultat fâcheux, préféreront à coup sûr l'ancienne méthode.

Dans les congestions cérébrales habituelles, dans ces états où le malade accuse des pesanteurs de tête continuelles, et où il devient nécessaire de combattre cette fâcheuse habitude, l'hydrothérapie pourrait rendre plus de services, mais même dans ce cas, ce serait à tort que l'on abandonnerait entièrement toute action sur le canal intestinal. Dans ces congestions, qu'elles soient cérébrales ou rachidiennes, il n'existe, selon moi, aucun traitement mieux approprié à la nature de la maladie que l'hydrothérapie, convenablement appliquée. C'est en activant toutes les fonctions, en ravivant l'action de la peau, en produisant par les bains de siége une dérivation énergique vers le bas-ventre, c'est en fortifiant le système musculaire que l'on parviendra plus sûrement à détourner ce molimen hémorrhagique. Les purgatifs et les saignées sont loin d'avoir autant d'efficacité. Cependant, il faut encore reprocher à l'hydrothérapie de ne pas assez insister sur l'importance des évacuations alvines, faciles et journalières. Même dans les cas où la congestion serait causée et entretenue par un cœur des plus volumineux, quel autre moyen thérapeutique pourrait offrir les mêmes avantages que l'hydrothérapie?

Dans l'état du cerveau connu sous le nom de calenture, et produit par l'impression d'un soleil ardent, l'hydrothérapie pourrait rendre des services éminents, si l'on avait recours dès son début aux frictions accompagnées d'affusions d'eau froide sur la tête. Sans permettre aux malades de se jeter à la mer, ainsi qu'ils cherchent à le faire, on pourrait du moins leur pratiquer des affusions et des immersions.

Voici un cas de ramollissement aigu du cerveau traité par l'hydrothérapie.

M. D***, âgé de trente-huit ans, américain, homme grand, fort et robuste, était depuis deux mois en traitement à Græfenberg pour des maux de tête fréquents, accompagnés de malaises qualifiés de nerveux, quand il fut pris subitement, un matin, de perte de connaissance et d'hémiplégie du côté droit. Déjà trois années auparavant, il avait été affecté à New-York d'une maladie pareille, avec paralysie de tout le côté gauche; il s'était rétabli jusqu'à un certain point, et les mouvements des membres paralysés étaient revenus. Il est certain que depuis ce temps il avait pu voyager et avait visité la France, l'Angleterre et l'Italie. Cependant il se plaignait toujours de maux de tête, et c'est pour cette cause qu'il s'était adressé à Priessnitz. Le traitement avait consisté dans l'application de la ceinture mouillée et des enveloppements dans le drap humide, suivis de frictions avec le drap mouillé; plus tard on lui permit le grand bain et même les douches; en même temps il buvait beaucoup d'eau, faisait beaucoup d'exercice et mangeait autant qu'il le pouvait. Les maux de tête étant devenus plus violents, les douches furent suspendues, et la tête entourée de compresses calmantes; huit jours avant la forte attaque, le malade avait eu une attaque partielle, mais la connaissance revint quelques minutes après. Priessnitz ce jour-là, lui fit faire à six reprises différentes, des frictions générales avec le drap mouillé, et les jours suivants il avait ordonné deux enveloppements par jour, ainsi que plusieurs frictions avec le drap mouillé; le malade prenait aussi des bains de pieds froids (à 8° R.), accompagnés de frictions vives. Les maux de tête persistaient toujours avec violence, et le malade annonçait hautement qu'il se suiciderait, tant la vie lui était devenue à charge.

Dans la matinée du 3 août 1844, voulant sortir du lit pour que l'infirmier pût arranger le drap mouillé dans lequel il devait être enveloppé, M. D*** perdit connaissance et tomba. Recouché aussitôt, il revint promptement à lui et demanda à manger; le domestique sortit pour chercher quelque aliment, mais quant il revint, le malade ne pouvait plus parler. A dater de ce moment jusqu'à l'instant de la mort, arrivée un mois plus tard, il n'a pas prononcé un seul mot.

J'allai le voir environ cinq heures après l'accident, je trouvai étendu sur un des misérables lits de Græfenberg, un homme grand, robuste, à cheveux noirs, mais grisonnants. Deux garçons étaient occupés à le frotter vivement par-dessus un drap mouillé qui l'enveloppait de toutes parts. Son regard sembla annoncer un retour de connaissance, mais il ne put pas prononcer une seule parole, ni sortir la langue de la bouche, bien qu'à ma demande il cherchât à le faire ; la peau est chaude, la face rouge, le bras et la jambe gauche exécutent à chaque instant des mouvements irréguliers, le malade porte sans cesse la main à la tête ; les membres du côté droit sont privés de mouvement, le bras droit est à demi-fléchi sur la poitrine, et tombe comme une masse lorsque, après l'avoir soulevé, on le laisse aller à son poids. En voulant étendre le bras, l'on éprouve une légère résistance, mais il n'y a pas ce qu'on appelle de la contracture ; la sensibilité persiste dans tout le côté paralysé. En pinçant légèrement la peau ça et là, la figure du malade exprime de la douleur, et il porte vivement la main non paralysée vers le point attaqué. Le pouls est lent et faible, les pupilles également contractées des deux côtés, la paupière supérieure gauche reste abaissée, en sorte que cet œil est fermé en partie, tandis que l'autre est ouvert ; cependant le malade peut soulever cette paupière, et il le fait quand il regarde autour de lui, mais elle retombe bientôt. (La vive sensibilité du côté paralysé, jointe à la contracture légère du bras droit, me semblaient annoncer un ramollissement sur un des points de l'hémisphère gauche du cerveau, et ce qui venait à l'appui du diagnostic, c'est que depuis huit à dix jours le malade avait éprouvé de la raideur et de la faiblesse dans les membres paralysés.) Il n'est peut-être pas inutile d'ajouter, qu'en parlant à Priessnitz de ramollissement cérébral il ne sut pas ce que je voulais lui dire.

Déjà, quand je vis le malade, on l'avait continuellement frictionné sur toute la surface du corps par-dessus un drap mouillé. Plus de douze draps avaient été ainsi employés, et à la fin de la journée ce nombre s'élevait à vingt-quatre ou vingt-six.

Vers les sept heures du soir, Priessnitz fit cesser les frictions avec le drap mouillé, et le malade fut placé dans une grande baignoire, dans le fond de laquelle on mit environ un demi-pied d'eau à 14° R. Il y avait assez d'eau pour couvrir les cuisses du malade qui s'y tenait assis ; avant de l'y placer, on mouilla le front et la poitrine avec la main trempée dans de l'eau froide ; alors Priessnitz, secondé par trois hommes, se mit à le frotter vivement sur tout le corps et même sur la tête ; puis bientôt, s'armant d'un petit seau à manche, il versait continuellement sur la tête du malade de l'eau qu'il puisait dans la baignoire. Le malade grelottait dans le bain et remuait continuellement le bras et la jambe gauches ; cependant, après avoir été ainsi arrosé pendant une demi-heure, il me parut évident qu'il avait repris un peu de connaissance. Priessnitz le fit alors soulever par deux hommes, le fit marcher dans la baignoire, c'est-à-dire le fit placer de bout par les hommes, qui le soutenaient et le tiraient en avant ; le malade avançait la bonne jambe, mais l'autre était traînée avec le reste du corps ; on le fit avancer ainsi jusqu'à l'extrémité de la baignoire, puis on le conduisit à reculons vers la partie de la baignoire où la tête s'appuie, et Priessnitz le fit asseoir de nouveau, en faisant ployer les genoux par les baigneurs. Ceux-ci recommencent alors les frictions avec l'eau du bain, et Priessnitz reprenant un petit vase à manche, recommence à lui verser de l'eau sur la tête, et particulièrement sur le côté gauche ; il jette aussi de temps à autre quelques vases d'eau sur l'abdomen et sur la poitrine. Le malade grelottait et paraissait vivement et bien désagréablement impressionné ; chaque fois qu'on lui faisait une nouvelle affusion, la respiration devenait haletante et se rétablissait difficilement ; on lui offrait souvent de l'eau qu'il buvait avec plaisir. Lorsque ces manœuvres eurent duré environ une heure, Priessnitz fit demander un grand seau d'eau froide à 4° R. et le versa lentement sur la tête du malade, auquel cette fraîcheur produisit une impression très-vive ; il en parut ranimé, et prit avec la main non paralysée le verre d'eau que Priessnitz lui offrait. (Chaque fois que ce dernier lui donnait à boire, il jetait avec gravité et en guise de libation, sur le corps du malade, l'eau qui restait dans le verre.) La promenade dans la baignoire fut alors répétée, et un seau d'eau froide fut encore versé lentement sur la tête ; on continua encore les frictions pendant vingt minutes, et Priessnitz ne cessa pas de verser de l'eau du bain sur la tête ; enfin, on le retira grelottant, et pendant que deux hommes le soutenaient sur ses jambes, deux autres le séchaient avec des serviettes non chauffées. Remis au lit, la respiration d'abord stertoreuse et accompagnée d'une sorte d'écume, devint bientôt calme et le stertor cessa, mais une demi-heure après le bain, le pouls était à peine sensible et la peau restait froide ; à onze heures du soir elle est encore fraîche, le pouls lent, à soixante-cinq ; le bras et la jambe non paralysés sont toujours en mouvement. (Compresses calmantes sur la tête).

Le 4 août. Le malade ne parle pas, mais il paraît avoir reconnu Priessnitz, qui lui a encore fait prendre un bain comme hier, mais pendant une demi-heure seulement. Le pouls est plus élevé qu'hier : la parlaysie est la même, mais le malade sort un peu la langue entre les dents, la pointe se dirige à droite du côté paralysé. Aujourd'hui trois bains partiels d'une demi-heure à trois quarts-d'heure chaque, avec frictions et affusions comme hier, des compresses imbibées d'eau froide sur la tête. On lui fait prendre une tasse de lait et de l'eau froide en abondance.

Le 5. Le malade prend dans la journée trois bains partiels de même nature, d'une demi-heure chaque, et dans le dernier il est frictionné par cinq hommes à la fois. Le pouls *s'accélère* vers le soir. Aujourd'hui on lui donne à manger un peu de riz au lait froid, et par-dessus cela, de l'eau froide à boire; il mange évidemment avec plaisir. De temps en temps très-forts grincements de dents ; l'aphonie persiste.

Le 6. Aujourd'hui trois bains comme la premier jour, de deux heures chaque, accompagnés de frictions avec les mains trempées dans l'eau du bain pendant toute leur durée, et affusions continuelles sur la tête. On fait boire beaucoup d'eau au malade et on lui administre des lavements d'eau froide qui sont rendus aussitôt. Même état de paralysie, toujours aphonie complète, mais il reconnaît les personnes et donne la main quand on la lui demande. Au reste, toujours deux symptômes fâcheux, la fréquence du pouls et les grincements de dents. Riz au lait pour nourriture. Constipation, écoulement involontaire des urines dans le lit. De temps en temps sommeil.

Le 7. Encore trois bains de deux heures chaque, avec frictions à la main, faites par trois hommes et affusions sur la tête.

Le 8. Même état de paralysie, aphonie, le bras droit reste toujours fléchi sur la poitrine, mais la contracture est plus prononcée : la jambe paralysée reste aussi dans la flexion, sensibilité toujours vive du côté paralysé. La peau commence à se ressentir de l'irritation journalière, beaucoup de furoncles se montrent çà et là, et surtout aux jambes. Les grincements de dents sont aujourd'hui très-fréquents et très-violents. Le malade prend à trois reprises un bain partiel avec frictions générales et affusions toutes les minutes sur la tête, avec l'eau du bain, puis vers la fin du bain on lui jette plusieurs seaux d'eau froide à 4° R.

Le 10. De gros furoncles se forment dans beaucoup de points et semblent faire beaucoup souffrir le malade. On continue le traitement sans y rien changer. Priessnitz répond de la vie du malade. La *crise* commence, dit-il, à se montrer. Même état de paralysie, aphonie complète, le malade reconnaît cependant les personnes, on lui donne à manger du riz au lait, des fraises, des pruneaux ; grincements de dents violents pendant la nuit, pouls à 100. Plusieurs des garçons de bain ne peuvent plus continuer les frictions tant leurs mains sont de venues douloureuses.

Le 17. Quinze jours après l'attaque de paralysie, voici l'état dans lequel se trouve le malade. Le même traitement a toujours été continué.

1° *La paralysie* persiste à droite, le bras droit n'est jamais dans un état de flaccidité, la contracture plus marquée dans quelques moments que dans d'autres, ne l'est jamais à un degré très-prononcé ; pupilles contractées, sensibilité maintenant amoindrie dans le côté hémiplégique, aphonie complète, mais conservation de la connaissance ; grincements de dents très-fréquents et quelquefois très-violents.

2° *Amaigrissement très-marqué ;* la faiblesse a beaucoup augmenté ; pouls toujours fréquent, quelquefois faible, parfois plus développé, mais toujours régulier. Decubitus dorsal ; la tête se renverse davantage en arrière. On donne pour aliments du lait, du pain trempé dans du lait froid, des pruneaux cuits, quelquefois du riz au lait : tantôt le malade avale facilement, d'autres fois il garde longtemps dans la bouche les aliments dont on le bourre sans pouvoir en opérer la déglutition. Écoulement involontaire des urines ; les matières fécales sont entraînées depuis quelques jours par les lavements d'eau froide que l'on administre.

3° Le traitement consiste toujours dans le bain partiel d'eau à 41° R., avec frictions générales et affusions sur la tête. La faiblesse du malade ne permet d'avoir recours à ce moyen que pendant une demi-heure à chacune des trois séances journalières. La jambe droite est énormément tuméfiée ; la peau y est d'un rouge vif et de gros furoncles en pleine suppuration couvrent tout le membre. La cuisse droite est moins tuméfiée, mais là aussi existent plusieurs furoncles énormes. Le membre inférieur gauche en est aussi tout parsemé, et ils sont réunis en groupes, de manière à former des espèces d'antrax. Il en existe aussi sur le dos, entre les épaules et vers les lombes. Tous ces furoncles fournissent une quantité considérable de pus.

Du 17 août au 25. Même traitement, seulement on frotte un peu plus doucement ; nulle amélioration ; aliments.

Le 25. Amaigrissement encore plus prononcé ; le corps incliné à droite, peau très-chaude, pouls très-accéléré, au-delà de cent-quarante et souvent intermittent ; l'aphonie persiste. Œdème des membres inférieurs avec rougeur livide ; on y voit un grand nombre d'ouvertures, de l'étendue d'une pièce de dix sols, qui laissent échapper un pus fétide, et dont le fond est occupé par du tissu cellulaire mortifié. Le dos est dans un état semblable. La région scapulaire droite offre une escarrhe gangréneuse, de l'étendue de la main, formée par une réunion de furoncles qui se sont ouverts, et où la peau a été en partie détruite. La peau de la région scapulaire gauche est d'un rouge livide. Aux lombes, la peau est frappée de gangrène, dans une étendue de plusieurs pouces, et une énorme ulcération de plus de deux pouces de diamètre, permet de voir une partie du sacro-lombaire à découvert. Plus bas encore et de chaque côté de l'anus, mais surtout à gauche, existent d'autres ulcérations plus superficielles, il est vrai, mais plus étendues. D'autres petits furoncles à base livide sont répandus çà et là sur les bras et sur la poitrine où existent aussi plusieurs pustules d'ecthyma. Pouls très-fréquent, respiration très-accélérée; quarante-huit inspirations par minute.

Le malade est placé à midi dans le bain partiel, où il ne se trouve guère plus de trois pouces d'eau à 12° R. Avant de l'y placer on frotte un peu, comme à l'ordinaire, avec la main mouillée le front et la poitrine. Une fois dans l'eau, deux baigneurs lavent à grande eau les plaies et les escarrhes, et frottent de leurs mains mouillées les parties encore saines. De temps en temps on lui verse sur la tête de l'eau du bain. Le bain a duré un quart-d'heure; on lui fait pendant ce temps et à deux reprises, des affusions sur la tête avec de l'eau plus froide, et on lui présente plusieurs fois de l'eau fraîche qu'il boit avec avidité. La respiration est plus accélérée et plus haletante que jamais durant le bain. Le frissonnement général empêche de compter le pouls qui, du reste est misérable. Une selle moulée a lieu dans le bain. En remettant le malade au lit, les plaies sont pansées avec des compresses mouillées et le corps enveloppé dans une couverture.

Depuis le 25 août jusqu'au 31, on continue le même traitement; la contraction des membres paralysés devient de plus en plus marquée; aphonie, mais connaissance intacte; pouls misérable, souvent intermittent. D'autres escarrhes gangréneuses se forment aux hanches.

Le 31 août. Quatre semaines se sont écoulées depuis l'apparition de la paralysie et de l'aphonie; pendant tout ce temps comme encore aujourd'hui, le traitement hydrothérapique a été constamment suivi. Contraction des membres paralysés, la sensibilité de la peau est presque éteinte; œdème très-prononcé aux pieds et aux membres inférieurs, d'où s'échappent par beaucoup d'ouvertures un pus fétide. Toutes les parties sur lesquelles le malade se repose sont en gangrène, et les escarrhes gangréneuses aux hanches augmentent d'étendue; pouls misérable et intermittent, langue sèche, respiration haletante, cinquante inspirations par minute. Aujourd'hui la déglution ne se fait qu'avec beaucoup de peine. Depuis quelques jours le malheureux pousse des gémissements continuels, et paraît beaucoup souffrir ; les grincements de dents sont très-forts, l'affaissement augmente pendant la nuit, et surtout dans les bains du 1er septembre ; les plaies gangréneuses ne suppurent plus, leurs surfaces paraissent sèche. La mort arrive dans la soirée de ce même jour.

Nécropsie. A l'extérieur, grand amaigrissement ; flexion et contracture des membres paralysés. Infiltration œdémateuse et livide des membres inférieurs où se trouvent douze à quinze ouvertures, ayant chacune l'étendue d'une pièce de dix sols. Le tissu cellulaire sous-cutané des jambes est infiltré de pus, et offre plus d'un demi-pouce d'épaisseur. Les muscles ne sont pas attaqués ; l'inflammation semble s'être bornée au tissu sous-cutané. Une vingtaine de très-gros furoncles se trouvent disséminés sur les autres parties du corps, et de larges surfaces gangréneuses occupent les régions scapulaires, lombaires, les fesses et les hanches.

La tête seule a été ouverte. En enlevant la calotte osseuse, la dure mère qui couvre l'hémisphère gauche présente de la tension, tandis qu'à droite elle offre une certaine flaccidité. Injection veineuse prononcée de la pie-mère, que l'on enlève partout sans que la couche corticale du cerveau présente en aucun point le moindre ramollissement.

Dans l'hémisphère droit, on trouve sous le ventricule latéral et entre la couche optique et le corps strié, un ancien ramollissement ayant le volume d'une forte noisette et de couleur jaunâtre. On y voit entre des mailles d'un tissu cellulaire extrêmement fin, la substance cérébrale réduite en une pulpe crêmeuse. En versant un filet d'eau sur ce point, la substance cérébrale ramollie se détache avec ce liquide, et laisse apercevoir distinctement les mailles très-déliées de tissu cellulaire qui se trouvait dans le milieu du point ramolli.

L'hémisphère gauche, (le côté opposé à la paralysie,) offre un ramollissement diffluent du centre de la couche optique. L'étendue du ramollissement est celle d'une toute petite noisette. L'ancien ramollissement à droite, offre une grosseur plus que double.

La différence principale entre ces deux points ramollis consiste en ce que, dans ce dernier, la substance cérébrale se détache entièrement lorsqu'on y verse un filet d'eau, tandis que dans celui du côté droit, il reste une trame celluleuse, extrêmement délicate, il est vrai, mais cependant distincte. La substance cérébrale est à peine injectée de sang veineux.

Nous voyons ici un commencement de cicatrisation d'un ancien ramollissement. Chez ce malade, l'hemiplégie du côté gauche avait entièrement disparu lorsqu'il quitta New-York, dix-huit mois après la première attaque, et cependant les traces de l'affection cérébrale étaient encore bien visibles dans l'encéphale. Cette observation prouve clairement, avec d'autres récemment publiées, la possibilité de la guérison, au moins temporaire, d'un ramollissement partiel du cerveau chez un jeune sujet. Les mouvements des membres gauchess avaient été parfaitement libres pendant tout le temps que le malade passa à Græfenberg.

Je me garderai bien de reprocher à Priessnitz le manque absolu de connaissance dont il a fait preuve relativement à la nature de la maladie qu'il traitait dans cette occasion. D'ailleurs, l'affranchissement de tout ce qui constitue la routine médicale est un des articles de foi des hydropathes absolus. Le diagnostic, du reste, même entre des médecins, pouvait fournir l'occasion de doctes discussions, assez oiseuses quant au traitement immédiat, mais très-importantes quant au prognostic. Priessnitz a vu et déclaré que le mal résidait dans le cerveau, et pour le guérir il a eu recours à tout ce que l'hydrothérapie lui fournissait de moyens énergiques. Mais nous l'avouons, et je crois que tout médecin qui aura lu attentivement cette observation détaillée partagera notre avis, ces moyens nous ont paru à la fois pitoyables et barbares. Pitoyables, en ce qu'ils ne remplissaient qu'en partie le but que se proposait celui qui traitait le malade; barbares, parce que, irritée par ces continuelles frictions, la peau du malheureux malade ne présentait bientôt plus qu'une vaste plaie, parsemée de points gangréneux d'où s'exhalait une odeur des plus nauséabondes. Qu'on se figure ce malheureux couvert de larges ulcérations, et dont chaque jambe est le foyer d'un vaste phlegmon où la peau percée de trous laissait échapper un pus fétide et des portions de tissu cellulaire gangréneux, qu'on se figure, dis-je, ce malheureux, enlevé chaque jour du grabat où il gisait moribond, et cela jusqu'au dernier jour de sa vie, pour être plongé dans un bain froid où de nouvelles frictions devaient augmenter la crise salutaire. Le pouls devenait misérable et intermittent, Priessnitz ne l'examine pas ; les plaies se gangrènent partout, Priessnitz cherche à en produire de nouvelles; la respiration devient de plus en plus haletante, on le bourre d'aliments, car c'est l'expression juste. Les baigneurs, au nombre de quatre, et dont les mains irritées par ces continuelles frictions se couvraient de furoncles, les baigneurs dans leur stupide ignorance reprochaient au malheureux malade les résultats de l'incroyable traitement dont ils étaient les exécuteurs. « C'est un homme rempli d'humeurs malsaines, et de cochonneries, » me disaient-ils, « en montrant les énormes plaies gangreneuses, fruits de leurs incessantes frictions; il n'est pas étonnant que nous ne puissions pas le guérir. » Je termine en disant sans détour, que si la douleur que la médecine ordinaire occasionne souvent chez les malades, mérite quelquefois le blâme et l'animadversion, celle que j'ai vue développer chez ce malheureux américain, par suite du traitement hydrothérapique, mérite l'exécration.

Même en admettant que les saignées locales et générales ne fussent pas indiquées dans ce cas, ce que je suis loin d'affirmer, l'utilité bien reconnue des purgatifs dans les affections cérébrales commandait leur emploi. Cependant aucune tentative de dérivation n'eut lieu sur cette surface si étendue ; c'est à peine si quelques lavements froids provoquaient quelques selles de temps à autre. Des affusions sur la tête et des frictions d'eau à 12° R. sur toute la surface du corps, dans le but de développer de prétendues *crises !* voilà l'heureuse découverte que l'on voudrait substituer aux moyens dont l'expérience nous démontre journellement l'utilité.

En adressant à l'hydrothérapie le reproche de cruauté, je ne veux nullement y ajouter celui de n'avoir pas su guérir un ramollissement du cerveau. Et cependant, j'avais espéré, je l'avoue, de trouver dans la nouvelle méthode un moyen de guérison pour cette maladie si grave et si rebelle. Toutefois, ce cas même est instructif, il nous apprend que le ramollissement du cerveau peut être curable par la médecine ordinaire, que la cicatrisation peut se faire complétement, que l'hémiplégie qui en résulte peut également disparaître. La nécropsie a mis tout ceci hors de doute. Les saignées faites à l'occasion de la première attaque, les sangsues appliquées autour du col, prouvent que l'ancienne thérapeutique ne tue pas les malades ainsi que le disent les hydropathes, et dans cette circonstance, tout l'avantage reste à la médecine rationnelle.

Ces réflexions se présenteront d'elles-mêmes à tous les bons esprits. Nous ne cherchons pas à outrer les conclusions, mais nous ne devons pas taire la vérité. Nous y insistons même, car, à Græfenberg, quand on fut revenu de la surprise occasionnée par l'insuccès de l'hydrothérapie, à l'infaillibilité de laquelle on avait foi entière, on me proposa, ainsi qu'aux autres médecins, de signer une déclaration portant qu'acun autre traitement n'aurait pu sauver le malade. Nous répondîmes que le cas lui-même prouvait le contraire, puisque le cerveau nous présentait, du côté opposé, une ancienne lésion identique, cicatrisée et guérie, et dont cependant l'étendue était le double de la dernière. Comment donc, avec un cas de guérison sous les yeux, guérison accomplie sans l'hydrothérapie, pouvions-nous déclarer qu'aucune méthode de traitement n'était capable d'accomplir ce que cette dernière n'avait pu faire ?

Que quelques remarques me soient encore permises. Comment concilier ce que la voix publique nous apprend relativement à la merveilleuse perspicacité dont Priessnitz aurait fait preuve dans certaines circonstances où son prognostic aurait été l'objet de l'étonnement général ; comment concilier, dis-je, cette perspicacité avec l'ignorance grossière qu'il a montrée dans ce cas? Il a d'abord annoncé à plusieurs reprises qu'il répondait de la vie du malade. Quatre jours avant la mort, lorsque l'état du pouls, la respiration haletante et la gangrène générale indiquaient une fin prochaine, Priessnitz, consulté relativement à l'utilité de prévenir les parents du moribond, répondit que toutes les chances étaient encore en faveur de la guérison. Dédaignant d'examiner le pouls,

15

il considérait comme autant de crises salutaires, les points gangréneux qui se déclaraient de toutes parts. Si un homme comme Priessnitz, dont la perspicacité naturelle a été fortifiée par une longue expérience, nous offre une telle absence des connaissances indispensables à l'art de guérir, que doit-on attendre des médicastres qui, se fondant sur l'intuition merveilleuse du célèbre hydropathe, veulent aussi à leur tour deviner la science ?

En nous élevant contre l'abandon des moyens dont la médecine a reconnu la puissante efficacité dans le traitement des maladies cérébrales, nous n'entendons nullement conseiller de renoncer aux effets sédatifs de l'eau froide convenablement appliquée. Loin de là, nos convictions sont toutes en faveur de sa grande utilité. Car, dans de tels cas, la médecine doit déployer toutes ses ressources, et elle n'en possède pas assez pour se dispenser du sédatif le plus puissant que la nature ait mis à sa disposition. Nous voulons seulement blâmer ceux qui n'employent contre les maladies du cerveau que ce seul remède, et cherchent, dans un effet dérivatif lent et douteux, un secours qui devrait être prompt et efficace. L'utilité d'agir sur le canal intestinal une fois admise, est-ce bien à force de lavements froids que l'on devrait y procéder ? En admettant les avantages de la dérivation que des frictions humides générales et énergiques peuvent produire, doit-on persister dans leur emploi lorsque la peau se trouve si vivement affectée ?

On se rendra compte de l'opiniâtreté avec laquelle Priessnitz fait pratiquer les frictions générales dans le bain partiel, comme moyen de dérivation ou de perturbation, en réfléchissant au succès qui a souvent couronné l'emploi prolongé de ce moyen. L'observation suivante, recueillie à Græfenberg, par M. le docteur Grzymala, et rédigée d'après des notes qu'il a bien voulu me fournir, prouvera que, dans certains cas de paralysie, l'on peut réellement en obtenir des effets remarquables.

Un gentilhomme polonais, âgé de trente-trois ans, venu à Græfenberg pour y suivre un traitement hydriatrique dans le but de réparer ses forces épuisées par la débauche, suivait ce traitement depuis quatre ou cinq mois ; il prenait tous les jours une douche, se faisait envelopper chaque matin dans le drap mouillé, puis on le frictionnait pendant quelques minutes dans un bain partiel à 10° R., lorsqu'un soir, en rentrant de la promenade, il fut tout surpris, en se regardant dans une glace, de se voir la figure de travers. Le lendemain matin, car il se coucha sans en donner avis à personne, ses amis le trouvèrent avec une paralysie complète du côté gauche de la face; la langue se remue difficilement et le malade semble hébété. Du reste, la paralysie était bornée purement et simplement au côté gauche du visage. Priessnitz, que l'on fit venir, considéra la maladie comme une attaque nerveuse, et prescrivit des frictions dans un bain partiel, à 15° R., accompagnées d'affusions d'eau froide sur la tête. Il fit continuer les frictions jusqu'à ce que le côté de la face eût repris le mouvement et la sensibilité, en un mot, jusqu'à ce que la figure ne fût plus de travers. Le pouls du malade était lent et faible.

Les frictions furent faites par deux hommes, pendant deux heures; la stupeur était alors dissipée, mais le traitement répugnait tellement au malade qu'il sortit du bain malgré les baigneurs. Un médecin qui le vit dans la journée, lui donna le conseil de se rendre dans une grande ville pour se soumettre à un traitement méthodique; de l'autre côté, les Polonais qui se trouvaient à Freiwaldau l'engageaient à écouter les avis de Priessnitz. Celui-ci ne voulut plus s'en occuper à cause de sa rébellion, mais enfin, le malade ayant fait amende honorable, il consentit à le soigner, en le prévenant, toutefois, qu'il le renverrait sans miséricorde de son établissement, s'il ne suivait pas rigoureusement ses conseils. Les amis du malade se chargèrent de le maintenir dans le bain. Les frictions, faites par quatre hommes, furent reprises pendant quatre heures, et le malade fut maintenu en dépit des efforts qu'il faisait pour sortir de l'eau. On ne cessa les frictions que lorsque le côté de la face eut repris le mouvement et le sentiment. Ce fut là tout le traitement. Jamais le malade n'avait rien éprouvé de semblable, et, quatre ans après, il se portait très-bien, ainsi que me l'affirment encore aujourd'hui plusieurs de ses compatriotes qui habitent Paris. Quelques douleurs vagues furent les seules traces de rhumatisme que ce malade ait jamais présentées. Ne doit-on pas considérer l'effet de ces frictions comme étant de même nature que celui des vésicatoires? L'on sait combien une affection rhumatismale du nerf facial entraîne souvent la paralysie de la face.

Du traitement hydrothérapique des inflammations aiguës des centres nerveux. (Méningo-céphalite, hydrocéphalite - interne, myélite.)

Ce que nous venons de dire relativement à l'usage *exclusif* de l'hydrothérapie dans les cas précédents, s'applique avec bien plus de force au traitement des phlegmasies aiguës de ces viscères importants. Ici, la réunion de tous les moyens dont l'art dispose est impérieusement demandée, et vouloir s'en tenir aux seules ressources de l'hydrothérapie, serait selon moi, une faute grave. Loin de nier l'effet sédatif de l'eau à une basse température dans la plupart de ces maladies, je pense que jamais l'on ne devrait négliger son emploi, et que la sédation obtenue par les évacuations sanguines ne pourra être durable que grâces à son concours. Je crois même, que la sédation hydriatrique est plus généralement applicable que celle qui résulte des émissions sanguines. Mais vouloir faire une règle générale de l'exclusion de la saignée, dans ces cas, me paraît le comble de l'absurdité. Il y a évidemment telle constitution médicale, qui exigera impérieusement la saignée, et telle autre où son emploi sera nuisible. Dans les deux cas, l'hydrothérapie offrira une ressource des plus précieuses, mais de laquelle il serait dangereux de se contenter.

Je ne puis donner ici que la méthode adoptée à Græfenberg pour le traitement de ces affections, n'en ayant observé moi-même aucun cas. Les diverses guérisons qui m'ont été rapportées, me paraissent trop peu dignes de foi pour être détaillées. Le délire, des convulsions ne constituent ni des méningo-céphalites, ni des myélites. Pour le médecin accoutumé à lire dans le livre de la nature et à étudier les maladies, non dans son cabinet, mais au lit des malades, le diagnostic de ces affections offre souvent de grandes difficultés. Dans certaines maladies, en effet, les symptômes cérébraux qui attirent toute l'attention, ne servent qu'à masquer une lésion fort éloignée, et dans d'autres les accidents purement sympathiques vers le ventre où ailleurs, détournent les regards de l'observateur et l'empêchent de voir la maladie du cerveau. Pour l'hydropathe aucune de ces difficultés n'existe, fort de son ignorance, le doute n'existe pas pour lui, et tout préoccupé de prouver au monde l'efficacité de sa méthode dans les cas les plus graves, il applique à quelques symptômes, des dénominations qui sont sans valeur aucune dans sa bouche. Il existe des pays civilisés où les études médicales exigent un temps considérable et de fortes dépenses, où les candidats au doctorat sont soumis à des examens très-sévères, et cependant chose singulière, dans ces mêmes pays où l'on se montre si rigoureux envers ceux qui étudient consciencieusement, on accorde sans la moindre difficulté, à des gens dépourvus des notions médicales les plus élémentaires, le droit de traiter toutes les maladies par l'hydrothérapie ! Comme si la dénomination volontaire d'hydropathe était à la fois un brevet de capacité et d'impunité, et conférait à l'ignorant qui s'en affuble, toutes les connaissances qui lui manquent et qu'on exige du médecin !

Dans le traitement des affections inflammatoires aiguës de l'encéphale, l'hydrothérapie, lorsqu'on y a recours, exige des soins assidus. La tête doit être rasée, et des compresses épaisses imbibées d'eau froide, à 2° et à 3° R., constamment appliquées sur toute la périphérie du crâne, de manière à le couvrir entièrement. Ces compresses, doivent être renouvelées soigneusement à de courts intervalles, de manière à ne jamais permettre à l'eau d'atteindre 8° R. Si la température de l'eau était trop élevée, il faudrait y ajouter de la glace. A l'instant même où l'on retire les compresses, d'autres toutes prêtes devront être appliquées, et si une irrigation continue pouvait être dirigée sur la tête, ce moyen serait même plus efficace. Ni le délire, ni l'agitation du malade ne devront être un obstacle à l'application directe de ce moyen, le malade sera re-

vêtu de la camisole de force, ou bien on se servira d'un drap
roulé dont les extrémités fixées autour des bois de lit, le retien-
dront immobile. Toutes les deux ou trois minutes, on lui fera
boire de l'eau froide et cela sans relâche, quand même il en résul-
terait des vomissements. Toutes les heures, un lavement d'eau
froide sera administré, et le corps sera enveloppé d'un drap
mouillé dans lequel on le laissera s'il y a tendance à la sueur ; on
attendra que celle-ci soit passée pour laver tout le corps, en le frottant avec les mains dans un bain partiel, à 12° R. Si le drap sèche
sans que la sueur arrive, on procédera aux frictions de la même
manière pendant quelques minutes, plus ou moins, suivant la sensation que le malade y éprouve, et alors on le mettra pendant quelques instants dans un bain froid, à 3° ou 4° R., dont on le retirera
aussitôt pour le remettre dans le bain partiel, à 12° R. Après quelques minutes de frictions, si la fatigue ne paraît pas trop forte, on
le plongera de nouveau dans le bain froid, pour le remettre dans le
bain tiède, où on le frictionnera encore. Après tout cela, le malade sera remis doucement dans son lit, le corps entouré d'un drap
qui descend jusqu'aux genoux, et les jambes bien enveloppées de
couvertures de laine, de façon à les réchauffer promptement.

Les compresses calmantes qui entourent la tête seront toujours
soigneusement renouvelées, et l'eau froide administrée en boisson.
Pendant tout ce temps, le malade sera couché la tête haute, la
chambre devra être bien aérée et d'une température basse ; en
été, on rafraîchira l'appartement au moyen d'arrosements répétés,
d'aspersions faites avec des branches d'arbre imbibées d'eau fraîche, etc.

Ce traitement, qui est celui de Priessnitz, doit être continué
jusqu'à la cessation des symptômes les plus marquants. Dans quelques circonstances, le malade est enveloppé de couvertures et on
le fait suer lorsque l'on voit que la peau tend à transpirer.

Weiss ne conseille que les moyens calmants, tels que l'application soutenue des compresses, les lavements froids, l'eau pour
boisson et l'enveloppement dans le drap mouillé. Quant aux bains
dérivatifs avec frictions, aux pédiluves froids, etc., il dit n'en avoir
jamais retiré que de mauvais effets. Le seul moyen dérivatif dont

il se soit bien trouvé, c'est l'usage de grands pédiluves de 30 à 32° R., ce qui constitue le pédiluve chaud. Le même hydropathe fait observer que, si les moyens employés ne réussissent pas à calmer la maladie dans les vingt-quatre heures, le malade est perdu.

Si l'on y ajoutait la saignée, ce traitement serait parfaitement méthodique et tout à fait approprié à la maladie. Ici, en effet, il ne s'agit point de chercher à produire une réaction organique, au développement de laquelle la saignée pourrait être nuisible. Il faut calmer au plutôt la perturbation dans laquelle l'inflammation des méninges et de la périphérie du cerveau a jeté toute l'économie. L'eau froide en boisson, les lavements froids, ainsi que l'enveloppement dans le drap mouillé, en agissant sur les extrémités nerveuses, ne pourront que contribuer à calmer l'excitation morbide du grand centre nerveux. Chez des personnes délicates et chez des enfants faibles, il importe cependant de ne pas laisser refroidir les extrémités, que l'on aurait soin, au contraire, de réchauffer par des frictions et en les couvrant bien. Aussi, l'émule de Priessnitz, l'hydropathe Weiss, déclare-t-il qu'il n'a observé que de mauvais effets de l'administration de bains dérivatifs froids, tels que le bain de pieds et le bain de siége froids.

L'hydrothérapie n'emploie ni la glace ni l'eau à la glace dans le traitement des phlegmasies cérébrales aiguës. On sait qu'il existe à ce sujet, parmi les médecins, une grande divergence d'opinions. Je me réunis à ceux qui préfèrent l'eau froide à la glace et n'emploient celle-ci que pour abaisser la température de l'eau. Avec l'eau froide à 2 à 3° R., l'on obtient toute la réfrigération et toute la sédation nécessaires, sans avoir à craindre les inconvénients de l'application longtemps prolongée de la glace pilée sur les parois du crâne.

Ainsi, sauf l'exclusion des évacuations sanguines, tous ces moyens de traitement sont avoués par la saine pratique médicale.

L'application assidue des compresses calmantes froides, l'eau froide à l'intérieur en boisson et en lavements sont des moyens que la médecine emploie tous les jours. Le calme que les derniers moyens peuvent apporter à l'état d'irritation sympathique des centres nerveux abdominaux, mérite surtout beaucoup de considération.

Si dans les inflammations franches de l'encéphale nous croyons à la nécessité d'adjoindre les évacuations sanguines à l'effet sédatif de l'eau froide, nous sommes loin de croire qu'il doive toujours en être ainsi. Dans une foule de cas, au contraire, où la nature inflammatoire des symptômes tels que le délire, les convulsions, les spasmes, etc., paraît douteuse, le praticien se méfiant des évacuations sanguines, redoutant l'irritation des vésicatoires, détourné de l'administration des purgatifs par des symptômes d'irritation gastro-intestinale, aura recours avec le plus grand avantage à l'effet calmant et sédatif de l'hydrothérapie. Ces accidents, tels graves qu'ils paraissent, sont bien loin, comme tout médecin le sait, de constituer des symptômes certains d'inflammation des centres nerveux ; mais ils en dénotent toujours l'imminence, et celle-ci trouvera infailliblement un remède puissant et assuré dans la nouvelle méthode d'application de l'eau.

Lorsque, chez les enfants, des mouvements spasmodiques présagent des convulsions, si l'on ne pense pas devoir recourir immédiatement aux évacuations sanguines, l'hydrothérapie offre une ressource précieuse. Mais la température de l'eau ne doit pas être à zéro. Des renouvellements fréquents de compresses trempées dans de l'eau, à 8 R., produiront un effet calmant suffisamment énergique.

Dans les délires aigus qui succèdent à des attaques d'épilepsie, dans le *delirium tremens* et dans beaucoup d'affections analogues où l'essence de la maladie consiste plutôt en une surexcitation nerveuse que des évacuations sanguines pourraient aggraver, l'hydrothérapie n'a aucun de ces inconvénients qu'on redoute. Mais ici, il faut savoir établir son diagnostic, et les hydropathes sont incapables d'y parvenir.

En admettant toute l'efficacité de l'hydrothérapie dans la première période des inflammations aiguës de l'encéphale et de ses enveloppes, que doit-on penser de son utilité dans la deuxième période, lorsque de légers frissons et le ralentissement du pouls viennent annoncer soit l'épanchement, soit l'infiltration purulente ?

Nous pensons que dans ces cas graves, trop souvent mortels, les ressources de la médecine ordinaire sont de beaucoup supérieures à celles de la nouvelle méthode. La réaction dérivative que sollicitent les frictions générales avec l'eau est trop lente à s'établir et trop précaire pour s'y abandonner. La dérivation sur le canal intestinal, au moyen de certains médicaments, le calomel surtout qui joint à son action purgative la propriété de faciliter la résorption, est de beaucoup préférable. Le blâme que mérite l'abus qui a été fait de ce sel mercuriel ne doit pas empêcher de reconnaître ses avantages. Nous en dirons autant de l'application des vésicatoires sur la tête et des frictions mercurielles dans les cas de collapsus qui souvent accompagnent la deuxième période de cette maladie. Ces divers moyens que la médecine pratique emploie dans un but de dérivation, produisent ce résultat salutaire, avec une promptitude et une sûreté que ne possèdent pas les applications de l'eau les plus méthodiquement faites. Cependant la stimulation que l'on peut développer dans l'économie, au moyen des affusions froides sur la tête et le corps, ainsi que l'effet perturbateur des immersions, peuvent être utilement recherchés, même dans ces cas, où la puissante sédation des enveloppements souvent renouvelés est moins indiquée. Cependant l'hydrothérapie se montre surtout utile lorsque le carus plus ou moins profond où se trouve le malade, dépend non d'un épanchement, mais de la forte turgescence dont le cerveau et ses enveloppes sont le siége.

Il existe encore une variété de congestion cérébrale très-commune dans la pratique médicale, et que l'on désigne en disant que le sang se porte à la tête. Cet état de simple congestion que la médecine traite journellement par l'application de quelques sangsues au siége, de quelques laxatifs, et de pédiluves excitants, devrait-elle être traitée de préférence par les moyens hydrothérapiques? Pour celui qui connaît combien on peut agir énergiquement sur l'économie par la nouvelle méthode, il ne peut exister aucun doute sur son utilité dans ces cas peu graves. Mais pour employer cette méthode, plusieurs circonstances me paraissent indispensables. Il faut d'abord, que le malade ait le temps de se livrer à ce mode de traitement, et l'on comprendra que telle personne qui pourrait consacrer deux jours à des applications de sangsues, ou à l'emploi de quelques laxatifs, ne pourrait pas sacrifier une semaine ou plus à l'usage des moyens hydriatriques, quand même elle aurait à sa disposition et les appareils nécessaires, et un aide intelligent qui sût faire les frictions. D'ailleurs, est-il nécessaire de faire remarquer combien ce traitement répugnerait à la plupart des malades qui savent combien il est facile de soulager une telle indisposition par des moyens simples et usuels? Les pédiluves froids exigent de bonnes frictions, il en est de même pour les bains de siége; et il est indispensable de prendre beaucoup d'exercice. Si je fais mention de tout ceci, c'est pour montrer combien il serait difficile de mettre l'hydriatrie en pratique usuelle, quand il s'agit d'affections sans gravité, et que la médecine soulage généralement avec promptitude et sûreté. Lorsqu'au contraire l'affection est plus sérieuse et plus durable, l'hydriatrie me paraît offrir des avantages sur le traitement médical ordinaire, pourvu toutefois qu'on n'emploie pas les moyens trop stimulants.

Dans les affections inflammatoires aiguës de la moëlle épinière, l'hydrothérapie ne peut pas offrir une ressource assurée, bien que la sédation qu'elle imprime puisse quelquefois être utilement employée. On sera bien plus certain du succès, toutes les fois qu'il s'agira de ces irritations congestives ou simplement nerveuses qui se montrent si rebelles aux moyens thérapeutiques ordinaires.

Avant de procéder à l'examen de l'hydrothérapie appliquée au traitement des phlegmasies aiguës des poumons, nous allons jeter un coup d'œil sur son emploi contre l'ophthalmie, le coryza et l'angine tonsillaire.

De l'Ophthalmie.

On sait depuis longtemps quelle sédation l'on peut obtenir en recouvrant un œil enflammé de linges imbibés d'eau froide et

renouvelés à mesure que le contact de la peau élève leur température. Avec ce remède, l'on parvient presque toujours à prévenir
toute inflammation , soit à la suite de l'opération de la cataracte
par abaissement, soit à la suite de violences physiques quelconques,
pourvu toutefois que l'on y adjoigne le régime, le repos et un air
frais. Dans beaucoup de cas l'on pourra également employer ce
moyen avec succès contre la conjonctivite plus ou moins intense.
Mais quel médecin voudrait se borner à cette seule sédation, lorsque l'inflammation a envahi tout le globe oculaire? La vive
sensibilité de l'œil, la solidité de son enveloppe fibreuse, d'où ré-
résulte si promptement l'étranglement des parties enflammées et
des douleurs atroces, ne réclament-elles pas un traitement bien
autrement énergique? C'est à la sédation que procurent les émissions sanguines locales et générales , c'est à la dérivation puissante
que le calomel détermine sur le canal intestinal, c'est, en un mot,
à une médecine très-active qu'il convient de recourir, et la sédation opérée par les applications froides ne vient évidemment qu'en
seconde ligne.

Je n'ai eu occasion de voir traiter par Priessnietz que deux
conjonctivites, dont l'une semblait dépendre d'une diathèse goutt-
teuse, tandis que l'autre était, selon toute apparence, la suite de ce
qu'on nomme un coup d'air.

Chez le goutteux, un seul œil était affecté, et l'inflammation de
la conjonctive a duré environ six semaines, malgré tous les efforts
de Priessnitz pour accélérer la guérison. Ce malade était venu à
Græfenberg pour se soumettre à l'hydrothérapie , comme remède
prophylactique de la goutte, dont il était affecté tous les ans, vers
le mois de juillet , c'est-à-dire dans les mois les plus chauds de
l'année. Du reste, il n'offrait alors aucun symptôme de cette maladie. Ce fut au commencement d'août et lorsque le malade était
en traitement depuis quinze jours, que l'œil s'enflamma. Agé de
quarante ans, de petite taille , cet individu était sujet à la goutte
depuis dix ans, mais jamais il ne lui était survenu d'ophthalmie.

Pour traitement local , Priessnitz se contenta de prescrire l'application de compresses calmantes sur l'œil malade et des bains de
tête. Le reste du traitement était général et dirigé contre la nature

goutteuse de la conjonctivite. Ainsi dès que l'œil est devenu rouge
et douloureux, les douches froides ont été suspendues ; le malade
était enveloppé le matin dans le drap mouillé, on faisait des ablutions, puis avant midi il prenait un bain de siége d'eau froide pendant vingt minutes, et dans la journée on administrait encore un
bain de siége froid et deux bains de pieds froids avec frictions.
L'œil restait toujours enflammé ; Priessnitz fit prolonger la durée
des bains de siége et le malade y resta pendant une demi-heure,
puis une heure, et une heure et demie, en continuant les bains
de pieds et l'enveloppement du matin. La vive rougeur et la
douleur de l'œil persistant, un traitement dérivatif plus énergique fut employé ; les bains de pieds et les bains de siége
furent supprimés après les avoir inutilement employés pendant
quinze jours. Des compresses mouillées d'eau froide, et renouvelées aussitôt qu'elles tendaient à se sécher, furent maintenues
sur l'œil, et l'on essaya de faire transpirer le malade dans la couverture de laine, ce qui était très-difficile, car il fallait souvent
quatre et cinq heures pour amener un peu de moiteur ; du reste,
pendant ce temps, la tête était entourée de linges mouillées qu'on
renouvelait fréquemment, parce que le sang s'y portait avec force.
Quand la transpiration arrivait, l'on attendait qu'elle diminuât un
peu, puis le malade prenait, immédiatement au sortir la couverture, le grand bain froid pendant trente à quarante secondes ; il en
sortait alors pour entrer dans un bain partiel à 14° R., où son
domestique le frictionnait partout et où il se frottait aussi lui-
même pendant cinq minutes. Ce terme expiré, il se plongeait de
nouveau dans le grand bain froid, où il restait encore une demi-
minute, et d'où il se retirait pour se remettre dans le bain partiel, à 14° R. Ce manège durait un quart-d'heure, et le malade le
répétait trois fois par jour, d'abord le matin, après la transpiration,
puis vers midi et dans la soirée. De plus, trois fois par jour, on lui
faisait des frictions générales avec un drap mouillé.

L'œil, d'un rouge vif, restant toujours très-douloureux à la
lumière, Priessnitz, tout en continuant dans la journée l'emploi
des mêmes moyens, y ajouta les suivants, toujours dans le même
but de dérivation sur la peau. La nuit, le malade en se couchant

était entouré presque partout de compresses mouillées dans l'eau froide et bien tendues, et recouvertes elles-mêmes de compresses sèches. Ce genre d'application, connu sous le nom de compresses excitantes, fut placé sur les deux bras, sur les membres inférieurs, et sur la poitrine ; le malade portait de plus autour de l'abdomen, depuis le commencement du traitement, la ceinture mouillée, en sorte que pendant la nuit il en était revêtu de la tête aux pieds. Dans l'espace de quatre à cinq jours, toute la surface de la peau se recouvrit d'une éruption eczémateuse légère sans suintement ; les vésicules se montraient, puis se desséchaient aussitôt, laissant des surfaces rouges, plus ou moins étendues, de forme irrégulière, d'où se détachaient des lamelles minces d'épiderme ; les démangeaisons étaient assez vives. Pendant tout le cours du traitement, le malade buvait de l'eau en abondance, et mangeait comme à l'ordinaire ; pendant près de trois semaines, on continua tous ces moyens dérivatifs, et enfin, l'œil devint moins rouge et moins douloureux, il put enfin supporter la lumière. Priessnitz fit alors enlever les compresses, afin d'accoutumer l'organe à l'éclat du jour, et après six semaines de traitement, la maladie se trouva guérie.

Ce serait en France, soumettre la docilité du malade à une rude épreuve que d'exiger une telle soumission pour une inflammation peu intense de la conjonctive. Le traitement rentrait, il est vrai, dans celui que l'hydrothérapie considère comme prophylactique de la goutte ; seulement dans ce cas, il était rendu plus particulièrement dérivatif.

Sans parler des moyens internes que la médecine aurait employés ici, je suis convaincu qu'un vésicatoire placé à la nuque, ou derrière les oreilles, eût enlevé en quelques jours cette conjonctivite si opiniâtre. Cette observation peut servir à faire apprécier la méthode dérivative de Priessnitz dans les cas assez fréquents où la peau ne se réveille pas sous l'action des stimulants appliqués. Il serait difficile d'employer plus vigoureusement les pédiluves, les bains de siège, les bains partiels et les grands bains froids, auxquels sont venus s'adjoindre les frictions et les compresses excitantes, ainsi que les transpirations forcées, et cependant, sans parler de tout ce que ce genre de dérivation peut offrir d'horriblement fatigant pour le malade, peut-on réellement espérer, dans les phlegmasies aiguës graves, d'y trouver une ressource assurée? Evidemment non, si l'on rencontrait une enveloppe tégumentaire rebelle, et le malade en serait pour ses frais de patience.

L'autre cas de conjonctivite est survenu chez une jeune dame qui suivait le traitement de Græfenberg pour obtenir la guérison d'une affection hystérique. Un coup d'air paraît avoir été la cause occasionnelle de l'ophthalmie ; l'injection des deux yeux était extrêmement forte. Des applications continuelles de compresses trempées dans de l'eau fraîche, les bains de tête d'eau froide, et des bains d'yeux d'eau à 10° R.. pris quatre à cinq fois par jour dans une grande cuvette, et de plus des bains de pieds froids, dans lesquels on la frottait vivement, constituèrent le traitement employé, en y adjoignant toutefois beaucoup d'eau froide pour boisson. La malade continua comme auparavant les enveloppements dans le drap mouillé, les frictions subséquentes, également dans le drap mouillé. L'amélioration fut plus prompte que dans le cas précédent, mais la conjonctivite persista néanmoins pendant plus de quinze jours avant que la malade ne pût supporter la lumière.

Dans d'autres cas d'ophthalmie qui m'ont été rapportés, la maladie avait exigé un traitement hydriatrique extrêmement long, mais ces ophthalmies m'ont paru être de nature scrofuleuse. A Græfenberg, l'impression générale parmi les malades est que l'inflammation chronique des yeux est la maladie qui résiste le plus opiniâtrement à l'hydrothérapie, mais que celle-ci réussit assez bien dans les cas aigus.

Les avantages que la médecine ordinaire retire de beaucoup de moyens parmi lesquels on distingue surtout les adoucissants, les astringents, les opiacés et certains caustiques sont trop bien connus pour que je croie nécessaire d'en parler ici. J'en dirai tout autant des moyens d'action qu'elle possède sur la peau et sur le canal intestinal.

Du Coryza.

Ici l'hydrothérapie se met en opposition complète avec la médecine ordinaire. Celle-ci recommande de se tenir à l'abri du froid, et même de garder le lit, de prendre des boissons chaudes pour amener la transpiration. L'autre conseille l'eau froide pour boisson, l'aspiration souvent répétée d'eau froide dans les fosses nasales, l'enveloppement dans le drap mouillé, s'il y a un peu de mouvement fébrile, enveloppement qu'on fait suivre d'ablutions froides et de l'exercice au grand air. Nous parlons ici seulement des coryzas, ou rhumes de cerveau un peu intenses. De ces deux traitements, lequel convient-il de suivre? Nous en laissons le choix au malade, qui se guérira peut-être plus rapidement en ayant recours à l'hydrothérapie. Dans l'un et l'autre mode de traitement, le but est le même, celui d'augmenter la transpiration sensible et et insensible.

A Græfenberg, nous avons vu survenir beaucoup de cas de coryza, même assez intenses, chez les personnes soumises au traitement hydropathique, mais qui n'en continuaient pas moins celui-ci et sans aucune suite fâcheuse. Le coryza se passait toujours en trois ou quatre jours, et n'empêchait jamais le malade de prendre, tout couvert de sueur, son grand bain froid, les bains de siége, les enveloppements, etc. Mais dans tous les cas, il faut se garder du refroidissement prolongé, tout en ayant recours à l'application momentanée du froid à la surface du corps. Il faut s'habiller chaudement, pour aller à la promenade en hiver, après les ablutions froides, et éviter de se trouver dans un appartement où la température est élevée. J'ai essayé sur moi-même le traitement du coryza par le froid, et l'indisposition, loin d'augmenter, m'a paru notablement diminuée; il existait cependant une complication de bronchite légère. Du reste, beaucoup de remèdes insignifiants, tels que la poudre de racine de guimauve aspirée dans les fosses nasales, des fumigations de sucre brûlé, dirigées dans les mêmes cavités, guérissent souvent cette légère maladie, qui, en général, ne demande aucun traitement particulier.

La vive réaction que l'hydrothérapie détermine sur la peau, paraît être la cause de l'innocuité et en même temps de l'efficacité de ce traitement. J'ai fait beaucoup de recherches, mais sans succès, pour savoir si jamais un coryza à Græfenberg avait été suivi de pneumonie.

Du traitement hydrothérapique dans l'Angine tonsillaire.

Je n'ai été témoin à Græfenberg que d'un seul cas d'amygdalite un peu intense, traité par l'hydrothérapie. La maladie n'était pas assez intense pour faire garder la chambre, cependant, les deux amygdales étaient fortement tuméfiées. On continua comme à l'ordinaire d'envelopper le malade dans le drap mouillé, avec cette différence que, pendant les trois jours d'angine, on le laissa transpirer environ trois quarts-d'heure, puis, au lieu de lui donner un grand bain froid, on le mettait dans un bain partiel à 12° R., où on le frictionnait vivement partout pendant quelques minutes. En procédant à l'enveloppement, une compresse excitante était placée au devant du cou. Pendant tout le temps qu'il était ainsi enveloppé, le malade avait constamment dans la bouche de l'eau fraîche à 8° R., toutefois sans se gargariser, mais en tenant cette eau, qu'on renouvelait souvent, en contact continuel avec les amygdales enflammées. Ce même procédé fut pratiqué dans la journée, le malade se couchait horizontalement sur son lit, les compresses excitantes au-devant du cou furent changées à plusieurs reprises, en ayant soin de bien frotter le devant du cou pendant quelques minutes avec la main trempée dans de l'eau froide. Ces ablutions étaient également faites sur la poitrine, puis l'on essuyait le devant

du col avec soin et l'on y remettait la compresse. Le soir, les bains
de bouche furent renouvelés pendant un second enveloppement
dans le drap mouillé, après lequel on se contenta de frotter le
malade avec un drap également mouillé. Ces moyens, joints à
deux bains de pieds dans de l'eau froide, pendant cinq minutes,
et pendant la durée desquels on frictionnait vivement les jambes,
constituaient tout le traitement. N'ayant pas faim, il se contentait
de prendre un peu de pain et de lait le matin, et, vers le soir, un
léger potage au riz, le tout froid. Dès le deuxième jour, la déglutition se faisait beaucoup plus facilement, la tuméfaction avait disparu dès le quatrième, et le malade reprit alors, comme à l'ordinaire, la douche et le grand bain froid. On cessa les compresses
excitantes autour du col. Pendant cette petite indisposition, le
sang se porta vers la tête avec beaucoup de force, et cela nécessita
tout simplement l'usage de compresses rafraîchissantes; l'appartement fut bien aéré, et cette congestion disparut aussitôt.

Dans un cas d'amygdalite dont les détails m'ont été racontés,
et où la fièvre était très-forte, la douleur très-vive et la déglutition
presque impossible, Priessnitz avait fait envelopper le malade plus
de vingt fois successivement dans le drap mouillé, jusqu'à ce que
la fièvre eût diminué. Le malade fut obligé de garder le lit, des
compresses excitantes furent mises autour du col après des ablutions froides sur cette partie ainsi que sur la poitrine, et on les
renouvelait chaque fois qu'on remettait des compresses. Le malade
paraît avoir été parfaitement remis en peu de jours. Après la
sueur, on lui pratiquait les ablutions dans un bain partiel de
12° R.

Dans des cas d'inflammation franche des amygdales, on pourrait donc se borner à l'emploi de l'hydrothérapie, mais en sera-t-
il de même lorsque nous trouvons des indices de formation de
fausses membranes? On sait que, dans ces cas, la cautérisation
ou du moins l'action énergique produite par certains topiques comme
l'alun pulvérisé, l'acide citrique, etc., amènent une prompte amélioration. Nous pensons qu'ici encore, l'hydrothérapie seule ne
suffit pas. Qui n'a vu des éruptions aphtheuses de la langue et de

16

la bouche céder bien plus rapidement à une petite cautérisation locale avec le nitrate d'argent qu'à l'emploi de tous les calmants.

L'hydrothérapie seule pourrait être surtout employée contre l'amygdalite, lorsque la réaction est peu forte et que le malade peut encore vaquer à ses affaires. Du reste, comme la vie n'est point menacée par cette maladie, je ne verrais aucun inconvénient à se borner à ce traitement, si le malade le désire, car autrement les moyens qu'emploie la médecine ordinaire, en y joignant même quelques évacuations sanguines locales, suffisent dans tous les cas, n'ont aucun inconvénient par eux-mêmes, agissent plus promptement et sont infiniment moins désagréables. Il me semble aussi qu'une décoction froide de racine de guimauve conviendrait mieux que l'eau froide comme application topique sur les parties enflammées. La réfrigération serait la même et l'adoucissement plus prompt.

DU TRAITEMENT PAR L'HYDROTHÉRAPIE DES PHLEGMASIES AIGUES DES VISCÈRES THORACIQUES.

Du Croup.

Depuis longtemps quelques médecins (et en particulier le docteur Harder, de Pétersbourg, il y a plus de vingt ans) assuraient avoir tiré un très-grand avantage de l'emploi des affusions et des applications d'eau froide dans cette grave maladie. (Harder. Abhandlüngen aus den Gebiete der Heilkunde. Saint-Pétersbourg, 1821.) Le docteur Neuber (Hufeland. Jour., nov. 1817) nous apprend que l'eau froide lui avait rendu un service signalé dans un cas de ce genre, mais que, d'une part, l'effroi occasionné dans les familles par son usage, et de l'autre, les éloges prodigués à certains médicaments, tels que le sulfate de cuivre, etc., lui avait fait abandonner ce mode de traitement. Dans ce cas, après avoir employé inutilement tous les moyens qui se présentaient à sa pensée, il avait eu recours à des compresses imbibées d'eau très-froide appliquées sur le cou et continuellement renouvelées. Peu de temps après l'application de ces compresses, il survint une transpiration abondante qui persista longtemps, et dont l'apparition parut avoir été occasionnée par ce remède. L'auteur croit cependant que, dans ce cas, les autres moyens employés, tels que le calomel, le foie de soufre, l'infusion de polygala senega n'avaient pas été sans influence sur l'heureuse terminaison de la maladie.

On ne manque pas à Græfenberg d'attribuer à Priessnitz des guérisons de croup dont le diagnostic est plus que douteux ; des médecins très-expérimentés, tels que MM. Guersant, Blache, etc., admettent un pseudo-croup, dont les symptômes, encore plus violents que ceux du croup véritable, imposent souvent à des hommes de l'art. Le vrai croup serait, selon quelques observateurs, presque constamment mortel. Du reste, l'étendue de l'exsudation plastique est évidemment la chose principale. Il est donc impossible de dire si Priessnitz ou Weiss, son émule, ont guéri des croups véritables. Voici, du reste, le traitement hydriatrique, tel qu'il m'a été indiqué par un parent de Priessnitz, témoin de l'une de ces guérisons. Le jeune malade, enfant âgé de six ans, fut enveloppé dans un drap mouillé d'où l'eau avait été bien exprimée, puis entouré d'une épaisse couverture de laine ; en même temps, une compresse mouillée, mais également bien exprimée, fut placée sur toute la partie antérieure du cou et recouverte d'une compresse sèche qui faisait le tour de cette partie. On donna peu à boire avant que la transpiration n'arrivât ; elle survint environ une heure après l'enveloppement, et on y laissa le malade transpirer pendant six ou sept heures. L'enfant fut alors placé dans un bain partiel à 16° R., des ablutions ainsi que des frictions furent faites sur tout le corps pendant environ une minute, puis on le remit au lit, où il transpira encore abondamment. Après l'apparition des sueurs, la toux, qui était très-sèche, très-bruyante, devint plus facile et moins douloureuse. Le lendemain matin, environ dix heures après le premier enveloppement, on y revint encore, la sueur dura plusieurs heures, puis des ablutions et des frictions furent pratiquées comme le jour précédent. Le col était toujours entouré d'une compresse bien exprimée et recouverte d'une cravate sèche; on changea l'une et l'autre dans la journée, et le soir, on revint à l'enveloppement. La toux n'offrait plus alors le ton rauque et particulier qu'elle avait eu, et, le lendemain, il ne restait de la maladie qu'une légère bronchite. Cependant les enveloppements furent continués de même tous les matins pendant trois jours, et on y laissa transpirer l'enfant qui fut ensuite lavé avec de l'eau à 16° R. et remis au lit. Des compresses excitantes entouraient toujours le col. Lors du premier enveloppement, on avait cherché à provoquer les vomissements avec les doigts, puis avec la barbe d'une plume, mais sans pouvoir y parvenir. L'enfant n'avait rien expectoré, toutes les mucosités passant dans l'estomac.

Dans d'autres cas où la fièvre était forte, il paraît que les enveloppements étaient plus fréquents, ainsi que les applications de compresses mouillées bien exprimées sur le devant du col. Le traitement, comme on le voit, est à peu près celui de l'angine tonsillaire, et ne paraît nullement en rapport avec la gravité d'un mal dont la guérison exige la sortie de la fausse membrane, principale, sinon unique cause de tout le danger. L'enveloppement paraît cependant amener un grand calme général, et c'est là son plus grand avantage.

Le traitement du croup au moyen de l'eau froide, d'après la méthode de M. le docteur Lauda, de Leitmeritz, en Bohême, paraît beaucoup plus approprié que le précédent au but que l'on se propose. Voici en quoi il consiste.

L'enfant déshabillé et le corps bien essuyé avec un linge fin, on le place sur un paillasson destiné à cet usage afin de ne rien gâter, et l'on procède aux ablutions de la manière suivante: la tête, puis le col, la poitrine, le dos, l'abdomen et enfin les membres, en commençant par les supérieurs, seront d'abord lavés avec une grosse éponge trempée dans de l'eau de source, ou bien avec une serviette bien imbibée de la même eau. Ces ablutions faites, on place l'enfant dans une grande baignoire vide, où on le tient pendant qu'on lave de rechef tout le corps de la tête aux pieds avec de l'eau froide. Ces opérations ont pour but de rafraîchir promptement toute la surface cutanée, point sur lequel le docteur Lauda insiste particulièrement, lorsque le croup a atteint un certain degré d'intensité. On procède alors aux affusions d'eau froide. Celles-ci doivent être faites régulièrement, et à de courts intervalles, pendant cinq ou dix minutes au plus, sur la tête d'abord, puis sur le col. Le vase qui sert à faire ces affusions doit contenir de trois à quatre litres d'eau ; il faut les faire promptement et laisser tomber le liquide d'un pied de hauteur. La température de la chambre doit être, en hiver, de 15 à 16° R.

En même temps que l'on fait ces affusions, une personne se tenant à côté de l'enfant, lui frotte doucement le dos avec une main, et la poitrine ainsi que l'abdomen avec l'autre. L'on aura soin aussi de maintenir droite la tête de l'enfant, afin de l'empêcher de se renverser en arrière et d'avaler ainsi involontairement de l'eau, pendant qu'on la verse sur la tête. Aussitôt les affusions faites, l'enfant doit être enveloppé dans un drap sec, puis on l'entoure d'une grande serviette ou bien on lui passe une chemise et on le remet au lit. Ici il doit être légèrement couvert, et l'on aura soin d'entourer le col d'une compresse trempée dans de l'eau glacée et médiocrement exprimée, compresse qu'on renouvellera au moins toutes les cinq minutes. Si le croup était très-grave, le docteur Lauda conseille d'employer, au lieu de compresses mouillées, une petite vessie allongée ou un boyau rempli d'eau et de petits morceaux de glace, qu'on aura soin de renouveler quand ils seront fondus. Si l'on ne pouvait se procurer de la glace, l'on veillerait à se servir d'eau aussi froide que possible, et les compresses seraient renouvelées toutes les deux ou trois minutes. Si des accès de dyspnée surviennent, ou s'il existe en même temps des symptômes d'inflammation cérébrale ou thoracique, M. Lauda fait placer sur la tête une vessie à moitié remplie d'eau mêlée de glace, de manière à coiffer cette partie, puis une deuxième sur le cou et une troisième sur la poitrine. A défaut de glace, il recouvre ces parties de linges trempés dans de l'eau froide, et médiocrement exprimés, linges qu'on renouvelle fréquemment.

D'après le docteur Lauda, les effets de ces affusions seraient les suivants. Chaque affusion provoque une inspiration profonde, rapide et comme spasmodique, suivie d'une forte expiration souvent accompagnée d'un cri particulier, et presque chaque fois de toux et d'expectoration. Dans les cas de croup peu intense, la toux et l'expectoration augmentent de force à chaque affusion, et par là, toutes les mucosités que sécrète la membrane muqueuse du larynx, sont quelquefois rejetées en dehors, mais le plus souvent elles ne sont que détachées et avalées par l'enfant. Dans les cas les plus heureux, l'enfant est hors de danger après la troisième ou quatrième série d'affusions. Presque toujours les enfants remis au lit après les affusions s'endorment en dépit des compresses mouillées, et ce sommeil doit être soigneusement respecté. Souvent une transpiration abondante s'établit quelque temps après qu'ils ont été au lit.

Par ce traitement, le docteur Lauda dit avoir obtenu plusieurs cas de guérison rapides, particulièrement chez des enfants blonds, dont la peau en général, et celle de la région laryngée en particulier, est beaucoup plus irritable que chez les enfants à cheveux bruns. Si les fausses membranes se forment de nouveau, ce qui arrive en général quelques heures après les premières affusions, on en donne de nouvelles, et ainsi de suite, à trois ou quatre reprises, tant que les accidents se répètent. Dans les cas heureux, les intervalles de calme deviennent de plus en plus prolongés, la toux et l'expectoration de plus en plus faciles, et la voix plus naturelle. Le contraire arrive lorsque la fausse membrane est épaisse et augmente d'étendue. Souvent remarque-t-on que l'enfant, tout en dormant tranquillement, dégage de temps en temps du larynx des mucosités qui l'obstruent et qu'il avale, et alors la respiration devient aussitôt plus facile. Quand la fausse membrane se reforme, les accès de suffocation recommencent, l'enfant s'éveille respirant difficilement, et il faut reprendre les affusions. Si l'enfant continuait de dormir, la respiration devenant de plus en plus difficile, de plus en plus pénible, le docteur Lauda veut qu'on le réveille, et que l'on pratique des affusions après avoir eu soin d'enlever la sueur en essuyant toute la surface du corps. Dans la règle, après chaque nouvelle affusion, on prolongera la durée de l'intervalle, à moins que des accès de suffocation ne nécessitent d'y avoir recours plus promptement.

Dans les cas où le croup est arrivé à un haut degré d'intensité, et lorsque l'enfant respire la tête fortement renversée en arrière, M. Lauda conseille de refroidir soigneusement la surface du corps avec l'éponge mouillée avant de procéder aux affusions; on préviendra de cette manière toute suffocation possible. Il fait observer à cet égard que chez les enfants très-malades, les accidents déjà existants, tels que la dyspnée plus ou moins forte, l'agitation et la coloration en bleu de la figure, se prononcent davantage lors des affusions, mais que cette aggravation des symptômes n'est qu'apparente. Il insiste particulièrement sur le précepte de toujours faire les affusions aussi rapidement que possible, c'est-à-dire, de laisser tomber l'eau tout à coup, et il insiste d'autant plus sur cette règle que l'enfant sera plus malade. Dans un cas, M. Lauda a dû avoir recours vingt-une fois aux affusions avant de pouvoir les suspendre entièrement, bien que chaque fois il y eût amélioration. Quelle que soit l'amélioration apparente; tant que le timbre de la voix reste altéré, ou tant que les enfants éprouvent la moindre difficulté dans la respiration, ce praticien conseille de ne leur donner pour tout aliment que de la pulpe de pommes cuites, qui facilite beaucoup, d'après lui, le détachement des glaires. L'eau fraîche, donnée souvent et peu à la fois, constitue la seule boisson qui convienne en pareil cas.

Chez beaucoup d'enfants qui auraient été guéris du croup par cette méthode, l'on vit apparaître des éruptions cutanées pendant le traitement, surtout au col et sur le tronc. Cette éruption paraissait être papuleuse, de la nature du strophulus infantilis, et causait de vives démangeaisons.

Le Dr. Lauda rapporte en détail plusieurs cas de croup traités par lui de la manière que nous venons d'indiquer. Le premier cas offrait peu de gravité; le deuxième était peu intense; le troisième était fort grave, et il fut observé chez le fils même de l'auteur. L'enfant, âgé de cinq ans, fut tout à fait remis après douze séances d'affusions. Le quatrième était également très-grave, et compliqué d'inflammation pulmonaire; le cinquième se trouvait compliqué d'hydropysie abdominale, suite de scarlatine. Ce dernier cas fut observé chez un enfant de sept ans, blond, faible et scrofuleux, qui, l'année précédente avait eu la rougeole et la varioloïde, auxquelles avait succédé une entérite. En avril 1836 il fut atteint de la scarlatine, et pendant la convalescence de cette affection, il survint un croup, ainsi qu'un épanchement séreux dans l'abdomen, accompagné de symptômes fébriles très-prononcés. Lorsque M. Lauda vit le petit malade, la langue était sèche et recouverte d'une croûte brunâtre, la peau très-chaude et aride, la respiration pénible, courte, accélérée et sifflante; un épanchement séreux très-évident existait dans l'abdomen et dans la poche séreuse des testicules; la maigreur des membres était très-prononcée. Après la première série d'affusions, tout le corps du petit malade prit une teinte bleuâtre qui ne disparut qu'un quart-d'heure après. Il y eut cependant un peu d'amélioration, et il survint des évacuations alvines abondantes. Cependant l'orthopnée reparut encore environ quatre heures après, et de nouvelles affusions furent faites pendant dix minutes, comme pour la première fois; huit heures après, le retour des mêmes symptômes nécessita une troisième séance d'affusions et alors l'amélioration fut encore plus prononcée. A dater de ce moment, on eut recours deux fois par jour au même remède, et chaque fois il y avait émission d'urines très-abondantes. Après la deuxième séance d'affusions, l'épanchement séreux abdominal avait disparu, malgré la grande quantité d'eau que buvait le petit malade. On fit en tout, douze affusions, puis pendant toute une semaine, on fit des lotions d'eau froide une fois par jour sur tout le corps, en ayant soin de bien sécher l'enfant immédiatement après, et de l'habiller chaudement. La convalescence fut sans rechute; il y eut une éruption papuleuse presque générale vers la fin du traitement.

Il est à remarquer que dans ce dernier cas, il n'est fait aucune mention du rejet de fausses membranes, et que rien ne prouve que l'enfant fut réellement atteint du croup. En comparant ensemble la méthode du Dr. Lauda et celle de Priessnitz, la première me semble plus appropriée au but que le médecin doit se proposer, celui de calmer l'irritation locale, et de détacher la fausse membrane formée dans le larynx et dans les bronches. Pour peu que l'on réfléchisse à la violence de la secousse que chaque affusion imprime aux poumons, secousse qui doit faire vibrer chaque ramuscule bronchique avec une intensité de beaucoup supérieure à celle que produisent les efforts du vomissement provoqué, soit par l'émétique, soit par les sulfates de cuivre ou de zinc, on n'hésitera pas à ajouter foi à la possibilité du succès. L'eau froide devient ici, entre les mains du médecin qui osera l'employer, un remède qui réunit toutes les conditions exigées, celles de produire la sédation la plus forte, et la secousse la plus capable de détacher la couenne croupale. Avec l'eau on ne craint pas de produire les graves irritations qui, chez un enfant, peuvent résulter de l'emploi des médicaments généralement employés contre cette maladie; le tartre stibié, le sulfate de cuivre comme vomitifs, le calomel comme altérant, le sulfure de potasse comme spécifique, etc. Le plus grave inconvénient de l'emploi de ce moyen serait la possibilité d'une inflammation pulmonaire, mais on la redoutera moins à mesure que l'on se pénétrera davantage de l'innocuité des applications extérieurs de l'eau froide faites de façon à amener promptement une réaction centrifuge. Du reste, la ressource de la trachéotomie resterait toujours entière, car l'on n'aurait pas à craindre, l'eau seule ayant été employée, les effets consécutifs des remèdes énergiques qui ont été antérieurement mis en usage avant de recourir à cette opération. Néanmoins, dans l'état actuel des esprits, il faudrait au médecin beaucoup de courage et une forte conviction pour se servir de ces moyens qui répugnent tant aux familles, et cette conviction ne peut s'acquérir que par l'expérience du remède. L'opinion des médecins hydropathes est elle-même assez divergente. Ils paraissent, en général, considérer la méthode des affusions comme très-utile, sourtout dans les dernières périodes. Tel est l'avis exprimé à cet égard par MM. les docteurs Mayer et Bender dans la dernière réunion des médecins hydropathes, en novembre 1844, à Elgersbourg en Saxe. Les affusions leur ont paru tout à fait inutiles dans plusieurs cas, puisque les enveloppements dans le drap mouillé et les applications humides ont produit l'effet désiré. Dans cette même réunion, M. le Dr. Parow, de Berlin, a donné des détails sur un cas de croup déjà fort avancé, où l'enfant mourut, malgré les affusions ; d'un autre côté, M. le Dr. Fritsche a rapporté une observation de croup regardé comme mortel par les médecins consultants, et où il était parvenu à sauver l'enfant par le moyen des affusions administrées suivant la méthode du docteur Lauda.

De la Grippe ou Influenza.

Cette affection catarrhale, qui apparaît épidémiquement et frappe à la fois plusieurs contrées et des millions de personnes, diffère du rhume ou bronchite ordinaire par l'acuité, la vivacité des symptômes et le trouble de l'innervation qui l'accompagne. L'affaiblissement musculaire, la sensation de brisure et les douleurs contusives que le malade éprouve dans tous les membres, la céphalalgie gravative, jointe au mouvement fébrile, au coryza, et aux symptômes d'irritation pulmonaire, caractérisent la grippe. Des sueurs, en général abondantes, la terminent du quatrième au dixième jour, mais la convalescence est souvent longue. L'affaiblissement musculaire ainsi que la toux persistent plus ou moins longtemps après la disparition des autres symptômes. Cette circonstance seule donne une certaine gravité à la grippe, et en effet, dans beaucoup de cas, elle a paru le point de départ d'affections thoraciques graves.

Le traitement varie suivant qu'il se rapporte à la période d'acuité ou à celle de la convalescence. Le premier est, dans la plupart des cas, fort simple ; ainsi le séjour au lit, des boissons chaudes et délayantes et quelques loochs adoucissants suffisent. Dans les cas plus graves, on favorise les sueurs en ajoutant aux loochs une dose minime de tartre stibié ou de kermès, et s'il se montre des signes d'inflammation pulmonaire, en pratiquant quelques émissions sanguines ou en agissant sur le canal intestinal. Chaque épidémie offre à cet égard une physionomie qui lui est propre, et souvent, là où la saignée est très-nuisible, employée seule, elle devient très-avantageuse, combinée au tartre stibié ou aux sels purgatifs. Il est inutile de parler ici des divers symptômes particuliers qui peuvent nécessiter l'emploi d'un vésicatoire, des sangsues, des cataplasmes, etc.

Le traitement de la convalescence, lorsque la maladie traîne en longueur, que la toux continue, ainsi que l'anorexie et l'affaiblissement musculaire avec un peu de fièvre, consiste dans l'application de vésicatoires, l'administration de l'ipécacuanha à petites dosse; on y joint des opiacées et l'on conseille le changement d'air. J'ai vu dans un cas de ce genre, le séjour aux bords de la mer et une immersion journalière remettre très-promptement en bonne santé un jeune homme chez lequel la constitution scrofuleuse et des antécédents de famille faisaient craindre une affection tuberculeuse des poumons.

La grippe, comme on le voit, n'est point dangereuse par elle-même, et, en général, comme nous l'avons dit, la nature se charge de la guérison. Un autre mode de traitement est-il nécessaire dans ces cas ? Doit-on avoir recours aux enveloppements dans le drap mouillé, aux boissons froides et aux affusions de même nature ? Je ne le pense pas, mais je crois aussi qu'on peut les employer sans aucun inconvénient, pourvu que l'on adopte un traitement hydrothérapique conduit avec méthode. La grippe est-elle plus forte, l'épidémie est-elle, pour ainsi dire, maligne, nous croyons qu'alors l'hydrothérapie peut rendre des services signalés. En résumé, l'hydrothérapie peut être employée contre la grippe dans la période aiguë, et peut-être même avec plus d'avantage dans la période de convalescence. Du reste, je pense que ce traitement n'est point indispensable, mais que, si l'on y a recours, il faut l'adopter franchement et sans tâtonnements. La grippe est en effet une des

affections où les affusions froides ont eu le plus de succès entre
les mains de Currie, de Wright et de Grégory ; ils l'employaient
au début de la maladie, lorsque la peau était sèche et brûlante.
Le malade était assis nu sur un tabouret placé au milieu d'un
grand baquet vide, et deux ou trois seaux d'eau froide étaient
versés sur la tête, de manière à couvrir en nappe. tout le corps.
Le malade était alors promptement essuyé et remis au lit, où il ne
tardait pas à être inondé de sueur. Si la peau redevenait très-
chaude et sèche, on revenait aux affusions, mais cela n'était presque jamais nécessaire. Les avantages de cette méthode étaient la
rapide disparition de tous les symptômes fébriles et nerveux,
ainsi qu'une convalescence franche. On favorisait, du reste, les
sueurs en faisant boire des infusions théiformes chaudes.

L'hydrothérapie emploie, non les affusions, mais les envelopp-
ments dans le drap mouillé, l'application de compresses d'eau
froide sur la tête et sur le front, en particulier, des aspirations
d'eau froide par le nez, et l'eau froide pour boisson. Après un
certain nombre d'enveloppements, le corps est lavé dans un bain
partiel à 14° R., ou bien on fait sur tout le corps des ablutions
avec un linge ou une grosse éponge trempée dans de l'eau à cette
température. Si la transpiration s'établit dans le drap mouillé, on
donne à boire de l'eau froide à petits coups, et on laisse transpirer
le malade pendant plusieurs heures, puis quand les sueurs sont
moins abondantes, on le dégage des couvertures qui l'entourent
et l'on pratique des ablutions. Ce mode de traitement de l'in-
fluenza paraît être très-habituel à Græfenberg et à Freiwaldau,
lorsqu'il s'y montre des épidémies de cette espèce. J'ai vu plusieurs personnes qui avaient été promptement guéries par cette
méthode.

Le point principal est l'apparition des sueurs, aussi quand elles
tardent à venir, on prolonge l'enveloppement dans le drap, et l'on
ajoute même une couverture de laine; lorsque les sueurs s'établissent, on laisse transpirer les malades d'autant plus longtemps
que le soulagement en est plus marqué. En retirant le drap, on
pratique sur tout le corps les ablutions pendant une minute ou
deux dans de l'eau de 14 à 16° R., puis, si les forces et le cou-

rage du malade le permettent, il s'habille et fait un peu d'exercice en plein air, si le temps est beau.

Une fois la sueur bien établie, on suspend les applications de compresses mouillées sur la tête, ainsi que les enveloppements dans le drap mouillé, mais toujours, après ces derniers, on pratique des ablutions générales avec de l'eau à 15° R., en choisissant un moment où la transpiration est arrêtée ou du moins peu abondante. L'eau froide est la seule boisson ; on l'administre en moindre quantité lorsque la transpiration est bien établie.

L'application de ce traitement suppose beaucoup de bonne volonté de la part du malade, car autrement, ses avantages ne paraissent en aucune façon assez prononcés pour insister sur son adoption. Je dis seulement que l'hydrothérapie peut être employée sans danger dans le traitement de la grippe, pourvu que l'application en soit faite méthodiquement dans le but de calmer l'irritation générale et d'amener des sueurs.

Dans les convalescences tardives que la grippe laisse souvent à sa suite, l'hydrothérapie pourrait, ce me semble, rendre à la médecine des services signalés. Des frictions générales avec le drap mouillé, répétées plusieurs fois par jour et suivies d'un exercice modéré en plein air, l'eau fraîche pour boisson, et, lors des exacerbations fébriles, l'enveloppement dans le drap mouillé, suivi d'ablutions froides, auraient, à mon avis, de grands avantages sur le traitement ordinaire. Du reste, il faut qu'il y ait une entente parfaite entre le médecin et son malade. Des bains d'ondée très-courts, de quelques secondes seulement, avec de l'eau salée ou de l'eau de mer, rempliraient peut-être les mêmes indications et seraient mieux accueillies.

Du Catarrhe pulmonaire aigu.

Cette maladie, très-légère lorsqu'elle n'occupe qu'une petite étendue des bronches, devient au contraire, de la plus haute gravité dès que la plus grande partie de cette surface muqueuse est affectée. Ainsi le même nom s'applique à une indisposition très-peu importante et à une maladie trop souvent mortelle. Par conséquent, dire que l'hydrothérapie peut guérir le catarrhe pulmonaire, cela n'a quelque signification qu'autant qu'on indiquera en même temps et clairement quelle était la gravité de la bronchite traitée par cette méthode. Je n'ai pas vu traiter de catarrhe pulmonaire aigu grave par l'hydrothérapie ; j'ai seulement observé des bronchites assez fortes qui, loin d'augmenter, se sont améliorées chez des malades soumis à ce mode de traitement, tout en continuant les grands bains froids, après les transpirations provoquées, les douches, les enveloppements, etc. J'ai donc par devers moi la conviction acquise que ces moyens, que l'on croit si capables de transformer une bronchite légère en pneumonie grave, sont moins dangereux qu'on ne le suppose, pourvu toutefois que l'application s'en fasse méthodiquement, et de manière à exalter les fonctions cutanées. Il ne suffirait pas pour se traiter d'une bronchite, même légère, de se laver tout le corps d'eau froide, puis de se livrer à quelque lecture ou à quelque travail de cabinet. Il pourrait en résulter des inconvénients fâcheux et qui n'auraient certainement pas lieu si on se livrait aussitôt à quelque exercice capable de favoriser le mouvement centrifuge que les ablutions froides tendent à établir.

Les règles hydrothérapiques pour le traitement du catarrhe pulmonaire aigu, sont les suivantes : d'abord le séjour dans une température égale de 12° R. environ, si le temps est froid. Dans l'appartement même, si la maladie n'exige pas le séjour au lit, l'individu doit entretenir la chaleur du corps en se livrant à quelque travail, soit en sciant du bois, soit en frottant le plancher ; jamais il ne convient de rester tranquille en pareille circonstance.

Aussitôt que le temps le permettra, le malade se promènera, chaudement habillé, au grand air. L'eau fraîche, de 4 à 5° R. doit être la seule boisson, on se gardera bien de donner des boissons chaudes, soit théiformes, soit adoucissantes, ou d'employer les moyens souvent préconisés contre les rhumes. Le malade se gargarisera souvent avec de l'eau fraîche, et non-seulement il se lavera tout le corps matin et soir avec de l'eau à 10° R., mais il le fera encore dans la journée. Ces ablutions générales pourront être remplacées par des frictions avec le drap mouillé qu'on aura soin de prendre très-grand, de façon à envelopper tout le corps et à ramener la chaleur vers la peau. Du reste, après ces ablutions, le malade fera toujours de l'exercice, et, autant que possible, au grand air.

Lorsque le catarrhe pulmonaire est plus intense et que la fièvre, l'abattement général et la toux forcent à garder le lit, on a recours aux enveloppements dans le drap mouillé, que l'on renouvèle à diverses reprises si la chaleur et la fièvre persistent. Dans ces cas, la transpiration, en général, n'arrive pas le premier ou même le second jour; cependant, dès que la peau montre une disposition à la moiteur, on favorise celle-ci en laissant le malade plus longtemps dans le drap, et si la sueur arrive, on l'entretient en donnant souvent à boire de l'eau froide en petite quantité. Comme toujours, Priessnitz fait suivre ces enveloppements d'ablutions et de frictions dans un bain partiel à 10 ou 12°, et suivant l'effet dérivatif obtenu, il insiste plus ou moins sur les frictions. Tant que la fièvre persiste, l'on continue les enveloppements. Pendant que la sueur se montre, l'on doit ne pas le déranger en couvrant trop la tête de compresses rafraîchissantes, quand même le sang se porterait avec force vers cette partie. La persistance de la transpiration n'est pas un motif de ne pas procéder aux ablutions, pourvu que ces transpirations aient duré un peu de temps et que la fièvre soit moindre. Leur présence non plus n'apporte aucun obstacle à l'ingestion de l'eau froide : car, pourvu que celle-ci soit administrée comme nous l'avons si souvent répété, en petite quantité à la fois, mais souvent, les sueurs n'en sont que plus abondantes et plus longues.

Tel est le traitement hydriatrique du catarrhe pulmonaire aigu, lorsqu'il n'a pas un haut degré d'intensité. Mais quel serait-il si la maladie occupait la presque totalité des surfaces bronchiques ? Je laisse aux futurs hydropathes le soin de répondre à cette question, en admettant cependant la possibilité d'une réponse favorable, mais jusqu'ici rien n'autorise à soutenir cette opinion.

Vouloir appliquer ce traitement pénible à toute personne atteinte d'un de ces catarrhes pulmonaires aigus, qui abandonnés aux seuls efforts de la nature, guérissent tout seuls, serait, je pense, une peine fort superflue. Mieux vaudrait s'en tenir à l'ancienne méthode, mais surtout sans mélange d'hydrothérapie. Quelques boissons chaudes et adoucissantes, le séjour dans l'appartement, quelques loochs ou pâtes émollientes, de légers dérivatifs vers la peau guérissent tous les jours des milliers de catarrhes aigus. Mais si je considère comme très-inutile de soumettre tout rhume de poitrine aux chances ou plutôt aux désagréments de l'hydrothérapie, je n'en dis pas autant de ces retours continuels de catarrhes pulmonaires chez des personnes encore robustes et où l'on n'a pas de raison de croire à l'existence de tubercules. Considérée en thèse générale, cette dernière circonstance devrait être, je crois, un motif de ne pas se traiter ainsi, non à cause de la présence des tubercules, mais parce que le cas offre des chances défavorables, et l'on ne manquerait pas d'attribuer au traitement et au médecin les résultats trop souvent funestes de la maladie. Chez des personnes sujettes à de fréquents catarrhes pulmonaires, le traitement par le *froid*, c'est-à-dire par l'hydrothérapie, me paraît mériter la préférence sur le traitement par la *chaleur*. Sans rentrer absolument dans la classe des affections chroniques, ces retours fréquents de rhumes de poitrine s'en rapprochent beaucoup, et le traitement hydrothérapique offrirait peut-être dans ces cas des résultats qui compenseraient, et au-delà, ses désagréments. On pourrait, d'ailleurs, préparer ces individus à ce genre de traitement en l'employant chez eux comme moyen prophylactique, de sorte que, les rhumes étant venus, l'eau froide pourrait être administrée sous toutes les formes sans produire d'accidents, et surtout sans occasionner de sensations désagréables.

De la Congestion pulmonaire.

Avant de parler du traitement hydrothérapique de la pneumonie, quelques détails préalables sur celui des congestions pulmonaires seront utiles et serviront, je pense, d'introduction à ce chapitre d'un si grand intérêt.

La congestion pulmonaire se reconnaît à l'oppression, à la sensation de plénitude que les malades éprouvent dans la poitrine et qui s'accompagne de battements accélérés du cœur, de soupirs et de bâillements. Ces malaises se font surtout sentir par un temps chaud et dans un appartement fermé; ils obligent le malade à rechercher le grand air. Le traitement hydrothérapique consiste à fortifier à la fois l'économie et les poumons, en lavant d'eau froide tout le corps, et la poitrine en particulier, plusieurs fois par jour. Priessnitz conseille de faire de l'exercice journalier et prolongé au grand air. Ainsi, en été, se lever de bonne heure, pratiquer les ablutions prescrites et faire des promenades, dont on augmente peu à peu la longueur en s'accoutumant par degrés à gravir des lieux escarpés, constituent une de ses principales prescriptions; il y ajoute souvent des bains de siége dérivatifs, pris pendant cinq, puis dix minutes, dans de l'eau à 6° R. Le malade s'y frictionne bien, puis se sèche, s'habille et va se promener. Nous avons déjà parlé de l'effet dérivatif de ces bains. On fait boire de l'eau fraîche en abondance, surtout le matin avant la promenade et non après. Les ablutions froides, pratiquées sur la poitrine, doivent être répétées plusieurs fois par jour ainsi que les exercices. Souvent la nuit, on couvre toute la poitrine avec une compresse trempée dans de l'eau froide et exprimée avec soin, et l'on place par-dessus une compresse sèche.

Lorsqu'il existe un état d'oppression peu intense, on fait prendre des pédiluves à divers degrés suivant les malades; si le pédiluve froid réussit, on le continue, sinon l'on change; on couvre en même

temps la poitrine et le dos d'un petit drap ou d'une grande compresse trempée dans de l'eau froide, et qu'on renouvelle quand
elle s'échauffe; ces applications, on les continue jusqu'à ce que la
respiration devienne plus libre; on n'en met alors que sur la poitrine, et on les change plus rarement; les pédiluves aussi ne sont
plus nécessaires. Le malade boira aussi de temps en temps de
l'eau froide, mais en petite quantité, et s'il est obligé de rester au
lit, on aura soin de tenir les pieds chauds en les couvrant beaucoup, ou bien en les enveloppant d'une compresse mouillée, bien
exprimée, qu'on entoure d'une compresse sèche.

L'hémoptysie est facile à reconnaître par l'expectoration d'un
sang écumeux et vermeil. Il y a oppression, quelquefois douleurs
thoraciques et refroidissement des extrémités. Les avantages de
l'application de l'eau froide sur une partie du corps éloignée de
celle où se fait l'hémorrhagie, ont été indiqués depuis longtemps,
et Currie ainsi que Giannini ont fait de ce phénomène la base de
leur traitement dans ces cas graves. « C'est un fait bien connu,
» dit Currie, que l'action du froid peut s'étendre sur toute l'éco-
»nomie par son application à un seul point. L'emploi du froid
»dans les cas d'hémorrhagies est souvent dirigé d'après ce prin-
»cipe. J'ai arrêté des hémorrhagies pulmonaires en plongeant
»les pieds dans de l'eau froide, et peut-être arriverait-on en-
»core plus sûrement à ce résultat, en appliquant le moyen
»refrigérant aux parties génitales, où la sensation du froid se-
»rait plus vive, ces parties se dépouillant de leur calorique plus
»promptement qu'aucune autre. J'ai obtenu un effet encore plus
»puissant en plongeant le corps jusqu'au bassin dans de l'eau
»froide. Dans tous ces cas, une application puissante et durable
»du froid était nécessaire, et d'après l'analogie qui existe entre les
»hémorrhagies et les inflammations, ces faits peuvent fournir
»quelques lumières relativement au moyen le plus convenable
»d'employer le froid pour combattre ces dernières maladies. »

Giannini, ainsi que nous le verrons plus tard, attribuait également à la constriction que l'eau froide produit sur les artères, et
à la sédation générale que la soustraction du calorique opère, les
heureux effets qu'il obtenait des immersions et des diverses appli-

cations de l'eau froide. Dans le cas suivant d'hémoptysie traité par Priessnitz, et que le malade lui-même a bien voulu me communiquer, l'action du remède a été probablement la même, M. de Grzymala Gilewiez, âgé de 22 ans, blond, grand et robuste, habitant alors Freiwaldau près de Græfenberg, fut pris dans la soirée de décembre 1841, d'une petite toux fatigante, accompagnée de douleur près de la région mammaire gauche. Croyant s'être enrhumé, M. de G. prit comme moyen dérivatif un bain de siége froid, et un bain de pieds à 3°, puis il fit de l'exercice dans sa chambre pour se réchauffer. Cependant les douleurs augmentèrent, la respiration devint plus difficile, la nuit fut mauvaise, sans sommeil, et vers les six heures du matin, à la suite d'un accès de toux, quelques gorgées de sang rouge et écumeux furent expectorées. Une demi-heure après, frisson violent, les extrémités deviennent glacées, la soif est extrême et une très-forte chaleur se fait sentir dans la poitrine. Pendant les heures suivantes, le malade cracha du sang à cinq reprises. Priessnitz commença par employer le drap mouillé qui fut appliqué depuis le col jusqu'aux genoux, et bien entouré de deux couvertures de laine. Les jambes ne furent pas enveloppées parce qu'elles étaient très-froides ; on les entoura d'une fourrure recouverte d'un édredon. Le drap mouillé appliqué, selon toute apparence, dans un but calmant, fut renouvelé toutes les dix minutes pendant une heure. Ce temps écoulé, le malade fut mis dans un bain partiel à 16° R., où l'eau couvrait les membres inférieurs étendus dans le fond du bain ; là, deux hommes se mirent à le frictionner partout avec leurs mains qu'ils mouillaient sans cesse dans l'eau du bain, et un troisième aide faisait de nombreuses affusions sur les épaules avec de l'eau du bain puisée dans un petit vase en bois. Tous les quarts d'heures Priessnitz rafraîchissait l'eau du bain, de manière à ne pas dépasser 12° R., et il prescrivit de laisser le malade dans le bain aussi longtemps que les douleurs de poitrine persisteraient. Il y resta une heure, et alors il se sentit mieux et fut en état de sortir lui-même de la baignoire, ce qu'il n'avait pas pu faire dans le premier moment. Le corps fut bien essuyé et frotté, puis l'on entoura la poitrine et l'abdomen d'une large compresse excitante et le malade alla se promener pendant vingt minutes au grand air.

Priessnitz qui vint le voir une demi-heure après, lui permit de manger une soupe, du bœuf et des légumes, mais il fut d'avis que le malade était sorti trop tôt du bain. Vers les trois heures de l'après-midi, les douleurs se firent de nouveau, sentir à la région mammaire gauche, mais moins fortement; il y avait aussi un peu de toux et de l'oppression, mais pas de crachement de sang. On reprit le même traitement, c'est-à-dire, des applications calmantes. Ainsi, pendant une heure et demi, l'on entoura tout le corps, depuis le col jusqu'aux genoux, d'un drap mouillé qu'on renouvela toutes les dix minutes. Des couvertures de laine furent placées par-dessus le drap mouillé, de sorte que la réfrigération momentanée était bientôt suivie d'un mouvement de réaction; l'on maintenait en même temps la chaleur aux jambes et aux pieds avec une pelisse fourrée et un édredon. Après huit enveloppements successifs, on reprit le bain partiel avec frictions générales faites par deux hommes, et affusions sur la poitrine avec l'eau du bain d'abord à 17° puis à 12° R. Nouvelle promenade au grand air, mais avec des vêtements épais. Priessnitz fit mettre des fourrures.

Le lendemain et le surlendemain, quatre enveloppements suivis d'un bain partiel pendant vingt minutes, puis frictions générales. M. de G. sortait comme à l'ordinaire et se trouvait en assez bon état de santé.

Mais dans la nuit du troisième au quatrième jour, le malade éprouva dans la poitrine un sentiment de chaleur fort pénible, et les extrémités se refroidirent. Priessnitz qui le vit de grand matin, commença par ramener la chaleur à la peau en le faisant couvrir de deux pelisses fourrées et de deux couvre-pieds d'édredon, et quand la chaleur extérieure fut rétablie, il le fit mettre dans une baignoire comme les jours précédents.

Dans l'après-midi du même jour, quatre enveloppements dans le drap mouillé, de dix minutes chaque, et bain partiel d'une heure, avec frictions générales et affusions tous les quarts-d'heure; celles-ci lui firent éprouver des frissons violents et le forcèrent à sortir plusieurs fois du bain. A partir de ce jour, le malade n'éprouva plus aucun accident, mais pour éviter tout retour du mal, Priessnitz conseilla de continuer pendant quelques jours les enveloppements, ainsi que la ceinture mouillée autour de la poitrine et du ventre. Il recommanda également de se laver la partie antérieure de la poitrine tous les soirs avec de l'eau froide. Plusieurs années se sont écoulées depuis cette époque sans que le même accident se soit jamais renouvelé, bien que M. de Grzymala ait toujours continué les ablutions journalières avec de l'eau froide.

Un fait qui m'a été cité dernièrement par M. le Dr. Louis, viendrait à l'appui des opinions de Currie, de Giannini et des hydropathes modernes, relativement à l'efficacité des applications d'eau froide à la surface de la peau, dans les cas d'hemoptysie. Un habitant de Vienne qui, étant à Paris, avait réclamé ses conseils, lui apprit que vingt ans auparavant, ayant eu à plusieurs reprises des crachements de sang, il avait cherché, d'après les avis de son frère, qui était médecin, un remède à ce mal dans les ablutions froides. Celles-ci, d'abord faites avec de l'eau à 20° R., étaient pratiquées sur toute la surface du corps, et en particulier sur la poitrine; plus tard, l'on arriva par degrés à une température plus basse, et enfin elles furent faites avec de l'eau toute froide. Depuis ce temps, les crachements de sang ont d'abord diminué, puis cessé entièrement. Cependant, une caverne, dont M. le docteur Louis a pu constater l'existence, au sommet de l'un des poumons, indique clairement la nature de la maladie. Ce fait, qui pourrait être allégué en faveur de l'utilité des affusions froides dans l'hémoptysie, tendrait surtout à prouver l'innocuité de ce moyen, même lorsque les crachements de sang sont occasionnés par la présence des tubercules.

Giannini ne fait pas mention des avantages que Currie dit avoir retiré des immersions dans l'eau froide durant l'hémoptysie. Il se contente de faire remarquer que Marquart et les autres auteurs favorables à l'emploi de l'eau, défendent les bains froids dans cette maladie. Il paraît lui-même avoir été porté à en faire usage par suite de l'idée qu'il s'était formée de la nature de l'hémoptysie, qui, pour lui, était une maladie essentiellement asthénique, et que l'on devait soigneusement distinguer de l'inflammation. Il considère l'hémoptysie comme le résultat de la faiblesse primitive ou acquise des vaisseaux pulmonaires, faiblesse qui ne leur permet pas de résister à l'impulsion du cœur lorsque l'économie se trouve vivement agitée par une cause quelconque.

Giannini assure avoir employé hardiment l'immersion froide dans l'hémoptysie qui se renouvelait par accès irréguliers et à des intervalles variables. Dans un cas où la fièvre compliquait cette maladie, celle-ci fut arrêtée avec tant de promptitude par l'immersion, que Giannini resta convaincu que c'était là la meilleure manière d'arrêter cette hémorrhagie.

Dans un autre cas où l'eau n'était pas assez froide, Giannini jugea convenable de mettre de la glace dans le bain qui fut administré pendant quelques minutes dans la matinée, et qui fut répété le soir, ainsi que dans la nuit, jusqu'à ce que l'expectoration cessât d'être sanguinolente. (Giannini. Sulla natura delle febbre, 2° vol., ch. 2, p. 363.) Toutefois, il fait remarquer que lorsque l'immersion froide n'a pas été employée à temps, et lorsque par suite de la quantité de sang expectoré, l'économie se trouve privée de beaucoup de calorique, le malade ne peut alors supporter que difficilement le degré de froid nécessaire pour arrêter l'hémorrhagie. Dans ces cas il insiste beaucoup moins sur l'immersion prolongée pendant quelques minutes, et davantage sur l'eau froide en lavements, sur les boissons à la glace et sur les affusions froides.

Giannini considère comme non fondée l'opinion qui attribue à l'application de l'eau froide sur la surface du corps, le refoulement du sang vers les parties internes. D'après lui, la soustraction du calorique produit la condensation des fluides et même des solides, à en juger d'après le pouls qui devient plus serré, moins développé et plus lent, non-seulement dans les points immédiatement plongés dans l'eau, mais encore sur les autres points de l'économie. C'est à ce resserrement artériel qu'il attribue particulière-

ment les bons effets des immersions dans les diverses hémorrhagies et dans l'hémoptysie en particulier. Nous terminons en faisant
remarquer que Giannini considérait l'air des marécages comme
très-efficace contre l'hémoptysie.

De la Pneumonie.

N'ayant pas eu l'occasion de voir traiter cette maladie à Græfenberg, je ne puis consigner ici que des observations tirées de
publications sur l'hydrothérapie, et quelques détails sur la manière
dont Priessnitz s'y prend pour combattre ce qu'il appelle la pneumonie. En lisant ces observations, chacun pourra juger par lui-
même de la valeur qu'il convient de leur attribuer. La première
a été recueillie chez l'épouse de M. le docteur Weisskopf, un des
médecins hydropathes les plus distingués, et il l'a publiée en détail dans le *Wasserfreund*, d'où j'en ai tiré l'extrait suivant.
Madame W***, âgée de trente ans, mère de quatre enfants, fut
atteinte à l'âge de dix-huit ans, d'une inflammation pulmonaire,
et à vingt-cinq ans, de fièvre rhumatismale. Depuis cette dernière
maladie, madame W*** a éprouvé des douleurs rhumatismales
vagues et encore plus souvent des affections catarrhales lors des
changements atmosphériques du printemps et de l'automne.

Heureusement accouchée de son quatrième enfant, en avril 1842,
cette dame se refroidit le 10 juillet de la même année, en restant
plusieurs heures assise en plein air, par un temps froid et humide.
Un violent frisson se déclara bientôt et persista toute la nuit, en
alternant avec de la chaleur; une vive douleur dans le côté gauche
du thorax se déclara promptement et devint si vive, que le decubitus latéral fut impossible; la respiration s'accéléra, et il s'y joignit une toux sèche et très-fatigante.

Le 11, impossibilité de quitter le lit, toux pénible avec expec-

toration de mucosités sanguinolentes, inappétence, soif vive, chaleur et sécheresse de la peau, pouls plein et dur, urines d'un
rouge foncé, mais non troubles. Ici l'auteur ajoute : « L'on ne
pouvait méconnaître une inflammation du poumon gauche, et le
diagnostic fut confirmé par la percussion et l'auscultation du thorax. » Mais il n'entre dans aucun détail, il ne dit pas dans quel
point était située l'inflammation, ni quelle en était l'étendue, ou
quel espèce de râle accompagnait la respiration, etc. Cette lacune
est fort à regretter, car la phrase, telle qu'elle est conçue, laisse
des doutes sur les moyens de diagnostic employés. Dans la matinée du 11, la malade est mis dans un bain partiel, à 15° R.,
et les membres inférieurs ainsi que les parties placées dans l'eau
furent assidûment frictionnées; la tête et la poitrine furent recouvertes de compresses trempées dans de l'eau froide et souvent renouvelées, pendant que le reste du corps (les bras et le cou) était
maintenu sec et recouvert de flanelle. Après un séjour de trois
quarts-d'heure dans le bain partiel, il survint des frissons, mais
les symptômes de la maladie furent évidemment améliorés. On
continua les frictions, et la malade ne sortit du bain que lorsque
la chaleur se fut rétablie. Elle put alors se rendre seule au lit.
La fièvre était bien moindre, la douleur à peine sensible, et la respiration facile. Bientôt il survint du sommeil, mais une heure
après tous les symptômes se renouvelèrent avec force. Le corps
jusqu'aux genoux fut alors entouré d'un drap fortement imbibé
d'eau froide, et aussitôt tous les symptômes furent améliorés pour
un temps, de manière qu'on se vit obligé de renouveler le drap
mouillé tous les quarts d'heure, et cette opération eut lieu à vingt
reprises. L'amélioration fut alors très-marquée, et la toux moindre, mais l'expectoration quoique diminuée, fut plus teinte de
sang. Du reste, le point de côté avait presque disparu, et la respiration était facile. Alors au lieu de renouveler le drap mouillé
tous les quarts-d'heure, on le laisse pour voir si la transpiration
s'établirait, ce qui arriva trois quarts d'heure après. Cependant, comme malgré une transpiration d'une heure, les symptômes, tels que la douleur, la fièvre, la toux et la difficulté de
respirer, devinrent de nouveau beaucoup plus intenses, madame

W***, fut encore une fois placée dans un bain partiel à 15° R. et des ablutions furent faites pendant dix minutes. Le succès fut complet, et la malade remise au lit s'endormit depuis six heures jusqu'à onze heures du soir. Alors les symptômes ayant encore redoublé d'intensité, on revint au drap mouillé placé depuis le col jusqu'aux genoux, et qui fut renouvelé toute la nuit chaque demi-heure.

Le 12, amélioration marquée et transpiration qu'on laissa persister pendant trois quarts d'heure ; mais M. Weisskopf, *craignant l'excitation qu'une transpiration plus prolongée pouvait entraîner,* fit replacer la malade dans un bain partiel, à 16° R., dans lequel on fit pendant dix minutes des ablutions générales. Remise au lit, la malade s'endormit pendant plusieurs heures. Vers midi, la recrudescence des symptômes nécessita de nouveaux enveloppements d'une demi-heure chaque, et on les continua jusqu'à huit heures du soir ; on laissa s'établir la transpiration pendant une heure dans le drap mouillé. Alors ablutions de dix minutes dans un bain partiel à 15° R., et la malade s'étant recouchée, sommeilla jusqu'à deux heures du matin ; la toux qui était accompagnée d'une expectoration très-sanguinolente, venait toujours la réveiller. Ceci joint au retour de la fièvre, engagea à recourir de nouveau au drap mouillé, qui ne fut plus renouvelé que tous les trois quarts-d'heure, et quelquefois toutes les heures, à cause de l'intensité décroissante des symptômes généraux.

Le 13. Les enveloppements dans le drap mouillé furent continués jusqu'à midi, et alors on permit à la sueur de s'établir pendant une heure et demie. Alors ablutions de quelques minutes dans le bain partiel, puis sommeil tranquille.

Le 14. Seulement quelques enveloppements ; eau froide pour boisson, comme par le passé. Tous les symptômes allaient en diminuant mais sans disparaître tout à fait, lorsque le 15 apparut une sueur abondante accompagnée d'une éruption miliaire. Le point de côté cesse alors entièrement ainsi que toute fièvre. La respiration devient facile, et l'expectoration, qui avait consisté jusque-là en des glaires sanguinolentes, devint épaisse et blanche. La malade put se coucher également des deux côtés et l'appétit revint.

Après de nouvelles ablutions faites dans un bain partiel, une sueur très-abondante s'établit et persista pendant vingt-quatre heures, durant lesquelles les ablutions générales de quelques minutes furent faites quatre fois.

Jusqu'à ce jour le côté douloureux avait été recouvert de compresses d'abord calmantes, puis dès le deuxième jour, excitantes, et deux lavements froids administrés chaque jour avaient entretenu la liberté du ventre. De l'eau froide avait été donnée en abondance pour étancher la soif; la décoction d'orge fut le seul aliment.

Le *septième* jour, la malade, après une transpiration de courte durée, fut enveloppée pendant une heure dans le drap mouillé, puis lavée par tout le corps avec de l'eau à 10° R. Toutes les fonctions s'exécutent dans l'état normal, à l'exception de la toux qui persiste, ainsi que l'expectoration.

Le *huitième* jour, le point de côté ayant reparu, la température de l'eau qui servait à faire les ablutions fut élevée jusqu'à 15° R. Cette douleur, du reste, disparut après l'application, quatre fois renouvelée dans la journée, de compresses excitantes sur ce point.

La toux et l'expectoration ont cessé dès le douzième jour de la maladie, mais l'on continua jusqu'au quatorzième à faire transpirer la malade chaque matin, et à l'envelopper deux fois par jour dans le drap mouillé pendant trois quarts-d'heure. Chaque opération était immédiatement suivie d'ablutions dans un bain partiel à 12° R. L'éruption miliaire se montra toujours de plus en plus pendant quelques temps et ne se sécha entièrement qu'au quatorzième jour de la maladie. A dater de ce moment on cessa tout traitement hydrothérapique et la santé se maintint parfaite.

Cette observation, dont j'ai conservé tous les détails importants, me paraît fort incomplète, malgré l'autorité du docteur Weisskopf. La percussion et l'auscultation ne s'y trouvent mentionnées que le premier jour, et encore très-superficiellement. Que doit-on penser de crachats pneumoniques qui ne s'épaississent qu'au cinquième jour de la maladie, et qui seraient restés séreux (waesserige) jusqu'à ce jour? Cette observation donc, qui m'a été citée

comme devant convaincre les plus incrédules, prouve seulement
la foi des deux époux dans le traitement hydrothérapique et ne
peut nullement servir de base à une conviction scientifique.

Les détails suivants, extraits d'une observation fort longue, consignée dans le *Wasserfreund* (2e vol., p. 34) par un médecin
hydropathe dans le but de prouver que la soustraction seule du
calorique suffit pour guérir une pneumonie, prouve seulement, à
mon avis, la témérité du praticien.

Elisabeth F***, âgée de trente-trois ans, d'un tempérament
sanguin et de constitution phléthorique, ayant les joues habituellement très-rouges, tomba malade le deux janvier 1843, par suite
d'un refroidissement contracté en balayant la neige. Déjà, quelques années auparavant, cette femme avait été affectée, à deux reprises, d'une inflammation de poitrine, et la saignée avait été
pratiquée chaque fois avec succès.

A dater du 2 janvier elle éprouva d'abord des palpitations de
cœur innaccoutumées, puis, continuant son travail, des frissons
suivis de fièvre et de dyspnée. Ces derniers symptômes allèrent en
augmentant, et enfin, le 12 janvier, la malade fut obligée de garder
le lit; on observa les symptômes suivants :

Visage coloré en rouge foncé, peau chaude et sèche, excepté
au front et autour de la bouche où se trouvent de grosses gouttes
de sueur, regard vif et exprimant la douleur, pulsations des carotides fortes et très-apparentes, surtout à droite, sentiment d'oppression douloureuse, mouvements respiratoires courts, rapides et
saccadés; les narines se dilatent largement à chaque inspiration;
impossibilité de faire une inspiration à fond; soif vive, inappétence, constipation, urines rouges mais claires, pouls fréquent
mais déprimé.

L'hydrothérapie fut appliquée de la manière suivante : une large
compresse pliée en plusieurs doubles, fut d'abord trempée dans
de l'eau, à 15° R., puis l'eau ayant été bien exprimée, on l'appliqua sur la poitrine, et on la recouvrit de linge. Une heure après,
une autre compresse de même grandeur fut trempée dans de
l'eau à 12° R. et appliquée plus mouillée que la première, mais

on ne la laissa que trois quarts d'heure. Une demi-heure après,
une troisième compresse mouillée d'eau à 8° R., remplaça celle-ci,
et un quart-d'heure après, une autre plus froide prit sa place. De
sorte que, peu-à-peu, l'on arrive à couvrir la poitrine tous les
quarts-d'heure de compresses mouillées d'eau à 6° R. Pour
boisson, eau de source en petite quantité à la fois; on couvre la
malade, la température de la chambre est maintenue à 8° R. et
la fenêtre est ouverte de temps en temps. La peau commence à
s'humecter vers midi, mais les symptômes persistent, et de plus
une vive douleur se fait sentir vers les fausses côtes gauches, douleur que la malade attribue aux compresses mouillées. Augmentation de tous les symptômes dans la soirée; les joues sont cramoi-
sies, et la respiration extrêmement pénible. On persiste dans le
même traitement. Nuit mauvaise, insomnie.

Le 13, la peau est partout couverte de sueur et les symptômes
généraux sont moindres; peau plus fraîche. Pouls plein, plus
accéléré et plus dur. Les symptômes pneumoniques ont augmenté,
grande anxiété, la malade ne peut respirer qu'assise; la douleur
qui hier était à gauche, occupe maintenant la région claviculaire
droite, et fait beaucoup plus souffrir la malade; les règles qu'elles
n'attendait que dans quelques jours viennent de paraître. Les
compresses sont appliquées très-mouillées, et recouvrent tout le
devant de la poitrine jusqu'au-dessus de la région claviculaire
droite; elles sont changées aussitôt qu'elles commencent à s'é-
chauffer. Vers midi, la malade a un peu dormi, et la transpiration
continue; elle se plaint de ce que la toux occasionne de vives
douleurs; la respiration est toujours aussi pénible et rend nécessaire la position assise. Les règles coulent en plus grande abondance. Même traitement, on recommande de boire beaucoup d'eau
froide. Dans la soirée, oppression très-grande, anxiété extrême.
Les assistants craignent que la malade n'étouffe, tant la respiration
paraît gênée, et réclament instamment une saignée. Le même
traitement est maintenu et les compresses changées aussitôt qu'elles
s'échauffent; à dix heures du soir, la malade peut à peine répondre
aux questions qu'on lui adresse, tant la douleur et le malaise sont

considérables. Pas d'améliorations dans les autres symptômes. Même traitement, mais en prescrivant de ne pas changer les compresses quand la malade s'endort.

Le 14, la malade a bien passé la nuit et la compresse n'a été changée qu'une fois; elle a transpiré abondamment pendant la nuit et la sueur persiste encore; ce matin les règles coulent toujours bien; la respiration est plus facile, les douleurs se sont calmées, la toux est plus fréquente, mais moins forte, les crachats sont blanchâtres et visqueux, le visage est moins coloré; le pouls est ralenti. Les compresses sont maintenant changées toutes les deux heures seulement, et dans l'après-midi, on donne un peu de soupe. Le soir les genoux sont douloureux et un peu gonflés. On les couvre d'une compresse excitante et d'une compresse sèche, et l'on cesse les applitations sur la poitrine.

Le 17, les douleurs se font sentir dans la hanche droite, sur laquelle des compresses excitantes sont aussi placées pendant quelques jours. Du reste, la malade va bien et commence le 21 à se promener dans la salle. Elle quitte l'établissement entièrement guérie, vers la fin du mois.

J'ai peine à comprendre comment on a pu qualifier de pneumonie ce cas, véritable expérience *in animâ vili.* Il s'agissait évidemment d'une congestion pulmonaire, survenue à l'époque menstruelle et compliquée plus tard de rhumatisme. L'écoulement menstruel et les transpirations critiques ont jugé la maladie, et il est à noter, que dans la nuit du 13, une seule application froide a eu lieu, puisque la malade dormait. Quelle foi, d'ailleurs, ajouter à celui qui dit : on a fait telle ou telle chose, lorsque lui-même ne l'a pas vu faire. J'ai déjà acquis la certitude que les ordonnances de Priessnitz lui-même, ne sont pas toujours exécutées à la lettre, surtout lorsqu'il prescrit des bains froids et des ablutions aux femmes qui ont leurs règles. Les baigneuses elles mêmes en détournent les malades, ainsi que nous l'avons dit, et celui qui dirige le traitement commet une grave erreur, en consignant comme fait ce qui n'est que prescrit. C'est sur des cas de ce genre que s'appuyent ceux qui pensent que dans le traitement des affections aiguës, des applications d'eau froide constamment renouvelées sur la région malade, de l'eau froide pour tisane, et des lavements froids peuvent guérir ces graves affections, et que la sédation directe produite par le froid est tout tout ce qu'il faut en pareil cas. Les autres, à l'exemple de Priessnitz, veulent y joindre deux choses, la réaction centrifuge qui suit les ablutions froides, les frictions et les sueurs provoquées.

L'observation suivante, donnée comme un cas de pleurésie rhumatismale, est encore extraite des Mémoires de M. le docteur Weisskopf. Le printemps de 1842 fut marqué dans la ville où demeurait ce praticien, par une sorte d'épidémie de pleurésies et de péricardites de nature rhumatismale, affectant surtout les enfants, et se terminant souvent d'une manière fâcheuse, par suite d'épanchement séreux, ou par une complication de pneumonie. Pendant que cette constitution médicale régnait, un jeune garçon de six ans, de faible constitution et qui avait été attaqué à plusieurs reprises de convulsions, fut atteint au mois de mai, de fièvre miliaire, pendant la convalescence de laquelle il survint de la fièvre, accompagnée de gêne dans la respiration et d'une vive douleur dans le côté gauche de la poitrine. L'enfant fut mis pendant vingt-quatre heures à l'usage de boissons diaphorétiques, et garda le lit; mais le mal alla en augmentant, et la toux vint s'y joindre. L'on eut recours à l'hydrothérapie.

A cet effet, l'enfant fut placé dans un bain partiel à 18° R., où se trouvait assez d'eau pour recouvrir les membres inférieurs et une partie des hanches, et pendant que des aides pratiquaient avec les mains des frictions sur les membres plongés dans l'eau, des compresses trempées dans la même eau furent placées sur la poitrine et renouvelées toutes les cinq minutes. On continua ainsi jusqu'à ce que la fièvre et la douleur eussent cédé, ce qui arriva au bout d'une heure. Il y avait eu un frisson général que l'on fit cesser en activant les frictions dans l'eau. Le corps fut alors bien essuyé, et en remettant l'enfant dans son lit, on eut soin de le bien couvrir. Il s'endormit pendant deux heures; au réveil, on trouva le corps couvert de sueur. Amélioration marquée, douleurs moins vives, respiration plus aisée, fièvre et chaleur de la peau diminuées. Peu de temps après, la transpiration étant moindre, l'enfant fut de nouveau placé dans le bain partiel à 18° R., et l'on y fit des ablutions générales avec frictions pendant quelques minutes ; puis le petit malade, remis au lit, s'endormit bientôt et transpira beaucoup. Encore deux heures de sommeil, et après, nouvelles ablutions d'eau à 18° R. Nouveau sommeil et retour de la transpiration générale. Le soir, on donne le bain partiel avec frictions d'un quart-d'heure, et dans la nuit des ablutions sont faites une fois sur tout le corps. Nuit calme, moiteur constante.

De nouvelles ablutions furent faites le lendemain, et comme après chaque ablution la sueur se rétablissait d'elle-même et que l'amélioration de tous les symptômes était très-prononcée, l'on se borna à deux ou trois ablutions dans la journée. Nuit bonne, et convalescence franche le troisième jour.

Dans le mois de juillet suivant, le même enfant fut de nouveau atteint de pleurésie, que le docteur Weisskopf considéra cette fois comme non rhumatismale. L'hydrothérapie fut encore employée, mais plus énergiquement. Chaque jour, deux bains partiels avec frictions et applications, sur la partie affectée, de compresses mouillées et souvent renouvelées, le tout pendant trois quarts-d'heure, puis enveloppement dans le drap mouillé s'étendant jusqu'aux genoux et qu'on renouvela pendant les deux premiers jours toutes les dix ou quinze minutes ; le troisième jour, on change les draps mouillés toutes les demi-heures, puis tous les trois quarts-d'heure, et sur le point douloureux on appliquait une compresse excitante, que l'on changeait de temps en temps, mais pas trop souvent. L'enfant transpirait toujours un peu à la fin de chaque enveloppement. Le quatrième et le cinquième jour, les enveloppements ne furent renouvelés que toutes les trois ou quatre heures. Le cinquième jour, les sueurs devinrent très-copieuses, une éruption miliaire générale se déclara, et dès lors tous les symptômes fébriles ainsi que le point de côté disparurent. Les jours suivants, on fit encore deux ablutions par jour, et dès le septième jour, la guérison était parfaite.

En 1843, lors de la réunion des médecins hydropathes à Marienberg, près Boppart, sous la présidence de M. le docteur Schmitz, on agita la question de savoir si l'hydrothérapie pouvait s'appliquer aux inflammations pulmonaires et pleurales. Il y fut décidé, après que l'on eut rapporté beaucoup de faits à l'appui, que ces inflammations, lors même qu'elles étaient parvenues à un haut degré d'intensité, pouvaient être guéries par cette méthode, et à l'exclusion de toute autre. Les opinions offrirent seulement de la divergence sur le point de savoir si les évacuations sanguines devaient ou non être employées concurremment, et sur celui de déterminer quels étaient les procédés hydrothérapiques les plus convenables et les plus efficaces en pareil cas.

Plusieurs hydropathes assurèrent que, sans saignées, et par la soustraction pure et simple de la chaleur animale au moyen de l'eau, ils avaient guéri, complétement et avec promptitude, ces graves phlegmasies. D'autres, au contraire, ont mis en doute le principe de l'inutilité des saignées dans les cas de pneumonie grave, où le danger de mort est imminent et où le traitement hydrothérapique n'offre pas des probabilités suffisantes pour prévenir une catastrophe imminente. Cependant il fut décidé à l'unanimité que, quand même la prudence exigerait d'avoir recours simultanément dans de certains cas aux émissions sanguines, cela ne préjugeait rien contre les avantages et la sûreté de l'hydrothérapie.

Tous les hydropathes furent également d'accord sur l'action favorable des enveloppements dans le drap mouillé, tant comme moyen de sédation du système circulatoire morbidement excité, que comme moyen d'amener les sueurs et de provoquer des crises salutaires.

Mais les avis étaient partagés, quant au mode d'application de ce moyen si énergique. Ainsi, tandis que les uns ne voyant d'autre indication que celle de la soustraction du calorique et l'extinction, pour ainsi dire, de l'incendie allumé dans le sang, insistaient sur l'enveloppement général et souvent répété, dans le drap mouillé, afin de soutirer le plus possible de calorique dans un temps donné, les autres soutenaient que cet effet sédatif des enveloppements devait être secondé par des bains de siége dérivatifs, de 10 à 12° R., et qu'il fallait prolonger pendant des heures entières, jusqu'à ce que le frisson fut passé. L'on objecta à ces derniers : 1° que puisque la question même de savoir si les bains locaux agissaient

comme moyen dérivatif sur la masse du sang restait encore in-
décise, à plus forte raison, pouvait-on mettre en doute l'effet dérivatif d'un bain de siége plus ou moins froid dans le cours d'une
pneumonie ; 2° que, comme selon toutes les apparences, l'emploi
du bain de siége occasionnait une congestion (courte il est vrai)
vers la poitrine, il serait plus rationnel de chercher à obtenir cette
action dérivative en agissant sur toute la surface du corps au
moyen d'enveloppements dans le drap mouillé, suivis d'ablutions
et de frictions faites sur toute la surface cutanée avec de l'eau
dégourdie.

Dans le congrès des médecins hydropathes de 1844, (nov.) la
question si importante de l'emploi de cette méthode dans les affections aiguës des poumons et des plèvres ne me paraît pas avoir
fait de notables progrès. Un seul des membres de cette réunion,
M. le Dr. Von Mayer a rapporté onze cas d'inflammation des poumons à diverses périodes, traités dans le cours de l'année précédente, par lui-même et avec succès, bien que les malades se trouvassent dans la force de l'âge. Depuis neuf ans, ce médecin assure n'avoir pas fait tirer une goutte de sang dans le traitement
des affections aiguës. Un autre membre, le Dr. Parou, a également
cité un cas de guérison de pneumonie par les compresses rafraîchissantes et l'eau froide en boisson. Mais il y a loin de ces quelques
faits, cités de mémoire, à un travail régulier, complet et accompagné de preuves capables d'entraîner une conviction réfléchie.

Il résulte donc de tous ces détails que la sédation et les transpirations assurent le succès du traitement hydrothérapique dans la
pneumonie comme dans beaucoup d'autres maladies aiguës où ce
moyen réussit. Le mode d'application que Priessnitz emploie me
paraît devoir mériter la préférence, parce que ce procédé, celui
de l'enveloppement dans le drap mouillé, soutient la tendance à
la sueur en même temps qu'il produit la sédation désirée. Aussi
la conduite à tenir lors de l'apparition des sueurs, est un point
important du traitement, et cependant nous avons vu qu'on s'en
occupe à peine dans les observations précédentes. Les règles de
conduite tracées par l'hydropathe Weiss me paraissent mériter le
plus de confiance, d'un côté, parce que c'est un homme qui a

beaucoup vu , et de l'autre parce que l'on en saisit facilement l'intention médicale. Celui-ci considère donc les premières sueurs
dans la pneumonie , comme très-importantes , et il veut qu'on les
respecte si le malade éprouve un soulagement marqué après leur
apparition. C'est ainsi qu'il a laissé transpirer pendant trente heures
sans changer les couvertures , une jeune fille de dix-neuf ans ,
forte et robuste qu'il traitait d'une pneumonie, et chez qui l'apparition des sueurs était suivie d'une amélioration de plus en plus
prononcée à mesure qu'elles duraient davantage. Ce ne fut qu'après
ce laps de temps qu'il procéda aux ablutions avec de l'eau à 18° R.
Si , au contraire , la chaleur est extrême , ainsi que la fièvre ; on
procède aux ablutions malgré les sueurs ; mais toujours on cherche à les favoriser dès que l'état fébrile diminue. Weiss conseille
de pousser à la transpiration pendant trois jours consécutifs, s'il
le faut ; enfin , jusqu'à ce que le malade éprouve un mieux prononcé. On lui donnera pour toute nourriture une décoction légère
de gruau , et pour boisson de l'eau qui a séjourné quelque temps
dans la chambre. Weiss veut aussi que toute l'eau des compresses
soit fortement exprimée, et qu'après les avoir appliquées très-
exactement , on ne les change que lorsqu'elles sont tout à fait
sèches. Il persiste jusqu'à parfaite guérison dans l'enveloppement
avec le drap mouillé , où le malade doit rester selon son état, une,
deux ou trois heures , et dans lequel il faut le laisser transpirer
pendant ce temps, sans oublier de procéder aux ablutions subséquentes.

Ainsi donc, suivant Weiss, pendant les trois premiers jours de
la maladie , après avoir fait des ablutions qui succèdent toujours
aux sueurs, le malade sera bien couvert dans son lit, de manière
à maintenir la moiteur de la peau, et si l'amélioration n'est pas
prononcée , on l'enveloppera de nouveau dans le drap mouillé où
on le laissera encore transpirer.

Cette manière d'agir diffère notablement de celle du Dr. Weisskopf qui ne cherche qu'à calmer la fièvre en opérant une forte
soustraction de-calorique, au moyen des compresses et des ablutions prolongées. Et comme généralement parlant, les sueurs ne
s'établissent que lorsque la sédation a été effectuée, l'entretien de

la transpiration paraît être réellement la meilleure méthode. C'est d'ailleurs celle de Priessnitz, qui l'emploie tout à fait empiriquement.

Le traitement hydrothérapique de la pneumonie, dans la première période de cette affection, consiste à opérer une sédation énergique au moyen des draps mouillés et souvent renouvelés, puis à favoriser les sueurs, et à exercer sur toute la peau des frictions dérivatives avec de l'eau dégourdie. Il est possible, comme on le voit, de réduire à des principes scientifiques ce traitement en apparence si choquant, mais que doit-on en conclure? Je ne crois pas me laisser entraîner par des idées préconçues en faveur de la médecine ordinaire, en avançant que rien ne me paraît moins satisfaisant. J'admets volontiers la possibilité de traiter ainsi avec succès une pneumonie franche, légère, et à sa première période, mais il y a bien loin de là à la prétention des hydropathes qui veulent en faire la seule bonne méthode de traitement. Et c'est pour adopter cette méthode qu'on viendrait sérieusement proposer aux médecins de renoncer à la longue expérience de l'art, laborieusement acquise pendant des siècles? Mais en admettant même, ce qui n'est aucunement prouvé, qu'il existe des faits bien authentiques, bien avérés de guérison de la pneumonie par l'hydrothérapie, il est évident, 1° que ce traitement ne peut pas être appliqué à tout le monde, 2° qu'il ne convient qu'au début, qu'à la première période de la maladie.

Il ne pourrait convenir à tout le monde qu'autant que la sensibilité de la peau serait la même chez tous, dù moins jusqu'au point de pouvoir baser là-dessus le traitement. Or, l'on trouve journellement des individus dont la peau reste rebelle aux moyens les plus énergiques de l'hydriatrie; et n'est-il pas évident que si ces personnes venaient à être atteintes de pneumonie, un traitement qui aurait pour base la réaction centrifuge vers la peau, devrait gravement compromettre la vie du malade?

Évidemment la sédation énergique que l'hydrothérapie peut développer dans l'économie, ne trouve son application qu'au début de la maladie; mais est-ce que le traitement médical de la pneumonie se borne à celui de la première période? Quel médecin n'a

pas été témoin des merveilleux effets de certains médicaments, tels
que le tartre stibié dans des périodes plus avancées de la maladie?
J'en ai observé pour ma part un trop grand nombre pour concevoir
même l'idée de rejeter l'usage de moyens si précieux, et d'une
efficacité tellement confirmée par l'expérience. Nous allons encore
plus loin, car le salut du malade est la première loi. Si ce moyen
énergique venait à trahir l'espoir du médecin, il ne faudrait pas
hésiter, malgré l'anathème que lance l'hydrothérapie, à recourir à d'autres agents encore plus héroïques. C'est ainsi que dans
la clinique du professeur Pfeyffer, à Heidelberg, nous avons vu
administrer avec un grand succès le bi-chlorure de mercure, dans
un cas grave de pneumonie double, parvenue au sixième jour, et
que de copieuses saignées, suivies pendant plusieurs jours de
l'administration du tartre stibié à haute dose, n'avaient pu conjurer.
Le sel mercuriel fut donné dans une potion mucilagineuse, à la
dose d'un grain dans les vingt-quatre heures, et l'effet en fut des
plus prononcés, bien que la maladie fût passée en partie à l'état
d'hépatisation grise; le même médicament fut répété à dose toutes
forte le lendemain, et la guérison fut complète. Déjà plusieurs
guérisons semblables ont donné à M. le professeur Pfeyffer, l'espoir de trouver dans le bi-chlorure de mercure une ressource
importante dans les cas où le tartre stibié n'a pas réussi; mais il
faut pour cela qu'il n'existe pas une vive inflammation gastro-
intestinale avec sécheresse de la langue et dévoiement colliquatif.
En exagérant les reproches que méritent les fautes commises par
quelques médecins, les hydropathes semblent être réellement
convaincus que la matière médicale est une chimère et que les
expériences des thérapeutistes n'ont aucune valeur. L'efficacité
souvent merveilleuse des vésicatoires dans des cas d'affections rhumatismales des plèvres ou du péricarde, donne le démenti à ces
exagérations, auxquelles nous pourrions aussi opposer les effets
souvent bien efficaces des dérivatifs sur le canal intestinal, dans
certains cas de pneumonie. Mais à quoi bon démontrer ce qui est
évident pour tous?

DES PHLEGMASIES AIGUES DES VISCÈRES DE L'ABDOMEN.

————◦◦◦————

De la Gastrite.

Cette maladie est peut-être une de celles où la sédation de l'hy-drothérapie trouve l'explication la plus heureuse. Je n'en ai pas vu traiter à Græfenberg, mais voici les procédés auxquels on a recours en pareil cas. Dabord, si l'estomac contient des substances indi-gestes ou s'il y a embarras des premières voies, on fait vomir le malade en lui donnant quelques cuillerées d'eau très-fraîche, toutes les deux ou trois minutes. L'introduction du doigt ou d'une plume dans le pharynx, lorsque l'estomac contient une certaine quantité de liquide, est même conseillée, mais rarement. Si au contraire les vomissements sont fréquents, on ne donne à boire que de temps en temps de l'eau froide, et Weiss prescrit d'y ajouter un peu de mucilage. Pour diminuer la fièvre et la douleur épigastrique, le malade est placé dans un demi-bain de 18 à 20° R. où l'eau monte au-dessus de l'épigastre, puis plusieurs aides frictionnent douce-ment toutes les parties du corps, tandis que le malade se frotte doucement la region de l'estomac. Si le malaise et les douleurs diminuent un peu après un quart-d'heure de séjour dans le bain, on abaisse peu à peu la température jusqu'à 14 ou 12° R., ce qui se fait en retirant l'eau du bain et en y ajoutant de l'eau plus fraîche.

Si, ce temps écoulé, il existe une amélioration marquée, le ma-lade est remis au lit, une compresse mouillée d'eau froide et peu exprimée est placée sur l'épigastre, et le corps est tout enveloppé dans un drap mouillé ; on fait boire toutes les cinq minutes,

quelques gorgées d'eau froide. Le malade se trouve-t-il bien dans
le drap, on l'y laisse une ou deux heures, jusqu'à ce que la position commence à paraître incommode. On le dégage alors et on
le remet pour quelques minutes dans le demi-bain où les mêmes
manœuvres sont pratiquées ; puis en le remettant au lit, on recouvre l'épigastre d'une compresse bien exprimée. Si le mieux
persiste, le traitement se borne à un enveloppement chaque matin dans le drap mouillé, où on laisse le malade jusqu'à ce que la
peau s'humecte, puis on pratique des ablutions avec de l'eau de
plus en plus froide, jusqu'à 4 à 5° R.; toujours de l'eau fraîche en
petite quantité à la fois, et une décoction froide de gruau, si l'appétit revient. On renouvelle plusieurs fois dans la journée la ceinture excitante sur l'épigastre et les hypochondres. Dès que le malade pourra supporter le lait, il en prendra chaque jour à plusieurs reprises, mais toujours froid.

Si au contraire, les vomissements, la douleur épigastrique, la
faim, ainsi que les malaises augmentent dans le bain, on ne le fait
durer qu'une demi-heure au plus et on peut envelopper le malade dans le drap mouillé, en ayant soin de couvrir l'épigastre d'une
large compresse bien imbibée d'eau froide, sans comprimer cette
région. Cette compresse peu exprimée sera renouvelée toutes les
cinq ou six minutes, suivant les circonstances. Si la fièvre était
forte, le drap serait changé toutes les demi-heures, sinon ou le
laisse jusqu'à ce qu'il tende à se sécher. Alors on le change après
avoir pratiqué des ablutions générales avec un linge bien mouillé.
Les lavements froids sont indispensables lorsqu'il y a constipation.
Priessnitz les prescrit rarement, Weiss toujours ; s'il existe en
même temps des symptômes cérébraux, quelques affusions sont pratiquées dans le bain, et la tête est recouverte de compresses calmantes.

Ce traitement tend très-bien au but que le médecin doit se proposer, la sédation de l'organe souffrant. Il est à noter que l'hydrothérapie, ou du moins Priessnitz, ne se sert jamais de glace dans
ces circonstances. Je crois que dans des cas graves, surtout quand
quelque substance irritante aurait occasionné l'inflammation gas-

trique, des applications de sangsues ne feraient que hâter la guérison. Mais on conçoit très-bien la possibilité de s'en passer.

De la Dyssenterie.

Comme le traitement hydrothérapique de cette affection jouit à
Græfenberg d'une grande renommée, j'ai pris tous les renseignements nécessaires sur ce point. Je les consigne ici en exprimant beaucoup de doutes sur ces résultats si merveilleux. D'a-
dord Priessnitz fait boire beaucoup d'eau afin d'expulser par le
vomissement ou par les selles, les matières qui se trouvent dans
les intestins ; puis il fait prendre, à de courts intervalles, des lavements d'eau d'abord à 18° R., et plus tard tout-à-fait froide. Il
enveloppe ensuite le malade dans un drap mouillé après avoir
couvert l'abdomen d'une compresse bien exprimée, et le lit est
garni de manière à exciter la transpiration. On ne se presse pas
de changer l'enveloppement, lors même que le malade est con-
traint de laisser échapper une selle. Priessnitz compte beaucoup
sur le rétablissement des sueurs. Lorsqu'il retire l'enveloppement, tantôt il pratique des ablutions dans le bain partiel, tantôt
il place le malade dans un bain de siege à 15 ou à 18° R., et l'on
fait des frictions sur les membres. Bientôt après on reprend l'enveloppement dans le drap mouillé et le malade est recouvert de
manière à provoquer la transpiration. La durée de bain partiel
varie d'une demi-heure à une heure. Si l'eau est salie on la
change, et l'on continue toujours les frictions, ainsi que l'application d'une compresse excitante sur l'abdomen, lorsque le malade
est remis au lit.

Quelquefois pour agir sur la peau avec plus d'efficacité, le drap
est d'abord bien tordu, bien exprimé, puis l'on entoure le corps
avec d'épaisses couvertures de laine afin de provoquer une trans-

piration plus abondante. C'est surtout de l'enveloppement dans
le drap mouillé et de la transpiration qui en est la suite, que la
médecine pourrait tirer parti dans le traitement de la dyssenterie; mais pour qui a vu les désordres que cette maladie produit
sur la membrane muqueuse du gros intestin, il est difficile de
croire à tout ce qu'on nous débite sur les succès de l'hydrothérapie dans cette affection. Dans des cas peu graves, il est probable que des lavements froids et mucilagineux, et des boissons
également adoucissantes seraient plus utiles que l'eau seule. Mais je
le répète, ici ce sont surtout les transpirations forcées et les frictions sur la peau qui rendraient de véritables services. Dans un
cas de dyssenterie intense, on pourrait donc compter jusqu'à un
certain point, sur la sédation et la dérivation hydrothérapiques.
C'est dans la dyssenterie qu'on a surtout abusé des bains de siége
froids que beaucoup de gens croient encore être la base du traitement, sans remarquer que Priessnitz ne s'en sert que conjointement avec les transpirations, du moins dans la plupart des cas.

De la Diarrhée.

L'expérience prouve tous les jours, à Græfenberg, que l'eau bue
en abondance a la propriété d'augmenter les évacuations alvines.

C'est surtout en agissant sur la peau que l'hydrothérapie remédie aux diarrhées aiguës. Le traitement ordinaire que la médecine adopte, celui de la diète, des boissons mucilagineuses, des
lavements émollients, est tout aussi simple et plus aisé à suivre
lorsque la maladie reconnaît pour cause une irritation legère.
Mais il n'en est pas de même lorsque le dévoiement est causé par
des matières qui doivent être expulsées. Ici l'eau en abondance
agit comme purgatif de la même manière que l'eau de Seltz, dont
l'emploi fait si souvent cesser la diarrhée. Les médecins de Bologne

procèdent de cette façon contre le dévoiement qu'occasionne l'abus
des fameux saucissons de leur ville. C'est en purgeant au moyen
de leur *blue pill* que les médecins anglais traitent les milliers de
cas de diarrhée qui se présentent dans leur pratique. L'eau offre
du moins l'avantage de la simplicité. La cholérine est guérie avec
promptitude et sûreté au moyen de la diète et des lavements émollients tièdes avec addition de quelques gouttes de laudanum. Vaut-
il mieux se faire transpirer dans le drap mouillé, boire beaucoup
d'eau froide, pratiquer des ablutions et tenir appliquée autour de
l'abdomen une compresse excitante ? Il faudrait, du reste, une eau
bien pure pour ne pas craindre d'augmenter la diarrhée en en
buvant beaucoup. Je connais plusieurs buveurs d'eau et je pourrais me citer, à qui l'eau froide en abondance donne et augmente
la diarrhée, que fait cesser au contraire très-promptement une
boisson chaude et astringente, ou un peu de vin de Bordeaux ou
de Porto.

Du Choléra.

C'est également en réagissant sur la peau, en y produisant une
réaction centrifuge énergique, que l'hydrothérapie procède dans
le traitement du Choléra. Pour atteindre ce but, on a recours aux
ablutions très-froides accompagnées de frictions énergiques, suivies de l'enveloppement dans la couverture de laine où l'on cherche
à produire une transpiration abondante. L'on fait boire en même
temps de l'eau froide, d'abord en petite quantité avant l'apparition des sueurs, puis en plus grande abondance. Tel est en résumé le traitement du Choléra tel qu'il a été observé à Græfenberg.
On dit que Priessnitz en aurait guéri un certain nombre de cas.
Il est cependant bien douteux que le Choléra asiatique ait jamais
sévi à Græfenberg. En tout cas le nombre en a dû être fort restreint. Le traitement du Choléra par Weiss est le même ; il compte

sur la crise par la sueur, et cherche à produire une réaction centrifuge puissante en pratiquant, dans une baignoire contenant
cinq à six pouces d'eau à 27° R., des frictions énergiques sur toute
la surface du corps. En même temps on fait une ou deux affusions d'eau froide. La durée de ces soins ne doit être que d'une
minute environ, puis le malade est aussitôt roulé dans la couverture de laine où l'on cherche à provoquer la sueur. Si les crampes
sont fortes, on les combat par des frictions avec de l'eau froide et
en couvrant les parties avec des compresses excitantes. Dans le
Choléra inflammatoire où la peau est chaude et sèche, l'on commence par des enveloppements dans le drap mouillé, dans lequel
on cherche à faire suer le malade en le couvrant beaucoup; une compresse bien exprimée doit être placée sur le ventre avant d'entourer le malade du drap mouillé, et l'on ne doit pas se presser de
déranger celui-ci quand même la diarrhée cholérique persisterait
avec force.

Ce traitement offre de grands rapports avec celui qui a été employé à Berlin avec beaucoup de succès par le Docteur Gaspar,
et qui consistait en des frictions faites rapidement sur toute la surfarce du corps avec de la glace, par plusieurs aides à la fois, frictions auxquelles succédait l'enveloppement dans des couvertures
de laine chauffées et l'administration de boissons chaudes pour
exciter la réaction. L'emploi de l'eau froide, même à la glace, est
cependant préférable, car elle agit comme calmant de l'état morbide des voies digestives que les boissons chaudes augmentent
lorsque les vomisements sont opiniâtres. Quant aux applications
froides sur l'épigastre, elles calment les vomisements d'une manière remarquable chez les uns, tandis que chez d'autres elles
semblent solliciter les contractions de l'estomac, aussi mieux vaudrait se borner d'abord à la compresse excitante.

Il sera facile pour le médecin qui connaît le Choléra, de saisir
tout le parti que l'art pourra un jour tirer des procédés hydrothérapiques dans le traitement de cette affection. Je ne doute pas
qu'ils ne soient un jour très-généralement adoptés, lorsque
la science leur aura accordé droit de bourgoisie, et que le public
accueillera avec moins d'effroi l'idée de pratiquer des frictions avec

l'eau froide ou la glace pour faire transpirer. L'enveloppement dans le drap mouillé, dont on aura facilement compris les ressources, offre en effet un moyen efficace d'agir sur la surface du corps jusqu'à un certain point, à la manière des affusions et de plus, d'assurer la réaction centrifuge consécutive. Seulement dans ce but l'on se garderait bien de trop mouiller le drap d'eau froide, comme cela se fait au début du traitement d'une affection inflammatoire ; le drap dans le choléra, devrait être tordu avec force, de manière à exprimer presque toute l'eau et à assurer une prompte réaction. Souvent dans la première période du choléra, l'on observe un état d'extrême agitation, état que la saignée calme d'une manière très-remarquable. Dans ces cas le drap mouillé pourrait être plus imbibé d'eau. Dans la période algide, il est évident que des frictions de glace seraient un de meilleurs moyens, surtout si, après les avoir faites, quatre hommes vigoureux entouraient le malade et entraînaient la réaction centrifuge par des frictions vigoureuses faites avec les mains nues et de temps en temps mouillées d'eau froide.

Il resterait maintenant à parler des phlegmasies aiguës du foie, de la rate, des voies urinaires, de l'utérus et du péritoine. Ces maladies ne sont connues que de nom à Græfenberg. Nous admettons volontiers que, dans la plupart, les enveloppements dans le drap mouillé pourraient être utiles lors de la période inflammatoire, mais leur traitement est tellement variable, suivant les circonstances, et il importe tant, pour la vie du malade, d'agir énergiquement, que la sédation obtenue au moyen de l'eau ne suffit pas pour mettre en repos la conscience et garantir la responsabilité du médecin qui se bornerait à leur emploi. Dans la néphrite calculeuse, l'eau froide en abondance et des applications froides produiront-elles jamais la sédation prompte et efficace de la saignée ? Quant à la péritonite des femmes en couche, Priessnitz m'a assuré en avoir triomphé au moyen d'ablutions et de frictions dans un bain partiel froid, suivies d'enveloppements souvent renouvelés dans le drap mouillé. Les lochies qui s'étaient supprimées ont reparu, m'a-t-il dit, par suite de ce traitement. Le seul traitement que j'aie vu réussir dans cette redoutable maladie, a été celui des saignées coup sur coup, de manière à maintenir pendant vingt-quatre heures la sédation obtenue par la première saignée. Ce moyen, que j'ai employé en 1826 et 1827, dans les salles des accouchées, à l'Hôtel-Dieu, offrait des résultats bien supérieurs à ceux des saignées répétées à des intervalles de dix à douze heures. Mais en doit-il être toujours ainsi ? M. le docteur Tonnelé n'a-t-il pas prouvé, dans son excellent Mémoire sur la phlébite et la péritonite puerpérales, que, suivant la constitution médicale, le traitement qui réussit à merveille une année, reste sans succès l'année suivante, et que le génie de l'épidémie est le principal point à saisir. Cette remarque doit aussi s'appliquer à l'hydrothérapie dont l'emploi, couronné de succès dans quelques épidémies, n'a pas toujours offert le même avantage.

Proposer, dans l'état actuel des choses et sur la foi de Priessnitz, de combattre la fièvre puerpérale par les enveloppements d'eau froide et les frictions consécutives, serait une témérité blâmable. Cependant, la médecine devra, suivant moi, ne pas perdre de vue combien la sédation que ce traitement produit peut devenir puissante, et combien les effets dérivatifs des sueurs forcées peuvent être avantageux dans ces sortes de maladies. La conviction intime que le médecin peut avoir de l'innocuité du remède qu'il administre, ne suffirait pas pour mettre sa responsabilité à couvert, si, dans les cas ordinaires, il voulait envelopper les femmes en couches menacées de péritonite ou de métro-péritonite, dans un drap bien trempé d'eau froide ou dans un bain partiel d'eau dégourdie, dans lequel on exercerait des frictions générales. Mais dans les épidémies si meurtrières qui sévissent contre les accouchées, surtout dans les hôpitaux de femmes en couches, il serait du devoir des médecins de mettre ce remède à l'épreuve, car, dans ces cas extraordinaires, leur responsabilité serait garantie par l'imminence du danger et l'insuffisance des autres remèdes. D'ailleurs, dans ces épidémies, il est évident, pour tous ceux qui les ont observées, que la maladie n'est pas franchement inflammatoire, qu'il y a là un génie que je pourrais appeler typhoïde, et qui contre-indique puissamment la sédation opérée par des saignées abondantes. Cette remarque s'applique, non-seulement aux phlé-

bites utérines et aux péritonites , mais encore aux épidémies
de scarlatine qui s'observent parfois dans les salles d'accouche-
ment. Une fois les avantages du remède reconnus dans ces cas
extrêmes , l'esprit du public serait moins frappé des dangers qui
semblent inhérents à ce mode de traitement, et l'on pourrait alors
y avoir recours dans les affections sporadiques. Mais dans ces maladies comme dans les diverses phlegmasies aiguës dont il a déjà
été question dans ce travail , il est évident qu'il faut distinguer le
moment où il convient d'employer l'hydrothérapie. Ce moment
est sans contredit celui où la sédation est surtout nécessaire, car à
une période plus avancée , les préparations mercurielles me semblent offrir des chances supérieures aux procédés hydriatriques.
Priessnitz , je le sais , les applique encore indistinctement parce
qu'il ignore lui-même les principes d'action du moyen qu'il emploie ; mais si cet homme pouvait étudier la médecine, s'il arrivait
un jour à réunir la théorie à sa pratique , il concourrait certainement au progrès de la science. Appliquer les enveloppements dans
le drap mouillé comme il l'a fait, chez une malade atteinte de péritonite au dernier degré (j'ai recueilli ce fait), prouve qu'il ne
sait nullement distinguer le moment opportun. Dans ce cas, il est
arrivé ce que les médecins observent fréquemment dans la dernière période de la péritonite , un état de calme particulier, une
cessation de toute douleur qui , jointe au retour momentané des
forces , fait renaître l'espoir dans le cœur de ceux qui entourent
les malades. Je les ai vus , dans cet état, se lever , s'habiller , se
promener dans la salle et vouloir manger , et tout le monde s'é-
tonner de l'heureux changement qui venait de s'opérer ; mais un
pouls presque imperceptible , même à l'axillaire , et l'aspect du
visage annonçaient au médecin les approches de la mort. Ce fut
dans un cas de cette nature que Priessnitz essaya l'effet de son
remède, et il prit pour l'effet de celui-ci l'état de bien-être dont
nous venons de parler et qui se déclara dès le lendemain. Priessnitz qui se fait une gloire de ne jamais interroger le pouls, et qui
a la prétention d'établir le diagnostic et le prognostic par le simple
coup d'œil , crut la malade sauvée et se répandit en invectives
contre les ânes en robe doctorale ; mais la suite dût lui prouver

qu'il lui restait encore beaucoup à apprendre. On ne doit pas dire que Priessnitz n'examine jamais l'état de la circulation, car il lui arrive parfois, dit-on, de toucher la carotide ou l'artère axillaire, qu'il a l'habitude d'interroger chez les animaux; mais je ne le lui ai jamais vu faire. Ce cas ne prouve donc rien contre l'hydrothérapie, mais seulement contre son application dans toutes les périodes des affections aiguës.

Pomme, dans son Traité sur les affections vaporeuses, rapporte des cas (vol. II, p. 239 et suiv.) où, chez les femmes en couches, il n'aurait pas hésité à recourir aux grands bains frais et aux lavements d'eau froide, soit pour rappeler les lochies qui étaient supprimées, soit pour remédier à divers accidents tant inflammatoires que nerveux. Il cite, entre autres, un cas que raconte Hazon, doyen de la Faculté de Médecine de Paris, dans le Journal de médecine, févr. 1756. p. 110, où, après une fausse-couche survenue dans le sixième mois, il n'avait pas hésité à mettre la femme dans un bain tiède pour remédier aux accidents d'irritation gastro-intestinale, bien que l'écoulement lochial fut abondant. Pomme raconte d'autres faits où le même traitement a été suivi, et avec avantage, immédiatement après les couches, lors de la suppression des vidanges, que l'on cherchait ainsi à provoquer en faisant cesser la cause présumée, c'est-à-dire le spasme de la matrice. Cette pratique de faire prendre un bain tiède à une femme accouchée, pratique qui paraît avoir été considérée comme bien téméraire du temps où vivait Pomme, à en juger d'après ce qu'il en dit, ne le paraîtrait guère aujourd'hui. Aussi le temps viendra, peut-être, où l'on aura recours dans les mêmes circonstances, non à l'eau tiède, mais à l'eau froide sans heurter davantage les opinions reçues.

Je résume l'examen de l'hydrothérapie appliquée au traitement des phlegmasies viscérales aiguës, en disant que, ni la sédation ni la dérivation qu'elle détermine ne me paraissent suffisantes pour motiver l'exclusion des autres moyens que la médecine possède. Un reproche que j'adresserai surtout à l'hydrothérapie de Græfenberg, est celui de ne pas se servir de grands bains tièdes dans lesquels le malade resterait longtemps plongé. Ces bains prolongés, si éminemment utiles dans les maladies des reins, de la vessie, de l'utérus, et qui secondent si puissamment les autres moyens sédatifs de la médecine ordinaire, ces bains prolongés qui, entre le mains de Pomme, ont produit des effets merveilleux, et dont beaucoup de praticiens ont eu à se louer, ces bains, dis-je, sont entièrement négligés et dédaignés par les hydropathes.

CHAPITRE 2.

De l'Hydrothérapie dans les maladies chroniques des viscères et des membranes muqueuses.

Autant l'hydrothérapie, dans le traitement des affections aiguës, a pour but principal la sédation, autant cherche-t-elle dans les maladies chroniqués, à accélérer l'assimilation organique et à activer le mouvement vital de l'économie. L'effet de ce traitement, contenu dans de justes limites, est à la fois essentiellement tonique et altérant. Sans chercher à approfondir, ou même à discuter les diverses hypothèses plus ou moins ingénieuses qui ont été imaginées pour expliquer un tel résultat; je me contente de faire remarquer, que cette méthode agit en surexcitant la vitalité des organes sécréteurs en général, et en fortifiant simultanément les systèmes cutané, muqueux, musculaire et nerveux. C'est un traitement altérant qui, par la stimulation imprimée, pour ainsi dire hygiéniquement, à ces divers systèmes de l'économie, modifie d'une manière plus ou moins sensible, la vitalité des organes malades et les ramène à l'état normal. Comment s'opère un tel effet? Je l'ignore. Priessnitz voyant quelquefois se produire des sécrétions surabondantes et presque toujours des éruptions cutanées ou des inflammations du tissu celluraire sous-cutané, par suite de la stimulation active qu'on leur imprime, Priessnitz, dis-je, considère l'heureux résultat de son traitement comme une preuve de l'expulsion, du rejet hors de l'économie, des humeurs peccantes qui occasionnaient le mal. Il en sera ce qu'on voudra de l'explication; les faits matériels doivent seuls nous occuper et nous constatons les suivants. L'augmentation des forces physiques, le développement prononcé du système musculaire, l'accroissement de la transpiration sensible et insensible, la modification de la sécrétion urinaire, des digestions meilleures, une assimilation plus parfaite, la sédation des symptômes nerveux, un sommeil plus tranquille et souvent enfin, l'apparition de certains phénomènes de réaction appelés *crises*.

Je vais examiner chacun de ces résultats en particulier.

L'augmentation des forces physiques n'arrive pas immédiatement, loin de là, les malades se sentent d'abord affaiblis, ils ne peuvent plus faire les mêmes courses qu'avant le traitement, et cette débilité se manifeste surtout quand il s'agit de gravir les collines. Mais après un certain temps, si les transpirations forcées sont modérées, et surtout si l'on n'y a pas recours, la faiblesse occasionnée par le nouveau genre de vie, par la soustraction des divers stimulants, tels que le vin, le café, les liqueurs, etc., disparaît bientôt et les forces augmentent avec rapidité. Ce dernier résultat est promptement appréciable chez les malades traités pour des affections nerveuses. Les frictions dans le drap mouillé, les enveloppements, les bains, les douches, les exercices manuels, les promenades au grand air, un régime simple et nourrissant, joints à l'usage de l'eau froide pour boisson, en quantité proportionnée aux forces de l'estomac, ont bientôt doublé les forces abattues, et le système musculaire prend un relief inaccoutumé.

L'abondance plus grande des transpirations sensibles n'a pas besoin de démonstration. Elle est évidente dans les sueurs forcées et dans les exercices fréquents auxquels le malade se livre. Mais outre ces temps d'excitation passagère, la transpiration insensible est augmentée d'une manière très-notable, et se reconnaît à l'odeur prononcée de sueur que les malades exhalent. Par compensation, je ferai remarquer que parmi le grand nombre de personnes avec lesquelles j'ai conversé à Græfenberg, je n'en ai pas trouvé une seule dont l'haleine eût une odeur fétide ou même forte, si ce n'est pendant le mouvement fébrile des crises.

Le changement que subit la sécrétion urinaire n'est pas seulement celui qui résulte de la quantité d'eau froide en boisson, il y a plus qu'augmentation, il y a modification. Ceci est surtout évident lors de la guérison de certains cas de diabetes dont je parlerai plus tard.

L'amélioration des forces digestives est un fait constant, pourvu qu'on ne se borne pas à la mauvaise nourriture fournie à la table de Græfenberg; mais comme les malades peuvent acheter ce qui leur convient, et que chacun a bientôt fait à cet égard l'expérience nécessaire, il en résulte que presque toujours des personnes qui vomissaient journellement leur dîner, en tout ou en partie, parviennent en peu de temps à digérer parfaitement leur nourriture.

Une assimilation plus parfaite n'est appréciable que par ses résultats qui sont, un air de santé, le retour des couleurs et d'un certain embonpoint chez des personnes depuis longtemps amaigries, tandis que celles qui étaient chargées d'embonpoint perdent de leur graisse exhubérante.

Beaucoup de malaises nerveux diminuent ou disparaissent en même temps que les causes qui les occasionnaient. Le sommeil rafraîchissant dont jouissent les malades, n'est peut-être pas une des moindres raisons du calme qu'ils éprouvent. Ce sommeil est très-remarquable, et bien qu'il ne soit pas difficile à expliquer par l'exposition prolongée au grand air, et par les exercices auxquels se livrent les malades, son influence sur le sentiment de bien-être que ceux-ci éprouvent ne doit pas être méconnue. Dès que les nuits sont agitées et sans sommeil, c'est que le traitement est trop stimulant. Ceci arrive surtout à l'approche des crises;

aussi, la manière dont le malade dort mérite toujours attention dans le traitement hydrothérapique, bien qu'une certaine agitation soit inséparable des débuts.

Des modifications profondes dans la trame des organes accompagnent nécessairement de tels changements. En quoi consistent ces modifications? Tout en avouant notre ignorance, nous consignerons ici quelques résultats qui pourront mettre le physiologiste sur la voie de la solution du problême. Parmi les changements que l'hydrothérapie fait éprouver aux tissus de l'économie, celui que subissent les membranes muqueuses est non-seulement évident par le rétablissement de leurs fonctions, mais encore par des modifications appréciables à nos sens. Ainsi, j'ai vu et examiné un cas de fistule urinaire causé par une perforation du canal de l'urèthre, fistule qui avait résisté à des traitements méthodiques faits à Vienne au moyen de bougies; de la dilatation de la partie intérieure du canal, etc., j'ai vu, dis-je, cette fistule guérie par le traitement hydrothérapique. La cicatrisation était parfaite, les urines avaient repris leur cours naturel, bien que la fistule fut située au périnée, à peu de distance de l'anus. Aucune bougie n'avait été introduite, aucun moyen mécanique n'avait été employé; la modification seule des tissus avait opéré le miracle. Je consigne ici ce fait, laissant à d'autres le soin de l'expliquer.

Un autre cas de même nature que j'ai observé à Græfenberg, prouve que cette modification des muqueuses n'est point accidentelle. Ce cas s'est présenté chez un malade affecté d'un rétrécissement de l'urèthre par suite de gonorrhées. La maladie datait de plusieurs années, et un traitement long et méthodique, dirigé par l'un des premiers chirurgiens de Londres (M. Guthrie), avait seulement rétabli le cours des urines. En terminant la cure, M. Guthrie prévint le malade de la possibilité des rechutes, et lui annonça la nécessité d'introduire une sonde de gomme élastique, au moins une fois par semaine. Il ne peut donc exister le moindre doute sur la réalité du rétrécissement. Celui-ci revint en effet, mais à un degré moindre, nécessitant toutefois des introductions fréquentes de bougies. Le malade voulut essayer de l'hydrothérapie. Le traitement fut long et n'était pas terminé lorsque je quittai Græfenberg; mais la membrane muqueuse de l'urèthre avait subi une modification profonde, puisque les urines qui d'abord ne sortaient que par un jet très-mince et souvent interrompu, coulaient à jet continu et bien plus volumineux, et que jamais il n'avait été nécessaire d'avoir recours à la sonde. Deux ou trois fois, au début du traitement, il survint une rétention d'urine, mais elle a constamment cédé à des enveloppements dans le drap mouillé; les urines coulaient lorsque la sueur s'établissait. La gonorrhée avait reparu et avait persisté pendant tout le traitement.

Un troisième fait dont j'ai été témoin, vient à l'appui de cette thèse. Un jeune médecin anglais qui était venu à Græfenberg pour examiner les résultats de l'hydrothérapie, voulut en faire l'essai sur lui-même. Le traitement auquel Priessnitz le soumit était fort doux. Il consistait en frictions avec le drap mouillé, deux fois par jour, en un bain de siége d'eau froide, de vingt minutes à une demi-heure avec frictions suivies d'exercice, de plus, la ceinture mouillée et pour boisson huit à dix verres d'eau par jour. L'indisposition qu'il avait accusée était une digestion difficile et un sentiment de malaise dans le bas-ventre, ce qui était vrai. Après un mois de ce traitement, certes fort peu sévère, le malade fut très-surpris de voir paraître une gonorrhée qui d'abord se montra goutte à goutte, puis coula abondamment, prenant peu à peu une couleur jaunâtre; les douleurs étaient peu vives. Lors de l'apparition de cet écoulement. Il y avait plus de deux mois que le malade n'avait eu de rapports avec une femme, et c'était évidemment ici un cas de réapparition d'une gonorrhée ancienne. Il y avait en effet près de deux ans que cette maladie avait été contractée et parfaitement guérie dans l'Inde, après avoir duré environ six semaines. Quelques astringents employés à la fin du traitement en avaient hâté la guérison. L'écoulement secondaire guérit à Græfenberg dans l'espace de trois semaines.

Je ne cite point ces faits à cause de leur rareté, car ils sont assez communs à Græfenberg, mais pour appuyer, par des observations personnelles, ce que j'ai avancé relativement à l'action mystérieuse de l'hydrothérapie sur nos organes. Ce qui se passe dans l'urèthre tendrait à faire croire que c'est en opérant une sorte de dégorgement résolutif que ce traitement agit. Dans le cas de rétrécissement, ainsi que je l'ai indiqué, la gonorrhée avait aussi reparu, et persistera probablement jusqu'à ce que le canal de l'urèthre se soit complétement détergé.

Cependant, qu'on n'aille pas se hâter de croire, d'après ces faits remarquables, que l'hydrothérapie soit une panacée dans les affections chroniques des muqueuses, car j'ai vu mourir un malade des suites d'une diarrhée chronique, et qui n'en a été nullement modifiée. Ces faits méritent d'attirer l'attention des hommes de l'art. Cette méthode de traitement est encore au berceau, et j'espère qu'un temps viendra où, abandonnée par des prôneurs enthousiastes ou des spéculateurs intéressés, elle se réfugiera dans le giron de la médecine classique.

Nous avons fait connaître en détail les divers moyens que l'hydrothérapie emploie pour arriver aux résultats que nous venons d'indiquer. Ce sont les ablutions, les frictions, les affusions, les bains froids entiers, les demi-bains, les bains partiels, les bains de siége, les bains de pieds, les enveloppements dans le drap mouillé, l'application locale de compresses de grandeurs diverses et plus ou moins imbibées d'eau, les transpirations forcées suivies de l'application de l'eau froide, enfin les douches. Nous avons vu que la température variait depuis 0 jusqu'à 20 et même 25° R., et que le principe de la température basse de l'eau, quoique devant servir de règle générale, admettait cependant des modifications nombreuses, basées tant sur la nature de la maladie que sur l'idiosyncrasie individuelle. On peut considérer, parmi ces divers moyens, les ablutions et les aspersions légères comme les plus simples ou les moins actifs, et les douches comme les plus énergiques. Il en résulte qu'on se gardera bien de commencer par ces dernières, ainsi que cela se pratique journellement dans quelques établissements hydrothérapiques, et l'on se souviendra qu'il vaut mieux temporiser un peu que de se trop presser dans l'application de ce traitement. Priessnitz a beaucoup modifié la sauvage énergie de ses premières ordonnances. On arrive au but, dit-il maintenant, par des moyens plus doux, mais plus prolongés. On lui reproche même sa prudence, trop chèrement achetée aux depens de ceux qu'une aveugle confiance avait conduits à Gæfenberg. Mieux que personne, Priessnitz a eu occasion de connaître les fâcheux résultats des abus de l'hydrothérapie, et ces abus n'ont pas toujours été de son fait, mais souvent de celui de ses malades. « Les exagérations de mes malades, a dit Priessnitz, m'ont beaucoup appris. »

Les éloges que je crois devoir adresser à l'hydrothérapie ne s'appliquent donc qu'à un traitement méthodique et éloigné de tout excès. Ce n'est qu'en évitant les fautes dans lesquelles sont tombés les premiers expérimentateurs, que la médecine pratique pourra un jour retirer des avantages réels de cette méthode. Ces exagérations peuvent se diviser en trois classes : 1° celles qui consistent en une application trop stimulante, trop perturbatrice de certains moyens, tels que les douches, les sueurs forcées et le grand bain, à une personne menacée d'une congestion cérébrale, ou atteinte d'une affection du cœur ; 2° une stimulation trop active de la peau et du tissu cellulaire sous-cutané, et l'action trop prolongée de l'eau sur le canal intestinal. Dans le premier cas, on voit se produire des anthrax furonculeux énormes, et des furoncles très-nombreux, qui occasionnent bien inutilement d'atroces douleurs, surtout lorsqu'ils se développent aux pieds et aux mains ; 3° l'usage trop prolongé du traitement à l'action stimulante duquel succède un véritable *collapsus*. Le sang s'appauvrit, et l'état du malade s'approche plus ou moins de celui d'un scorbutique; les éruptions livides qui se montrent si souvent chez les personnes d'un certain âge soumises à l'hydrothérapie, offrent des caractères évidents de scorbut local. Mieux vaut donc adopter pour devise le *festina lentè*, que de chercher à arriver au but par un traitement trop activement appliqué, et à cet égard les préceptes les plus détaillés ne peuvent remplacer le discernement médical. Le traitement est trop actif lorsque les malades éprouvent une agitation inaccoutumée, qu'ils dorment mal, qu'il leur survient des accès de fièvres irréguliers, que les aliments sont vomis, etc. L'âge du malade, la nature de sa constitution serviront aussi à déterminer la durée que le traitement doit avoir.

A quel traitement médical peut-on comparer l'action de l'hydrothérapie appliquée aux maladies chroniques ? Nous ne parlons ici que de son action dans les cas de guérison, car il va sans dire qu'il y a des maladies que l'on ne peut pas même essayer de guérir par ce moyen ; il y en a d'autres qu'on ne guérit pas en l'essayant, et enfin, il y a des malades qui meurent pendant son application. Le traitement médical qui approche le plus de celui de l'hydrothérapie, est, sans contredit, celui par les eaux minérales. Toutefois, l'analogie ne peut être établie qu'entre ces derniers moyens et un traitement hydrothérapique modéré, où la stimulation de la peau serait maintenue dans de justes limites, où celle des divers organes sécréteurs ne serait pas trop active, quoique suffisante pour éliminer doucement de l'économie, et par des voies naturelles, ce *nescio quid* dont la présence interrompt l'harmonie des fonctions ; c'est ce genre d'application de la nouvelle méthode que je loue particulièrement. Les résultats de l'hydrothérapie très-active, de celle où la peau et le tissu cellulaire sous-cutané deviennent un point de dérivation très-inflammatoire, où des éruptions cutanées étendues et des furoncles plus ou moins nombreux et de volume variable, appellent la réaction vers ces parties, et entraînent au dehors, par des émonctoires artificiels, la cause présumée du mal, ceux-là lui appartiennent en propre, et loin de les activer lorsqu'ils se prononcent, il est nécessaire, ainsi que nous l'avons fait remarquer, de ne pas aggraver ces prétendues crises. Cette question a été assez longuement traitée ailleurs en parlant des crises, pour qu'il soit inutile d'y ajouter de nouveaux détails. Qu'il s'établisse quelquefois une véritable élimination, je ne puis à cet égard conserver le moindre doute, puisque, chez des goutteux, j'ai vu sortir de ces abcès une substance crayeuse très-abondante. Mais entre une élimination de cette nature, obtenue par une inflammation suppurative très-douloureuse, et l'élimination douce, et pour ainsi dire physiologique, dirigée vers les émonctoires naturels par l'usage de certaines eaux minérales, mon choix ne saurait être douteux. Du reste, ce point de doctrine n'appartient pas à la médecine pratique ordinaire, c'est aux médecins des eaux minérales à décider la question. Cependant, comme ils ne peuvent être à la fois juges et parties, c'est à nous de voir, d'étudier avec soin, de nous transporter vers les sources les plus favorisées, et de comparer leurs résultats avec ceux de l'eau ordinaire. Les accidents qui accompagnent l'hydrothérapie sont également ceux que l'on voit se produire par l'usage trop actif des eaux minérales ; même agitation, même insomnie, même mouvement fébrile, mêmes dangers ! Ainsi que l'hydrothérapie active, les eaux minérales fortes ne conviennent ni aux sujets menacés d'apoplexie, ni à ceux qui sont atteints de lésions organiques du cœur. Dans les deux traitements, l'on voit parfois survenir des évacuations critiques qui exercent une influence favorable sur la maladie. Il sera question de ce point intéressant de l'hydrothérapie en traitant des affections chroniques des divers organes ; je ne veux ici que l'indiquer.

Les maladies chroniques dont l'hydrothérapie n'entreprend pas la guérison, sont les paralysies anciennes, les affections tuberculeuses, les cancers, les hydropisies, les affections organiques du cœur, la folie, l'épilepsie, etc.; elle affiche cependant la prétention de pouvoir prévenir leur développement, et d'adoucir la plupart des accidents qui les accompagnent. Ces deux propositions méritent quelques développements.

Le point de départ de toute affection chronique ne peut être apprécié qu'avec difficulté avant que leur présence ne soit physiquement constatée, et l'on ne peut porter qu'un jugement hasardé en se guidant, soit sur les antécédents, soit sur quelque symptôme concomittant. Un moyen prophylactique qui agirait sur toute l'économie de manière à modifier, à détruire la tendance morbide de nos tissus, tendance encore à l'état de germe, manquait à la médecine. C'est en vain que l'on chercherait ce moyen dans nos médicaments usuels, à moins d'admettre les subtilités et les exagérations ridicules de l'homœopathie. Ce remède prophylactique, je le trouve dans l'hydrothérapie sagement appliquée. S'emparant de l'homme en entier, modifiant favorablement tout les systèmes, stimulant doucement les organes sécréteurs, resolvant les tendances morbides des tissus, ce traitement suivi plusieurs mois chaque année *in extenso*, et adopté dans les autres temps partiellement, de manière à activer seulement les fonctions cutanées au moyen d'ablutions non pénibles, et une hygiène bien ordonnée, ce traitement, dis-je, me paraît digne de toute l'attention des hommes de l'art. Le plus grave reproche que j'adresse aux eaux minérales est celui de leurrer ceux qui les boivent loin de leur source, d'inspirer une confiance funeste dans leurs propriétés médicamenteuses, et de leur faire perdre de vue les sages préceptes de l'hygiène dont les lois ne sont jamais impunément méconnues. La longue liste des affections cérébrales chroniques ne serait-elle pas considérablement abrégée par l'adoption en temps opportun de l'hydrothérapie et d'une sage hygiène ? C'est peut-être là un beau rêve, mais qu'il est permis de le faire à cause de ses résultats pratiques que l'on pourrait constater. La recherche de la pierre philosophale, quoique vaine, n'a-t-elle pas considérablement agrandi le domaine de la science. Nous avons vu que dans beaucoup de maladies vouées à une terminaison funeste, l'hydrothérapie pouvait offrir encore des moyens de soulagement, soit pour apaiser sans perte de forces la chaleur brûlante qui dévore le malade, soit pour diminuer les sueurs colliquatives qui l'épuisent. Employée contre l'épilepsie, il n'existe pas de calmant plus efficace, et l'on peut toujours y avoir recours, soit seule, soit combinée à d'autres moyens de sédation et de dérivation.

Enfin, dans les affections chroniques combien de temps exige un traitement hydrothérapique ? Plus le traitement sera long, moins il sera violent, et plus il sera efficace. En général, on lui adresse le reproche de ne pas pouvoir être abandonné lorsqu'une fois on l'a adopté. Cela dépend de ce que l'on ne considère le traitement terminé que lorsque les éruptions, si elles existent, cessent de se montrer à la peau qu'on ne se lasse pas d'exciter. Peut-être en effet, serait-il imprudent, lorsqu'on aurait provoqué une vive excitation sur l'enveloppe cutanée et dans le tissu cellulaire sous-jacent, de tout abandonner subitement, mais dans tout autre cas, il ne peut y avoir aucun inconvénient à cesser ou à se contenter de faire peu de chose pendant un temps plus ou moins long. Il y a même plus, en prenant en considération les grands inconvénients que l'introduction d'une si grande quantité d'eau dans l'économie peut produire, on se convaincra qu'il serait préférable d'interrompre de temps en temps cette thérapeutique.

La durée du traitement exige souvent plusieurs années pour obtenir un résultat que l'on obtiendrait au moyen des eaux minérales dans un temps plus court, et assurément d'une manière bien plus agréable pour le malade. Mais outre la longueur du traitement qui fatigue les malades, il existe une cause très-active de dégoût pour eux et qui les fait renoncer à l'hydropathie. En effet, ils voient souvent leurs maux empirer pendant un temps quelquefois assez long. Ce phénomène que Priessnitz cherche à expliquer en disant que l'humeur se jette sur les parties faibles, éloigne de Græfenberg des personnes qui se fussent bien trouvées d'un peu plus de patience. Ce changement en mal annonce un travail souvent utile dans l'économie, et à moins qu'il n'y ait danger, il ne faudrait pas trop s'inquiéter si la maladie empire dans les premiers temps. L'état général du malade doit ici servir de guide.

L'hydrothérapie peut-elle remplacer entièrement la médecine ordinaire dans le traitement des affections chroniques? Je suis loin de refuser à cette méthode la justice qui lui est due, mais je dois faire remarquer qu'elle ne convient évidemment pas à tout le monde, que souvent elle ne réussit pas, et que dans ces deux circonstances, s'il n'existait pas d'autres moyens de traitement, il faudrait en inventer. La plupart des affections chroniques dont l'hydropathie entreprend la guérison, peuvent être traitées, les unes par des eaux minérales appropriées, les autres par les bains de mer. Mais dans l'application de ces moyens, les procédés de l'hydrothérapie ne pourraient-ils pas être utilement mis en usage, du moins jusqu'à un certain point? Non-seulement l'eau froide ne peut pas remplacer tous les autres médicaments, mais on est quelquefois obligé de la remplacer elle-même par l'eau chaude, comme j'aurai occasion de le faire voir. N'oublions pas que l'hydrothérapie a guéri des maladies chroniques qui avaient résisté à beaucoup d'autres moyens, aussi me paraît-elle mériter d'être admise parmi les méthodes usuelles de la médecine pratique.

Il existe une certaine classe d'agents thérapeutiques extrêmement usités dans le traitement des affections chroniques, et dont il convient de comparer particulièrement les effets à ceux de l'hydrothérapie, nous voulons parler des exutoires. En adoptant comme fondée la proposition formulée nettement par M. le docteur Lacorbière, à savoir : que les suppurations artificielles ou exutoires (vésicatoires, cautères, moxas, sétons, cautérisations transcurrentes, etc.) et le régime, sont au traitement des phlegmasies chroniques des divers tissus de l'économie, et surtout des viscères, ce que les émissions sanguines et la diète sont à leurs phlegmasies aiguës, on voit que l'hydrothérapie prétend arriver à la guérison des maladies et des phlegmasies chroniques, sans jamais y avoir recours. Pour le médecin qui aura réfléchi sur la dérivation que l'hydrothérapie appelle à la surface cutanée, et aux profondes modifications que ce traitement peut opérer dans l'économie, il est évident que la nouvelle méthode agit jusqu'à un certain point, de la même manière que les exutoires, c'est-à-dire, en établissant une dérivation lente et continue. On nous adresse en général le reproche d'augmenter la faiblesse par des pertes de tout genre qu'occasionnent les exutoires, mais ne peut-on pas en faire un semblable à l'hydrothérapie, lorsqu'elle provoque des éruptions pustuleuses énormes, que nous devons considérer en toute justice comme de véritables exutoires? Un des plus grands avantages de l'hydriatrie est la nécessité absolue d'y adjoindre des règles hygiéniques sévères et qui font partie essentielle du traitement, tandis que la médecine, comptant trop sur l'effet direct des exutoires, néglige ces derniers moyens.

Soit que l'expérience ait appris à Priessnitz certaines règles d'application des procédés dérivatifs dans les affections chroniques, soit qu'il ait puisé ces règles dans quelque vieux livre de médecine, ou dans les conversations qu'il aura eues avec des médecins, toujours est-il, que lorsque la maladie n'est pas très-ancienne, il cherche d'abord à les établir sur tous les points de la surface éloignés du mal, mais quelquefois aussi le plus près possible de la partie affectée. En agissant autrement, dit Priessnitz, dans son langage médical grossier, mais significatif, l'on s'expose à attirer les humeurs sur les points malades, au lieu de les en écarter. Ces règles de la dérivation sont donc identiquement les mêmes que celles qui dirigent la médecine ordinaire dans l'application des exutoires en général.

Le médecin ami du progrès de son art, ne peut qu'applaudir aux efforts qui seraient faits dans le but de remplacer les exutoires par des moyens simples et surtout par l'usage des eaux minérales les plus renommées, quand il s'agit du traitement des affections chroniques. Entre la médecine expectante des anciens et la médecine si brillante, mais si pleine de déceptions, que nous a léguée Paracelse, l'hydrothérapie mérite une place distinguée, non qu'elle puisse tout remplacer, mais parce qu'elle offre des avantages incontestables dans beaucoup de cas graves.

Adoptée par la médecine, la nouvelle méthode pourrait avoir de brillants succès, tandis qu'abandonnée aux ignorants qui l'exploitent, ses avantages mêmes resteront stériles, du moins pour la science. En effet, il n'en est pas de la méthode résolutive, qui s'applique particulièrement aux affections chroniques, comme de l'hydrothérapie dirigée contre les affections aiguës. La première se prête davantage aux abus que les personnes étrangères à la médecine peuvent en faire, et sera probablement toujours exploitée par elles, à moins que l'autorité n'y mette ordre. Comme dans ces cas, il n'existe aucun danger immédiat, il sera toujours facile de faire briller aux yeux du malade l'espoir d'une guérison prochaine, quelquefois obtenue, il est vrai, mais souvent attendue en vain. Il n'en est pas de même de la nouvelle méthode dirigée contre les affections aiguës. Ici il faut bien se rendre compte de ce qu'on va faire, et surtout il faut posséder les connaissances médicales qui permettent de recourir à d'autres moyens dans le cas où ceux-ci deviendraient nécessaires. Dans les deux circonstances, un médecin instruit et prudent me paraît la seule personne capable de diriger l'application de ces divers procédés, après toutefois qu'il en aura pris une connaissance exacte. L'exemple de Priessnitz ne prouve rien contre cette manière de voir, car pour tous ceux qui ont eu occasion de le voir, il est évident que ce sont les connaissances médicales seules qui lui manquent.

Je termine ces considérations générales, en faisant remarquer que si les prétentions de l'hydrothérapie de remplacer les eaux minérales, les exutoires et toute la médication dite altérante, sont évidemment exagérées, cependant cette méthode mérite toute l'attention des hommes sérieux, car d'un côté, le peu de temps qui s'est écoulé depuis son introduction dans la thérapeutique, fait naturellement croire à des améliorations ultérieures, et de l'autre, des faits bien constatés de son action sur l'économie, prouvent qu'il n'en est pas de l'hydriatrie comme de la médecine homœopathique. Dans l'homœopathie nous voyons de grands talents aboutir à des absurdités, tandis que dans l'hydrothérapie qui a été fondée par le simple bon sens, la médecine trouvera de bonnes inspirations et des procédés très-actifs qui rentrent dans le domaine de la vraie physiologie.

Des Affections chroniques de l'encéphale et de la moëlle épinière.

Nous avons dit que Priessnitz refuse de traiter les paralysies anciennes, tant des membres inférieurs que d'une moitié du corps. J'ajouterai qu'il est devenu très-circonspect dans l'application de l'hydrothérapie à des personnes qui ont été affectées de coups de sang ou d'apoplexie antérieurement à leur arrivée, même lorsque tout symptôme a disparu. L'expérience l'a rendu sage, mais il faut le dire, cela n'a été qu'aux dépens de plus d'un enthousiaste des vertus de l'hydrothérapie. La marche lente des diverses affections cérébrales chroniques, les traces qu'elles laissent presque toujours après elles, la résistance qu'elles opposent aux divers traitements, devaient nécessairement engager une foule de personnes atteintes de ces maladies, à s'adresser à la nouvelle méthode. La vive stimulation que le traitement hydrothérapique développe dans toute l'économie, et le retentissement qu'il occasionne sur les centres

nerveux, expliquent suffisamment les accidents cérébraux dont il a
été souvent la cause occasionnelle. Presque tous les accidents, en
effet, qui sont arrivés à Græfenberg, ont le cerveau ou ses enveloppes pour siége spécial. L'on parle, il est vrai, des imprudences
des malades, mais n'ayant pas été témoin de ces faits, je ne puis
rien dire de précis à cet égard.

L'accident arrivé à l'Américain dont il a été question à propos
du ramollissement du cerveau, paraît avoir été hâté par l'énergie
imprudente du traitement, car il est à noter qu'aussitôt après l'accident, Priessnitz modifia celui auquel étaient soumis plusieurs
autres malades atteints d'affections analogues, ou qui avaient été
précédemment frappés d'apoplexie. Il s'exprima même franchement à cet égard, en disant à un malade qui habitait la chambre
voisine à celle de l'Américain : qu'il s'applaudissait d'avoir suivi
pour lui une ligne de conduite opposée. Ce qui est arrivé à ce
malheureux, dit-il, désignant la chambre voisine, prouve qu'il
faut procéder avec précaution dans les maladies de la tête. La personne à laquelle il s'adressait était un homme de soixante ans, qui
avait été affecté, six mois auparavant, d'une hémiplégie incomplète
du côté gauche, suite probable de quelque épanchement cérébral.
Des saignées avaient été pratiquées, et l'on avait dirigé le traitement dérivatif sur le canal intestinal. La paralysie avait disparu
dès la fin du deuxième mois, mais la santé était restée assez délabrée ; les digestions étaient pénibles, la tête lourde, la coloration
de la peau jaunâtre, et ce fut d'après l'avis d'un médecin de
Dresde qu'il était venu se soumettre à un traitement hydrothérapique *très-doux*. Priessnitz, en effet, s'est bien gardé d'employer
une médication active, c'est-à-dire les sueurs forcées, les douches
et les grands bains. Il a commencé par des frictions générales avec
le drap mouillé et l'application de la ceinture mouillée, puis il a
fait prendre de l'exercice en plein air, après avoir donné à boire
quatre ou cinq verres d'eau fraîche dans la matinée. Quelques
jours après, il ajouta un enveloppement dans le drap mouillé, suivi
d'ablutions à 6° R. , puis deux bains de siége, avant et après midi,
d'un quart-d'heure chaque, et précédés de frictions générales
pendant cinq à six minutes. Lorsque je vis le malade, il se louait

beaucoup de son état de santé; l'appétit était bon et les digestions se faisaient bien. Les seules éruptions qui eussent paru se trouvaient placées autour de l'abdomen, là où la ceinture mouillée avait été constamment placée. Jamais il n'avait bu au-delà de dix verres d'eau par jour. Le pouls, chez ce malade, offrait des intermittences remarquables.

Chez un autre malade qui avait également été affecté de paralysie une année auparavant, mais qui était goutteux à un haut degré, la dérivation sur la peau fut plus active. C'était un homme gros et replet, chez qui la paralysie avait affecté la langue de manière à rendre la parole inintelligible. On commença par la ceinture mouillée, l'eau pour boisson, l'enveloppement dans un drap mouillé pendant trois quarts-d'heure, puis des ablutions dans un bains partiel à 12° R. Dans l'après-midi, frictions avec le drap mouillé; plus tard, après avoir pris le bain partiel, on le plongea pendant une demi-minute dans le grand bain froid, pour le mettre de nouveau dans le bain partiel d'eau à 12° R., où on le frotta pendant cinq à six minutes, après lesquelles il était encore une fois plongé dans le bain froid. Frictions générales avec le drap mouillé avant le diner, et répétées deux fois dans l'après-midi. Ce traitement assez actif, il est vrai, le fut beaucoup moins que celui qu'on avait fait subir au même malade dans un établissement hydrothérapique en Angleterre, où on le faisait transpirer tous les jours.

Lors de l'accident arrivé à l'Américain, Priessnitz s'empressa de rendre le traitement moins actif chez le malade dont nous parlons; il suspendit le grand bain, et ne fit faire qu'une fois par jour des frictions avec le drap mouillé. Le traitement paraît avoir été plus actif chez lui à cause de son état goutteux; beaucoup de furoncles parurent vers la fin de la troisième semaine. Du reste, le malade partit sans avoir éprouvé d'amélioration, et il était évident que Priessnitz le voyait s'éloigner avec plaisir.

Ces remarques s'appliquent également au traitement hydrothérapique employé pour combattre les congestions cérébrales menaçantes. J'ai vu les mêmes malades qui, dans d'autres établissements, avaient été soumis à un traitement fort actif, tels que les douches, le grand bain et les transpirations forcées, n'employer à Græfenberg que des moyens assez doux. L'observation de l'un de ces malades mérite d'être rapportée, bien qu'il fût loin d'être guéri lorsque je quittai Græfenberg. Grand, fort et robuste, âgé de vingt-cinq ans, ce jeune homme était malade depuis deux ans. La maladie paraît avoir débuté par des symptômes semblables à ceux de l'hypertrophie cérébrale. Il lui survint tout d'un coup, et sans cause appréciable, si ce n'est des promenades trop longues par un temps chaud, des douleurs de tête atroces, comme si un cercle de fer comprimait le crâne; il y avait en même temps des étourdissements, et il lui était impossible de se tenir d'aplomb sur ses jambes; il avait la démarche d'un homme ivre, aussi fut-il obligé de s'étendre sur un lit ou sur un canapé, où l'intensité de la douleur le tenait cloué. Cet état pénible se terminait après deux à trois heures d'angoisses par une transpiration abondante et générale. Plus tard, les accès qui se montraient trois ou quatre fois par mois, se terminaient sans sueurs. Toute occupation devint impossible. Des saignées, tant au bras qu'au pied, furent pratiquées sans aucun avantage, et il en était de même de tous les autres moyens employés. Cherchant partout les meilleurs conseils, le malade s'adressa à M. le docteur Bonnet, de Lyon, et au professeur Chelius, à Heidelberg, et tous les deux conseillant un traitement hydrothérapique, il s'y soumit pendant quatorze mois, tant chez lui qu'à Marienberg, mais sans en retirer aucun avantage. Cependant, durant tout l'hiver de 1843 à 1844, les membres, ainsi que diverses parties du corps, étaient plus ou moins le siége des prétendues crises, qui, disait-on, devaient assurer la guérison. A Marienberg, l'on commmença par employer les douches, puis les transpirations forcées, et le régime auquel le malade était astreint fut assez sévère pour lui faire perdre toutes ses forces; l'usage de la viande était interdit.

A Græfenberg, Priessnitz ne l'a pas fait transpirer et lui a permis de manger de la viande. Le traitement a consisté en un enveloppement de trois quarts-d'heure, de grand matin, dans le drap mouillé, suivi du grand bain où le malade restait une demi-minute. Grande douche froide sur le corps (jamais sur la tête), vers

huit heures, et frictions avec le drap mouillé, suivies d'un bain de
siége d'un quart-d'heure, dans l'après-midi. Autant d'eau pour
boisson que l'estomac en pouvait supporter, et repas à discrétion.
Beaucoup d'exercice au grand air sans chapeau, le col et la poitrine à découvert; il se garantit du soleil au moyen d'une large
ombrelle. Tous les matins, il devait se frotter les tempes et les
côtés de la tête avec de l'eau froide, et cette prescription fut si
bien exécutée que ces parties étaient constamment le siége d'une
éruption de larges pustules phlyzaciées, absolument semblables à
celles que l'on aurait développées en pratiquant ces frictions avec
de la pommade d'Autenrieth. Souvent le malade se plaignait de
froid aux pieds et Priessnitz, alors, lui faisait faire de longues
promenades pieds nus. Pendant deux mois, il n'y a pas eu d'accès,
seulement, de temps en temps, la tête était pesante et les craintes
vives. L'amélioration m'a semblé dûe à un flux hémorrhoïdal survenu depuis quelques mois, et qui a beaucoup augmenté à Græfenberg.

Quant au traitement hydrothérapique des affections mentales,
on sait qu'il ne leur est pas applicable dans toute sa rigueur, tandis
que, comme moyen de sédation, on pourrait y trouver de grandes
ressources. On a déjà sérieusement reproché au traitement hydriatrique actif d'occasionner la folie. Il est certain que, pour peu
qu'il y ait tendance à cette maladie, les sueurs forcées, les douches
énormes et de grands bains froids ne pourraient que l'augmenter,
tandis que les compresses calmantes et les enveloppements souvent renouvelés pourraient être très-utiles dans la folie déclarée,
et remplacer les évacuations sanguines sans en avoir les inconvénients.

Il résulte de ce que nous venons de dire, que l'hydrothérapie
ne devrait être adoptée qu'en partie dans les affections chroniques
de l'encéphale, surtout s'il y avait tendance à des congestions sanguines. Mais les moyens dont la médecine dispose pour combattre
ces graves maladies, ne sont pas assez nombreux pour que l'on
doive renoncer à en augmenter le nombre. Le complet abandon
dans lequel l'hydrothérapie laisse l'immense surface que présente
la membrane muqueuse intestinale, pour porter tous ses efforts

sur la peau, ne me paraît que médiocrement compensé par la dérivation des bains de siége froids. Cependant, c'est à l'expérience à prononcer sur ce point, et à démontrer si ces applications locales impriment aux organes importants contenus dans le bassin, une stimulation capable de contrebalancer l'afflux de sang qui a lieu vers la tête.

On remarquera la grande différence qui existe entre le traitement hydriatrique de Pomme et celui de Priessnitz dans les affections chroniques de l'encéphale. Pomme ne cherchait qu'à calmer, et il est hors de doute que les bains tièdes à 25° R. très-prolongés, réunis aux affusions sur la tête, n'aient produit entre ses mains, comme ils le produisent encore, les effets les plus avantageux dans beaucoup de ces maladies. La bonne médecine qui est essentiellement éclectique, prendra dans la méthode de l'un et de l'autre praticien, tout ce qui est d'une utilité reconnue en évitant leurs exagérations.

J'ai déjà fait remarquer, que Priessnitz refusait les malades affectés de paraplégie datant d'un certain temps. En effet, lorsque cette grave maladie dépend d'une lésion organique comme la compression ou le ramollissement, l'hydrothérapie reste sans aucune efficacité. Lorsque au contraire, la faiblesse des extrémités inférieures n'est accompagnée, ni de cette perte de la motilité ou de la sensibilité qui caractérise la compression, ni de la contracture avec augmentation de la sensibilité qui dénote le ramollissement de la moëlle épinière, lorsque, en un mot, cette paraplégie est le résultat d'une lésion vitale ou fonctionnelle de ce centre nerveux important, les moyens hydriatriques convenablement appliqués, me paraissent mériter toute préférence sur tous les autres agents que la médecine possède. Nous aurons occasion de développer cette opinion, en la basant sur quelques preuves, lorsqu'il sera question du traitement hydrothérapique des affections nerveuses.

AFFECTIONS CHRONIQUES DES VISCÈRES THORACIQUES.

Laryngite chronique.

Je n'ai eu l'occasion d'observer à Græfenberg qu'un cas de laryngite chronique. La malade, âgée de vingt-huit ans, était affectée
depuis plus de six ans de cette maladie qui rendait la voix rauque
et la conversation pénible. Elle avait usé dans sa ville natale (en
Prusse), de beaucoup de remèdes sans en retirer aucun avantage.
En examinant le fond du gosier, l'on n'y apercevait rien d'anor-
mal. La santé générale était bonne, mais la malade avait souvent
des bronchites. Elle était traitée chez Priessnitz, depuis quatre
mois, sans que son état se fût amélioré. Le traitement consistait
dans l'application, durant la nuit, d'une compresse excitante, placée
sur le devant du col, et dans des gargarismes très-fréquents d'eau
froide ; de plus, à diverses reprises dans la journée, lotions avec
de l'eau froide sur la partie antérieure du col. On ajoutait à tout
ceci, l'enveloppement dans un drap mouillé pendant une heure
chaque matin, suivi du grand bain froid, puis une promenade à
l'air, après avoir bu beaucoup d'eau fraîche à la source et s'être
bien gargarisée. Nouvel enveloppement dans la journée, et frictions avec le drap mouillé, puis bain de siége froid pendant vingt
minutes. La ceinture mouillée était toujours appliquée autour de
l'abdomen, et de temps en temps, l'enveloppement dans le drap
mouillé le matin, était remplacé par une transpiration forcée suivie
d'un grand bain froid. Beaucoup de gros furoncles appelés *crises*,
se sont développés sur diverses parties du corps, et une éruption
vésiculeuse se fit sur la partie antérieure du col; on prescrivit

de laisser cette partie à nu et exposée à l'impression de l'air. Cette dame m'assurait qu'elle continuait d'employer tous les procédés hydrothérapiques durant l'écoulement menstruel. Comme elle se plaignait à moi, étant au quatrième jour de ses règles, de beaucoup de malaise, je l'engageai à en prévenir Priessnitz, qui la fit procéder aussitôt à une transpiration forcée, suivie d'un bain partiel à 10 R., et continuer comme à l'ordinaire le traitement.

Chez cette malade, l'application de la compresse excitante faite au devant du col, et la nuit seulement, avait suffi pour y développer comme nous l'avons dit, une éruption vésiculeuse très-prononcée, à laquelle une large surface rouge servait de base ; les vésicules se desséchaient le jour même de leur apparition et occasionnaient un prurit très vif. Priessnitz ne laissait pas la compresse excitante pendant le jour, en raison de la difficulté que l'on aurait eue à la maintenir étroitement appliquée sur la peau, et par crainte du refroidissement. Bien que le traitement durât depuis quatre mois, il n'y avait pas d'amélioration, les crachats étaient toujours abondants le matin et même dans la journée. Ces crachats étaient très-visqueux, et il fallait de grands efforts pour les détacher. La malade se désespérait de la longueur du traitement, mais elle croyait fermement à sa guérison, ayant vu guérir, disait-elle, un malade atteint de la même affection et qui avait été condamné par la faculté. Ce malade, qui était Anglais, était resté plus de quinze mois à Græfenberg.

L'observation de cette dame ne prouve rien en faveur du traitement hydriatrique de la laryngite chronique, et je ne la consigne ici que comme renseignement utile sur la manière dont la nouvelle méthode procède dans de semblables cas. L'inflammation chronique du larynx constitue, comme on le sait, une maladie souvent fort rebelle. L'hydriatrie, il faut l'avouer, est loin d'être un moyen doux, mais elle pourrait, je crois, rendre quelquefois de grands services dans cette affection opiniâtre. Seulement, on se gardera bien de n'employer qu'une partie du traitement, ce qui n'arrive que trop souvent. Des frictions souvent renouvelées sur le devant du col, des gargarismes avec de l'eau froide, et des applications de la compresse excitante, tous ces moyens locaux se-

raient , d'après Priessnitz, plus nuisibles qu'utiles, si les enveloppements dans le drap mouillé , les bains de siége et les frictions
générales n'établissaient en même temps une sorte de dérivation.
Il dit qu'on doit surtout chercher à disperser les humeurs et à les
expulser du corps.

De la Phthisie pulmonaire.

L'espérance que l'hydrothérapie avait un instant fait concevoir,
celle d'être un remède efficace contre cette funeste maladie, a été
malheureusement déçue. Ce remède , néanmoins, me paraît être
celui qui offre le plus de chance de succès pour le malade qui
aurait le courage de l'entreprendre , la patience d'y persister , et
le bonheur de rencontrer un médecin à la fois énergique et consciencieux, qui pût en diriger l'application. Je vais donc considérer l'hydrothérapie d'abord comme moyen prophylactique de la
phthisie, et ensuite, comme agent auxiliaire dans le traitement de
cette maladie confirmée.

Beaucoup de remèdes ont été , et sont encore journellement
proposés comme prophylactiques de la tuberculisation pulmon-
naire , et dans tous, l'on cherche à faire pénétrer dans les cel-
lules bronchiques un médicament gazeux , de nature variable ,
mais dans le but de modifier la vitalité de la membrane muqueuse
des bronches, jusque dans ses dernières ramifications. Les recherches du docteur Carswell , que viennent appuyer celles faites par
le docteur Natalis Guillot , prouvent en effet, que c'est dans ces
points , c'est-à-dire dans les dernières ramifications bronchiques
que les tubercules se développent. Partout ailleurs, c'est dans le
tissu cellulaire du parenchyme des organes, et si les derniers ra-
muscules bronchiques en sont le siége primitif, si la sécrétion
viciée constitue les germes qui devront un jour envahir la totalité

de l'organe, c'est que ces dernières vacuoles ne sont elles-mêmes qu'un tissu cellulaire doué d'une vitalité infiniment supérieure à celle du reste du corps, et qui explique la fâcheuse prédilection dont elles sont l'objet. La connaissance du point de départ de la maladie dans les organes respiratoires a dû nécessairement encourager dans leurs idées ceux qui voulaient y porter directement un remède, d'autant plus que l'on pouvait mettre ce remède en contact immédiat avec les surfaces malades.

Ici se présente une question très-importante : la phthisie pulmonaire est-elle une affection purement locale ? Il suffit de lire attentivement les belles recherches de M. le docteur Louis sur cette maladie, pour rester convaincu que, généralement, la cause occulte qui la développe, agit à la fois sur un plus ou moins grand nombre de points de l'économie. « Dans tout le cours du traitement, » dit M. Louis, il faut sans cesse se rappeler que la phthisie n'est pas » une affection purement locale, que son premier développement, » et sans doute aussi ses progrès, sont favorisés par le tempérament » lymphatique et l'hérédité, que, si les accidents locaux qui l'ac- » compagnent dans sa marche doivent être combattus avec toute » la persévérance que l'état actuel de la science comporte, il doit » en être de même de la disposition générale qui favorise le déve- » loppement de la maladie ; disposition qui doit être désormais le but » principal des recherches et des méditations des médecins de tous les » pays. » (Recherches anat., pathol. et thérap. sur la phthisie. 1843, p. 677.) Il est donc évident que, quand même la matière tuberculeuse ne se trouve que dans un organe, ce dépôt doit être considéré comme l'expression d'un état général dont il est un effet. Cette opinion que nous avons entendu professer par Laennec dans ses cours au Collége de France, paraît donc celle des hommes qui ont le plus approfondi cette question importante ; or, si elle est fondée, est-ce bien en agissant localement qu'on parviendra à détourner le mal ? Ne vaudrait-il pas mieux recourir à quelque moyen qui agirait à la fois sur tous les organes, et qui les modifierait profondément en même temps qu'il ramènerait à un état de santé les tissus morbidement prédisposés. L'effet avantageux que l'hydrot hérapie, appliquée sans exagération, peut produire dans l'ensemble de l'économie n'est plus douteux, et la possibilité de modifier favorablement par ce moyen, la membrane muqueuse pulmonaire jusque dans ses dernières ramifications, ne paraît nullement chimérique, d'après ce que nous voyons se produire dans les affections chroniques de cette membrane et dans celles des autres membranes muqueuses de l'économie. D'ailleurs, quelque faible que soit l'espoir de produire cette modification, nous devons nous y attacher avec d'autant plus d'ardeur que, malheureusement, il n'en existe pas d'autres. Je ne pense pas qu'il soit nécessaire de m'étendre ici sur le reproche adressé depuis fort longtemps à l'usage imprudent de l'eau froide comme cause de la phthisie. La science possède, il est vrai, une foule d'observations d'hémoptoïques qui le sont devenus subitement après avoir bu de l'eau froide, le corps étant couvert de sueur, et chez lesquels rien n'a pu arrêter la production des tubercules. Sans vouloir nier cette influence de l'eau froide bue en grande quantité, le corps étant en transpiration par suite d'un exercice violent, influence dont les conséquences immédiates sont de déterminer une congestion pulmonaire d'autant plus forte, que la personne est prédisposée à des affections de cette nature, je ferai remarquer que cette prédisposition doit être prise en grande considération ; car il arrive trop souvent que c'est précisément cette faculté dont jouissent une foule de personnes de prendre des glaces ayant trèschaud, qui engage d'autres individus moins favorisés par leur constitution à commettre la même imprudence. Mais pour celui qui a étudié la manière dont l'hydriatrie agit sur le corps humain, il doit être évident que ces résultats fâcheux ne sont nullement à craindre, tant le mouvement centrifuge que ce traitement développe est énergique. Le secret des avantages de cette méthode gît précisément dans le mouvement qu'elle imprime aux fluides vers la surface, mouvement que l'eau froide administrée à l'intérieur tend bien moins à supprimer qu'à augmenter. Nous avons vu, en effet, en parlant de l'administration de l'eau froide à l'intérieur pendant les transpirations forcées, que l'eau fraîche, donnée dans ce moment, ne l'est qu'en petite quantité et de manière à augmenter les sueurs en calmant l'état fébrile, artificiellement produit par l'enveloppement dans les couvertures. L'expérience prouve qu'en agissant ainsi, l'on maintient les transpirations au lieu de les arrêter, et que l'on peut ainsi faire prendre une très-grande quantité d'eau froide avec avantage, pourvu que l'on y procède graduellement et par petites doses. Je dirai même que l'impunité avec laquelle beaucoup de personnes prennent des glaces immédiatement après des valses prolongées, dépend en grande partie du soin qu'elles ont de ne pas avaler la cuillerée de glace à la fois, mais d'en prendre peu et de la laisser bien fondre dans la bouche avant de l'introduire dans l'estomac : *est modus in rebus.*

Ces réflexions s'appliquent également aux procédés hydriatriques qui consistent dans l'application de l'eau froide à la surface du corps pendant la transpiration. Nous avons traité longuement ce chapitre, et je crois que toute idée préconçue doit s'évanouir devant les résultats journaliers de l'expérience. Ces applications, loin d'arrêter le mouvement centrifuge, l'accélèrent d'une manière très-remarquable, pourvu, toutefois, qu'elles soient dirigées avec habileté et connaissance de cause. Ainsi donc, sans révoquer en doute des résultats trop bien constatés des effets nuisibles que l'eau froide prise à l'intérieur et appliquée extérieurement, peut produire sur les poumons, nous ne les croyons nullement à craindre dans un traitement hydrothérapique bien dirigé. Il en est de l'eau froide comme de beaucoup d'autres agents thérapeutiques dont les les effets diffèrent grandement suivant la mesure de leur application ; car cette même eau glacée qui, prise mal à propos, peut développer une hémoptysie, déterminera une sédation précieuse dans le traitement de cette maladie ; et les mêmes procédés qui, appliqués sans intelligence, pourraient avoir des suites fâcheuses, produisent entre des mains exercées les plus beaux résaltats de l'hydrothérapie.

Sydenham considérait l'équitation comme le remède par excellence de la phthisie déclarée. « At vero nihil ex omnibus quæ mihi » hactenus innotuere, adeò impensè sanguinem spiritus que fovet » fermat que, ac diu multumque singulis ferè diebus *equo vehi...* » quid quòd sanguis perpetuo hoc motu indesinenter exagitatus » ac permixtus quasi renovatur ac vigescit. » (Opera medica,

p. 274.) Ne serait-il pas mille fois préférable de chercher à prévenir son développement par l'emploi bien dirigé de la nouvelle
méthode hydriatrique ? L'hygiène, en pareille affaire, doit avoir le
pas sur la thérapeutique.

L'hydrothérapie appliquée dans ce but, offrirait encore l'immense
avantage d'être parfaitement innocente. Je ne parle ici que d'un traitement convenablement employé et avec tous les ménagements que
réclament les organes délicats du jeune âge. Il s'agit de développer une modification lente chez des personnes bien portantes
d'ailleurs ; on conçoit que le traitement doit être peu énergique.
Le point essentiel serait qu'il eût lieu à la campagne, ou aux bords
de la mer, pourvu toutefois que l'on pût y trouver une bonne eau
de source. Bien convaincus des avantages que l'on pourrait retirer
de l'hydrothérapie employée dans ce but, les médecins des eaux
minérales et autres localités, où tout se trouve réuni pour la com-
modité des malades, s'appliqueraient à connaître toutes les manipulations nécessaires, et à les faire exécuter par des aides intelli-
gents. La condition essentielle serait l'existence d'une source d'eau
aussi parfaite que possible. On procéderait par saisons, et chaque
année, ce traitement prophylactique, ne durerait que deux ou trois
mois. Il faudrait conserver l'habitude des ablutions journalières et
observer toutes les règles hygiéniques capables d'en assurer le
succès. En ayant égard aux prédispositions, aux conditions d'hérédité, à l'influence des localités, on pourrait soumettre à ces pratiques des enfants fort jeunes. J'ai vu à Græfenberg, des enfants
de trois à quatre ans, exposés à toutes les rigueurs du traitement
hydrothérapique, et cela, sans inconvénient appréciable.

La phthisie tuberculeuse occupant une certaine étendue des
poumons, constitue une maladie essentiellement mortelle. Les cas
où la matière tuberculeuse déposée en petite quantité au sommet
de l'un ou de l'autre de ces organes, se trouve circonscrite par un
travail d'inflammation éliminatrice et rejetée au dehors, sont,
d'après les recherches de M. le docteur Rogée, beaucoup plus fréquents qu'on ne l'avait pensé. Ce médecin aurait trouvé que la
moitié des vieilles femmes ouvertes par lui à la Salpétrière et exa-
minées avec soin, offraient au sommet des poumons une ou plu-

sieurs de ces concrétions calcaires, qui sont la suite de tubercules guéris ou transformés : « Ces faits, dit M. le docteur Louis, dont »l'opinion a un si grand poids en pareil cas, sont assurément d'un »immense intérêt, car s'ils venaient à être confirmés par d'autres »faits du même genre, et plus nombreux, il faudrait en conclure »que la phthisie est encore plus fréquente qu'on ne le pense géné- »ralement, et surtout qu'elle s'arrête beaucoup plus souvent dans sa »marche qu'on ne l'avait imaginé jusqu'ici.

» Il serait toutefois difficile de penser que les symptômes liés »aux tubercules, dont le docteur Rogée a trouvé des traces si »nombreuses dans ses nécropsies, eussent jamais offert beaucoup »de gravité, et qu'il y ait eu au sommet de leurs poumons, de »grandes excavations auxquelles auraient succédé de petites masses »crétacées. Il est plus vraisemblable que, dans les cas dont il s'agit, »l'affection a toujours marché d'une manière sourde, et l'on se »demande dès-lors, si ces pththisies si bornées, dans lesquelles le »désordre a été si peu considérable, ont débuté dans la jeunesse »ou dans un âge avancé; on se demande aussi comment on pour- »rait affirmer, qu'une hémoptysie un peu forte, non suivie des »symptômes de la phthisie, ce qui est malheureusement bien rare, »comment cette hémoptysie pourrait être considérée comme »essentielle, quand le désordre auquel elle se rattache presque »constamment, peut être extrêmement minime et rester à l'état »latent.

»Du reste, l'étude de la phthisie, sous le point de vue de la »curabilité, est encore bien peu avancée et n'offre pas, dans ce »moment tout l'intérêt qui doit s'attacher à un sujet d'une si »grande importance; car dans les faits de guérison connus jus- »qu'ici, le désordre a été constamment très-limité, et il l'a été, non »par quelque circonstance fortuite et néanmoins appréciable, plus »ou moins facile à reproduire dès-lors, mais par des circonstances »individuelles sans doute, jusqu'ici entièrement inconnues, et à la »recherche desquelles les médecins doivent s'appliquer désormais »d'une manière suivie. »

Ces paroles, qui résument l'état actuel de la science sur la cura- bilité de la phthisie, me font penser qu'en s'adressant à l'hydro-

thérapie, même lorsque cette maladie serait déclarée, ce traitement pourrait offrir autant de chances de guérison qu'aucun
autre, et j'en donne pour preuve, un cas que j'ai déjà eu occasion de rapporter, dans lequel des hémoptysies causées évidemment par la présence des tubercules, avaient cédé aux ablutions
journalières faites sur tout le corps, et sur la poitrine en particulier, avec de l'eau, à 20 R.°, puis graduellement réduite à la
température de l'eau fraîche. M. le docteur Louis, qui constate
vingt ans après les premières hémoptysies, la présence d'une
caverne au sommet de l'un des poumons, et de qui je tiens le
fait, ne met pas en doute que ces hémoptysies n'aient été occasion-
nées par l'affection tuberculeuse. Or, dans ce cas, l'hydrothérapie, au lieu d'augmenter le mal, l'a plutôt diminué. Des faits
de ce genre se multipliant, l'on pourrait dire que l'hydriatrie
présente un remède avantageux, non-seulement dans l'hémoptysie
essentielle, mais encore dans celle qui serait occasionnée par des
tubercules pulmonaires.

Quant à l'emploi de la sédation hydriatrique pour combattre
l'inflammation du tissu pulmonaire qui entoure les tubercules, il
faudrait y renoncer, car le résultat fatal de la maladie serait nécessairement attribué au remède, et par conséquent au médecin.
Cependant, comme moyen palliatif de la fièvre hectique, et comme
moyen de combattre les sueurs colliquatives, on trouverait encore
dans ces pratiques, des ressources précieuses. C'est ainsi que
M. le docteur Hallmann, de Berlin, est parvenu à calmer considérablement les souffrances et à adoucir les derniers instants de l'une
des célébrités médicales de cette ville, que cette maladie enlevait,
jeune encore, à la science. Les enveloppements répétés dans le
drap mouillé diminuaient la fièvre d'une manière remarquable, et
les ablutions froides, en rendant à la peau une partie de sa tonicité, ont fait cesser pour un temps les sueurs colliquatives.

J'ai vu à Freiwaldau, une jeune dame, âgée de trente-cinq ans,
Madame la comtesse K***, qui jouissait alors d'une très-bonne
santé, et qui y était arrivée six mois auparavant dans un état
grave. Sa maladie paraît avoir été occasionnée par des chagrins
profonds, et consistait en une toux fréquente avec fièvre lente,

qui augmentait le soir, et en des sueurs colliquatives qui arrivaient toutes les nuits. Elle n'avait pas craché de sang, et n'avait pas de diarrhée, mais on la considérait comme phthisique. Priessnitz, probablement n'était pas de cette opinion, car il n'aurait pas voulu la traiter. Les moyens employés furent d'abord des ablutions avec de l'eau à 18° R., puis, quelques jours après, des enveloppements dans le drap mouillé, qu'on renouvelait trois, quatre et même cinq fois par jour, et qui étaient toujours suivis d'ablutions d'une minute dans un bain partiel à 12° R., sans frictions vives ; dans la journée elle prenait un bain de siége, d'abord à 10° R., pendant un quart-d'heure, puis, plus tard avec de l'eau toute froide. Ce bain de siége était précédé de frictions, faites avec un drap mouillé pendant quelques minutes, puis lorsque la chaleur était bien rétablie, elle prenait ce bain. Plus tard, on lui en donnait deux par jour, précédés des mêmes frictions, et à la fin du premier mois, la douche froide était administrée d'abord pendant une minute, puis deux, et ainsi de suite jusqu'à cinq minutes consécutivement. Les sueurs nocturnes furent traitées dès le commencement de la manière suivante ; une grande baignoire, remplie d'eau froide, était placée à côté du lit, et lorsque les sueurs se déclaraient, il était prescrit à la malade de se lever, de se plonger dans le bain froid, et de recommencer si les transpirations revenaient dans la nuit. La prescription fut ponctuellement suivie, et avant la fin du mois, les sueurs nocturnes avaient complètement cessé. La toux et la fièvre lente disparurent aussi peu-à-peu. Un flux hémorrhoïdal, mais de peu de durée, apparut vers le milieu du traitement.

La phthisie pulmonaire entre pour une si grande part dans le chiffre total des décès, qu'il nous sera permis d'ajouter à toutes les considérations précédentes, quelques mots relatifs aux opinions d'un homme qui fait autorité en pareil cas, nous voulons parler du docteur Rush, de Philadelphie. Ce médecin, dans ses Réflexions sur la Phthisie pulmonaire (Medical Inquiries and Observations, Philadelphie, 1794), confirme tout-à-fait les sentiments de Sydenham sur l'utilité d'un traitement purement hygiénique, et dont l'exercice au grand air constitue la base fondamentale. « Le vrai re-

»mède, dit-il, consiste dans les exercices et les occupations qui »donnent à la constitution le plus de vigueur possible. » Il rapporte à l'appui de cette assertion, l'histoire de quelques personnes considérées comme phthisiques, et qui furent guéries à la longue en changeant d'habitudes, et en adoptant un genre de vie en apparence pénible et dur, qui les forçait à un travail continuel en plein air. Rush, cite aussi (p. 202, vol. 1er,) un fait qu'il tient de Franklin et qui confirme cette manière de voir. Ce dernier, voyageant dans la Nouvelle-Angleterre, eut occasion de se trouver en rapport, avec un postillon qui lui apprit qu'il avait embrassé cette profession, dans le but de se guérir de la phthisie pulmonaire. Il était d'abord cordonnier. Trouvant que l'exercice du cheval que lui prescrivait son médecin, lui coûtait trop cher, il se fit postillon et sa santé fut parfaitement remise au bout de deux ans. Il reprit alors son ancien état, mais la maladie revenant de nouveau, il remonta à cheval et continua de jouir d'une parfaite santé. Depuis trente ans, faisant son service dans toutes les saisons, et par tous les temps. Recherchant donc un moyen de s'opposer au développement de la phthisie chez des personnes qui seraient prédisposées à cette triste maladie, Rush n'en trouve pas d'autre que l'exercice au grand air et l'observation rigoureuse des diverses règles hygiéniques qui tendent à fortifier la constitution. Or, l'hydrothérapie, sagement appliquée, ne renferme-t-elle pas tout ce que Rush pourrait désirer? Ce médecin rapporte même un cas, d'après le docteur Smollet, où l'usage du bain froid dans la phthisie pulmonaire, avait été des plus salutaires, ainsi que le cas d'un nègre qui fut guéri de la même maladie, par le même remède. Rush ajoute que pour employer avec sûreté ce dernier remède, il convient d'y ajouter l'exercice, et d'y avoir recours d'une manière suivie progressivement et prudemment. N'est-ce pas là, le traitement hydrothérapique convenablement appliqué? Ce mode de traitement a été en quelque sorte prévu par Rush lorsqu'il dit (p. 210) : « Je »ne serai pas surpris si un jour les médecins, au lieu de prescrire »des médicaments contre la phthisie pulmonaire, se bornent à »changer entièrement la manière de vivre des malades, à forcer »le citadin à mener la vie du campagnard, et le fermier à aban-

»donner sa table si richement pourvue, et le coin du feu si con-
»fortable, pour l'alimentation solide mais simple du berger, en y
»ajoutant les travaux de ce dernier et son exposition continue au
»grand air, ou bien encore à prescrire non pas un simple voyage
»sur mer, mais les travaux fatigants et actifs du marin. »

La science possède sans doute des faits de guérisons très-remarquables d'affections chroniques des poumons offrant toutes les apparences extérieures de la phthisie, et ces cures sont dues
principalement aux eaux minérales sulfureuses ou salines. Cependant je ne pense pas que l'on y ait recours quand la toux, la
fièvre hectique et les sueurs colliquatives sont prononcées. J'ai
cru de mon devoir de rapporter ce que je sais des bons effets de
l'hydrothérapie dans des cas de ce genre, tout en reconnaissant
que ces guérisons se rapportent plutôt, il est vrai, à des affections
chroniques de la muqueuse bronchique qu'à la phthisie pulmonaire complétement déclarée.

Du Catarrhe pulmonaire chronique.

Le traitement hydriatrique de cette affection est entièrement
opposé à celui qui est généralement adopté dans la pratique, et
cependant le but est à peu près le même ; il s'agit de dissiper l'irritation de la membrane muqueuse bronchique, en obtenant une
réaction soutenue vers l'enveloppe cutanée. Les résultats de la
nouvelle méthode paraissent réellement dignes d'attention, bien
qu'au premier coup d'œil les moyens employés paraissent un peu
trop sévères. Ainsi les flanelles qui couvrent la poitrine sont ôtées,
l'on fait sécher les vésicatoires et les cautères, dès la première semaine on laisse le col et la poitrine exposés à l'air en restant sans
cravate et en tenant le devant de la chemise ouvert. Lorsque le
malade n'est pas retenu par quelque application hydrothérapique,

il est toujours au grand air, faisant autant d'exercice que ses forces le lui permettent. Aucun médicament n'est administré, pas de looch, point de sirops : de l'eau froide et pure pour toute boisson, tant aux repas que dans leurs intervalles, avant et pendant les promenades. L'hydriatrie est appliquée en même temps et selon la cause occasionnelle de la maladie. Généralement parlant, ces procédés consistent dans les enveloppements plus ou moins répétés dans le drap mouillé, dans les ablutions pendant le bain partiel, dans le bain de siége froid, dans le grand bain froid et dans les douches d'eau froide. Lorsqu'on soupçonne une cause rhumatismale ou goutteuse, l'on insiste davantage sur les sueurs forcées, mais sans en exagérer l'application. Les bains de siége d'eau froide sont surtout employés régulièrement lorsqu'on désire établir une dérivation énergique vers le bassin, rétablir ou amener le flux hémorrhoïdal. En outre, on a recours aux applications des compresses excitantes dont j'ai déjà si souvent indiqué la nature, dans un but de stimuler la peau sur une étendue plus ou moins considérable. Ces applications ne se font pas seulement autour du thorax, mais aussi sur les membres, dans une intention également dérivative. Les observations suivantes feront comprendre la valeur de ce traitement, et l'on n'oubliera pas qu'il exige, de la part du malade, beaucoup d'énergie morale et une grande confiance.

M. T***, âgé de vingt-deux ans, très-blond, se trouve depuis six mois environ à Græfenberg, où sa santé s'est singulièrement améliorée par suite du traitement de Priessnitz. Plusieurs membres de sa famille sont morts phthisiques, et entre autres un frère et une sœur. Lorsqu'il est arrivé à Græfenberg, il était malade depuis près de trois ans, et on le regardait comme poitrinaire. Environ un an avant de quitter l'Angleterre, il lui était survenu à l'anus un abcès auquel succéda une fistule qui ne communiquait pas avec l'intestin. Il n'avait jamais craché de sang. L'amaigrissement était devenu extrême et la perte des forces musculaires fort grande. La respiration était pénible, haletante, la toux fréquente et l'expectoration copieuse, consistait en crachats arrondis, assez consistants, nageant au milieu de mucosités liquides. On commença par un enveloppement dans le drap mouillé, suivi d'un bain partiel à 12° R., dans lequel Priessnitz essaya la sensibilité de la peau ; il fut alors plongé dans le grand bain, puis essuyé, et on l'envoya prendre l'air après avoir bu plusieurs verres d'eau froide et après qu'une compresse bien exprimée eût été placée sur la poitrine, et recouverte d'une large compresse sèche ; une semblable compresse fut placée sur l'ouverture fistuleuse. On renouvela l'enveloppement dans la journée, ainsi que les ablutions, et dans l'après-midi, on fit des frictions générales avec le drap mouillé. Il était permis au malade de manger à son appétit. Après quelques semaines de ce traitement, on commença les douches, en débutant par la moins forte et en la donnant seulement pendant deux à trois minutes, non sur la poitrine, mais principalement sur les membres et les autres parties du corps. Le malade allait autant à l'air qu'il le pouvait et avait quitté dès le premier jour toutes ses flanelles sans qu'il en fût aucunement incommodé. Il s'habitua aussi à sortir tête nue, et à ne plus porter de cravate, laissant la poitrine exposée à l'air dans tous les temps. La toux diminua rapidement ainsi que l'expectoration, sans cependant cesser tout à fait. La respiration devint plus aisée, le malade put enfin faire de longues courses. Il m'assura que la poitrine s'est remarquablement dilatée depuis qu'il suit le traitement, et que maintenant il peut effectuer de profondes inspirations, ce qu'il ne pouvait pas faire autrefois ; il prétend même y avoir ressenti comme des espèces de craquements, des éclats. Jamais Priessnitz ne l'a fait transpirer dans la couverture de laine, mais il le laissait quelquefois un peu plus longtemps dans le drap mouillé. Le traitement, lorsque j'ai vu ce malade, consistait en un enveloppement chaque matin, un grand bain et une douche ; et, outre la ceinture excitante qui lui couvrait la poitrine, les membres inférieurs étaient toujours enveloppés de compresses excitantes. La toux revenait surtout le matin ; je ne l'ai jamais entendue dans la journée ; les crachats étaient assez abondants et muqueux. Le thorax offrait une certaine matité au-dessous de la clavicule droite, et la voix y résonnait avec plus de force que sous la gauche. Dans plusieurs points du côté droit, mais non au sommet, l'on entendait un peu de râle muqueux, mais qui n'était pas continu sur les mêmes points. La fistule située auprès de l'anus était presque entièrement cicatrisée, et une compresse excitante la recouvrait constamment. Ce jeune homme buvait jusqu'à trente grands verres d'eau par jour; les éruptions furonculeuses n'ont jamais été très-prononcées.

Bien que ce malade se louât beaucoup du traitement hydriatrique, et qu'il y ait eu une amélioration évidente, ce fait ne peut servir qu'à indiquer la manière dont la méthode est appliquée, mais les cas suivants, rédigés sur les notes que M. le docteur de Grzymala Gilewicz a bien voulu me communiquer, prouvent que la guérison peut être complète.

M. Von M***, âgé de soixante-cinq ans, propriétaire en Hongrie, homme de moyenne taille, sec et maigre, d'un tempérament bilieux, ayant toujours joui d'une bonne santé, fut pris en 1836 d'une violente bronchite par suite d'un refroidissement, et depuis ce temps jusqu'en décembre 1841, époque de son arrivée à Freiwaldau, la toux avait persisté, et l'amaigrissement était devenu extrême. Jamais il n'avait craché le sang. La toux était surtout forte le matin ainsi que l'expectoration qui consistait en des mucosités épaisses, jaunâtres et fétides. Vers le matin, il survenait toujours des sueurs qui contribuaient à affaiblir le malade. Le thorax examiné par M. le docteur G... offrait partout une résonnance normale, mais l'on entendait au sommet du poumon droit où le malade disait éprouver ordinairement une sensation de chaleur brûlante, un râle crépitant à grosses bulles; le pouls était sans fréquence, mais l'inappétence était complète.

Le traitement a d'abord consisté en deux enveloppements dans le drap mouillé chaque matin; la durée du premier était d'une heure, et celle du second d'une demi-heure; après ce dernier, on plaçait le malade dans un bain partiel à 14° R., et l'on pratiquait sur tout le corps des frictions avec les mains, puis, lorsque le corps était bien séché, on lui mettait sur le devant de la poitrine une large compresse excitante. Dans la journée, il buvait environ six à sept verres d'eau. La poitrine était frictionnée avec de l'eau froide, tantôt avec les mains, tantôt avec un linge mouillé, et l'on remettait toujours en place la grande compresse excitante. On donnait pour nourriture du lait froid et du pain bis, matin et soir, puis un plat de viande à dîner ; le malade devait manger à son appétit. Ce traitement avait déjà produit une certaine amélioration à la fin des six premières semaines, les forces augmentaient et l'appétit était revenu. Une éruption vésiculeuse générale recouvrait toute la poitrine, et plusieurs gros furoncles s'étaient montrés sur les membres. On donnait à dîner deux plats de viande et un plat de légumes.

La durée du dernier enveloppement dans le drap mouillé fut alors prolongée d'une demi-heure, les deux autres duraient un heure ; le bain partiel comme à l'ordinaire, pendant deux à trois minutes. Le soir, autre enveloppement de trois quarts-d'heure, suivi d'un bain partiel, dans lequel on continue à frotter tout le corps, jusqu'à ce que la chaleur se rétablisse. Toujours des frictions d'eau froide et des compresses excitantes sur la poitrine. Après un autre mois de ce traitement, la toux était devenue rare, les crachats moins abondants, étaient blancs, muqueux, le sommeil était bon et l'embonpoint avait fait de grands progrès.

Dans le troisième mois, l'on ajouta à ces moyens un bain de siége à 16° R, pendant quinze minutes, pris vers midi, et l'on en continua l'usage jusqu'à la fin du traitement. Vers la fin du quatrième mois, la douche froide sur toute la surface du corps fut administrée pendant une minute, puis deux. La douche, à Freiwaldau, est loin d'être aussi puissante que celle de Græfenberg. Ces divers moyens furent continués pendant un mois environ. Déjà, avant de prendre la douche, la toux avait presque entièrement disparu, et l'expectoration était, pour ainsi dire, nulle. Dans le courant du troisième mois, de gros furoncles s'étaient montrés au dos, et avaient tourmenté le malade. Il partit à la fin de mai, après avoir suivi ce traitement pendant les mois les plus rigoureux de l'année. Priessnitz dit que l'efficacité de l'eau froide est plus grande pendant les temps froids que pendant la saison chaude, sans doute, dit-il, parce que le malade se trouve alors dans la nécessité de faire beaucoup de mouvements pour se réchauffer, et parce que l'eau froide agit beaucoup plus vivement sur la peau qu'elle irrite davantage.

Les observations suivantes nous montreront l'hydrothérapie

21

appliquée avec avantage dans des cas de lésions organiques du cœur, non pas contre la lésion de l'organe, mais contre les graves symptômes qui l'accompagnent.

M. Mac***, âgé de soixante-cinq ans, tourmenté depuis plus de dix ans par des symptômes qui indiquent une maladie du cœur, palpitations, gêne extrême en montant les escaliers, dyspnée continuelle, surtout la nuit, avait suivi à Græfenberg, en 1842 et 1843, pendant plusieurs mois chaque année, le traitement hydrothérapique qui, sans le guérir, rendait moins pénibles les divers accidents qu'il éprouvait. Depuis qu'il s'y était livré, la goutte, qui le tourmentait depuis quelques années, n'avait plus reparu. Un gros rhume, que ce malade prit à Londres durant l'hiver de 1843 à 1844, dégénéra en catarrhe chronique, et le malade résolut de retourner à Græfenberg au mois de juin. Il y arriva en très-mauvais état, avec une toux opiniâtre, accompagnée d'expectoration abondante de mucosités filantes et de fréquents accès d'asthme. Lorsque je l'y vis, au mois d'août, l'affection catarrhale s'était beaucoup améliorée, mais les accès d'asthme revenaient de temps en temps et nécessitaient un repos absolu au lit, que réclamait, d'ailleurs, l'état d'œdème des membres inférieurs. Les battements du cœur s'entendaient dans une grande étendue, et les contractions du ventricule gauche, peu énergiques, étaient accompagnées d'un bruit de souffle très-fort et qui s'approchait du bruit de râpe ; il existait fort probablement une ossification des valvules semi-lunaires. Le traitement avait consisté en des frictions générales répétées plusieurs fois par jour avec le drap mouillé, dans des frictions subséquentes, dans un bain partiel à 12° R. pendant plusieurs minutes, et dans des applications d'une large compresse excitante sur la poitrine, après chaque friction faite avec le drap mouillé. Pendant les accès d'asthme, on lui faisait prendre un bain de pieds d'eau froide dans lequel on mettait peu d'eau, et où l'on lui frottait les pieds jusqu'à ce qu'ils se réchauffassent, en même temps qu'un autre aide lui frottait tout le thorax avec de l'eau froide. Si l'accès persistait, on le mettait dans un bain partiel, et là, on le frictionnait vivement partout, pendant qu'un aide lui versait de temps en temps sur la poitrine de l'eau du bain, dont la température était de 15° R. Le malade m'assurait que ces moyens le soulageaient beaucoup et abrégeaient toujours les accès d'asthme qui étaient devenus très-rares lors de son départ de Græfenberg.

Ce cas n'offre de l'intérêt qu'en ce qu'il prouve que l'hydriatrie appliquée même dans des cas de lésion organique du cœur, peut rendre des services, et que cette application du froid, qu'on croirait très-nuisible, peut au contraire, diminuer le mal d'une manière très-marquée. Le cas suivant, qui est rédigé d'après les notes que m'a fournies M. le docteur de Grzymala, tendrait à prouver que l'asthme peut cesser entièrement par suite d'un traitement hydriatrique, lors même qu'il dépend d'une affection organique du cœur. Je n'ai pas besoin d'ajouter que cette amélioration ne doit pas cependant être considérée comme définitive.

Le sujet de cette observation intéressante était une dame de Breslau, âgée de quarante-deux ans, forte, grande et sanguine, mère de huit enfants, en proie depuis sept ans à des oppressions fréquentes ainsi qu'à divers symptômes dénotant une affection organique du cœur. La mère de cette dame paraît avoir été sujette à des accidents semblables, et surtout aux palpitations. Les accès de suffocation arrivaient surtout la nuit et duraient fort longtemps mais ils n'avaient rien de régulier ni dans leur apparition, ni dans leur durée: Cependant leur fréquence ayant beaucoup augmenté, la malade se fit traiter à Vienne, mais sans succès, par un praticien distingué de cette capitale.

M. le docteur de Grzymala qui vit la malade lors de son arrivée à Græfenberg, constata un volume très-considérable du cœur, et des signes d'hyperthrophie du ventricule gauche avec un bruit de souffle constant, accompagnant chaque mouvement de systole de ce ventricule. Il existait, selon toutes les apparences, quelque lésion aux valvules sigmoïdes.

Le traitement a commencé par l'enveloppement dans le drap mouillé à six heures du matin, suivi des ablutions dans le bain partiel d'eau dégourdie, dès que la chaleur fut bien rétablie. Le nombre de ces enveloppements fut bientôt porté à trois, à une demi-heure d'intervalle, et après le dernier on faisait les ablutions pendant deux minutes, environ, dans le bain partiel. Dans la journée, une large compresse excitante couvrait la poitrine, et trois fois par jour, en la changeant, on frictionna cette région avec de l'eau froide. Bientôt après on mettait encore une compresse excitante recouverte de linge sec, puis la malade allait se promener au grand air. Cette dame buvait autant d'eau que l'estomac pouvait en supporter.

Dans le paroxysme, Priessnitz faisait mettre la malade dans un bain partiel à 15° R., dans lequel deux baigneuses la frottaient vigoureusement jusqu'à ce qu'il y eut du soulagement, et souvent jusqu'à ce que l'accès fût [entièrement passé. D'autres fois il se contentait de la faire envelopper dans un drap mouillé qui n'embrassait que le tronc et s'étendait jusqu'aux genoux ; mais si au bout de quinze à vingt minutes il n'y avait pas une amélioration prononcée, il employait les frictions et les ablutions dans le bain partiel dégourdi.

Après avoir continué ce traitement pendant trois mois, les paroxysmes qui duraient ordinairement de une heure à une heure et demie, ne duraient plus que de cinq à dix minutes, et la malade pouvait faire beaucoup d'exercice sans éprouver ni palpitation ni oppression notable. Les mêmes moyens furent continués, et à la fin du quatrième mois, la malade se trouvait assez bien pour faire une absence de trois semaines qu'elle passa à Vienne. Le traitement hydriatrique fut suspendu pendant ce temps sans que les accès fussent augmentés. Cependant, tous les quatre ou cinq jours il y avait encore dans la nuit un peu plus d'oppression.

Lors du retour de la malade à Friewaldau, Priessnitz ne la fit envelopper qu'une fois le matin dans le drap mouillé, et l'y laissa séjourner une heure, puis les ablutions furent faites avec une eau moins dégourdie. Les compresses excitantes sur la poitrine furent suspendues, mais on continua les frictions d'eau froide deux ou trois fois par jour. A midi la malade prenait une douche, d'abord de trois minutes, puis de cinq, et entre quatre et cinq heures de l'après-midi, un bain de siège de vingt minutes avec de l'eau à 15° R. Bientôt les accès d'asthme cessèrent entièrement, mais la malade voulut encore pendant huit mois suivre le traitement dont elle se trouvait si bien. Le bruit de souffle était toujours très-prononcé, et quand la marche devenait un peu trop rapide, il y avait des palpitations. Un'an après, M. le docteur G*** eut occasion d'avoir des nouvelles de la malade, et le mieux se soutenait.

M. le docteur Grzymala croit avoir observé des cas d'asthme symptomatiques d'une emphysème pulmonaire, améliorés et même guéris après plusieurs mois de traitement hydrothérapique. Ces malades avaient offert à cet observateur un thorax très-saillant, un bruit respiratoire extrêmement faible, et une résonnance remarquable. Cette affection contre laquelle nos divers moyens de traitement restent sans effet, et que l'opium seul paraît quelquefois rendre plus supportable, n'est-elle améliorée que par l'action de ce remède sur la peau? Cela est possible et l'hydrothérapie ne posséderait-elle pas une efficacité semblable, sinon en fortifiant les poumons, ainsi que les autres organes, du moins en agissant comme anti-spasmodique, et en activant les fonctions cutanées? Ce n'est que lorsqu'on aura surmonté la crainte que la nouvelle méthode inspire encore aux malades et aux médecins, que la solution de cette question pourra avoir lieu.

AFFECTIONS ABDOMINALES CHRONIQUES.

Gastro-entérite chronique. Dyspepsie.

L'Hydrothérapie paraît exercer une influence des plus heureuses sur les dérangements chroniques des fonctions gastro-intestinales. La dyspepsie est une des maladies que ce moyen combat avec le plus d'efficacité. L'action salutaire de l'eau se trouve immédiatement dirigée sur les surfaces malades, en même temps qu'on l'applique extérieurement. Du reste, les divers procédés hydriatriques varient extrêmement, non-seulement d'après l'époque du traitement, mais aussi d'après les diverses formes de maladies. Les cas suivants pourront donner une idée du traitement employé.

M. T*** âgé de cinquante ans, de taille moyenne, d'apparence délicate, a quitté Græfenberg vers la fin d'août 1844, en bonne santé, après y avoir séjourné environ neuf mois. La maladie pour laquelle il s'était rendu dans cet établissement, consistait, lors de son arrivée, en une difficulté extrême de digérer toute espèce d'aliment, avec constipation opiniâtre ; il existait aussi une faiblesse nerveuse générale ; le cerveau se congestionnait très-aisément et il y avait en outre une sorte d'incontinence d'urine. Jamais il n'y avait eu d'écoulement hémorrhoïdal régulier. La réunion de tous ces symptômes avait mis le malade hors d'état de se livrer aux devoirs de sa profession, celle de ministre de l'église. Après neuf mois de traitement, il retourna chez lui parfaitement en état de reprendre les fonctions de son ministère.

Le traitement fut très-simple et doux. D'abord ingestion de six, puis huit et enfin dix et douze verres d'eau fraîche dans la journée ; alimentation ordinaire consistant en lait et pain, matin et soir, et pour dîner, viande et légumes dont le malade devait manger selon son appétit. La ceinture abdominale entourait le tronc, et on la renouvelait aussitôt qu'elle devenait sèche ; deux fois par jour on pratiquait des frictions avec le drap mouillé. Après dix jours de ce traitement, on commença l'enveloppement dans le drap mouillé, suivi d'ablutions dans le bain partiel à 12° R., et peu à peu l'on passa au grand bain après l'enveloppement. Ensuite vinrent les douches, d'abord de deux minutes, puis trois et ensuite quatre. Dans la première quinzaine, le malade commença aussi dans la journée l'usage des bains de siége à 14° R. pendant dix minutes d'abord, puis plus froids et de plus longue durée ainsi que des bains de pieds avec frictions. De plus, le périnée et l'hypogastre étaient recouverts de compresses excitantes.

Les premières éruptions eurent lieu autour du corps là où la ceinture était placée. Plus tard, de gros furoncles se montrèrent sur diverses parties du corps, d'abord aux membres inférieurs et surtout aux cuisses. Ces éruptions étaient parfois très-abondantes et accompagnées de beaucoup d'irritation et de fièvre, au point de nécessiter le séjour au lit. Dans ces cas, le malade faisait usage deux fois par jour, du bain partiel à 12° R., dans lequel il restait de quinze à trente minutes, où on le frottait sur les surfaces non affectées, et l'on plaçait sur les furoncles des compresses exprimées, et recouvertes de linges secs. Ces gros furoncles fournissaient une grande quantité de pus, et il en sortait des flocons de tissu cellulaire mortifié. Plusieurs doigts ont beaucoup souffert de ces éruptions que l'on nommait des *Crises ;* les douleurs étaient extrêmement vives, et la plupart n'étaient même pas entièrement guéris lors du départ du malade.

Ce traitement, joint au régime et à l'exercice au grand air, a fini par rétablir la santé, sans avoir recours aux transpirations forcées. De retour à la maison, le malade a dû continuer les frictions générales avec le drap mouillé, la ceinture mouillée et l'eau froide pour toute boisson. L'appétit était très-bien revenu, ainsi que la faculté de bien digérer. Les selles, d'abord très-rares, avaient fini par se régulariser. L'incontinence d'urine avait disparu, mais cependant, dès que le besoin d'uriner se faisait sentir, il fallait immédiatement y satisfaire.

Cette observation nous présente un de ces cas malheureusement si fréquents dans le monde, où le désordre des fonctions digestives s'irradie sur le système nerveux en général. Le traitement que le malade avait suivi chez lui, n'avait consisté que dans l'usage des laxatifs et des purgatifs. Les avantages que l'hydrothérapie offre sur ces moyens seront facilement appréciés par tout homme de l'art. D'un côté, excitation continuellement dirigée sur les surfaces malades, de l'autre, sédation obtenue par l'ingestion de l'eau froide, une alimentation douce, et en même temps nutritive, tandis que que tous les moyens actifs tendent à établir graduellement un mouvement vers la surface cutanée. Le malade, du reste, ne mangeait pas à la table commune, à cause de la difficulté qu'il éprouvait à digérer les aliments qu'on y servait et qui étaient souvent d'une qualité très-inférieure. L'observation suivante offre beaucoup de rapport avec celle-ci.

M. W***. âgé de cinquante-cinq ans, robuste, de moyenne taille, à cheveaux presque blancs, et dont le teint fleuri annonce la santé, habite Græfenberg depuis quatorze mois. Il y était arrivé maigre, jaune, ne pouvant rien digérer, et rendant souvent par les selles les aliments tels qu'il les avait pris. Il n'était pas hémorrhoïdaire, mais il avait quelquefois rendu un peu de sang par l'anus, à la suite des efforts de défécation que nécessitait une constipation très opiniâtre. La maladie, ou plutôt le dérangement des fonctions intestinales, datait de plus de huit ans, et avait toujours été en augmentant. Des maux de tête fort opiniâtres étaient venus aggraver le mal, et les divers traitemens qu'il avait suivis en Angleterre et qui consistaient surtout dans l'administration des purgatifs, et du calomel en particulier, n'y avaient apporté aucun soulagement. Environ six mois avant d'avoir recours à l'hydrothérapie, ayant entendu parler des avantages que procurait aux malades l'usage de l'eau, M. W*** avait renoncé à toute autre boisson, et s'abstenait avec soin de vin, de café, de thé, de liqueurs et de tous les aliments échauffants. Son état cependant ne s'améliorait pas; l'inappétence, la constipation, les maux de tête continuaient. Etant venu à Kissingen, sur l'avis de son médecin, le hasard le mit en rapport avec un voyageur arrivant de Græfenberg où il avait suivi avec avantage un traitement hydrothérapique. En comparant leurs symptômes respectifs, M. W***. prit la résolution de se rendre à Græfenberg, où dit-il, le traitement fit de lui un homme nouveau.

Ce traitement avait débuté par l'enveloppement dans le drap mouillé, pendant trois quarts-d'heure, suivi d'ablutions de quelques minutes dans un bain partiel à 12° R., et quelques jours après on ajouta un bain de siége suivi de frictions générales avec le drap mouillé. La durée du bain de siége dans lequel le malade se frictionnait l'abdomen avec l'eau du bain, était d'un quart-d'heure. Dès les premiers jours, l'abdomen était entouré d'une ceinture que l'on renouvelait plusieurs fois dans la journée. Plus tard, après le bain partiel qu'il prenait au sortir du drap, on le plongeait dans le grand bain froid pour le remettre encore dans le bain partiel à 14° R. ; assis dans la baignoire, où il y avait six pouces d'eau, le baigneur lui frictionnait vigoureusement tout le corps. Dès le premir jour, il prenait la douche d'abord d'une minute, puis de deux et jusqu'à cinq et six minutes. Le malade buvait en même temps de l'eau froide en abondance, commençant par cinq et six verres chaque matin, avant la promenade, et peu à peu il arriva à en prendre vingt par jour. Les digestions furent d'abord très-pénibles, à cause de la mauvaise qualité des aliments que l'on servait à table, mais plus tard il mangea chez lui, et les digestions se firent beaucoup mieux. De tout temps il lui a été prescrit par Priessnitz de manger autant qu'il le pouvait, mais sans se forcer.

Des éruptions furonculeuses commencèrent à se montrer dès la fin du premier mois, et à diverses époques, d'énormes furoncles ou plutôt de petits anthrax se sont formés sur plusieurs points, et surtout aux jambes. D'autres se sont montrés au dos et ont également occasionné beaucoup de fièvre et de souffrances. Les membres inférieurs portent encore, çà et là, des cicatrices rougeâtres, déprimées de quelques lignes, et d'une étendue qui dépasse celle d'une pièce d'un franc. Ce cicatrices indiquent les points d'où s'écoulait le pus après l'ouverture spontanée des furoncles. Bien que le malade fût quelquefois obligé de garder le lit à cause de ces éruptions critiques, on ne cessait pas de pratiquer l'enveloppement et les ablutions.

Vers le dixième mois, la main gauche devint douloureuse, la peau de la région palmaire prit une teinte d'un rouge vif, et peu-à-peu il s'y forma de profondes fissures. Le malade regardant cette affection comme une crise obligée, n'en parla à Priessnitz que deux mois après, lorsqu'il se trouvait dans l'impossibilité de se servir de sa main. Il lui fut prescrit un traitement dérivatif dont Priessnitz fait grand usage en pareil cas. A cet effet, il lui prescrit de ne rien mettre sur la main et de se borner aux soins de propreté, tandis que l'on applique sur toute l'étendue de l'avant-bras des compresses bien exprimées et recouvertes d'une large compresse sèche ; on les renouvelle cinq à six fois par jour, et en outre le malade prend un bain de coude froid pendant trois quarts-d'heure, dans un vase en bois, de forme allongée, au sortir duquel on frictionne vivement cette partie avec de l'eau froide, pendant cinq à six minutes.

Lorsque je vis le malade, il comptait quitter Græfenberg aussitôt que l'état de sa main le lui permettrait. Sa santé, disait-il, était parfaitement remise, les digestions s'exécutaient à merveille, et les maux de tête avaient entièrement disparu. (J'ai oublié de dire que des bains de tête d'un quart-d'heure et jusqu'à trois quarts-d'heure, avaient été employés pour combattre ce dernier symptôme.) Il était occupé, quand je fus le voir, à frotter de la main droite le bras gauche avec de l'eau froide. Il venait de retirer le coude du bain local d'eau froide dans lequel il l'avait tenu pendant une demi-heure. La peau du bras était parsemée d'une foule de petits points rouges, qui sont autant de petites pustules résultant évidemment des frictions continuelles ; un gros furoncle se trouve auprès du coude gauche et gêne beaucoup les mouvements du bras. La main est le siége d'une altération que je ne pourrais mieux comparer qu'au *Psoriasis palmar ia*. L'intérieur est d'un rouge vif, et traversé de longues fissures qui saignent lorsque le malade étend les doigts sans précautions. Il y a d'autres fissures à la face palmaire des articulations digitales. Des squammes blanches semblables à celles du psoriasis, recouvrent ça et là cette surface rouge et luisante. Nous trouvons ici un exemple de la methode dérivative que Priessnitz emploie pour détourner d'un point une fluxion trop forte.

Après avoir continué pendant trois semaines le même traitement, car le malade ne s'occupait guère que de sa main, et ne prenait, du reste, que quelques bains de siége et quelques frictions générales avec le drap mouillé, je trouve la main encore malade, mais cependant moins rouge et plus sèche ; les crevasses étaient moins profondes, et plusieurs s'étaient cicatrisées. Le malade pouvait mieux ouvrir la main dont la paume ressemblait à une surface sur laquelle on aurait passé un fer rouge, et où la cicatrisation se consoliderait. Il continuait les compresses excitantes autour de l'avant-bras, ainsi que les bains de coude d'eau froide, mais Priessnitz lui avait permis de recouvrir la main d'un linge mouillé et renouvelé plusieurs fois dans la journée. La main allait mieux lorsque je quittai Græfenberg, mais la sensibilité de la peau était toujours excessive.

Ce cas, ainsi que beaucoup d'autres, témoigne de la constance que les malades apportent dans le traitement hydrothérapique. C'est avec orgueil qu'ils montrent les traces de leurs crises, et ils en supportent les douleurs avec un courage que les médecins ordinaires seraient heureux de rencontrer chez leurs clients.

Dans ces deux cas, Priessnitz n'a pas employé les sueurs forcées. Il laissait bien quelquefois transpirer les malades dans le drap mouillé, mais jamais pendant des heures entières, ainsi que cela se pratiquait presque constamment autrefois.

Dans les précédentes observations, la digestion gastrique se faisait péniblement ou même ne s'exécutait pas, mais il n'y avait pas de vomissements. D'autres fois, ce symptôme se remarque plus ou moins fréquemment, et dépend tantôt d'une affection organique, tantôt d'un état nerveux particulier. On cite à Græfenberg beaucoup de cas de guérisons de vomissements opiniâtres, et j'ai rencontré à Prague un officier suédois qui avait été guéri par Priessnitz d'une maladie semblable, laquelle avait résisté à une foule de remèdes. Ce gentilhomme, âgé de cinquante ans, de haute taille, assez robuste, n'avait jamais été malade, lorsque sept ans avant de se rendre à Græfenberg, les digestions gastriques se dérangèrent, et depuis ce temps, il avait régulièrement vomi la plus grande partie de son dîner. Pendant quatre étés consécutifs, accompagné de sa femme, il se rendit à Carlsbad, à Vichy, à Ischia et à Wiesbaden, mais le mal persistait. Il essaya une cure au petit-lait, à Montpellier, mais infructueusement. Il retourna à Carlsbad, mais sans succès. La cure des raisins, qu'il fit à Vevay, dans le pays de Vaud, ne le débarrassa pas de son mal. En arrivant à Græfenberg, il était d'une maigreur squelettique. Le déjeûner composé de café au lait était ce que l'estomac gardait le plus volontiers; quelquefois, cependant, il était vomi : mais constamment, trois heures après le dîner, de quelque nature qu'eussent été les aliments pris à ce repas, il survenait d'abord une sensation de brûlure qui parcourait l'œsophage, puis une sorte d'eau chaude était regurgitée, et bientôt la plus grande partie des aliments était expulsée. A Græfenberg, on commença par lui faire ôter de suite toutes les flanelles dont il était enveloppé, et il se mit résolument au régime de la maison. Il vomissait presque constamment tout ce qu'il prenait pendant les premiers jours, mais il ne tarda pas à voir son état s'améliorer. On mit en usage un enveloppement chaque matin dans le drap mouillé, suivi d'abord du bain partiel, avec ablutions générales pendant quelques minutes et frictions, plus tard, en sortant du drap, il alla se plonger immédiatement dans le grand bain froid. Alors venait la promenade, après avoir bu de l'eau froide à la source, commençant d'abord par quatre à cinq verres et autant dans la journée, arrivant peu à peu à en prendre de vingt à vingt-quatre. L'abdomen était entouré d'une ceinture mouillée bien exprimée, que recouvrait un linge bien sec. Dans la journée, un bain de siége d'eau froide d'un quart-d'heure, à midi, frictions dans le drap mouillé, et le soir, un enveloppement dans un drap fortement exprimé. Quinze jours après, il commença les douches. Il n'eut pas de crises, mais seulement une éruption pustuleuse autour du corps, là où la ceinture avait été appliquée. L'estomac, qui rejetait d'abord tous les aliments, commença à bien digérer le lait, c'est-à-dire le déjeûner et le souper, et peu à peu les vomissements cessèrent, ainsi que la constipation qui avait été très-opiniâtre. Dès la fin de la huitième semaine du traitement, qui dura quatre mois, il n'y eut plus de vomissements, et l'embonpoint revint peu à peu, de manière à le rendre méconnaissable à ceux qui l'avaient vu arriver à Græfenberg.

Cette maladie avait été traitée de gastralgie, d'affection nerveuse de l'estomac, dans divers établissements thermaux où M. H*** s'était d'abord rendu. Mais une circonstance qui pourrait jeter quelque lumière sur la nature du mal et qui servirait en partie à expliquer l'amélioration survenue à Græfenberg, c'est que sa femme ne pouvant rester chez Priessnitz, alla passer quelque temps à Breslau. Or, M. H*** faisait remonter l'origine de son mal à l'époque de son mariage. Il faut dire qu'il avait déjà passé la quarantaine lorsqu'il épousa une veuve encore jeune et belle. Il m'avoua lui-même que les dérangements primitifs de l'estomac semblaient occasionnés par des excès vénériens. L'amélioration qui succéda à une continence forcée ne peut-elle pas raisonnablement faire supposer que la même cause avait entretenu le mal qui résistait si opiniâtrement à tous les remèdes ? Les sueurs forcées n'ont pas été employées dans ce cas ; il est survenu un écoulement hémorrhoïdal vers la fin du traitement, lorsque le malade allait déjà beaucoup mieux.

De la Diarrhée chronique.

Dans beaucoup de cas, l'ingestion d'une quantité considérable d'eau froide jointe aux autres moyens hydriatriques fait cesser des diarrhées chroniques rebelles après les avoir d'abord augmentées. C'est ainsi que plusieurs malades m'ont expliqué leur guérison. Parmi ceux-ci se trouvait une dame âgée de cinquante-sept ans, qui, depuis plus de six ans, était tourmentée de dévoiement. Beaucoup de remèdes avaient été employés sans utilité aucune, et lorsqu'elle vint à Græfenberg, la diarrhée, aussi forte que jamais, survenait surtout dans la nuit et vers les trois et quatre heures du matin. Lorsque je la vis, elle était depuis quatre mois en traitement et se trouvait beaucoup mieux, l'embonpoint avait remplacé une maigreur extrême, et les selles étaient en général moulées. Cependant la diarrhée avait toujours une certaine tendance à revenir. Le traitement avait été le suivant : vers les quatre heures du matin, après les évacuations habituelles, la malade prenait un bain de siége à 12° R., d'un quart-d'heure, et plus tard, d'une demi-heure, puis elle faisait une promenade après avoir bu quelques verres d'eau, et revenait se jeter dans le grand bain froid, dont elle sortait aussitôt. Une ceinture mouillée et bien exprimée

entourait l'abdomen et était recouverte d'une ceinture en linge
bien sec. Dans la journée, elle était enveloppée dans le drap
mouillé pendant trois quarts-d'heure et plus, et lorsque la chaleur
était bien rétablie, le corps bien séché, elle se tenait pendant une
demi-heure dans un bain de siége à 12° R., et souvent elle en
prenait un second avant de se coucher. Plus tard, on ajouta la
douche, que la malade prenait quelque temps après s'être plongée
dans le grand bain que l'on avait fait précéder d'une longue promenade. Peu à peu elle était arrivée à boire dans sa journée vingt
verres d'eau froide. Le déjeûner et le souper consistaient en lait
et pain blanc, et le dîner était toujours composé de mets froids.
Jamais on ne l'a fait transpirer dans la couverture de laine.

Les bains de siége froids, administrés dans le but de tonifier les
organes du bas-ventre, sont ici combinés avec beaucoup d'autres
moyens, dont l'action énergique sur la peau doit nécessairement
entraîner une stimulation centrifuge très-salutaire. Aussi ceux qui,
pour combattre une diarrhée chronique, ont recours aux bains de
siége froids seuls, se trouvent non-seulement déçus dans leur
espoir, mais encore voient-ils presque toujours le mal augmenter.
C'est ainsi que M. le docteur Baum a vu administrer à une jeune
personne affectée de diarrhée chronique, des bains de siége froids
sans autre effet que de produire un état en quelque sorte cholérique, duquel on ne retira la malade qu'avec peine. Le père de la
jeune personne ayant fait une cure à Græfenberg, et y ayant vu
administrer des bains de siége froids pour arrêter des dévoiements
opiniâtres, avait cru pouvoir entreprendre aisément le traitement
de sa fille.

Il est hors de doute que l'eau froide bue en quantité considérable, peut donner et entretenir pendant longtemps la diarrhée.
Cette action de l'eau sur le canal intestinal, constitue même une
des espèces d'évacuations nommées *crises* par les hydropathes.
Peu à peu le canal intestinal s'y accoutume et l'effet cesse.
Dans un ouvrage sur l'hydrothérapie dont l'auteur se distingue
par les grossières invectives qu'il adresse aux médecins, se trouve
consigné le fait suivant, qu'il donne comme une preuve de l'infaillibilité de la nouvelle méthode, mais qui nous fera connaître

les effets que l'eau bue en quantité peut quelquefois produire sur le canal intestinal. De retour chez lui, l'auteur, préoccupé de ce qu'il avait vu à Græfenberg, chercha de tous côtés l'occasion d'appliquer le traitement hydriatrique, et il y parvint chez un jeune homme de vingt-cinq ans, qui, six mois auparavant, avait été affecté de la jaunisse, par suite d'un vomitif administré à cette époque. L'hydropathe fit boire autant d'eau froide que le malade en pouvait supporter, commençant par cinq à six verres le matin, autant vers midi, et ainsi de suite dans la journée. Après trois semaines de ce traitement, les éructations acides ainsi que la sensation de brûlure qui les accompagnait, avaient disparu, et même les aliments apprêtés au gras étaient bien supportés. Ce résultat qui aurait paru suffisant à un homme éclairé, ne contenta point notre enthousiaste ; il annonça au malade, d'après l'énergie croissante des forces digestives et le retour prononcé de l'appétit, l'approche d'une crise salutaire. Quelques jours après, en effet, il survint d'abord des nausées, puis des vomissements. On continua de faire boire de l'eau en abondance, et pendant plusieurs semaines, le malade vomissait et rendait par l'anus des mucosités épaisses, en très-grande quantité. Les vomissements devinrent un jour extrêmement violents et le malade rendit après des efforts inouïs, *le vomitif* qu'il avait pris six mois auparavant, et qu'il ne pouvait méconnaître à cause de son goût affreux. A dater de ce moment, les matières rejetées se composaient de bile et de mucosités acides, et ces évacuations journalières persistèrent encore pendant cinq mois. Ce temps écoulé, les vomissements et la diarrhée cessèrent et le malade put boire autant d'eau froide qu'il le jugea convenable sans en éprouver ni nausées, ni malaises : « *parce que dès-lors le canal intestinal se trouvait convenablement nettoyé.* » De telles crises, ajoute l'auteur, se voient journellement à Græfenberg.

Il est impossible d'expliquer la conduite de Priessnitz dans le cas que je vais citer, autrement qu'en supposant que la diarrhée si opiniâtre qui conduisit le malade au tombeau, ne fût à ses yeux un moyen de guérison, un mouvement critique et salutaire. C. H., âgé de vingt ans, né à Magdebourg, de parents sains, avait toujours joui d'une bonne santé jusqu'à la fin de 1843, quand il éprouva une maladie que l'on qualifia de fièvre nerveuse, et à la suite de laquelle il lui était survenu une tumeur, ayant pour siége les apophyses épineuses des premières vertèbres cervicales, et qui l'empêchait de tourner la tête, soit d'un côté, soit de l'autre. Cette tumeur paraît avoir été considérée comme scrofuleuse et l'on eut recours à beaucoup de remèdes extérieurs, le cautère actuel fut même appliqué à deux reprises. Des préparations iodurées furent aussi administrées à l'intérieur, mais on les suspendit à cause de la diarrhée qu'elles occasionnèrent. Le jeune homme ayant entendu parler des merveilles de l'hydropathie, insista auprès de ses parents pour aller à Græfenberg, et il y fut conduit en mai 1844. Pendant le voyage de Magdebourg à Græfenberg, l'appétit devint très-vif, les digestions se firent bien, et la tendance au dévoiement, qui existait alors, disparut entièrement. Ce fut donc pour se faire guérir du gonflement qui existait aux vertèbres cervicales, et qui l'empêchait de tourner la tête d'un côté ou de l'autre, qu'il vint dans l'établissement de Priessnitz.

Le traitement consista d'abord dans l'enveloppement général dans le drap mouillé, suivi d'une immersion dans le grand bain froid, puis promenade au grand air, après avoir bu plusieurs verres d'eau fraîche. Des frictions générales furent faites à onze heures avec un drap mouillé, et le soir il fut encore enveloppé dans le drap mouillé et subitune nouvelle immersion. Une compresse excitante recouvrait la nuque, et une ceinture de même espèce fut placée autour de l'abdomen. La santé se maintint parfaitement bonne pendant les quinze premiers jours; la quantité d'eau que le malade buvait chaque jour fut augmentée peu à peu, et enfin il lui ordonna d'en boire jusqu'à vingt verres dans la journée. L'appétit était très-vif et le jeune homme s'y abandonna avec d'autant moins de réserve, que chacun lui disait qu'il ne pouvait pas assez manger; aussi se faisait-il remarquer par l'énorme quantité d'aliments qu'il engloutissait. A la fin de la première semaine on lui prescrivit la douche pendant une minute d'abord, puis jusqu'à trois et cinq minutes.

Dès le quinzième jour de ce traitement et de ce régime, il survint de la diarrhée, et celle-ci allant toujours en augmentant,

Priessnitz fit suspendre la douche, mais les autres moyens, et particulièrement l'eau froide pour boisson furent continués. La diarrhée augmentant de plus en plus, on fit prendre deux fois par jour des bains de siége, d'abord à 14° R., puis plus froids, et de quinze minutes à une demi-heure de durée. Les forces disparurent rapidement, et dès le commencement de juin il ne pouvait plus quitter la chambre; les pieds étaient œdématiés.

Le même traitement fut continué, le malade buvait tous les jours environ douze grands verres d'eau, il prenait ses bains de siége, la ceinture était toujours appliquée, et beaucoup de frictions étaient faites, tant avec la main mouillée que par-dessus un drap imbibé d'eau. N'ayant probablement en vue que *la crise* qui se faisait attendre, Prissnietz insistaait particulièrement sur l'ingestion de beaucoup d'eau, et donnait des aliments autant que le malade pouvait en supporter. Du reste, l'estomac digérait encore assez bien. Il arriva ici une circonstance particulière qui témoigne de la tenacité avec laquelle Prissnietz poursuit ses traitements hydriatriques, et qui donne la mesure de la circonspection que les médecins visitant son établissement, doivent apporter dans les observations qu'ils adressent à ses malades. Un médecin de Copenhague, qui habitait la pièce où couchait le jeune homme, et où se trouvaient quatorze lits, voyant la diarrhée épuiser ce malheureux, lui conseilla de boire moins d'eau et d'être plus réservé dans la quantité d'aliments qu'il prenait. Ces mots, preuve d'intérêt, ayant été rapportés par le malade même à Priessnietz, celui-ci fit aussitôt sortir de son établissement le médecin qui s'était permis de les prononcer, et avec lequel il avait vécu jusque-là dans les meilleurs termes.

Ce fut dans les premiers jours d'août que je vis le malade dont la foi dans l'hydrothérapie était encore entière, et je me gardai bien d'essayer de le désabuser. Il ne pouvait plus sortir du lit que pour se placer sur la chaise percée, et pour se mettre sur un tabouret où on lui faisait, deux fois par jour, des frictions avec le drap mouillé. La maigreur était très-grande, les pieds et les malléoles étaient le siége d'un œdème prononcé, et le membre pelvien gauche était infiltré depuis le pied jusqu'à l'aine. Quelques

22

pustules d'ecthyma entourées d'une auréole livide, se voyaient sur les membres inférieurs. Tous les jours il y avait de quatre à cinq selles liquides jaunâtres, fétides ; les urines étaient rares, le pouls était faible, à quatre-vingt-dix, la langue assez nette, l'abdomen non douloureux à la pression n'offrait pas de trace d'épanchement séreux, absence complète de toux, peau sèche et terreuse.

Le malade prenait dans la journée dix grands verres d'eau froide. Deux fois par jour on le sortait du lit, et assis sur un petit tabouret, on lui faisait des frictions sur toute la surface du corps par-dessus un drap mouillé ; la ceinture mouillée et bien exprimée était constamment maintenue en place. De plus, le malade étant au lit, des aides lui frottaient plusieurs fois par jour les membres inférieurs et les pieds avec les mains mouillées. Toute tuméfaction avait disparu à la nuque, mais on sentait au toucher que les premières vertèbres cervicales étaient, pour ainsi dire, soudées et comme ossifiées en masse. De larges traces du cautère actuel existaient de chaque côté de ces vertèbres, dans une étendue de deux pouces et demi de long et un demi-pouce de large. Les mouvements de la tête étaient redevenus libres.

Le huit août Priessnitz fit transporter le malade de son établissement à Freiwaldau, petite ville située en bas de la montagne et où j'eus quelque peine à le retrouver. On avait essayé de le promener en voiture, mais cela ne fut possible que pendant deux jours. La diarrhée était devenue plus considérable. La langue tendait à la sécheresse. Le pouls était misérable, très-accéléré, et les membres inférieurs œdématiés dans toute leur étendue, ainsi que le scrotum. On lui faisait toujours boire de l'eau froide et on le frottait toujours de la même manière.

Ce ne fut que le vingt août que Priessnitz consentit, d'après les instantes prières du malade, à lui laisser prendre une décoction de gruau alternativement avec une décoction de baies d'airelle ; le nombre des selles a aussitôt diminué, mais le dévoiement a persisté. Les frictions, tant avec le drap mouillé qu'avec la main humectée, furent continuées avec opiniâtreté jusqu'au dernier jour. Je trouvais toujours le garde-malade occupé à ces frictions. On obtint par ce moyen une sorte d'éruption pourprée, vers la fin du mois, mais la langue s'est recouverte d'aphthes, il est survenu de la salivation, des vomissements, des épistaxis, le dévoiement a persisté et la mort a terminé les souffrances du malade le six septembre. Les parents s'étant opposés à l'autopsie cadavérique, elle n'a pas pu avoir lieu.

Ce cas prouve que lorsqu'on n'a recours au traitement hydrothérapique que pour combattre une diarrhée rebelle, il ne faudrait pas s'obstiner dans son emploi si celle-ci persistait et si le malade allait toujours en s'affaiblissant. Du reste, la médecine possède dans ces cas des moyens d'une efficacité réelle lorsque la débilité de la membrane muqueuse entretient le dévoiement. Tels sont le cachou, le monésia, les préparations de chaux et l'opium, qui ont rendu de si grands services dans ces circonstances. Ces divers remèdes, secondés par l'usage de quelques bains alcalins, par des frictions stimulantes sur la peau, par un régime convenable et des boissons particulières, me paraissent éminemment préférables à l'hydrothérapie et sont bien plus agréables au malade. Lorsque la diarrhée, loin de résulter d'une suite de relâchement de la membrane muqueuse du gros intestin, provient de l'abus d'aliments excitants, on trouve un remède presque assuré dans l'usage modéré de l'eau fraîche, et dans le régime de Græfenberg. Le régime lacté, l'absence de tout stimulant, moutarde, poivre, vin et café, amène promptement un état tout opposé à la diarrhée, et alors il faut réellement boire beaucoup d'eau et faire beaucoup d'exercice pour obtenir des selles régulières. Autrefois Priessnitz employait les transpirations forcées contre la diarrhée, mais il préfère maintenant l'effet plus doux de la moiteur qui se produit vers la fin des enveloppements dans le drap mouillé.

De la Constipation,

Cet état qui constitue un des symptômes les plus incommodes du dérangement des fonctions intestinales, est celui dont l'hydrothérapie triomphe le plus complétement. La guérison du fils unique du prince de Lichtenstein a jeté beaucoup d'éclat sur la nouvelle méthode. Cet enfant, âgé de dix ans était habituelllement constipé, et cela, au point que plus de quinze jours se passaient sans amener une selle. Depuis longtemps, il avait fait usage de purgatifs, qui, peu à peu, restaient sans effet ou étaient rendus par le vomissement. La maladie allait en augmentant et les selles devenaient de plus en plus rares. L'enfant fut conduit chez Priessnitz. Son sang-froid habituel ne se démentit pas, et, sans être déconcerté par les criailleries des femmes qui entouraient le jeune prince, il prit le parti le plus difficile à suivre en pareil cas, celui de ne rien faire, du moins rien d'actif. Tous les matins, l'enfant fut enveloppé dans le drap mouillé, on le lava avec de l'eau à 10° R., une ceinture mouillée bien exprimée entoura l'abdomen, et l'on donna pour déjéûner du lait froid et du pain noir. A dîner l'enfant mangea à son appétit de mets simples et but de l'eau. Dans la journée, il buvait beaucoup d'eau et faisait beaucoup d'exercice au grand air. Les seuls remèdes employés furent quelques lavements d'eau froide. Des évacuations alvines eurent enfin lieu, le même régime fut continué, en supprimant les lavements, l'enfant but toujours beaucoup d'eau froide, et les selles se régularisèrent. En persévérant pendant plusieurs mois dans ce traitement, plutôt hygiénique que médical, le jeune prince, de faible et délicat, devint robuste et bien portant, à la grande joie de sa famille, qui avait craint de le perdre. On me fera sans doute remarquer qu'il n'y avait rien que de fort simple et de très-naturel

dans ce traitement, et en vérité, j'en conviendrai sans peine.
Mais il ne reste pas moins avéré que ce traitement si naturel et si
simple ne fut pas employé, et que, dans cette circonstance, les
hommes de l'art se sont exposés à une comparaison tout à leur
désavantage.

Soit que l'excitation cutanée développée par le traitement hydriatrique détourne les fluides de la surface des voies digestives,
soit que celles-ci perdent, par le changement de régime, une stimulation qui leur était nécessaire, il est certain que la constipation
est un état dont se plaignent presque tous ceux qui arrivent à
Græfenberg. Priessnitz ne s'inquiète pas de l'absence des selles
pendant quelques jours, ou même quelques semaines. Il fait manger
ses malades comme à l'ordinaire, afin que « *un clou puisse chasser
l'autre.* » La ceinture mouillée qui entoure le corps est à ses yeux
une garantie suffisante contre tout accident, et il recommande
alors de la changer fréquemment. Le pain noir, les pruneaux, des
fruits et des lavements froids sont les seuls remèdes qu'il permette
d'employer. Les malades, cependant, dont ce régime ne fait pas
toujours disparaître la constipation habituelle, y ajoutent un pain
confectionné tout exprès pour eux, et dans lequel le son, ou la
partie extérieure du blé, se trouve mêlé dans une forte proportion.
Un jeune médecin allemand, qui suivait à Græfenberg un traitement hydriatrique pour une tumeur blanche du genou, m'assura
avoir connu une dame hystérique, qui était restée quarante-deux
jours sans aller à la garde-robe, et chez laquelle les évacuations,
alvines se rétablirent parfaitement sans recourir à d'autres moyens
qu'à ce pain grossier qu'il lui conseilla de prendre, Priessnitz se
bornant à prescrire des lavements froids que la malade rendait
tels qu'elle les prenait. Priessnitz assure que, dans ces cas, on
prévient tous les accidents en buvant beaucoup d'eau froide ; cependant, quand cela n'arrive pas, il emploie, comme je viens
de le dire, de légers minoratifs. Ces minoratifs sont sans doute
fort doux, mais il n'en résulte pas moins que ce n'est pas avec
l'eau seule que l'on combat toujours la constipation. Dans le cas
de diarrhée mortelle que j'ai cité, Priessnitz eut également recours à d'autres moyens, tels que les mucilagineux. Je suis con-

vaincu que , s'il lui était permis d'employer des médicaments , et s'il possédait les connaissances médicales qui lui manquent , il se garderait bien de dire tant de mal de la pharmacie.

De la Leucorrhée.

Priessnitz traite cette affection dont les causes sont nombreuses, sans chercher en aucune façon à déterminer d'où elle provient. Même dans des cas graves et dont il entreprend la cure , il ne fait aucun examen local, se contentant de dire aux personnes du sexe de se toucher elles-mêmes, et de lui dire si elles découvrent quelque chose de particulier. Je ne blâme nullement cette retenue, car , il ne saurait quel parti tirer d'un toucher méthodique, mais il devrait s'abstenir d'un traitement désagréable dans des cas où des signes indiquent suffisamment l'impossibilité du succès. Il confond sans cesse la leucorrhée symptomatique d'une lésion grave de l'utérus , et celle qui dépend d'un état général de l'économie. C'est dans ces derniers cas que l'hydrothérapie me paraît offrir surtout des chances de succès. Elle peut également être utile lorsque l'écoulement résulte d'un état d'atonie des organes génitaux. C'est, je crois, dans un cas de ce genre, que cette méthode a fait cesser une leucorrhée qui datait de plus de six années, chez une demoiselle de vingt-neuf ans, laquelle a été presque entièrement guérie, après cinq mois de traitement. Du moins l'état général était alors tellement satisfaisant, que l'on pouvait raisonnablement compter sur la disparition complète de la maladie. Le traitement aurait été le suivant : d'abord, quelques frictions générales avec le drap mouillé pour accoutumer la malade au contact de l'eau froide, puis enveloppement le matin dans le drap mouillé , suivi d'ablutions pendant quelques jours, puis de l'immersion dans le grand bain froid; dans la journée, bain de siége d'eau froide d'abord d'une demi-heure, puis d'une heure, et injections vaginales d'eau froide; d'abord un bain de siége par jour, puis deux, et précédé chaque fois de frictions générales faites avec le drap mouillé. Dès le huitième jour, on commença l'emploi de la douche et le traitement fut suivi sans interruption, la malade ne s'abstenant que de la douche pendant l'époque menstruelle. Le reste du traitement consistait à faire beaucoup d'exercice au grand air, à boire de douze à quinze verres d'eau froide par jour, à porter la ceinture mouillée autour de l'abdomen et à manger les aliments froids. Le traitement a été, comme on voit, essentiellement tonique.

J'ai eu aussi l'occasion de voir une autre dame, que Priessnitz, traitait depuis peu de temps de la même affection. Elle n'avait encore fait usage que des frictions avec le drap mouillé, et du bain de siége prolongé. Le traitement fut interrompu parce que Priessnitz, non content de lui faire continuer les procédés hydriatriques que je viens de mentionner pendant la menstruation, lui faisait aussi verser dans ce moment, une grande carafe d'eau froide sur les avant-bras et sur les jambes. La sensation lui parut si désagréable qu'elle ne voulut point continuer. J'aurai occasion de parler encore de cette dame, lorsqu'il sera question des affections nerveuses traitées par l'hydrothérapie.

Le traitement hydriatrique contre la leucorrhée, agit sur toute la constitution des malades par des moyens hygiéniques que le médecin ne peut pas employer dans les grandes villes, chez des femmes qui passent leur temps assises et font très-peu d'exercice. Les diverses injections que la médecine conseille pour modifier l'état de la muqueuse vaginale, auraient bien plus de succès si leur emploi était combiné avec celui d'une bonne hygiène. Sans l'exercice et sans les applications hydriatriques, faites sur toute la surface de la peau, c'est en vain que l'on emploierait les bains de siége froids prolongés et les injections d'eau froide. Mais lorsqu'on peut réunir ces divers moyens, le traitement hydriatrique, moins son application lors de l'époque menstruelle, me paraît devoir être très-utile dans ce genre de maladies, lorsque le flux est dû à un état de débilité locale ou générale. Je le répète encore, Priessnitz autrefois avait souvent recours aux sueurs forcées dans cette affection, tandis que maintenant il est rare qu'il les prescrive, quoiqu'il en ait obtenu d'excellents résultats dans des cas où l'écoulement était entretenu, soit par un vice syphilitique, soit par une disposition scrofuleuse, rhumatismale ou goutteuse.

Sur une jeune personne que je vis à Prague, dans le mois de septembre 1844, le traitement suivant avait été employé avec succès. C'est de la mère de la jeune personne que je tiens les détails suivants. Agée de douze ans, non encore réglée, et ayant été longtemps traitée pour une ophthalmie scrofuleuse, la jeune malade fut prise en mars, d'une vive irritation des parties sexuelles, accompagnée d'écoulement de mucosités âcres, qui excoriaient la partie supérieure et interne des cuisses. La marche était difficile, et l'émission des urines douleureuse; la peau était chaude et la fièvre vive. Deux enveloppements dans le drap mouillé, faits chaque matin pendant trois quarts-d'heure, puis des ablutions faites avec de l'eau dégourdie, des bains de siége à 20° R., répétés trois fois par jour, puis l'application sur les parties malades, de compresses mouillées et souvent renouvelées, et l'eau froide pour boisson, produisirent une grande amélioration à la fin de la deuxième semaine. On laissa alors transpirer la malade dans le drap mouillé pendant une demi-heure chaque matin, faisant succéder le bain froid, et quinze jours après, la douche froide fut administrée. Guérison au bout de six semaines.

De l'Hépatite.

Il paraît certain que l'on a observé à Græfenberg des cas remarquables de guérison par l'hydrothérapie, d'engorgements considérables de plusieurs viscères abdominaux, et particulièrement dû foie et dè la rate. M. Scoutetten a recueilli de la bouche même d'un malade, M. K***, des détails qui ne laissent aucun doute sur ce point. Je donne ici un abrégé de cette observation importante.

Le général K*** fut atteint, en 1798, au siége de Mantoue, d'une fièvre intermittente qui résista longtemps aux remèdes, tels que le quinquina à hautes doses, etc. Elle disparut enfin, mais le foie devint douloureux. Le volume de ce viscère augmenta peu à peu ; il était endurci et se faisait sentir à plus de trois doigts au-dessous de l'ombilic. Un grand nombre de remèdes, et entre autres les eaux de Tœplitz, de Carlsbad, de Marienbad et même des eaux du Caucase, furent employés sans succès, et le malade eut recours à l'hydrothérapie comme à une dernière ressource. Il arriva à Græfenberg dans l'état suivant : maigreur squelettique, teint jaune-verdâtre, livide ; faiblesse extrême, impossibilité de marcher sans le secours de deux hommes qui le soutiennent sous les bras, digestions très-difficiles, constipation opiniâtre, et depuis quinze ans, point de selles sans avoir recours aux purgatifs ; congestions fréquentes vers la tête avec étourdissements et apoplexie menaçante, irritabilité extrême du système nerveux, tremblement involontaire au moindre bruit, impression du froid et de la chaleur insupportable, foie visiblement endurci et tuméfié ainsi qu'il a été dit.

Soumis au traitement hydrothérapique en novembre 1839, et qui fut continué en 1840, en 1841 et 1842, ce malade fut visité à Græfenberg, au mois d'octobre de cette dernière année, par M. le professeur Scoutetten, qui constata l'état suivant : appétit excellent, digestions bonnes, sommeil très-bon, équitation chaque jour, et promenade à pied sur la montagne, foie revenu à son volume ordinaire, à l'exception d'un petit gonflement vers la région épigastrique. Une année après (1844), me trouvant à Græfenberg et ayant pris des informations, j'appris que le général K*** continuait à se bien porter, et habitait toujours Cracovie. Le traitement, d'après M. le docteur Scoutetten, était le suivant : d'abord, ablutions le matin, au sortir du lit, dans un bain partiel à 20° cent.; l'eau recouvrait seulement les jambes et les hanches du malade, on le frottait partout le corps avec de l'eau du bain, qu'on lui

versait aussi sur la tête et sur le corps , au moyen d'un petit vase
à manche ; ceinture mouillée et bien exprimée changée toutes les
trois heures; eau froide pour boisson, d'abord huit verres par jour
et augmentant graduellement jusqu'à dix-huit. Après un mois de
ce traitement , on l'emballa le matin dans la couverture de laine,
où on le laissa transpirer une demi-heure , puis bain partiel à
20° cent. avec frictions pendant cinq minutes. Bain de siége à
20° R., à onze heures et à quatre heures de l'après-midi.

Le malade commençait déjà à marcher à la fin du second mois.
Pendant le troisième , transpirations forcées d'une heure et bain
partiel froid de cinq minutes , bains de siége froids , promenade
après chaque bain pour se réchauffer.

Dans le quatrième mois , le malade va maintenant se jeter dans
le grand bain à 0, après la transpiration ; il ne fait d'abord qu'entrer et sortir, mais plus tard, il y reste une minute et enfin deux.
Au sortir du bain froid , frictions générales par la main de deux
hommes. Il boit maintenant de vingt à vingt-quatre verres d'eau
par jour. L'appétit est bon et les forces permettent de gravir les
collines qui avoisinent Græfenberg. On commence à essayer les
douches, mais Priessnitz les suspend à cause de l'excitation qu'elles
occasionnent.

En août 1840 , le malade quitta Græfenberg dans un état d'a-
mélioration très-prononcée ; le foie conservait le même volume,
mais la dureté était moindre. Priessnitz lui prescrivit de continuer
de porter la ceinture mouillée , et de faire sur tout le corps des
ablutions froides chaque matin, mais de ne se faire transpirer que
lorsque des douleurs se feraient sentir au foie. Ces conseils furent
suivis, et en janvier 1841, une éruption pustuleuse parut sur l'abdomen , et plus tard aux cuisses ; des ulcérations succédèrent ,
mais la cicatrisation, quoique longue à s'effectuer, était cependant
complète lorsque le malade revint à Græfenberg au mois d'août
de la même année. Le traitement de l'année précédente fut repris. Transpiration d'une heure le matin , puis grand bain froid ,
deux bains partiels par jour avec frictions, et la ceinture abdominale fréquemment renouvelée , ensuite douche de cinq minutes
tous les deux jours. En novembre , accès de fièvre pendant vingt

jours ; alors , six draps mouillés matin et soir, on les change tous
les quarts-d'heure, excepté le dernier, dans lequel le malade reste
jusqu'à ce que la chaleur se soit bien rétablie ; alors , bain partiel
à 20° cent. , pendant dix minutes, avec frictions générales. Lorsque
la fièvre cessa, il survint des douleurs aux mains, suivies de plaies
aux doigts, causant des douleurs extrêmes, et cela dura neuf mois.
Les ongles se sont détachés et sont revenus. On pansait les doigts
en les enveloppant de compresses excitantes.

Au mois de mars de 1842, le malade retourna chez lui ; le volume du foie avait alors diminué de moitié. Il ne négligea pas les
enveloppements dans le drap mouillé , les ablutions et la ceinture
humide. En août 1842, retour à Græfenberg. Priessnitz prescrivit
alors l'enveloppement , chaque matin, dans le drap mouillé , suivi
de frictions faites pendant dix minutes avec un drap imbibé d'eau
froide , puis des frictions faites avec un drap sec pour essuyer le
corps. Dans la journée, nouvelles frictions avec le drap mouillé ,
d'abord à onze heures , puis à quatre et à six heures. Toujours la
ceinture mouillée. Au mois d'octobre de la même année , M. le
professeur Scoutetten constata le bon état du malade, qui se trouvait , en outre , débarrassé de douleurs dues à d'anciennes blessures.

J'ai déjà dit que deux ans après , en 1844, ce malade continuait
d'aller bien. On doit considérer cette guérison comme complète,
persistante , et admettre la possibilité de parvenir à résoudre par
l'hydrothérapie l'engorgement chronique du foie. Il faudrait cependant, pour faire adopter un traitement de ce genre, des faits
plus nombreux, mais ils sont jusqu'ici très-rares. L'observation
suivante est la seule que j'aie pu me procurer en m'adressant aux
personnes qui habitaient l'établissement depuis plusieurs années, et
dont le témoignage unanime ne laisse aucun doute sur l'exactitude
du fait. Le malade était un commissaire de la police autrichienne,
qui était venu à Græfenberg en 1840, supplier Priessnitz de lui
prolonger la vie au moins de quelques mois, afin que sa veuve
pût toucher la pension de vingt-cinq ans de service à laquelle il
aurait alors droit. Il se disait condamné par les médecins comme

atteint d'un engorgement chronique du foie et de la rate. Les antécédents étaient les suivants :

En 1831, à l'âge de 44 ans, M***, d'un tempérament mélancolique, fut affecté de fièvre intermittente tierce, par suite d'un refroidissement contracté en marchant longtemps dans de l'herbe mouillée,
et en laissant sécher sur lui les bas et les souliers imbibés d'eau. On
lui fit prendre un vomitif, puis du sulfate de quinine, et la fièvre
disparut, mais il resta faible, et une douleur assez vive persistait
dans l'hypochondre gauche. La fièvre revint au bout de quinze jours
et céda de nouveau à l'emploi du sulfate de quinine, mais elle reparut quelques semaines après. Six mois se passèrent ainsi, avec
des retours irréguliers de la fièvre intermittente, qui fut enfin
guérie au moyen de quelque remède domestique qu'on n'a pas sû
m'indiquer. Mais il resta dans l'hypochondre gauche une douleur
sourde et une tuméfaction marquée. En 1832, les digestions furent très-dérangées; il y eut de la jaunisse, de la fièvre, et le malade fut traité pour une inflammation du foie, dont il ne se remit
jamais bien. Pendant huit ans il resta faible, maigre, ayant les digestions plus ou moins dérangées; il paraît même avoir vomi du
sang, et avoir été souvent obligé de garder le lit pendant des mois
entiers. Le 15 mars 1840, ayant réuni une consultation de médecins, ceux-ci pensèrent que l'engorgement chronique du foie et
de la rate, joint à l'affaiblissement général des forces digestives,
rendaient son état désespéré. Ce fut alors qu'il se rendit à Græfen-
burg, où il arriva le 18 du même mois, mais où Priessnitz refusa
de le recevoir, en raison de son extrême maigreur et du peu de
chances que présentait le malade. Vaincu par ses importunités, il
consentit à essayer de l'hytrothérapie. Le traitement fut dirigé de
la manière suivante. Pendant quinze jours on l'enveloppa tous les
matins dans un drap mouillé, où on le laissa, en le couvrant bien
jusqu'à ce que la chaleur fut rétablie, puis en faisant des ablutions
générales avec de l'eau à 10° R.; la ceinture mouillée fut placée
autour de l'abdomen; quelques verres d'eau froide pour boisson,
du lait et du pain pour aliments, furent tout ce que l'on administra
à l'intérieur. La constipation fut combattue par des lavements
froids. Après quinze jours de ce traitement, Priessnitz trouvant

des symptômes de réaction à la peau, lui annonça son admission dans l'établissement. Les enveloppements dans le drap mouillé furent alors remplacés, le matin, par la couverture de laine, mais on se borna à faire venir la transpiration, et lorsque la peau était moite, on plaçait le malade dans un bain partiel à 14° R., où on lui faisait des frictions générales et quelques affusions, pendant une minute d'abord, puis deux et trois. A midi et dans l'après-midi, il prenait un bain de siége d'une demi-heure, précédé de frictions avec le drap mouillé, après lesquelles le corps était bien séché. Les bains de siége, d'abord à 12° R., furent ensuite donnés froids, mais peu à peu. Après un mois de ce traitement, on commença les grands bains de la manière suivante. La transpiration fut d'abord établie, puis les ablutions pratiquées pendant deux à trois minutes dans le bain partiel à 14° R., et alors on le plongeait dans le grand bain froid, mais pour quelques instants seulement, et au sortir de celui-ci, il se remettait dans le bain partiel, où des frictions générales étaient pratiquées par deux aides. Après avoir pris les grands bains pendant quinze jours, on commença les douches. Le malade pouvait s'y rendre, l'appétit était revenu, il buvait quinze verres d'eau froide par jour, et les fonctions digestives s'exécutaient beaucoup mieux. La douche fut prise d'abord pendant une minute, puis, quinze jours après, pendant deux minutes, et quinze jours plus tard, durant trois minutes. Pendant ce traitement, il y eut à plusieurs reprises des éruptions de petites pustules, mais peu de gros furoncles, et le malade quitta Græfenberg le 26 octobre, dans un état de santé bien différent de celui qu'il avait en arrivant. Cependant l'engorgement de la rate et du foie n'avait pas disparu, et d'après l'avis de Priessnitz, les procédés hydrothérapiques devaient être continués pendant longtemps. Le malade fit établir chez lui une douche et continua d'employer les mêmes moyens pendant tout l'hiver de 1840, ainsi que pendant toute l'année suivante; il ne survint aucune crise marquée, mais plusieurs gros furoncles parurent; il y eut aussi de temps en temps un peu de dévoiement, et une expectoration de mucosités très-épaisses, surtout dans la matinée.

En 1842, même traitement; vers l'automne, vives douleurs

dans l'hypochondre gauche, et Priessnitz consulté, conseilla de ne se faire transpirer que trois fois par semaine, d'employer chaque matin l'enveloppement dans le drap mouillé, et de continuer du reste la douche et les bains de siége. Eruption générale de gros furoncles pendant l'hiver, et en mai 1843, le malade revint à Græfenberg, sinon entièrement remis, du moins avec de l'embonpoint et des forces. L'engorgement du foie et de la rate avait presque entièrement disparu. Il séjourna cinq mois dans l'établissement, mais Priessnitz ne le faisait plus transpirer ; trois fois par jour, enveloppement dans le drap mouillé, suivi du grand bain, douche de trois minutes, et deux bains de siége froids, d'un quart-d'heure chacun, précédés de frictions avec le drap mouillé. Il quitta Græfenberg entièrement rétabli.

Dans ces deux cas l'activité du traitement a été augmentée graduellement, tandis que Weiss conseille d'avoir plutôt recours aux moyens hydriatriques un peu énergiques dès le début, afin de produire dans l'économie une certaine excitation, à la faveur de laquelle la résolution s'opère plus promptement. Cette excitation, il l'obtient, en ayant recours aux immersions dans le bain froid, aux bains de siége froids, et à la douche pendant un temps fort court. Puis, aussitôt qu'elle a été produite, ou bien dès que la région du foie devient sensible à la pression, que des vomissements surviennent avec perte d'appétit, etc., il conseille de renoncer à tout cela et de recourir aux enveloppements calmants dans le drap mouillé, et aux bains partiels à 12° R. La méthode de Priessnitz, me paraît plus sage et d'une application bien plus facile.

Dans le traitement hydriatrique des engorgements du foie avec calculs biliaires, on voit quelquefois survenir des accidents suivis de l'évacuation spontanée de ces calculs, absolument comme cela s'observe à la suite de l'usage d'eaux minérales énergiques, telles que celles de Carlsbad, de Vichy, etc. On trouve dans l'ouvrage de Weiss, un cas de cette nature qui mérite d'être consigné ici.

M. F. R***, de Vienne, âgé de 48 ans, d'un tempérament bilieux, de petite taille, mais robuste, s'était toujours bien porté jusqu'à sa vingt-deuxième année. Depuis ce temps il a été souvent affecté de jaunisse et de dérangements des fonctions digestives, que des affections vives de l'âme développaient facilement. Déjà on lui avait fait plusieurs traitements pour une affection chronique du foie, et il suivait depuis six semaines une cure hydrothérapique peu active. Il survint dans le courant de la septième semaine, des malaises, un sentiment d'accablement général, puis beaucoup de fièvre, une douleur sourde dans l'hypochondre droit ; les urines furent d'un rouge très-foncé et la peau chaude et brûlante. La douleur locale devint plus vive, il y eut des vomissements et la moindre pression sur l'épigastre et l'hypochondre droit, était presque insupportable. Le traitement consistait en des enveloppements souvent répétés dans le drap mouillé, et dans l'application de compresses calmantes sur la partie malade. Le quatrième jour, étant enveloppé dans le drap mouillé, le malade fut pris d'une diarrhée très-intense, et éprouva lors du passage des excréments, une sensation particulière, comme si un corps étranger dur et volumineux avait franchi l'anus. On trouva, en effet, dans le drap un calcul biliaire de forme arrondie, ayant un demi-pouce de diamètre, et qui, selon toutes les apparences, s'était formé dans le canal cholédoque. D'autres évacuations entraînèrent des calculs plus petits, une jaunisse des plus prononcées se déclara, et bientôt survint une sueur générale qui persista pendant plusieurs jours. On se borna à donner de l'eau froide pour boisson, on mit des compresses moins humectées sur la région du foie, et l'on fit tous les jours des ablutions générales avec de l'eau, à 10° R., aussitôt que la transpiration avait un peu diminué.

Ici, les effets de l'hydrothérapie ressemblent à ceux des eaux de Carlsbad et d'autres lieux, plus ou moins renommées. Mais un point essentiel reste encore à éclaircir, celui de savoir lequel des deux moyens produit mieux et plus promptement le résultat tant désiré. Le cas suivant, que je tiens de l'obligeance de monsieur le docteur Carbé, de Berlin, qui suivait à Græfenberg un traitement hydriatrique, pour une goutte héréditaire, offre la réunion de trois moyens curatifs, l'hydrothérapie, les eaux minérales et la matière médicale usuelle.

M***, âgé de trente-huit ans, souffrait depuis plusieurs années d'indigestions fréquentes souvent accompagnées de jaunisse ; il était hypochondriaque à un très-haut degré. Pendant sept mois et demi, il fut traité à Græfenberg pour une affection chronique du foie, et le docteur Carbé qui le vit à son retour à Berlin, constata une tuméfaction marquée de cet organe; il dépassait les fausses-côtes droites de plus de deux travers de doigts. Le teint était très-pâle, mais non jaunâtre, il y avait inappétence, les selles étaient rares et très-blanches. Il y avait alors six mois que le malade avait quitté Græfenberg, où les sueurs, le grand bain froid, les bains de siége et la douche avaient été mis en usage, mais sans succès.

Le malade voulut essayer alors les eaux de Carlsbad, où il passa trois mois, et où il prenait des bains de la grande source ou Sprudeln, et buvait de celle appelée Mühlbrunn. L'état général s'était beaucoup amélioré, les digestions tant gastriques qu'intestinales, s'accomplissaient sans peine, mais le foie conservait un volume considérable.

Quelques mois après son retour à Berlin, on le mit à l'usage des bains nitro-muriatiques, dans lesquels les pieds et les jambes restaient plongés deux fois par jour, d'abord une demi-heure, puis trois quarts-d'heure. Ces bains locaux furent continués pendant six mois. La tuméfaction du foie avait alors entièrement disparu. Le reste du traitement avait consisté simplement en des soins de régime, et une hygiène appropriée à l'état du malade.

Un habitant de Pesth, qui, lors de mon arrivée à Græfenberg, était sur le point de retourner chez lui en très-bon état, m'assura qu'il avait été traité et guéri au moyen de l'hydrothérapie, d'une affection chronique de la rate, laquelle avait résisté pendant plusieurs mois au traitement employé par les médecins de son pays. Cette maladie avait débuté par une douleur des plus vives dans l'hypochondre gauche, qui était fortement tuméfié; plusieurs saignées auraient été pratiquées, et un grand nombre de sangsues appliquées. Le retour des douleurs avait nécessité à plusieurs reprises l'emploi des mêmes moyens. Les douleurs se calmèrent, mais il resta un engorgement, une tuméfaction prononcée dans l'hypochondre gauche, et tous les médecins consultés l'attribuèrent à la rate. Ce fut d'après leurs conseils qu'il vint à Græfenberg, en mars 1844, et où il arriva en fort mauvais état. On fit des enveloppements dans le drap mouillé, le matin, puis on lui donna des bains partiels et des ablutions pendant quelques jours, et enfin, un grand bain, d'où il sortait pour retourner au bain partiel dans lequel on le frictionnait encore pendant cinq minutes. Alors il s'habillait et allait se promener autour du Coppet, après avoir bu plusieurs verres d'eau fraîche. A midi, il prenait un bain de siége à 12° R., et d'une demi-heure de durée, précédé de frictions avec le drap mouillé, et le soir nouvel enveloppement dans le drap mouillé, puis bain partiel. L'abdomen était entouré de la ceinture excitante que l'on changeait après chaque bain. La douche froide fut administrée à la fin du premier mois, d'abord pendant deux minutes, puis trois, puis quatre. Dans le courant du traitement, il y a eu des mouvements fébriles, et alors Priessnitz faisait suspendre les douches et augmentait le nombre des enveloppements, qu'on renouvelait jusqu'à cinq et six fois en ne les faisant durer que quinze à vingt minutes. Dans le quatrième mois, Priessnitz le fit suer, mais seulement deux fois par semaine. Dans le deuxième mois, il y avait eu du dévoiement qui dura plus de trois semaines, et il y eut aussi à diverses époques, des éruptions furonculeuses sur les membres inférieurs. Le traitement dura en tout cinq mois; quand je vis le malade, il était déjà en bon état et l'abdomen partout souple, n'offrait dans l'hypochondre gauche, ni tuméfaction, ni sensibilité à la pression.

Il est évident que, chez ce malade, un engorgement chronique a succédé à une affection aiguë, et que les effets de l'hydrothérapie ont été essentiellement résolutifs. L'identité de son action et de celle des eaux minérales tend à confirmer l'opinion des médecins qui attribuent particulièrement à ces eaux les effets plus ou moins merveilleux qu'on leur reconnaît. Cependant cette identité n'est qu'apparente, car l'application des eaux minérales est en général plus douce, moins violente et surtout moins désagréable. Elles agissent plutôt en excitant l'action fonctionelle des organes sécréteurs, et non comme l'hydrothérapie, en irritant et en enflammant la peau et le tissu cellulaire, de manière à ré-

23

veiller sympathiquement l'action des viscères abdominaux. Toutefois, sans faire pencher la balance en faveur des eaux minérales, je ne puis m'empêcher de faire remarquer qu'à effet égal, je préférerais ces dernières à cause de leur action plus douce et plus conforme à la nature de nos fonctions. Il est d'ailleurs impossible de méconnaître les succès incontestables de ces agents si puissants dans une foule de cas, et nous nous garderons bien de les remplacer par la nouvelle méthode.

Il ne sera peut-être pas sans intérêt de rappeler ici les effets de certaines eaux minérales, celles de Carlsbad et de Vichy, par exemple, et l'on sera frappé de la ressemblance qu'ils ont avec ceux que l'hydrothérapie développe dans l'économie.

Les effets des eaux de Carlsbad, dit Bécher, peuvent être réduits aux cinq suivants :

1° Elles corrigent la faiblesse, même très-chronique, des premières voies, les détergent et les débarrassent de toutes les matières qui y sont accumulées. (Nous voyons qu'avec l'eau pure, les mêmes résultats peuvent s'obtenir avec toute certitude, et même sans employer un traitement trop énergique ou trop pénible.)

2° Elles résolvent et dissipent les obstructions viscérales, et particulièrement celles des organes abdominaux. (Sous ce rapport, les eaux minérales sont supérieures à la méthode hydriatrique, en raison de leur action plus douce, plus prompte et plus certaine. La première proposition n'exige aucun commentaire. Les observations recueillies à Vichy, à Carlsbad, etc., prouvent que, souvent, dans un temps fort court, des engorgements très-rebelles ont entièrement disparu. Leur action est plus douce, car l'élimination s'établit au moyen des organes sécréteurs naturels, et non par des inflammations douloureuses développées par des moyens physiques. Leur efficacité est mieux constatée. Les médecins qui dirigent ces établissements ont, outre la tradition, une expérience personnelle fortifiée par des études approfondies, et je me soumettrais, je l'avoue, à leurs avis avec une confiance qu'il me serait impossible d'accorder aux imitateurs de Priessnitz. Pour celui-ci, on pourrait, jusqu'à un certain point, établir une exception, pourvu qu'il ne fût pas tenté d'essayer quelque nouvelle méthode d'application.)

3° Elles corrigent, altèrent et évacuent les acrimonies du sang, par les selles, par la peau ou vers les extrémités inférieures. (La ressemblance entre les effets des eaux minérales de Carlsbad et ceux que produit l'eau pure, est trop remarquable pour la passer sous silence. Mais les premières produisent ce résultat en s'introduisant doucement dans l'économie, l'autre, en vertu de l'effet perturbateur du procédé d'application. Dans les deux cas, la réac_ tion centrifuge est très-marquée, mais, dans l'hydrothérapie, elle est souvent poussée à un tel point que l'on ne la maîtrise plus qu'avec difficulté. S'il en est de même pour les eaux de Carlsbad, c'est qu'on la fait boire en trop grande quantité, car je sais que ces eaux exigent aussi des précautions.)

4° Elles expulsent des voies urinaires la gravelle, tant arenacée que pisiforme, et même des calculs. En effet, on en a vu rendre du volume d'une petite amande. (Ici, les avantages sont en faveur des eaux de Carlsbad, de Vichy, etc., l'hydrothérapie n'offrant rien qu'on puisse leur comparer. C'est à l'expérience à nous apprendre si l'hydrothérapie, appliquée avec modération, ne pourrait pas être fort utile dans beaucoup de ces cas. Je crois que, d'un côté, la modification que la sécrétion urinaire en éprouverait, et, de l'autre, l'abondance des urines par suite de l'ingestion considérable d'eau froide, devraient déterminer dans ces cas des effets très-avantageux. Jusqu'ici les calculeux paraissent s'être abstenus de l'hydrothérapie.)

5° Elles se sont montrées fort utiles dans un grand nombre de maladies graves qui résultaient de causes occultes ou difficiles à déterminer. (Ces causes occultes, parmi lesquelles on peut ranger les diathèses arthritiques, rhumatismales, hémorrhoïdales, etc., sont également soumises à l'influence heureuse de l'hydrothérapie ; mais cette dernière est encore trop empiriquement appliquée, pour pouvoir décider laquelle des deux mérite la préférence. Dans l'état actuel des choses, je conseillerais de débuter par les eaux minérales les plus appropriées à l'état du malade, en prenant sur ce point l'avis des hommes les plus compétents. Si, cependant, le malade exprimait un vif désir d'employer l'hydrothérapie, il faudrait qu'il se gardât bien de commencer par les douches et les transpirations forcées, comme cela se pratique trop souvent.)

On devra d'autant moins abandonner les eaux minérales pour l'hydrothérapie, que déjà il existe des faits bien constatés, où l'emploi de l'eau, à une température élevée, a été suivi d'effets beaucoup plus avantageux que ceux qu'on obtient de l'eau froide ou tiède. Des observations consignées dans le *Wasserfreund*, par M. le docteur Meyer, de Geltschberg en Bohême, ne laissent pas de doute sur ce point.

Mademoiselle N. W***, âgée de dix-huit ans, de taille moyenne et fortement constituée, d'un tempérament sanguin et nerveux, se porta très-bien jusqu'au moment où une femme-de-chambre lui communiqua la gale. Après beaucoup de traitements inutiles, un médecin parvint à guérir cette maladie. Quinze jours après, les deux seins s'engorgent, s'enflamment et, malgré tous les moyens employés, il s'y forme des abcès, Ceux-ci persistent, l'engorgement devient chronique, beaucoup de remèdes sont employés, mais le mal résiste, le temps s'écoule, la santé générale s'altère, et enfin, après cinq ans de souffrances, la malade s'adresse au docteur Meyer pour être traitée par l'hydrothérapie. On observa les symptômes suivants : physionomie indiquant la souffrance, aspect terreux et sécheresse de la peau, sein gauche tuméfié, dur, douloureux au toucher, et offrant cinq ouvertures par où s'écoule au dehors un pus fétide ; sein droit également tuméfié, mais moins dur, moins douloureux et sans ouverture purulente. Douleurs lancinantes spontanées dans le sein gauche, insomnie, appétit presque vorace. On supprime tout moyen pharmaceutique ; lait écrêmé et quelques farineux pour aliments, eau fraîche pour boisson, compresses imbibées d'eau froide sur le sein, et renouvelées dès qu'elles sont sèches, compresses de linge sec par-dessus, transpirations d'abord pendant une demi-heure, puis prolongées jusqu'à deux heures, chaque matin, suivies d'un bain froid, à 6° R., de deux à six minutes de durée; alors, la malade, bien séchée et chaudement habillée, se promène au grand air. Affusions générales d'eau froide dans l'après-midi.

Il y eut bientôt diminution des douleurs et de l'engorgement, odeur moins mauvaise de la suppuration, aspect de la malade meilleur. Dès le quinzième jour du traitement, tout le corps, mais plus particulièrement la partie interne des membres inférieurs et supérieurs se couvrit de vésicules miliaires qui formèrent, dès le cinquième jour, une sorte de gale humide. Même traitement et dessiccation de l'éruption dans l'espace de huit jours.

Les seins revinrent peu à peu à leur volume naturel, l'inflammation et la douleur cessèrent, les forces se rétablirent, mais il resta toujours de l'engorgement, et les ouvertures continuèrent de fournir du pus; il se forma de petites tumeurs dans les seins, les ganglions axillaires s'engorgèrent et devinrent très-douloureux à la pression.

Toutes les transpirations, les bains froids, les douches, les affusions, tant générales que sur les seins, furent inutiles; quelques douches faibles, dirigées sur ces parties, restèrent aussi sans effet, et enfin la malade, dégoûtée après plusieurs mois de traitement, se refusa obstinément à le poursuivre.

Il fut alors modifié de la manière suivante : les seins furent couverts de compresses trempées dans de l'eau à 15° R., et non dans de l'eau froide, et cette température fut élevée peu à peu jusqu'à 30° R. Les compresses étaient remplacées dès qu'elles étaient sèches. Transpiration chaque matin comme à l'ordinaire, puis, immédiatement après, bain d'ondée d'eau froide jusqu'à ce que la surface du corps fût parfaitement refroidie. Alors, on faisait succéder à ce bain froid un grand bain, d'eau chaude, dont la température fut graduellement augmentée de la manière suivante : la malade y restait en tout quinze minutes, l'eau étant à 15° R. lorsqu'elle y entrait; cette température était augmentée d'un degré chaque demi-minute, de manière à arriver à 30° R. dans sept à huit minutes. Ce traitement fut continué pendant plusieurs semaines, jusqu'à ce que les duretés qui s'étaient formées dans les seins, ainsi que celles qui existaient aux aisselles, eussent disparu.

Lorsque toute douleur eut cessé, et que les pläies du sein gauche furent cicatrisées, on revint peu à peu à l'ancien traitement, c'est-à-dire aux bains à 6° R. Pour arriver à cette température, on procéda en sens inverse de celui qu'on avait adopté pour l'élever graduellement, et lorsque le bain fut parvenu à 24° R., il se montra sur les deux seins une tumeur qui grossit rapidement, devint fluctuante, et guérit bientôt après avoir laissé sortir un pus de bonne qualité.

Lorsque la température des bains fut amenée à 6° R., on les continua pendant quelque temps, puis la malade allant très-bien, l'on supprima tout traitement hydrothérapique. La jeune personne se maria peu de temps après, devint mère, et allaita elle-même son enfant sans éprouver la moindre incommodité du côté des seins.

Le même médecin rapporte d'autres cas semblables et dont nous ferons mention ailleurs, dans lesquels des bains d'une température plus élevée, ont fait disparaître des symptômes qui résistaient opiniâtrement aux divers moyens hydriatriques ordinaires. Aussi, tout en reconnaissant les ressources que l'on peut trouver dans l'hydrothérapie, on se gardera bien d'adopter des idées exclusives, et l'on s'empressera de chercher dans l'une des méthodes le soulagement que l'autre refuse au malade.

Du Diabetes.

Les observations suivantes, rédigées d'après des notes que M. le docteur de Gryzymala-Gilewicz a eu l'obligeance de me communiquer, donnent lieu d'espérer que cette maladie, trop souvent rebelle, pourrait être quelquefois heureusement modifiée par l'hydrothérapie.

Le premier cas fut observé chez un propriétaire âgé de trente-six ans, qui était diabétique depuis deux ans, sans qu'il lui fut possible d'assigner à cette maladie d'autre cause que des blennorrhagies fréquentes. Les urines sont devenues de plus en plus abondantes, jusqu'à remplir trois à quatre pots de chambre chaque nuit. Le malade avait été traité à Berlin et à Vienne, mais sans succès, par l'opium, par la viande, administrée comme aliment unique, et par les alcalins donnés à petites doses. Il est arrivé à Græfenberg en 1840, dans un état d'amaigrissement considérable.

Le traitement a consisté d'abord en frictions répétées plusieurs fois dans la journée avec le drap mouillé, et continuées pendant huit jours et dans l'application autour de l'abdomen d'une ceinture excitante. Il lui était prescrit de boire autant d'eau froide que l'estomac pourrait en supporter. L'on a commencé alors l'enveloppement dans le drap mouillé, et lorsque la chaleur s'était bien rétablie, on le mettait pendant cinq à six minutes dans un bain partiel à 12° R., où on le frictionnait vivement. Après avoir continué ce traitement pendant quatre mois, Priessnitz le mit à l'usage des bains de siége d'eau froide, pris à midi, d'abord pendant un quart d'heure, puis pendant une demi-heure, avec frictions sur le bas-ventre; beaucoup d'exercice avant et après ce bain. Il y avait déjà beaucoup d'amélioration dans l'état de la sécrétion urinaire, et malgré la quantité d'eau froide, évaluée à vingt verres par jour, la quantité d'urine qu'il rendait la nuit était non-seulement moindre, mais l'urine était beaucoup moins sucrée, ce dont le malade s'assurait en la goûtant. Vers la fin du sixième mois, Priessnitz lui a fait administrer la douche froide, d'abord pendant trois minutes, puis pendant cinq, mais déjà le malade allait bien, les urines avaient cessé d'être abondantes et offraient, quoique toujours pâles, des traces bien marquées d'urée. Il n'y a eu ni éruption, ni mouvement critique quelconque, et Priessnitz ne l'a pas fait transpirer une seule fois dans la couverture de laine. Le malade a quitté Freiwaldau en bon état, et M. le Dr Gryzymala a eu occasion de s'assurer, en 1842, que sa santé continuait d'être excellente.

Le deuxième cas de diabètes fut observé par le même médecin polonais, chez un malade de Freiwaldau, âgé de trente ans, propriétaire, très-robuste, et dont la maladie ne pouvait être attribuée qu'à une cause rhumatismale, du moins le diabètes avait-il succédé à des douleurs qui passaient d'un point à un autre.

Les urines sont devenues de plus en plus abondantes, et de plus en plus sucrées, sans qu'aucune douleur eut existé dans les reins. Le malade avait été traité à Pesth et à Vienne, mais sans aucun avantage. On lui avait prescrit une alimentation toute animale, puis de boire souvent une infusion très-forte de café; plus tard, ces moyens avaient été remplacés par des pilules dont le malade ignorait la composition. Il était tellement dégoûté de la viande qu'il ne pouvait plus en supporter la vue. Lorsqu'il arriva à Græfenberg, il était malade depuis trois ans. On lui a fait, d'abord pendant quelques jours, des frictions avec le drap mouillé, puis des enveloppements dans ce même drap, suivis du bain-partiel; il a également pris un bain de siége froid à midi. Il buvait beaucoup d'eau froide et faisait de l'exercice en plein air, il mangeait du lait froid, du pain et du beurre au déjeûner et au souper, un plat de viande et des légumes au dîner. Vers la fin du deuxième mois, Priessnitz a prescrit la douche qu'il n'avait pas voulu donner dans le premier mois; bientôt après il a commencé à faire transpirer le malade deux fois par semaine dans la couverture de laine, et ces transpirations forcées ont été continuées jusqu'à la fin du traitement qui a duré onze mois. Il y avait de l'amélioration dans la secrétion urinaire dès le troisième mois; mais comme le malade buvait beaucoup d'eau froide, puisque Priessnitz lui avait conseillé d'en prendre à discrétion, l'on ne pouvait pas très-bien juger de la diminution dans la quantité d'urine, mais elle avait surtout cessé d'être sucrée. Ce malade, quoique atteint de diabétes pendant un temps plus long que le précédent, a été cependant guéri plus promptement.

Nous ferons remarquer que dans ces cas, les deux sujets étaient jeunes, ce qui a eu peut-être beaucoup d'influence sur la terminaison heureuse de la maladie, car chez une femme âgée, affectée de diabétes, et chez laquelle nous avons vu employer l'hydrothérapie, à Heidelberg, quinze jours avant sa mort, la maladie était trop avancée pour que l'on dût s'attendre à un résultat favorable. Chez cette femme, comme la peau était d'une aridité extrême, on a cherché, mais en vain, à y amener des sueurs au moyen des procédés hydriatriques.

CHAPITRE 3.

─◦◦◦─

Du traitement par l'Hydrothérapie des Affections nerveuses en général.

« *Fere nullum remedium est quod non aliquando nervinum fuerit.* » Stoll a émis en écrivant ces paroles, une profonde vérité médicale, et parmi ces remèdes nombreux, l'eau froide a toujours fixé l'attention des médecins. Aussi se montrera-t-on peu incrédule à l'égard des effets avantageux attribués à l'hydrothérapie, dans le traitement de ces affections. L'indication hydriatrique n'est pas ici, comme dans les maladies aiguës, d'imprimer à toute l'économie et aux organes affectés, une puissante sédation, de hâter le développement des sueurs et de produire une dérivation plus ou moins efficace ; il ne s'agit pas, comme dans les affections chroniques, de modifier énergiquement l'organisation et d'activer le mouvement vital, mais bien de faire cesser, par son action perturbatrice, le spasme qui tient le système nerveux en quelque sorte enchaîné, ou de ramener ce système en désordre à ses fonctions normales, tantôt en fortifiant l'ensemble de la constitution, par l'application directe de l'eau froide, tantôt en excitant par ce moyen, une action dérivative qui résulte de la stimulation imprimée à certains organes.

C'est ainsi qu'une foule de maladies nerveuses sont traitées avec succès à Græfenberg, et les procédés employés pour obtenir ce résultat sont : les courts enveloppements dans le drap mouillé, les frictions faites avec le même drap, les immersions dans le grand bain froid, les affusions, les ablutions froides, très souvent la douche, souvent des bains de siége, rarement les transpirations et seulement alors à un degré suffisant pour bien entretenir la libre activité des fonctions cutanées. Déjà, entre les mains exercées de Currie, les immersions et les affusions d'eau froide s'étaient montrées très-efficaces dans les maladies convulsives, telles que l'hystérie, la chorée, et même dans le tétanos; et des résultats également avantageux ont couronné les efforts de Pomme et de bien d'autres praticiens qui ont eu recours au même moyen thérapeutique. Les succès de l'eau froide dans le traitement des affections nerveuses, sont donc réels et multipliés; mais, est-ce à dire que l'hydrothérapie doive être seule employée dans le traitement de ces maladies? Rien n'est absolu en médecine, et les paroles de Stoll nous défendent de souscrire à cette proposition. Malgré l'extrême efficacité universellement reconnue à l'eau froide dans les névroses, il est évident que, lorsque ces accidents dépendent de la présence de certaines irritations du canal intestinal, tels que les vers, la rétention des matières fécales, la présence dans l'estomac d'une substance indigeste, un vermifuge, un purgatif et un vomitif produiront un effet plus promptement salutaire que toutes les affusions ou immersions, parce que ces moyens détruiront la cause, tandis que l'hydriatrie ne s'attaque qu'au symptôme. Ce raisonnement, je le sais, ne sera pas compris des hydropathes, mais il est grandement temps de traiter leurs prétentions exclusives comme elles le méritent. Il est d'ailleurs une maladie, l'épilepsie, que Priessnitz repousse du cercle magique où il prétend renfermer presque toutes les autres affections nerveuses, et celle-là mérite plus que beaucoup d'autres toute l'attention du médecin. Eh bien, dans le traitement de cette maladie, si souvent symptomatique, le médecin renoncera-t-il à l'usage des moyens, tels que les purgatifs, les vomitifs, les narcotiques, les toniques, les diurétiques ou les antispasmodiques, tous remèdes qui se sont montrés quelquefois efficaces, parce que l'hydriatrie, dans sa grossière ignorance, traitera de poisons tous ces agents thérapeutiques? Abandonnera-t-il ces malades, parce que l'hydrothérapie les repousse, ou bien encouragé par les succès qui ont quelquefois couronné des tentatives rationnelles, n'emploiera-t-il pas sans hésitation ces remèdes qualifiés d'homicides ? L'effet de ces substances sur le corps humain, mérite donc toute son attention, d'abord pour le traitement des maladies où l'eau est inefficace, ensuite pour celui des affections où elle est nuisible. Que les sectaires de la nouvelle méthode croyant toute la médecine comprise dans un certain nombre de faits qui leur sont connus, se renferment dans l'étroit cercle de leur ignorance, cela se conçoit parfaitement et ne mérite que le dédain, mais quel nom devra-t-on donner aux médecins qui ont jugé convenable de se faire les échos des clameurs populaires et de contribuer à discréditer des doctrines basées sur les faits et l'expérience ? Espérons que d'un mal passager, sortira un avantage durable, et que le public renonçant à ses préventions contre l'eau froide, ne se laissera pas rebuter par les exagérations intéressées des hydropathes. Là, comme en toutes choses, il y a du bien et du mal, la sagesse consiste à choisir.

Non-seulement beaucoup de ces médicaments, tels que les vomitifs et les purgatifs peuvent, en éloignant promptement la cause qui occasionne l'excitation nerveuse, produire une guérison plus prompte et plus radicale que l'eau froide, mais encore dans d'autres cas, l'effet empirique de quelques médicaments tels que les narcotiques, les antispasmodiques, les toniques, ne doit jamais être oublié du praticien, non pas parce qu'en eux résident les seuls moyens curatifs qu'il possède, mais parce qu'ils peuvent se montrer efficaces dans des cas où l'hygiène et l'hydrothérapie auront échoué.

Après ces restrictions apportées à l'application de l'hydriatrie, il me sera permis de dire que je considère ce dernier moyen, secondé par une hygiène bien entendue, comme le remède le plus précieux que la médecine possède contre les affections nerveuses. Cependant on se gardera bien de considérer l'hygiène et l'hydrothérapie comme une seule et même chose, et de croire qu'il suffit de vivre régulièrement et de se laver le corps tous les jours avec de l'eau froide. L'hydriatrie provoque de plus profondes modifications, car l'on ne peut pas considérer comme des règles purement hygiéniques, l'ingestion d'une plus ou moins grande quantité d'eau froide, l'enveloppement dans le drap mouillé, les bains de siége froids, moyens sans lesquels il n'existe pas de traitement hydrothérapique. Ainsi donc, l'hygiène peut être appliquée sans l'hydriatrie, mais celle-ci ne peut pas l'être sans l'hygiène, c'est-à-dire sans un régime alimentaire particulier et beaucoup d'exercice en plein air.

L'hydriatrie elle-même, appliquée au traitement des maladies nerveuses, a beaucoup varié entre les mains de Currie, de Pomme et de Priessnitz; aussi faut-il tenir compte de ces distinctions. Jusqu'ici la médecine a adopté, suivant les cas, les affusions de l'un et les bains prolongés de l'autre : se montrera-t-elle exclusive et injuste en repoussant les nouveaux procédés hydriatriques? Je crois qu'en employant ces derniers dans une mesure convenable, la science et l'humanité y gagneraient beaucoup. Il importe donc de se les rendre familiers, non dans le but ridicule de remplacer toute la médecine, parce que souvent tout le traitement pourra se borner à leur application, mais parce que l'étrangeté qu'ils présentent de prime à bord cesserait bientôt d'être un motif de répulsion.

En parlant des avantages du traitement hydriatrique dans les affections nerveuses en général, nous ne pouvons passer sous silence ceux que présentent les eaux minérales et ceux que l'on retire des bains de mer. Les guérisons authentiques et parfaitement soutenues qui sont dues aux eaux de Néris, de Forges, du Mont-Dore, de Plombières, d'Ems, de Spa ne doivent pas être oubliées, car ces eaux sont des remèdes composés par la main mystérieuse de la nature, dans lesquels se trouvent souvent réunis les avantages de l'hydrothérapie et la puissance de médicaments dont les combinaisons nous échappent. Il est donc du devoir des médecins inspecteurs des eaux minérales de bien approfondir l'hydrothérapie moderne, et de s'emparer de ses procédés les plus avantageux. La même observation s'adresse aux médecins qui habitent les villes maritimes. L'eau de mer, appliquée avec plus de méthode, rendrait probablement de grands services. L'application extérieure de cette eau par les divers procédés hydriatriques, me paraît devoir produire dans les maladies nerveuses, ainsi que dans beaucoup d'autres affections chroniques, des effets encore plus heureux que ceux de l'eau simple. La condition importante c'est de bien saisir les indications afin d'agir avec toute sécurité. Enfin, dans certaines affections nerveuses, telles que les névralgies, où la vive douleur que le malade éprouve, exige un prompt soulagement, il n'y a aucun inconvénient à réunir l'application extérieure des opiacés, par la méthode endermique, à celle des procédés hydriatriques qui ont d'ailleurs pour résultat final de modifier heureusement la constitution générale.

Des Affections nerveuses de l'encéphale et de la moëlle épinière.

Le diagnostic joue ici le rôle le plus important, car il est évident que des symptômes qui seraient le résultat d'une affection organique, se trouvent nécessairement soustraits à l'influence salutaire qu'on pourrait espérer de l'hydrothérapie. Cette méthode, appliquée trop énergiquement dans les névropathies mêmes, loin d'être utile, peut devenir très-nuisible. Il en est ici de l'hydriatrie comme des médicaments actifs, où tout gît dans la dose. La science du diagnostic, en diminuant le nombre des lésions fonctionnelles, a donc considérablement restreint le nombre de ces névropathies, dans lesquelles nous comprenons tous les dérangements nerveux de l'encéphale, depuis les malaises nerveux de l'hypochondriaque, jusqu'aux vésanies les plus caractérisées, telles que la folie et la démence. Or, comme tous ces symptômes peuvent aussi dépendre d'une affection organique, on voit combien il est difficile de tracer des règles avec quelque sûreté.

Quoiqu'il en soit de la difficulté que l'on éprouve trop souvent à établir un diagnostic bien exact de la cause occasionnelle du symptôme que nous appelons névropathie de l'encéphale, il est certain que dans le traitement de ces symptômes, l'eau a été employée depuis fort longtemps. Les affusions et les bains prolongés sont surtout les formes d'application auxquelles on a eu recours. Leurs avantages étaient surtout prononcés quand on les employait réunis; car employées seules, les affusions occasionnaient souvent une vive excitation, et les bains prolongés offraient l'inconvénient de trop affaiblir les malades et de trop ramollir les tissus. Malgré ces inconvénients, les affusions faites sur la tête et les bains prolongés, n'en constituaient pas moins des moyens calmants par excellence dans une foule de névropathies de l'encéphale. Les avantages généralement reconnus à l'eau froide dans les affections nerveuses, et qui ont été singulièrement amplifiés dans ces derniers temps, paraissent avoir engagé beaucoup de praticiens à y avoir recours dans celles de l'encéphale. L'on aura cru réunir par les immersions dans les bains froids, les bons résultats des bains et ceux des affusions; ou bien émerveillés des succès prodigieux de l'eau froide, et encouragés par ceux qu'on lui attribuait dans certaines névroses, telles que la chorée, etc., beaucoup de médecins auront voulu les appliquer aux névroses des fonctions cérébrales. Mais les avantages des affusions et des immersions dans les névroses de la moëlle épinière, ne se rencontrent pas dans le traitement des vésanies cérébrales, et ce que j'ai observé à Græfenberg a confirmé ce que j'avais vu à Paris. Plusieurs fois, en effet, j'avais remarqué combien les immersions et les affusions froides prescrites dans des cas d'excitation vive des fonctions cérébrales, semblaient augmenter cette excitation. Je pourrais citer parmi ces cas celui d'un ami, dont l'exaltation extrême donnait de vives inquiétudes, et qui, d'après les conseils d'un médecin allemand de grande réputation, se plongeait deux fois par jour dans de l'eau toute froide, sans autre résultat que l'augmentation progressive des symptômes alarmants qui finirent par un triste suicide.

Les abus de l'hydriatrie, ainsi que la mauvaise application de quelques-uns de ses procédés, ne doivent pas faire condamner la méthode elle-même, car appliquée avec modération et avec connaissance de cause dans toutes ces diverses névropathies cérébra-

les, elle offrirait des avantages à peu près certains. Il est évident pour chaque médecin, qui aura un peu étudié les effets de
l'hydrothérapie sur l'économie, que l'enveloppement dans le drap
mouillé, les bains partiels, les bains de siége d'eau plus ou moins
froide, les pédiluves froids avec les frictions obligées, et l'eau
froide pour boisson en abondance, doivent avoir une toute autre
manière d'agir que les sueurs forcées, l'immersion dans le grand
bain froid et les douches d'eau froide, moyens qui aggraveraient
presque infailliblement le mal.

Dans le moment actuel, le traitement de ces affections par l'hydrothérapie est livré au hasard, et c'est à peine si Priessnitz lui-
même commence à reconnaître ses fautes passées. D'ailleurs, cette
méthode se trouvant, pour ainsi dire, entre les mains des malades
eux-mêmes, ils sont d'autant plus tentés d'en abuser, que l'excitation cérébrale est plus prononcée. Entendant toujours répéter
que la condition *sine quâ non* de tout bon traitement hydriatrique
est l'expulsion des humeurs peccantes, ils ne rêvent que procédés violents, et les exagèrent à plaisir.

C'est donc avec modération que la nouvelle méthode doit être
employée dans les névropathies cérébrales. Le choc que produit
le drap mouillé n'a rien de violent, et le calme que son application
prolongée occasionne, ne peut que tourner au profit du centre
nerveux surexcité. Il importe toutefois, dès que la chaleur générale se sera rétablie, ou bien de renouveler le drap, ou bien de
dégager le malade pour ne pas accumuler trop de chaleur et forcer
ainsi les transpirations. Le malade dégagé, l'on procède aux frictions faites dans un bain partiel d'eau dégourdie, frictions qui devront porter principalement sur les membres inférieurs, pendant
que quelques affusions de la même eau, doucement répandue sur
la tête, contribuent au calme que l'on cherche à opérer. Le bain
de siége exercera également, dans ces cas, un effet dérivatif fort
utile, et l'on pourrait en prolonger la durée après un certain laps
de temps, pourvu que l'ustensile dans lequel il serait administré
fût en bois. On n'oublierait pas non plus, lorsque le malade se
mettrait dans le bain de siége, de garnir la tête de compresses calmantes, pour prévenir l'effet de la première impression de l'eau

froide, impression que d'ailleurs on rendrait moins vive en donnant le bain à une température de 12 à 15° R., jusqu'à ce que le
malade y fût accoutumé. Si les pédiluves froids sont employés, ils
doivent l'être avec toutes les précautions déjà indiquées, et avec
la condition d'y bien ramener la chaleur par des frictions énergiques. Les autres moyens tirés de l'hydrothérapie, tels que l'eau
froide bue en abondance, l'exercice convenable et sans exagération, et une alimentation suffisante, mais non stimulante, n'exigent aucune explication.

Des Névroses de la moëlle épinière.

Nous parlons ici des phénomènes morbides dont la présence ne
peut se rattacher ni à une hémorrhagie spinale, ni à une méningite rachidienne aiguë, ni à une myélite, ni à la compression de
la moëlle, soit par une tumeur quelconque, soit par des hydatites
ou des tubercules. Dans les graves affections que je viens d'énu-
mérer, l'hydrothérapie, tout en offrant autant de ressources qu'aucune autre méthode curative, resterait nécessairement sans résultat décisif. Cependant, à en juger d'après ce que j'ai vu à
Freiwaldau, où des paraplégiques condamnés par Priessnitz même
avaient repris, grâce à l'hydriatrie, un air de vigueur et de force
qui contrastait singulièrement avec les apparences ordinaires de
ces malades, je crois, ainsi que j'ai eu déjà occasion de le dire,
que la médecine trouverait là des secours inattendus.

Mais si l'hydrothérapie peut encore se montrer utile dans ces
affections organiques de la moëlle, elle nous présente un remède
très-efficace, supérieur, peut-être, à tous les agents thérapeutiques
dans certains lésions fonctionnelles de cet important centre nerveux. Sans entrer ici dans une discussion hypothétique sur la
nature de ces lésions, il est certain qu'elles doivent différer sui-

vant la cause qui les produit, et que les phénomènes morbides qui résultent d'excès vénériens ou de pertes séminales prolongées, ne sont pas de la même nature que ceux qui dépendent d'un afflux insolite, ou de l'accumulation mécanique, en quelque sorte, du sang veineux, soit dans la pie-mère spinale, soit dans les sinus vertébraux. Cette congestion sanguine, souvent hémorrhoïdaire, n'est point une simple hypothèse, elle est admise par des hommes dont l'opinion est d'un grand poids. Je citerai surtout Hoffmann, Ludwig, Frank et le docteur Ollivier, dont la science déplore la perte prématurée. Dans ces divers cas, les désordres de la motilité sont cependant les mêmes, il y a affaiblissement de la puissance musculaire des membres inférieurs et quelquefois des membres supérieurs, il y a des fourmillements, des engourdissements, avec augmentation ou diminution de la sensibilité cutanée, et ces divers symptômes existent souvent sans la moindre douleur sur le trajet du rachis; quelquefois, au contraire, elle est très-prononcée. Outre ces deux variétés de névropathies de la moëlle, nous en trouvons encore deux autres bien déterminées, l'une qui dépend d'une cause spéciale, quelquefois évidemment hystérique, dont le véritable caractère est très-difficile à déterminer, et dont le diagnostic se base principalement sur les antécédents ainsi que sur la constitution générale du malade. L'autre variété est une névrose sympathique de la moëlle qui résulte de la lésion de quelque organe éloigné; c'est ainsi qu'on a rencontré la paraplégie sympathique d'une affection chronique des reins, qui avait été méconnue; j'ai eu aussi l'occasion d'observer à l'Hôtel-Dieu, un cas où la paraplégie graduelle des membres inférieurs fut suivie de la paralysie des membres supérieurs, puis de celle du diaphragme entraînant la mort, car c'est la respiration qui a cessé graduellement; dans ce cas, un ramollissement très-étendu de la membrane muqueuse de l'estomac était la seule lésion que la nécropsie nous a révélée. Ce cas n'est pas isolé. Lorsque, frappé de la singularité du fait, je fis voir le malade, non encore entièrement paralysé, à mon collègue et ami, le docteur Dalmas, trop tôt et bien douloureusement enlevé à la science, et qui était alors avec moi interne à l'Hôtel-Dieu, celui-ci me fit part d'une observation

tout à fait analogue quant aux symptômes, et me dit : « Nous n'a-
vons trouvé qu'un ramollissement de la membrane muqueuse de
l'estomac , et je crois que c'est tout ce que vous rencontrerez. »
Diagnostic qui se trouva pleinement confirmé par la nécropsie.
Enfin, une cinquième variété de névropathie rachidienne est celle
qu'on observe chez des accouchées, par suite de l'ébranlement que
cet organe important paraît quelquefois éprouver chez des personnes délicates.

Il ne m'appartient pas d'entrer ici dans les détails nécessaires
pour bien établir le diagnostic différentiel de ces diverses variétés
de névroses rachidiennes sans lésion pathologique de la substance
de la moëlle ou de ses enveloppes, et où, par conséquent, l'espoir
de la guérison paraît être fondé. Cette distinction devient possible d'après les antécédents des malades , d'après leur constitution, et d'après la marche de la maladie. A Græfenberg, l'astase
hémorrhoïdale paraît surtout attirer l'attention de Priessnitz , et
c'est à l'établissement de ce flux qu'il a dû, m'a-t-il assuré, plusieurs fort belles guérisons.

Le traitement médical ordinairement adopté dans ces cas, peut
être résumé en quelques lignes. Établir sur le trajet de la moëlle
rachidienne une dérivation efficace au moyen de vésicatoires , de
cautères , de ventouses , de boutons de feu, ou par des frictions
plus ou moins stimulantes, parmi lesquelles la teinture de noix
vomique , et même le phosphore dissous dans l'huile d'olive ,
comptent des succès ; chercher à modifier heureusement l'état
morbide de la moëlle par l'action empirique de certains médicaments , tels que la strychnine, à doses infiniment petites , le cya-
nure de zinc, l'iodure de potassium, même le phosphore, à l'intérieur, avec les précautions indispensables, ou bien, enfin, recourir,
pour obtenir cette modification , à l'électricité appliquée avec les
plus grands ménagements, voilà les moyens actifs qui, réunis aux
douches et aux frictions mercurielles, composent les agents thérapeutiques que la médecine emploie , et qui exigent dans leur
application un tact et une attention extrêmes. L'énergie de ces
moyens est précisément ce qui en fait le danger , car , trop souvent, les applications irritantes sur le trajet de la colonne verté-

brale ont paru augmenter la maladie, et beaucoup de médecins, entre autres le docteur Graves, de Dublin, les considèrent comme nuisibles. Ce dernier préfère agir sur le centre nerveux en appliquant les remèdes sur les membres, et principalement sur les membres inférieurs. Les vues de l'hydrothérapie se trouvent ici absolument analogues à celles de ce célèbre professeur. Quant aux médicaments que j'ai énumérés, rien n'est plus difficile que d'en diriger l'administration, car, d'un côté, l'état des voies digestives chez ces malades, demande de grands ménagements, trop souvent incompatibles avec l'action énergique du remède, et, de l'autre, leur effet sur la moëlle elle-même exige une observation des plus attentives. D'ailleurs, ces moyens, tant externes qu'internes, loin de maintenir l'état général du malade qui tend toujours à l'affaissement, augmentent évidemment la débilité générale, les uns par les douleurs qu'ils occasionnent et la gêne qu'ils apportent dans les mouvements, les autres en contribuant à rendre les digestions de plus en plus difficiles.

L'hydrothérapie, dont l'action directe sur la moëlle épinière est évidente dans la chorée, dans les crampes hystériques, dans diverses affections convulsives, et même dans le tetanos, est un remède dont l'effet, à la fois antispasmodique, tonique et dérivatif, mérite dans ces graves maladies une attention sérieuse. Les avantages qu'en retirent des paraplégiques que l'on pouvait croire incurables, doivent engager les médecins à y avoir recours. Ces cas, que Priessnitz attribuait à une stase hémorrhoïdale occasionnant la compression de la moëlle, ont été en effet guéris par l'apparition de ce flux que le bain de siége d'eau plus ou moins froide semblait avoir amené. Il n'est pas besoin de faire remarquer à des hommes de l'art le grand avantage que ce dégorgement naturel présente sur des évacuations artificielles provoquées par des applications de sangsues à l'anus.

Cependant, comme ces malades se réchauffent difficilement et que les mouvements sont plus ou moins suspendus, l'eau des ablutions devrait être tiède, et les frictions faites avec le drap mouillé devraient suppléer, jusqu'à un certain point, l'action musculaire du malade lui-même. Le traitement n'est pas simplement hygiénique, mais essentiellement tonique et dérivatif. Quant à l'excitation nerveuse qui, trop souvent, accompagne cet état, elle sera toujours combattue avec avantage par des enveloppements dans le drap mouillé, suivis d'ablutions et frictions générales dans le bain partiel. On fera également quelques affusions sur le trajet du rachis. Plus tard, des douches froides et fortes, prises sur toute la surface du corps, et non sur le rachis, augmenteront l'effet dérivatif vers la peau, effet que rendront encore plus énergique quelques transpirations dans le drap mouillé, si les forces du malade le permettent. Quant aux applications locales, tantôt Priessnitz n'en fait pas sur la colonne vertébrale, et préfère placer des compresses excitantes sur les membres, d'autrefois il place celles-ci sur le trajet du rachis, mais il m'a semblé qu'il n'y avait pas recours volontiers. Toute cette dérivation vers la surface est maintenue et augmentée par l'exercice auquel le malade se livre autant que son état le permet, exercice qui ne comprend pas seulement la promenade, mais aussi l'action des muscles des bras, et qui devra se faire, autant que possible, à l'air ou dans un appartement bien aéré. L'alimentation doit être simple, mais nutritive sans être stimulante, l'eau froide doit être la seule boisson permise, et le malade en prendra en proportion du mouvement qu'il se donne. L'effet dérivatif du traitement est surtout augmenté par les bains de siége d'eau plus ou moins froide, pris dans un vase en bois, et qui, en activant la vitalité et la circulation dans les organes que renferme le bassin, ont en général pour résultat, ainsi que j'ai déjà eu occasion de le dire, de faire apparaître le flux hémorrhoïdal. Je n'ai pas besoin d'ajouter qu'aucun médicament ne doit être administré pendant ce traitement.

La science possède quelques moyens d'agir sur ces affections ; certaines eaux thermales sont renommées en pareil cas, et nous ne devons pas les passer sous silence. Parmi ces eaux, celles de Marienbad et de Franzenbad, en Bohême, me paraissent les plus remarquables; celles de Bourbon-l'Archambault jouissent aussi de quelque réputation sous ce rapport. Mais les paraplégiques ne peuvent pas tous se rendre en Bohême ou ailleurs, et la médecine doit considérer comme un progrès de pouvoir tenter de remplacer ces eaux minérales si énergiques par des applications méthodiques de l'eau pure et simple.

La difficulté que l'on éprouve dans l'état actuel de la science, à établir un diagnostic exact dans les cas de paraplégie, est ici un véritable inconvénient. Cependant, je crois pouvoir avancer que, selon toutes les apparences, les paraplégies guéries par l'hydrothérapie étaient sympathiques de l'affection d'un organe éloigné, ou bien dépendaient simplement d'un état congestif. Les faits qui prouvent que la moëlle épinière, ainsi que l'encéphale, est soumise à l'influence des affections des organes abdominaux, et en particulier du canal intestinal, sont déjà très-nombreux. Le docteur Graves, de Dublin, insiste particulièrement sur ce phénomène dans ses leçons cliniques. Il considère comme parfaitement démontré que des lésions de sensibilité peuvent être transmises des extrémités nerveuses aux centres nerveux, d'où résulte une impression morbide qui se réfléchit par les nerfs sur d'autres parties du corps, et occasionne des symptômes semblables à ceux qui dépendent de la lésion du centre nerveux. Les docteurs Stanley et Stokes partagent cette manière de voir. Dans plusieurs cas de ce genre, rapportés par ces auteurs, le diagnostic était d'autant plus difficile à établir, qu'il y avait en même temps une grande sensibilité sur le trajet de la moëlle épinière, et que des médecins expérimentés avaient émis l'opinion qu'il existait une affection locale des vertèbres, de la moëlle ou de ses membranes. Cependant l'examen anatomique des parties a démontré qu'il n'existait aucune altération appréciable de tous ces organes, et qu'ils étaient à l'état normal. Dans sept cas de paraplégie sympathique rapportés par le docteur Stanley (Graves, Clinical lectures, editedby Gerhard, Lecture 7, Philadelphia,) les reins seuls étaient affectés; ces organes étaient parsemés de petits points purulents, et la membrane muqueuse des calices, du bassinet, des urètres et de la vessie était le siége d'un épaississement avec injection très-prononcée. Dans un cas, la paralysie était complète, et cependant l'inflammation des reins n'était pas encore parvenue à la période de suppuration. Chez un jeune garçon de quatorze ans, admis dans les salles du docteur Graves, les membres inférieurs étaient devenus complétement paralysés par suite d'une irritation gastro-intestinale causée par une indigestion de bonbons sucrés. La perte du mouvement, qui était complète, n'était pas accompagnée de celle de la sensibilité, et il n'y avait ni fourmillement, ni engourdissement. La guérison fut obtenue au moyen de frictions excitantes et de l'administration de toniques doux. Dans des cas de paraplégie de la nature de ceux que nous venons d'indiquer, le traitement hydriatrique serait parfaitement approprié, mais le succès qui pourrait en résulter ne prouverait nullement que ce moyen devrait réussir dans une affection organique de ce centre nerveux.

Le cas suivant, cité par le docteur Graves, dans la même leçon clinique, mérite également de fixer l'attention des praticiens. M. B***, âgé de vingt-trois ans, robuste et bien portant, quoique maigre, sujet à la constipation et habitué à s'exposer fréquemment à l'humidité dans les marais où l'entraînait la passion de la chasse, fut pris en janvier, 1829, d'une inflammation gastro-intestinale. Cette affection dura quatre à cinq jours; elle débuta par une sorte de salivation copieuse, claire et insipide, suivie de nausées et de vomissements. L'estomac rejetait tout, aliments et boissons; il existait en même temps une douleur aiguë à la base du thorax. La santé fut bientôt remise et continua d'être bonne pendant six à sept mois, lorsque une seconde attaque eut lieu. La première avait été suivie d'un peu de diarrhée, et depuis elle augmenta toujours à l'occasion des rechutes. En 1830, il y eut trois attaques. En 1831, elles devinrent plus violentes, et l'usage du mercure qui fut poussé jusqu'à la salivation pendant la durée d'une de ces crises, ne fut suivi d'aucune amélioration. En 1832, la violence des paroxysmes, ainsi que leur durée, allèrent en augmentant. Les mois de mars, de mai et de juin furent marqués par de violents accès, accompagnés d'un sentiment d'engourdissement et de faiblesse dans les membres inférieurs. Cependant ces derniers symptômes furent peu prononcés, et ils disparurent entièrement lorsque les vomissements cessèrent. A dater de cette époque, les urines étaient plus rares, et déposaient davantage; le malade s'enrhumait facilement, et souvent il éprouvait dans les jambes, dans les cuisses, et dans d'autres parties du corps, des élancements et des douleurs qui étaient suivis de transpirations abondantes. Ce dernier symptôme annonçait la terminaison de l'attaque.

Au mois d'août 1832, le malade voulant sortir du lit après une très-violente attaque, se trouve privé de l'usage des membres inférieurs. Cette fois la paraplégie ne disparut pas durant les intervalles des accès, bien qu'elle fut moins prononcée dans ces moments. A dater de ce temps, les membres inférieurs ainsi que le reste du corps, commencèrent à dépérir ; plusieurs mois avant la mort, la paraplégie devint complète, et les vomissements ne s'arrêtèrent plus. Ceux-ci persistèrent quelquefois pendant plusieurs jours et plusieurs nuits, et ce fut en vain que les docteurs Graves, Ireland et Crampton eurent recours à tous les moyens qu'ils purent imaginer pour les calmer. Le passage d'un de ces états désespérés de vomissements et de nausées continus, à un état de calme, accompagné d'un appétit très-vif, était quelquefois tout à fait subit. Ainsi, une heure après avoir laissé le malade dans les tortures causées par la douleur épigastrique, baigné de sueur, et vomissant toujours, on le voyait manger avec un appétit dévorant tout ce qui lui tombait entre les mains, et digérer avec la plus grande facilité. Jamais il n'accusa de céphalalgie ; les facultés intellectuelles étaient toujours saines, et la mémoire excellente. L'examen le plus attentif des viscères abdominaux ne faisait rencontrer aucune trace d'une affection organique, et la pression des apophyses épineuses ne produisait pas la moindre sensibilité sur aucun point de la colonne vertébrale. Le malade conserva jusqu'à la fin tout pouvoir sur la vessie et sur le rectum. La mort termina enfin ses maux, le 30 septembre 1833.

Le cerveau, le cervelet, la moëlle épinière ainsi que leurs membranes respectives, examinés avec la plus grande attention, ne présentèrent aucune trace de maladie. Il n'existait aucune lésion de la moëlle épinière, et ses membranes n'offraient ni épaississement, ni injection ; les divers cordons nerveux étaient dans leur état naturel. L'estomac était parfaitement sain ; le foie et les divers organes abdominaux ne présentaient aucune trace appréciable d'un dérangement quelconque. L'autopsie cadavérique, faite en présence des docteurs Graves et Ireland, par un homme très-ha-

bile en anatomie pathologique, le docteur Harris, dura quatre heures, et chaque organe fut examiné avec un soin minutieux. Le docteur
Graves ainsi que tous les assistants restèrent convaincus que,
quelque ait été la cause qui avait agi sur l'estomac et sur les intestins, cette cause avait graduellement étendu son influence morbide
à la moëlle épinière, et avait ainsi entraîné la paralysie des membres inférieurs. (8ᵐᵉ Lecture.)

La mort de notre bien regretté confrère et ami, le docteur Ollivier d'Angers, fut précédée de symptômes ayant beaucoup de
rapport à ceux dont nous venons de parler. Le cerveau paraissait
être le point de départ et la cause des vomissements qui durèrent
jusqu'au dernier moment. Chez notre malheureux confrère, un
cœur énormement hypertrophié, et qui semblait remplir toute la
cavité gauche du thorax, était la seule lésion que la nécropsie ait
fait reconnaître. Cet état pathologique du cœur a naturellement
conduit à attribuer à un état congestionnel du cerveau, ainsi que du
foie et de l'estomac, ces vomissements opiniâtres, et la céphalalgie
qui semblaient indiquer une lésion organique du cerveau. Mais
ces mêmes congestions ne peuvent-elles pas exister sans qu'un état
pathologique du cœur les occasionne? Et dans ces cas, c'est une
bien triste et bien pauvre ressource que les évacuations sanguines,
même chez des individus robustes et pléthoriques. Les premiers résultats, nous le savons, semblent favorables, mais ils ne peuvent
assurer l'avenir. Je suis intimement convaincu, que le bon sens
finira par triompher à la longue, et que ces déplétions énormes
si prodiguées de nos jours, seront plus tard reléguées dans l'histoire de la médecine. Espérons que des moyens plus physiologiques et plus dignes de la science, remplaceront la lancette et la
palette du barbier. Nous croyons que dans des cas de la nature de
ceux que nous venons de citer, l'hydrothérapie offrirait une ressource précieuse ; qu'en maintenant le mouvement centrifuge et
secondée par les procédés dérivatifs qu'elle possède, cette méthode,
en apparence si simple, pourrait exercer une influence plus heureuse qu'aucun des nombreux moyens dont la médecine ordinaire
peut disposer.

En traitant de l'hydrothérapie appliquée au traitement des paraplégies de nature nerveuse, nous ne devons pas passer sous silence une variété de cette grave paralysie qui résulte de l'exposition prolongée du corps, et des extrémités inférieures en particulier, au froid et à l'humidité. On sait que Couthon, de triste mémoire, devint paraplégique dans sa jeunesse et conserva toute sa vie cette infirmité, par suite d'une immersion prolongée pendant l'hiver, dans une tonne remplie d'eau froide, où il avait cherché un asile contre la colère d'un mari jaloux. Le docteur Graves parle dans sa clinique d'un homme âgé de trente-deux ans, qui devint paraplégique par suite de l'action du froid, et surtout du froid humide aux pieds. Trois semaines après, les mains se paralysèrent également peu-à-peu. Le même médecin, dit avoir observé beaucoup de ces cas de paraplégie à marche lente et graduelle, qui reconnaissaient pour cause évidente, cette action prolongée du froid sur les membres inférieurs. Il l'a surtout observée chez des jeunes gens adonnés à la pêche et à la chasse au fusil, et qui, en se livrant à leur exercice favori, se mouillent fréquemment les pieds. Il l'a également observée chez des ouvriers qui sont forcés de rester les jambes dans l'eau pendant des heures entières. D'après cet observateur, la marche de cette paralysie est très-lente. Ce n'est qu'en se livrant à quelque effort extraordinaire que le malade s'aperçoit de la faiblesse des membres inférieurs; il n'y a ni douleur, ni fourmillement, ni engourdissement. Les jambes dèviennent traînantes, et le malade tombe en se heurtant contre les plus légers obstacles; cependant la paraplégie devient rarement complète.

Un résultat aussi grave de l'application prolongée de l'humidité, pourrait faire craindre à ceux qui ne savent pas en quoi consiste l'hydrothérapie, que cette méthode ne vint à produire les mêmes effets. Mais est-il besoin de faire remarquer que la durée des procédés hydriatriques est toujours courte, et que les frictions énergiques qui les accompagnent doivent éloigner toute crainte d'un mouvement centripète, que le principe élémentaire de la nouvelle méthode est de provoquer la réaction à l'extérieur, et que c'est toujours vers ce but que doivent tendre les efforts du malade et du médecin. La nécessité d'insister particulièrement sur

l'accomplissement exact de ces procédés, découle de la connaissance des accidents qui pourraient, à la rigueur, se déclarer par
suite de l'oubli des principes les plus essentiels de l'hydriatrie.

De l'Hypochondrie.

Tout ce que nous avons dit relativement à l'utilité de l'hydriatrie dans les névroses des fonctions du cerveau, s'applique à l'emploi de ce moyen dans l'hypochondrie, lorsque cette maladie est
essentielle et résulte d'un désordre de l'encéphale. Lorsque, au
contraire, elle semble dépendre d'une maladie chronique d'une
partie quelconque des voies digestives ou de quelque autre viscère abdominal, un traitement plus énergique peut être adopté
sans crainte, mais toujours en y apportant plus de ménagements
que lorsque ces mêmes affections n'ont pas occasionné cette réaction fâcheuse sur le système nerveux. Priessnitz ne reçoit pas volontiers les hyponchondriaques dans son établissement, et bientôt
il en viendra probablement à ne plus les y admettre, car il cherche
à les éloigner dès qu'il s'aperçoit d'une tendance trop prononcée
vers cet état. Les procédés à employer dans cette maladie sont à
peu près les mêmes que ceux dont on se sert contre l'hystérie,
avec laquelle l'hypochondrie offre des rapports très-remarquables,
et qui ont fait dire à Sydenham : « *Si tamen affectiones hypochon-*
» *driacas vulgò dictas, cum mulierum hystericarum symptoma-*
» *tibus conferamus, vix ovum ovo similius quam sunt phæno-*
» *mena deprehendamus.* » (Sydenham, in Epist. ad Guil. Col.,
p. 226.) Les ablutions d'eau froide, les enveloppements dans le
drap mouillé, dans lequel on fait de temps en temps un peu transpirer les malades afin d'activer doucement les fonctions cutanées,
ou de les rétablir s'il y a lieu, la ceinture abdominale, les lavements froids, le bain partiel et les bains de siége trouvent ici,

comme dans l'hystérie, leur application utile. L'eau froide bue
en abondance, toutefois avec les précautions indiquées, et l'exercice
au grand air sont des auxiliaires puissants. Priessnitz conseille de
tenir la charrue, de labourer, ce qui exerce à la fois les membres
supérieurs et inférieurs. L'usage des transpirations forcées, des
grands bains froids et des douches exige plus de circonspection,
mais on peut employer tous ces remèdes, et les douches plus particulièrement. Les bains de siége ont produit de très-bons effets
en provoquant le flux hémorrhoïdal et en opérant le dégorgement
du système de la veine-porte.

Chez les hypochondriaques, les aliments doivent être choisis
avec soin. Souvent ils ne peuvent pas supporter le lait; on le remplace par une décoction de cacao ou par quelque analeptique,
mais à l'exclusion du café et du thé. Je n'ai pas besoin d'ajouter
que, dans cette maladie, le traitement psychologique joue un rôle
très-important, et que c'est particulièrement celui-ci qui manque
à Græfenberg.

De l'Hystérie.

Les innombrables symptômes de cette maladie, ainsi que l'état
morbide des centres nerveux qui les occasionne, sont traités avec
le plus grand avantage par l'hydrothérapie. Les attaques nerveuses
souvent si formidables, les crampes, les douleurs locales, telles que
l'odontalgie, le clou hystérique, les céphalées, les vomissements,
la cardialgie, etc., y trouveront un remède sinon prompt, au moins
efficace. Sans doute le bon air, les exercices journaliers, un régime simple, nutritif et non excitant, ainsi que les divers moyens
hygiéniques employés à Græfenberg, ont une grande part dans le
succès dont la nouvelle méthode reçoit tous les honneurs; mais
sans elle, ces moyens seraient loin d'atteindre le but. Ces succès

ne surprennent nullement les médecins qui connaissent et la pratique et les opinions de Sanctorius, de Baglivi, de Pomme, de
Tissot, de Currie et de Giannini.

Cependant, la manière ingénieuse et hardie dont Priessnitz applique sa méthode, mérite à tous égards d'attirer leur attention.
J'ai rencontré à Græfenberg et à Freiwaldau bon nombre de dames
et de jeunes personnes plus ou moins affectées d'hystérie, et toutes
se louaient extrêmement de l'amélioration survenue dans leur état de
santé. Une jeune dame anglaise, entre autres, madame S***, habitant Græfenberg depuis plus de quinze mois, se louait extrêmement de l'hydrothérapie, qui l'avait rajeunie, disait-elle, de plusieurs années. Elle avait vu reparaître ses forces et son embonpoint,
elle ne tressaillait plus au moindre bruit, ne tremblait plus au
moindre froid. Cette dame, âgée de vingt-huit ans, et mariée depuis sept, n'avait jamais eu d'enfants. Elle avait eu dans son
enfance *les nerfs très-délicats*, et était sujette, depuis l'âge de
puberté, à des accidents hystériques, dont les causes les plus fu-
tiles occasionnaient l'apparition. Les menstrues ont toujours été
régulières. Le mariage, loin d'avoir diminué les accidents hystériques, les a augmentés. Ces accidents qui se reproduisaient sans
cesse, lui avaient rendu la vie insupportable. La tête était pesante
comme si un poids eût été placé dessus, et de fréquents vertiges
lui faisaient craindre des chutes continuelles. Des tremblements dans
les membres et des crampes, occupant et les extrémités et le tronc,
persistaient quelquefois des journées entières. Elle chantait, pleu-
rait, ou riait aux éclats sans motif. Elle éprouvait des suffocations
alarmantes, et souvent les palpitations du cœur étaient si violentes,
qu'on voyait, me disait-elle, cet organe bondir comme s'il avait
dû s'élancer hors de la poitrine. Les crampes d'estomac étaient
surtout très-pénibles, rarement elle vomissait, l'appétit était très-
capricieux. La boule hystérique était souvent très-prononcée
et précédait en général les attaques hystériques les plus fortes.
Quelquefois la malade perdait subitement connaissance et tombait
dans un état de pamoison; d'autres fois, c'étaient des accès convulsifs pendant lesquels plusieurs hommes avaient de la peine à la
maintenir. Tous ces accidents m'ont été décrits par des témoins

dignes de foi , et des renseignements pris à Paris , auprès de personnes qui avaient connu cette dame, ne me laissent aucun doute sur la réalité et la gravité de cette hystérie.

Le traitement a commencé par des ablutions générales , faites chaque matin avec de l'eau à 12° R., puis la malade buvait plusieurs verres d'eau froide à la source, et se promenait au grand air. Quelques jours après, les ablutions se firent avec de l'eau plus fraîche, et ensuite dans la journée, on ajoutait des frictions avec un drap mouillé. En pratiquant les ablutions chaque matin, on avait surtout soin de bien frotter avec la main mouillée toute la région de la colonne vertébrale. Après trois semaines de ce traitement, l'on en vint à l'enveloppement dans le drap mouillé, deux fois tous les matins , remplaçant le premier quand les pieds s'étaient réchauffés ; alors venait le bain partiel, à 12° R., pendant quelques minutes. Dans la journée, à deux reprises, frictions avec le drap mouillé, et lorsque divers symptômes hystériques venaient à paraître, on avait recours ou à des frictions avec de l'eau froide ou à celles faites avec un drap mouillé.

La première attaque nerveuse eut lieu vers la fin du premier mois et avait été précédée par le resserrement de la gorge. Priessnitz fit mettre la malade dans un bain partiel à 12° R., où des femmes la frottèrent et lui versèrent souvent de l'eau du bain sur la tête. L'accès paraît s'être terminé beaucoup plutôt qu'à l'ordinaire. Quelque temps après, on fit succéder au bain partiel l'immersion dans le grand bain froid, pour retourner aussitôt dans le bain partiel, et comme depuis quelques jours, il y avait des vertiges prononcés et des douleurs à la tête, on fit prendre deux fois par jour un bain de siége à 10° R., de douze à quinze minutes, et des bains de pieds dans très-peu d'eau et dans lesquels on frottait fortement les pieds.

Ce ne fut qu'à la fin du second mois que l'on commença la douche froide , et encore, tous les quatre à cinq jours , puis plus souvent, et ensuite journellement.. Tout l'hiver, ce traitement fut continué au milieu de la glace et de la neige, et la douche était prise dans une maison sans toit. Ces moyens ont été mis en usage dans les premiers mois, pendant la période menstruelle, plus tard, on engagea la malade à ne pas le faire, et elle a cessé le grand bain. Les règles ne se sont jamais supprimées, mais de régulières et d'assez abondantes qu'elles étaient, elles sont devenues irrégulières et moins copieuses.

Depuis le mois de mars 1843, jusqu'en septembre 1844, le traitement hydrothérapique a été administré de la même manière, c'est-à-dire sans faire transpirer. L'embonpoint était revenu, les crampes dans les membres, celles de l'estomac, les attaques nerveuses, et une foule d'autres incommodités avaient cessé, les douleurs hystériques se faisaient sentir rarement. Cependant, il ne faut pas croire que la constitution éminemment nerveuse de la malade ait été entièrement changée. L'amélioration était grande, mais il restait encore un système nerveux très-impressionnable; souvent, me disait-elle, ses idées étaient tout-à-fait vagues, et elle tombait dans une sorte d'anéantissement complet. D'autres fois c'était un état d'exaltation extrême qui inquiétait sa famille. Ces bizarreries annonçaient que le tempérament hystérique exigeait que la malade persistât dans la voie qu'elle avait adoptée, et démontraient qu'en quittant plus tard Græfenberg, il faudrait continuer à poursuivre, et le mode de traitement employé, et l'hygiène spéciale qu'on lui avait conseillée.

Les exercices auxquels elle avait été astreinte ne consistaient pas en de longues promenades, car il lui était défendu de pousser ces dernières jusqu'à une trop grande fatigue, mais elle sciait et coupait du bois de manière à bien exercer les membres supérieurs. L'estomac avait eu de la peine à s'accoutumer au lait, mais enfin il s'y était fait, la malade s'en trouvait bien, et lui attribuait le retour de l'embonpoint.

Divers symptômes étaient combattus par des procédés particuliers; ainsi les pieds étaient constamment à la glace, tandis que la tête était fort chaude, et tous les bains de pieds froids que Priessnitz lui faisait prendre n'y avaient apporté aucun changement, malgré les frictions qu'on leur adjoignait. Il la faisait alors marcher longtemps pieds nus, et voulait même qu'elle le fit dans un champ nouvellement fauché, où l'herbe, coupée ras, ne tarda

pas à lui mettre les pieds en sang. Malgré la soumission de la malade, ce moyen dût être abandonné. Alors, avant de prendre le
bain de pieds, Priessnitz fit faire des ablutions sur les jambes avec
de l'eau à 10° R., suivies de fortes frictions. Les pieds étaient
alors plongés dans un bain d'eau froide, et retirés aussitôt pour
être frottés et remis dans un bain à 14° R., où on les laissait quelques minutes en les frictionnant, et d'où on les retirait encore.
pour les plonger de nouveau dans le pédiluve d'eau froide. Par ce
manège, on le comprend facilement, on parvenait à réchauffer les
pieds. Les suffocations hystériques étaient combattues par des frictions d'eau froide faites à la main, et l'application de larges compresses humides excitantes dans le dos et sur la poitrine, que l'on
entourait alors avec soin d'une serviette sèche. Les douleurs de
tête étaient traitées au moyen de compresses trempées d'eau froide
et peu exprimées, ainsi que par des frictions avec l'eau froide.
L'odontalgie était combattue par des frictions faites tantôt avec de
l'eau à 10° R., tantôt avec de l'eau toute froide. L'eau qu'on lui
faisait mettre alors dans la bouche était un peu dégourdie. Les
douleurs thoraciques, les crampes, disparaissaient toujours à la
suite de frictions générales avec le drap mouillé qu'on renouvelait
souvent. Quelquefois la malade employait ainsi douze draps, s'habillant dans l'intervalle des frictions et faisant de l'exercice de manière à bien se réchauffer avant de subir la suivante. Les coliques
qui précédaient et accompagnaient la menstruation, étaient combattues par des lavements d'eau froide et l'application de compresses excitantes sur le bas-ventre.

Une particularité assez remarquable prouve que, malgré une volonté énergique et l'habitude de l'eau froide, l'usage de cette dernière ne met pas la peau à l'abri des effets atmosphériques. Ainsi,
cette dame qui avait employé l'hiver de 1843 à prendre le grand
bain froid quand il fallait casser la glace pour entrer dans l'eau,
qui avait en même temps pris la douche froide en plein air, et par
une température de 10° R. au-dessous de zéro, cette même personne avait, au mois d'août, des engelures aux doigts. Le temps
était un peu frais, il est vrai ; cependant le thermomètre n'a jamais

été au-dessous de 7° R. La sensibilité de la peau devient donc plus grande à mesure que son activité augmente, car il n'y avait pas eu d'engelures pendant l'hiver précédent.

Sans vouloir nier l'amélioration que l'on obtient par l'emploi des médicaments dits anti-spasmodiques, le traitement de l'hystérie par la méthode de Priessnitz me paraît devoir être préféré. La méthode de Pomme offre un extrême inconvénient, celui d'affaiblir les malades en les tenant journellement trois ou quatre heures, et même plus, dans un bain tiède. L'ennui qu'ils éprouvent est extrême. L'hydrothérapie n'exige pas un aussi long séjour dans l'eau. C'est seulement dans le drap mouillé qu'on reste assez longtemps, mais l'enveloppe ne tarde pas à prendre la température du corps. Peut-être dans la pratique trouverait-on quelques avantages à réunir ces deux méthodes.

En terminant la description des divers procédés hydriatriques, j'ai eu l'occasion de noter cette différence importante entre l'hydrothérapie moderne et l'application de l'eau telle que la médecine l'emploie ordinairement à l'extérieur. Si j'y reviens ici, c'est parce que j'ai cru m'apercevoir que très-souvent les praticiens croyaient faire de l'hydrothérapie en conseillant des bains frais plus ou moins prolongés. Dans la nouvelle méthode, le contact de l'eau à la surface du corps, ne se prolonge que dans le drap mouillé et dans le bain de siége, et dans ces cas, l'effet sur l'économie diffère grandement, comme nous l'avons vu, de celui des bains ordinaires. Pour ce qui est des bains prolongés à la méthode de Pomme, et pour ne citer que ma propre expérience, je dirai que tout en reconnaissant leur utilité chez beaucoup d'hystériques, j'en ai rencontré plusieurs chez qui ce bain était très-mal supporté, et produisait un agacement considérable. Le cas suivant que j'ai eu occasion d'observer à Græfenberg, fera bien saisir ma pensée.

Une jeune dame grecque qui accompagnait son mari malade, dégoutée du traitement hydriatrique, et se croyant gravement affectée, voulut être traitée par la médecine ordinaire. Avec la permission de Priessnitz, car elle pouvait être considérée comme étant dans son établissement, je consentis à lui donner des soins.

Les symptômes étaient une certaine accélération du pouls, de la chaleur et de la moiteur à la peau, un état un peu saburral des voies digestives, de l'inappétence, et un grand accablement avec faiblesse prononcée, surtout aux membres inférieurs ; l'abdomen était partout indolent à la pression. Un laxatif administré deux jours auparavant, avait produit un effet marqué. Je me bornai à prescrire la diète, de la limonade et des bains ; quelques jours après elle se trouvait très-bien et en état de manger et de sortir. Cependant, l'amélioration fut de courte durée ; peu-à-peu des symptômes nerveux, très-violents et de nature hystérique, vinrent tourmenter la malade. Il y avait, surtout dans les membres inférieurs, des crampes et une sorte de faiblesse qui inquiétaient beaucoup la malade. Les nuits se passaient dans des anxiétés extrêmes, des suffocations, etc. Les bains repétés deux fois par jour, ne produisirent aucune amélioration, et ne voulant pas administrer de médicaments antispasmodiques, je l'engageai à employer des frictions générales, faites trois fois par jour avec le drap mouillé d'eau froide, mais elle s'y refusa obstinément, désirant, disait-elle, se guérir autrement. Je refusai de satisfaire ce caprice, d'un côté parce qu'il eût été très-difficile de se procurer même de l'éther, et de l'autre, parce que connaissant le peu de bonne-foi des hydropathes qui nous entouraient, cela devait me rendre très-circonspect. Cependant j'administrai quelques centigrammes de rhubarbe pulvérisée. La malade voyant que ni les bains prolongés, ni la tisane d'infusion froide de fleurs de tilleul ne la rétablissaient, se soumit enfin au remède prescrit, c'est-à-dire aux frictions avec le drap mouillé, et le mieux se fit aussitôt sentir. Les symptômes nerveux disparurent dès le lendemain, les nuits furent bonnes, l'appétit revint et la malade passa subitement d'un état très pénible à un état de santé excellent, sans avoir eu recours à aucun autre remède qu'à quelques verres d'eau pour boisson, à de longues promenades sur les montagnes environnantes, et à des frictions renouvelées trois fois par jour, avec un drap trempé dans de l'eau froide.

Il est probable que dans ce cas, les hydropathes et Priessnitz lui-même auront dit, comme ils l'ont fait si souvent, que l'hydrothérapie avait triomphé là où la médecine ne pouvait rien. Mais j'ai agi en conscience, en conseillant l'usage de son procédé, et le résultat a prouvé que je ne m'étais pas trompé sur les effets que la malade devait en retirer. Je crois avoir employé un remède parfaitement convenable et rationnel, et qui me paraissait clairement indiqué. En procédant autrement, en encourageant la malade dans sa répugnance contre l'hydriatrie, je n'aurais servi ni ses intérêts ni ceux de la science.

De la Chorée.

On sait que Dupuytren enseignait qu'il n'y avait pas de chorée qui résistât aux bains froids donnés par immersion et par surprise. J'ai vu cinq choréiques traitées et guéries par M. Biett dans l'espace de quinze jours à trois semaines, par le seul emploi des bains d'ondée, et ce moyen m'a parfaitement réussi chez trois enfants, mais non chez une femme de vingt-huit ans. En Angleterre, ce traitement est d'un emploi général, et on le préfère aux purgatifs, aux toniques et aux antispasmodiques.

On croira sans peine que Priessnitz a eu beaucoup de succès contre cette maladie. Je n'en ai observé qu'un cas pendant mon séjour dans son établissement. C'était chez une jeune Anglaise, âgée de seize ans, qui se trouvait à Freiwaldau avec sa famille. Elle était malade depuis deux ans, et une frayeur paraît avoir été la cause de l'apparition de la chorée qui a marché très-lentement. Le côté gauche était le plus affecté, et parfois l'agitation générale était extrêmement forte. La malade était alors en traitement depuis six semaines, et la chorée avait entièrement cessé; on continuait l'enveloppement dans le drap mouillé chaque matin, puis le bain froid, et dans la journée, deux frictions avec le drap mouillé; elle buvait huit verres d'eau froide par jour et faisait beaucoup d'exercice en plein air.

Le traitement avait commencé par deux enveloppements dans le drap mouillé, suivis immédiatement du grand bain, et l'amélioration était déjà très-prononcée dès le douzième jour. Lorsque l'agitation était très-grande, Priessnitz faisait répéter les enveloppements un grand nombre de fois. On les renouvelait dès que la chaleur était rétablie, surtout aux pieds. Jamais on ne l'a fait transpirer, et il n'y a pas eu d'éruption marquée.

L'enveloppement dans le drap mouillé dont Priessnitz retire un si grand parti comme calmant, pourrait fournir à la médecine, dans des cas de cette nature, comme dans beaucoup d'autres, un moyen d'une grande utilité pratique. Cependant, c'est évidemment à l'immersion dans le grand bain froid que la guérison doit être attribuée.

Du Tetanos.

La nouvelle méthode n'a pas ajouté à ce que nous savions déjà sur les vertus de l'eau froide appliquée par affusions à la surface du corps, et cette méthode remonte au père de la médecine. « *Est* » *vero*, nous dit-il, *ubi in tetano sine ulcere, juveni bene car-* » *noso, æstate media, frigidæ multæ affusio caloris revocatio-* » *nem facit; calor autem hæc solvit.* » Cependant, il faut le dire, ce moyen était en quelque sorte abandonné par les médecins, malgré les avantages que Currie en avait retiré dans le traitement de cette redoutable maladie. Ce médecin, il est vrai, administrait en même temps l'opium, et portait quelquefois la quantité de ce médicament à des doses énormes, environ huit grammes dans vingt-quatre heures. (Reports on cold Water, etc., ouvr. cité.) Dans un cas où l'opium n'avait pas réussi, les affusions froides ont triomphé de la maladie. Ce remède n'agit pas en produisant la sédation, mais bien en opérant un effet perturbateur; aussi

Currie conseille de jeter l'eau froide avec force et de haut sur le corps, puis de bien essuyer le malade et de le remettre au lit entre des couvertures de laine où une sueur bienfaisante ne tarde pas à s'établir, puis de revenir à l'emploi des affusions si les contractions tétaniques persistent.

M. le docteur Treille paraît avoir également obtenu de bons résultats de l'emploi des affusions faites de cette manière, et comme Currie, il administrait simultanément l'opium. C'est ainsi qu'il nous dit : » J'ai obtenu de très-grands succès de l'opium administré à très-haute dose, en même temps que le malade était soumis aux aspersions d'eau froide. Sur cinq tétaniques que j'ai soumis à ce traitement, trois ont été conduits à une complète guérison. Quelques détails sur l'emploi de ce moyen ne me paraissent pas intiles. Dès que les accidents tétaniques se manifestaient, on répandait à grands flots de l'eau froide sur toute la surface du corps du malade, on l'essuyait légèrement, on l'enveloppait ensuite dans quatre à cinq couvertures de laine, et de demi-quart-d'heure en demi-quart-d'heure, on lui faisait prendre deux grains d'opium (dont on eût pu doubler la dose). Quinze minutes étaient à peine écoulées que le pouls devenait fébrile ; une sueur abondante couvrait tout le corps, les muscles ne tardaient pas à tomber dans un état de relâchement complet, parfois le sommeil avait lieu, enfin, le tetanos semblait ne plus exister.

« Néanmoins, cet état ne se maintenait ainsi que de quatre à cinq heures ; la sueur commençait alors à diminuer, puis elle disparaissait, et les accidents tétaniques se montraient de nouveau. Je faisais de suite répéter les aspersions froides, et les phénomènes que je viens de décrire se renouvelaient (l'opium était toujours donné à la dose et dans l'ordre que j'ai dit). Mais que de soins ne doit-on pas apporter dans l'administration des aspersions froides ! Tous les instants du jour et de la nuit doivent être employés à surveiller attentivement le malade. Il faut renouveler les aspersions dès que la peau cesse d'être couverte de sueur. Ces faits n'ont aucun rapport, ce me semble, avec l'insuccès des aspersions à la glace, faites à grands flots sur la tête des tétaniques, pendant que ces infortunés étaient retenus dans un baquet d'eau

très-froide. Ici, comme ailleurs, les extrêmes sont nuisibles. »
(Treille. Proposit. médico-chirurg. pratiques. Paris, 1816.)

L'hydrothérapie moderne a donc peu ajouté à ce que nous savions déjà touchant l'efficacité de l'eau froide dans le traitement
du tetanos, mais l'impulsion qu'elle aura imprimée à l'emploi de
ce moyen ne permettra plus cette hésitation qui a toujours accompagné l'usage de ce remède. A Græfenberg, il paraît qu'un malade a été guéri du tetanos au moyen des affusions répétées, et
suivies de l'enveloppement dans les couvertures de laine, de manière à amener chaque fois d'abondantes transpirations.

On se gardera donc bien, en voulant traiter hydropathiquement
un tétanique, de recourir à des enveloppements successifs dans le
drap mouillé, aux frictions subséquentes dans un bain partiel, et
à l'ingestion d'eau froide en abondance. Les affusions doivent être
faites rapidement en projetant avec force sur le corps bien essuyé
plusieurs grands seaux d'eau très-froide; le malade sera essuyé de
nouveau, ou plutôt frictionné par plusieurs personnes, jusqu'à
siccité parfaite, et aussitôt enveloppé dans les couvertures de laine;
là, on entretiendra la transpiration en donnant très-souvent à
boire de l'eau froide en petite quantité, mais seulement quand la
chaleur commencera à s'établir. Lorsque les sueurs viendront à
cesser, il suffira de pratiquer des ablutions avec de l'eau dégourdie, sans remuer le malade, de manière à entretenir la sueur et
à empêcher la peau de retomber dans le relâchement. On pourrait aussi, dans le cas où quelques contractions tétaniques vien-
draient à se faire sentir, couvrir les parties où elles existent de
compresses excitantes; mais si ces contractions tétaniques reprenaient de la force, il faudrait avoir recours à de nouvelles affusions, suivies encore de l'enveloppement dans les couvertures de
laine. On devra prendre soin de tempérer la chaleur que ce moyen
développe par des ablutions générales, faites avec une éponge
trempée dans de l'eau dégourdie. Quand la chaleur générale est
très-vive, ce qui s'observe souvent dans le tetanos, on peut faire
transpirer le malade et entretenir la sueur dans le drap mouillé.
Mais il faut bien se garder de chercher à produire une sédation au
moyen du froid; celui-ci est un agent perturbateur, et l'on doit

choisir dans la nouvelle méthode les procédés qui paraissent les mieux appropriés à ce résultat pratique. Les affusions une fois faites, il faut hâter la réaction en faisant des frictions par-dessus la couverture de laine, et ne pas laisser longtemps le corps du malade exposé à l'air. La même couverture servirait à l'enveloppement, et l'on en ajouterait plusieurs autres.

Ceux qui ont vu des tétaniques savent que les sueurs ruissellent souvent à la surface de leur corps. Dans les deux cas de tetanos spontané que j'ai observés, ce phénomène existait à un haut degré, et cependant la terminaison n'en a pas été moins fatale. Sur huit cas de tetanos que j'ai vus, un seul a échappé, et encore chez celui-ci il n'y avait que trismus, suite de blessure à la main. Il a été guéri par l'opium à haute dose. Chez tous les autres, dont quatre cas de tetanos spontané, la moëlle épinière n'a présenté aucune lésion pathologique manifeste, si ce n'est chez l'un d'eux, une injection assez prononcée de la pie-mère rachidienne. A Heidelberg, l'an dernier, j'ai eu occasion de voir un cas de tetanos traumatique, où la moëlle nous a offert un ramollissement très-prononcé, dans une étendue de deux pouces, à la partie correspondante à l'origine du nerf brachial. La branche cubitale qui se rendait au doigt blessé, était dans un état de phlogose très-marquée. On comprend bien que dans un cas pareil, tout traitement eût été inutile. Aussi, l'insuccès de l'hydriatrie dans quelques cas, ne devrait pas empêcher les médecins d'y avoir recours de préférence à tout autre moyen. Il ne m'appartient pas de décider si l'on doit y joindre l'administration de l'opium à haute dose. Les bons résultats qui ont été obtenus par l'eau froide seule autorisent à ne pas s'en servir; ce sera, du reste, le seul moyen de résoudre cette question importante.

Du Delirium tremens.

Le délire qui succède parfois à des attaques d'épilepsie, peut être considéré comme un véritable delirium tremens, mais en général, ce nom est réservé à le névropathie cérébrale des ivrognes. Cette maladie, d'après Weiss, paraît avoir été traitée avec beaucoup de succès par plusieurs hydropathes. On commence par faire boire toutes les trois minutes, un petit verre d'eau froide, et l'on continue ainsi jusqu'à ce que le vomissement survienne; celui-ci peut être facilité après un certain laps de temps, par la titillation de la luette, lorsqu'on a l'assurance que l'estomac se trouve bien rempli. Le gros intestin doit être également vidé en faisant administrer plusieurs lavements d'eau froide. On procède alors à l'enveloppement du malade dans le drap mouillé, en ayant soin de maintenir constamment appliquées sur la tête des compresses imbibées d'eau froide, qu'on renouvelle tous les quarts-d'heure. Dès que la chaleur générale s'est bien rétablie, et que la surface du corps tend à devenir moite, on renouvelle l'enveloppement général, et l'on y revient cinq à six fois dans les vingt-quatre heures, ou du moins jusqu'à ce qu'il y ait plus de calme. Pour procéder aux enveloppements, il convient de choisir les moments où le malade est le plus tranquille. Après avoir ainsi appliqué successivement plusieurs draps mouillés, l'on procède aux ablutions dans un bain partiel d'eau dégourdie, dans lequel on fait de fréquentes affusions sur la tête du malade avec de l'eau du bain, ces ablutions doivent durer de dix minutes à une demi-heure; le malade est alors remis au lit, où l'on maintient toujours sur la tête les compresses mouillées, qu'on peut remplacer par un épais bonnet de coton trempé dans de l'eau froide. Si le délire persiste, l'on revient aux enveloppements dans le drap mouillé après quelques heures de repos; mais, en général, le malade fatigué ne tarde pas à s'endormir, ce qui est considéré comme une véritable crise qu'il ne faut pas interrompre, durât-elle vingt-quatre heures et plus.

Les avantages que Priessnitz a souvent retiré de ce moyen, et que je suis loin de contester, quoique je n'en aie pas été témoin, doivent engager les médecins à y recourir, car trop souvent on échoue dans le traitement de cette maladie. L'hydriatrie aurait du moins l'avantage d'accoutumer les malades à boire de l'eau.

De l'Epilepsie.

Certains procédés hydriatriques, tels que le bain partiel dans de l'eau dégourdie avec frictions et ablutions générales et affusions sur la tête, peuvent être très-utiles dans cette redoutable maladie, surtout si aux règles d'une sage hygiène, le malade ajoute le soin de boire beaucoup d'eau froide, de faire des exercices réguliers sans aller jusqu'à la fatigue, et de prendre tous les jours un ou deux bains de siége froids, ou à 12° R. pour commencer. Appliquée dans toute son énergie, loin d'être utile, l'hydriatrie est très-dangereuse dans cette névrose; aussi Priessnitz, fort accoutumé à appliquer ainsi sa méthode, ne parle de cette maladie qu'avec frayeur. En effet, les sueurs forcées, les grands bains froids et les douches énormes, sont des stimulants qui doivent vivement impressionner les nerfs délicats de la plupart de ces pauvres malades. Quelquefois, il est vrai, leur usage est suivi d'un calme assez prolongé, mais auquel succède des attaques d'une violence incroyable et qui paraissent avoir souvent amené des déchirures musculaires, et même la mort des malades. Ces accidents qu'éprouvent également les épileptiques qui font usage des eaux minérales, démontrent combien est énergique la stimulation que l'hydrothérapie imprime à toute l'économie, et quels peuvent en être les dangers, lorsqu'elle est appliquée sans précaution, aux personnes prédisposées à l'apoplexie et aux congestions sanguines. Priessnitz ne reçoit pas dans son établissement les malades atteints d'épilepsie.

Cette maladie est donc une de celles que la médecine doit chercher à combattre sans cesse. Les effets avantageux que l'eau produit dans maintes occasions, peuvent faire espérer que l'hydrothérapie n'a pas encore dit son dernier mot sur ce point. Weiss
rapporte des cas de guérison par cette méthode, où les attaques
après avoir augmenté d'intensité, avaient fini par devenir moins
fréquentes, moins violentes et avaient cessé entièrement. Il conseille de commencer par un traitement hydriatrique doux, et de
n'arriver que bien lentement et progressivement aux procédés
énergiques.

Des Convulsions.

L'utilité des affusions d'eau froide, et celle des immersions dans
le traitement des affections convulsives de toute nature, a été constatée par Currie, qui a établi en principe que ce moyen était
d'autant plus efficace qu'on y avait recours pendant la durée de
l'attaque. On peut donc considérer ce remède comme faisant partie
des ressources de la médecine actuelle. Currie ne parle cependant
que de convulsions chez les adultes, et rapporte un certain nombre
de cas, où ces moyens ont beaucoup affaibli les attaques quand ils
n'ont pas réussi à les détruire. Les convulsions dont parle Currie,
rentrent dans ce qu'on appelle communément *attaque de nerfs*,
en notant toutefois qu'elles existaient chez des hommes robustes,
et non chez des hystériques, et que les malades, nullement accoutumés à leur apparition, se trouvaient dans un danger réel.

Chez les enfants, ce moyen n'a jamais été employé et avec raison, car il est souvent fort difficile de leur administrer un simple
bain. L'enveloppement dans de grandes serviettes mouillées, l'application sur la tête de compresses calmantes, l'usage intérieur de
l'eau froide pourraient être employés dans les cas, où quelques

symptômes convulsifs, et un état de chaleur à la peau feraient craindre au médecin l'apparition d'accidents plus redoutables. Que l'affection soit purement nerveuse, ou qu'elle soit réellement le précurseur d'une phlegmasie ou d'une congestion cérébrale, la sédation que ce moyen opère sera très-utile. Quant à la température de l'eau, elle doit être très-basse ; 12° à 14 R., suffisent en pareil cas.

Tout en avouant hautement l'utilité relative de l'eau froide dans les affections franchement nerveuses, est-il vrai que ce remède soit le seul qu'il convienne d'employer dans ces maladies? Les médecins savent à cet égard combien sont vraies les paroles de Stoll : « *Fere nullum remedium est quod non aliquando nervinum fuerit.* » Beaucoup de remèdes agissent, en effet, comme antispasmodiques, et ceux qui veulent réduire la médecine à n'employer en toute circonstance que l'eau froide, ignorent combien il importe au médecin d'avoir à sa disposition un certain nombre d'agents thérapeutiques. Admettons que l'eau soit dans ces cas un des meilleurs sédatifs que l'art possède, s'ensuit-il que ce moyen doive en être le seul, et que, dans le cas où l'on n'en aurait pas à sa disposition, il faudrait ne rien faire pour soulager le malade? Les lignes suivantes répondent à cette question.

Sans doute la sédation qu'on chercherait à opérer au moyen des émissions sanguines dans les convulsions de nature nerveuse, offrirait des inconvénients et devrait être rejetée, parce qu'elle est rarement durable, et parce qu'elle tend, en affaiblissant le malade, à augmenter l'irritabilité du système nerveux que l'on veut calmer. Mais ce principe une fois admis, le praticien se gardera bien de se laisser entraîner trop loin dans son application, car il sait, lui, combien il est difficile, chez de jeunes sujets à système sanguin développé, de tracer une ligne de démarcation bien tranchée entre la convulsion purement nerveuse et celle où l'inflammation, plus ou moins diffuse, menace d'envahir l'encéphale. J'ai cité, en parlant des fièvres éruptives, le cas d'un jeune garçon robuste et sanguin qui, à la suite d'une rougeole, fut pris d'anasarque générale et de convulsions très-violentes. Il resta sans connaissance et dans un état de carus, et la vie ne semblait indiquée que par de

rares tressaillements convulsifs des membres; la face était vul-
teuse, le pouls dur, plein et serré. Évidemment ces convulsions
n'étaient pas purement nerveuses. Une saignée du bras et un lavement purgatif firent cesser ces accidents et rendirent la connaissance au jeune malade, qui était en quelque sorte guéri au bout
de quelques heures. On mit des compresses calmantes sur la tête,
mais j'avoue que dans des cas de ce genre, mieux vaut, ce me
semble, produire une sédation par la saignée que de s'en tenir aux
enveloppements et aux frictions d'eau froide,

La sédation que l'on obtient par l'opium et les narcotiques dans
les convulsions nerveuses offre, sans doute moins d'inconvénients
que celle qui résulte des émissions sanguines; mais son action est
lente, et les doses ne sont pas toujours faciles à mesurer, car ici
il convient de ne pas trop se presser, si l'on ne veut pas courir la
chance de voir se produire le narcotisme au lieu du calme. Cependant les bons effets de ces agents dans certains états convulsifs,
tels que le hoquet opiniâtre, ne sont pas contestables, et beaucoup
d'accidents spasmodiques cèdent à leur emploi bien dirigé. Dans
l'affection convulsive la plus redoutable, le tétanos, des cas de
guérisons authentiques ont été obtenus par l'opium, administré
même à de très-hautes doses. Faudrait-il donc renoncer à ce
remède si les affusions froides restaient sans succès? Non, sans
doute, et tout médecin qui agirait ainsi serait grandement cou-
pable.

Ce que je viens dire des narcotiques, peut également s'appliquer aux divers antispasmodiques dont la médecine a tant à se
louer, et qui, employés à propos, ont produit et produisent journellement des guérisons qu'on ne peut révoquer en doute. Je suis
même convaincu que, lorsque l'expérience aura prouvé que l'hydrothérapie ne guérit pas toutes les affections convulsives, l'on
sera fort heureux de recourir à ces agents si précieux.

Je ne voudrais pas laisser croire que je préfère, dans les névropathies, un traitement basé sur les narcotiques ou sur les antispasmodiques, à celui de l'hydrothérapie raisonnable. Je pense, au
contraire, que cette dernière méthode mérite la préférence, et
que la même personne dont le hoquet aurait été calmé par un

demi-grain d'opium, ferait très-mal de continuer l'usage de ce narcotique, tandis que l'hydriatrie pourrait lui être extrêmement profitable. Je suis également convaincu que, même dans les cas où cette méthode n'aura pas produit les résultats qu'on en attendait, les effets des agents thérapeutiques tirés de la classe des narcotiques ou des antispasmodiques, seraient puissamment secondés par l'usage simultané des procédés et des règles de l'hydriatrie.

Dans les convulsions causées par la présence de vers intestinaux, ne serait-il pas contraire aux règles du simple bon sens de s'en tenir à l'hydrothérapie, qui néanmoins pourrait rendre des services dès que les moyens administrés auraient chassé ces parasites ? Des accidents convulsifs occasionnés et entretenus par la présence dans l'estomac de substances nuisibles quelconques, et dont l'expulsion prompte est réclamée impérieusement, céderont à l'usage d'un émétique, et il serait parfaitemement absurde de recourir en pareil cas à des boissons aqueuses abondantes, tandis que ce dernier moyen conviendra à merveille dans certaines formes de gastralgie.

Je n'hésite même pas à avancer que la médecine possède dans le tartre stibié un agent thérapeutique dont elle peut obtenir quelquefois des effets sédatifs très-marqués, et cela, indépendamment des cas où cette sédation résulte de l'évacuation d'un agent nuisible que renfermerait l'estomac. En effet, l'action sédative de ce médicament n'est point bornée aux cas purement inflammatoires, elle peut offrir aux praticiens des résultats très-remarquables dans des occasions où l'élément phlegmasique manque, et où l'éréthisme nerveux général constitue le symptôme principal et se traduit au dehors par de violentes convulsions. Ici, c'est au collapsus qui succède à l'administration de l'émétique, que l'on doit les bons effets du remède. Les observations suivantes viennent à l'appui de cette assertion, et dans ces deux cas, chose remarquable, il m'aurait été impossible de me procurer l'eau froide nécessaire aux affusions.

Le nommé L***, domestique, âgé de trente-cinq ans, grand, mince et cependant à système musculaire vigoureusement déve-

loppé, d'un tempérament nerveux, mais habituellement bien
portant, fut pris dans la soirée du 15 août 1841, d'accidents nerveux graves, sans autre cause appréciable que d'être resté longtemps sur la rivière, exposé au soleil, et d'avoir pris un petit verre
d'eau-de-vie. Les personnes qui l'avaient accompagné m'ont assuré
qu'il n'avait pas bu d'autres spiritueux. Il dîna seulement avec un
potage. Vers huit heures et demie du soir, il fut pris de mouvements convulsifs violents, et je le vis vers onze heures. Il était
alors en proie à une attaque nerveuse que je ne puis comparer
qu'aux convulsions des malheureux affectés d'hydrophobie. Six
hommes le maintenaient avec peine sur le lit et un septième placé
avec un oreiller vers la tête, lui tenait cette partie et s'efforçait
d'empêcher que le malade ne se la brisât contre le bois de lit. Les
mâchoires étaient fortement serrées, aucune écume ne sortait de
la bouche, et le malade conservait toute sa connaissance. Il pous-
sait de temps en temps des gémissements comprimés, dus à une
expiration convulsive, la face était injectée, les yeux brillants, la
peau conservait sa chaleur naturelle, et elle était à peine moite. Il
faisait alors très-chaud dans la chambre du malade, le pouls n'était
pas perceptible à cause de l'agitation excessive. J'appris des assistants que l'accès actuel était le sixième, que ces accès duraient plusieurs minutes, et revenaient après des intervalles variables, enfin
que le malade n'avait pas perdu connaissance un seul instant. En
effet, bientôt je vis renaître le calme, et le malade but de l'eau
fraîche, à ma grande satisfaction, car je croyais avoir assisté à des
convulsions rabiques. Il put entrer dans quelques détails, m'assura que c'était la première fois qu'il éprouvait de tels accidents,
que la seule chose inaccoutumée qu'il eût fait dans la journée,
c'était d'avoir bu le petit verre d'eau-de-vie, et cela pour remédier
à un malaise général qui s'était déclaré subitement. Le pouls, qui
offrait quatre-vingt-dix pulsations immédiatement après que les
convulsions eurent cessé, ne tarda pas à tomber à soixante-quinze,
il était peu développé, chaleur naturelle à la peau, pupilles con-
tractiles et plutôt dilatées que resserrées, la lumière n'offusquait
point le malade. Des serviettes bien imbibées d'eau froide furent
placées sur la tête, et l'on chercha à se procurer de l'eau pour

administrer un bain. Une potion éthérée et laudanisée fut apportée
aussitôt. Pendant ces préparatifs, les accès convulsifs dont la fréquence augmentait, revinrent à plusieurs reprises avec la même
violence; le malade les sentait venir, les annonçait aux assistants,
et alors il lançait la tête à droite et à gauche avec une violence
effrayante, comme s'il cherchait à se la briser contre le bois du
lit qu'on avait du reste soigneusement garni. En même temps, des
convulsions extrêmement violentes agitaient les membres en tous
sens. Les mâchoires étaient fortement serrées l'une contre l'autre,
mais quelquefois le malade saisaissait avec les dents et presque
à son insu, les draps et les couvertures, et les déchirait en lam-
beaux. Un de ces accès convulsifs venant à le surprendre pendant
qu'il buvait, car la soif était vive dans l'intervalle, il saisit le verre
avec les dents, le brisa et en broya les fragments sans se couper.
Pendant ces accès, je faisais verser sur la tête toute l'eau froide
que l'on pouvait se procurer, et nous eûmes bientôt de la peine à
en avoir. Quelques cuillerées de la potion laudanisée avaient été
administrées, mais les accès se renouvelaient toutes les dix minutes. Le malade ayant entendu un des assistants parler de saignée,
s'écriait que jamais on ne le saignerait tant qu'il pourrait s'y
opposer, que sa femme était morte par suite d'une saignée, etc.
Voyant que la force serait inutile, quand même j'aurais désiré
recourir à la saignée, ce que je ne voulais pas, je me hâtai de
calmer la vive émotion que ce malheureux ressentait, en lui pro-
mettant de le guérir sans le saigner, et cependant une heure
s'était écoulée sans aucune amélioration. Loin de là, le mal semblait augmenter et la potion dont le malade prenait une cuillerée
toutes les cinq minutes, restait sans effet. Il semblait en être de
même des affusions froides sur la tête, et des compresses calmantes. Le bain n'était pas encore arrivé, et je réservais l'eau
froide pour la tête, car les affusions froides sur le corps n'ont
pas été employées. D'ailleurs je ne savais pas comment l'on pourrait placer ce malheureux dans un bain, tant les convulsions étaient
violentes. La potion à laquelle du laudanum avait été ajouté, ayant
occasionné des nausées, je résolus de provoquer le vomissement,
dans le but d'obtenir un collapsus qui ferait cesser l'état d'éréthisme

extrême du malade. A cet effet, trois grains d'émétique furent dissous dans deux verres d'eau, et administrés au malade à son insu. Bientôt les vomissements survinrent, et quoique le malade ne rendît que la potion et les boissons ingérées, ce dont j'avais grand soin de m'assurer, on voyait évidemment que les attaques convulsives diminuaient de force et de longueur, à mesure que le malade vomissait. On s'empressa de faciliter cette évacuation en donnant une infusion tiède de fleurs de camomille. Enfin, à la suite d'efforts très-violents, et qui ne produisirent que de l'eau et des mucosités jaunies par le laudanum, le malade s'étendit dans son lit comme un homme délivré d'un fardeau qui l'accable, et s'écria : je me sens bien, je suis sûr que je n'aurai plus d'attaques ; et, en effet, à dater de ce moment, les accès convulsifs ne reparurent plus. Des bains, quelques jours de repos et des boissons délayantes suffirent pour assurer la guérison. Actuellement, quatre ans se sont écoulés sans que cet homme ait rien éprouvé de semblable.

La nommée Marthe..., couturière, âgée de vingt-six ans, de moyenne taille, brune, forte et robuste, habituellement bien portante, fut prise dans la soirée du 11 février 1843, d'accidents nerveux pour lesquels on réclama mes soins, à minuit. Les accidents nerveux se reproduisaient, me disait-on, par accès toutes les dix ou quinze minutes, et la malade semblait alors comme folle. Je la vis dans un de ces accès, jetant de haut cris, se débattant avec une violence extrême, dans son lit qui était tout bouleversé et dans lequel on la maintenait avec peine. Toute cette agitation, tous ces mouvements convulsifs, semblaient occasionnés par une douleur épigastrique des plus vives, car la malade ne cessait de crier, de s'agiter et de porter les mains vers cette région jusqu'à ce que cette douleur, venant à cesser, le calme renaissait. Je pus alors questionner la malade, qui m'apprit que les règles avaient coulé comme à l'ordinaire, et avaient cessé naturellement depuis six jours ; que dans le jour, n'ayant pas d'appétit, elle n'avait pris qu'un potage, que le ventre était libre, et que depuis plusieurs jours aucune substance indigeste n'avait été ingérée. La malade attribuait elle-même son mal à un excès de travail. Du reste, cha-

leur naturelle de la peau, et état normal du pouls, quelques minutes après le rétablissement du calme, la pression épigastrique
n'occasionne ni douleur ni malaise, il n'y a ni soif ni nausées,
la langue est belle. La douleur à l'épigastre revient bientôt, la
malade y porte vivement la main et jette de grands cris, en même
temps, des mouvements convulsifs agitent tous les membres. La
malade ne perd pas connaissance, elle n'a pas de spasme à la gorge,
ni rien qui se rapporte à l'hystérie. Elle n'a jamais eu de symptômes de cette maladie. On lui donne douze gouttes de laudanum,
dans une cuillerée d'eau sucrée, un lavement avec six gouttes de
laudanum, une potion fortement laudanisée avec deux grammes
d'éther à prendre par cuillerées tous les quarts-d'heure, fomenta-
tions tièdes et émollientes sur l'épigastre, infusion de tilleul pour
boisson. Ces moyens n'ayant produit aucune amélioration dans
l'espace d'une heure et demie, et la malade ayant pris en tout, tant
par l'estomac qu'en lavement, plus de soixante gouttes de laudanum de Rousseau, sans en être soulagée, je résolus d'employer le
même moyen qui avait si bien réussi contre les accidents nerveux
dont j'ai parlé plus haut. Trois grains d'émétique furent dissous
dans deux grands verres d'eau tiède, la malade n'en but que la
moitié, les vomissements étant survenus promptement. Ils furent
nombreux et suivis d'une prompte diminution, puis de la cessation
de la douleur épigastrique, et de tous les accidents convulsifs. Du
reste, rien de particulier ne fut rendu par les vomissements. La
coloration jaunâtre et l'odeur de matières rejetées indiquaient
clairement la présence du laudanum. On facilita les vomissements
en faisant boire une infusion de fleurs de camomille, lorsque les
efforts n'amenaient plus rien, et vers deux heures et demie les
accidents ayant entièrement disparu, la malade s'endormit. Quelques bains tièdes, quelques lavements émollients, et du repos nécessité par le sentiment de brisure générale qu'éprouvait la malade, l'eurent bientôt entièrement remise. Deux ans se sont écoulés
depuis et elle n'a rien éprouvé de semblable.

Ces faits prouvent, à mon avis, que même dans les affections
nerveuses, la médecine aurait tort de s'en tenir à l'usage de l'eau
froide, et que des malades peuvent être guéris promptement et

sûrement sans y avoir recours. L'on me reprochera peut-être de chercher à prouver une vérité qu'aucun homme scientifique ne conteste, mais quelques détails précis me paraissaient indispensables, car, le croirait-on ; j'ai vu des médecins fort embarrassés de répondre aux attaques des hydropathes. Je crois donc avoir suffisamment motivé l'opinion que j'émets, en avançant que, même dans les maladies les moins inflammatoires, l'eau froide n'est pas indispensable, et que la médecine possède des ressources certaines et des moyens dont l'expérience prouve l'efficacité.

De l'Asthme.

Il a été déjà question de cette maladie lorsqu'elle accompagne une affection organique du cœur, et nous avons vu que l'hydriatric pouvait, même dans ces cas de complication, y apporter du soulagement. Aussi se montrera-t-on moins incrédule aux effets qu'on dit avoir retirés du même moyen contre l'asthme essentiel que je n'ai pas vu traiter.

Les procédés qu'on emploie sont les mêmes. Si l'on croit que la maladie dépend d'une affection goutteuse, on agit vivement sur la peau au moyen de frictions humides énergiques et de transpirations dans la couverture de laine, suivies d'ablutions dans un bain partiel dégourdi ou de simples frictions avec un drap mouillé. D'autres fois, c'est dans le drap mouillé qu'on fait transpirer les malades tous les deux ou trois jours, en y ajoutant toujours les ablutions obligées. Tous les matins aussi, le corps sera lavé d'eau froide, le thorax en particulier, et toute la surface de la peau frottée avec soin, puis le malade doit prendre immédiatement de l'exercice, après avoir bu quelques verres d'eau froide. Avant de s'habiller, une ceinture excitante sera placée autour de la poitrine, et

26

chaque fois qu'on lavera cette partie avec de l'eau froide dans la journée, ce qui se fait à trois ou quatre reprises, la compresse doit être changée. On la garde pendant la nuit, le malade dîne de bonne heure, ne soupe pas, boit plusieurs verres d'eau dans la soirée et prend un bain de pieds avant de se coucher. On frictionne les pieds et les jambes de façon à les réchauffer complétement : ce dernier point est de rigueur. Les bains de siége froids et de courte durée sont aussi employés une ou deux fois dans la journée, mais on en surveillera l'effet très-attentivement, car quelquefois, surtout chez des personnes délicates, ils augmentent le mal, et semblent ramener les accès.

Lorsque ceux-ci surviennent, on fait prendre des bains de pieds d'eau dégourdie qu'on fait alterner avec de l'eau froide, et dans lesquels on fait frictionner les pieds continuellement et vivement. On frictionne aussi la poitrine, et surtout le dos, avec de l'eau froide jusqu'à ce que l'accès se soit calmé. De temps en temps, on fait boire quelques gorgées d'eau froide, et lorsque l'accès est passé, une compresse excitante est placée sur les quatre membres et entourée de compresses sèches. Enfin l'alimentation doit être légère, nutritive et surtout non stimulante.

Ces moyens méritent certainement de fixer l'attention, mais dans le cas où leur usage ne soulagerait pas, refuser d'employer d'autres remèdes me paraît absurde.

De la Coqueluche.

N'ayant pas observé de Coqueluche à Græfenberg, je donne ici seulement le résultat des informations que j'y ai prises à ce sujet. On m'a cité plusieurs familles dont les enfants avaient été traités et guéris en quelques semaines par cette méthode qui a été appliquée dans ces cas par Priessnitz, de manière à amener des sueurs et à provoquer des crises vers la peau. Les enfants étaient enveloppés dans des serviettes mouillées, et maintenus dans une position horizontale, de façon à empêcher que les quintes de toux ne pussent nuire. On cherchait à faire transpirer les malades, et si cela n'arrivait pas, le drap n'était pas renouvelé, à moins qu'il n'y eut de la fièvre. Quand la chaleur était bien rétablie et le drap sec, on le retirait et l'on épongeait avec de l'eau bien dégourdie. Dans les intervalles, l'on plaçait sur la poitrine une compresse excitante, et si la toux était forte, on faisait boire une légère décoction froide de gruau. Chaque jour on frottait le corps pendant une à deux minutes avec de l'eau dégourdie, et l'on avait soin de bien essuyer la peau et de tenir l'enfant dans un appartement chauffé. Chez les deux enfants qu'on m'a montrés, et qui ont été guéris de la coqueluche, les sueurs ne sont venues que le dixième jour des enveloppements; à l'un on donnait à boire de l'eau froide pendant la transpiration, peu à la fois et souvent, mais chez l'autre, elle augmentait tellement la toux, qu'il fallut y renoncer. Les transpirations étaient très-abondantes, et Priessnitz continua de les provoquer tous les deux jours. Il survint chez l'un des malades une éruption regardée comme critique, et qui occasionna de vives douleurs. Dans cette circonstance, les transpirations furent suspendues, et l'on s'en tint aux ablutions et aux applications de compresses excitantes. Les parents m'ont assuré que la maladie avait été beaucoup plus promptement guérie chez leurs enfants que chez ceux qui n'avaient pas été soumis à ce mode de traitement.

Je crois qu'il ne faut véritablement recourir à l'hydrothérapie que quand la coqueluche tend à traîner en longueur, ce qui est assez fréquent, mais, dans les cas ordinaires, des moyens simples suffisent. On sait que dans la forme chronique, la médecine retire de très-grands avantages du changement d'air, et surtout du passage de l'air des villes à l'air de la campagne, et mieux encore, à celui des bords de la mer. Il faut espérer que l'hydriatrie sera très-efficace dans ces maladies si rebelles.

Des Gastralgies. — Des Crampes d'estomac. — Des Coliques.

Les causes qui peuvent produire ces diverses névropathies sont tellement nombreuses, qu'un médecin instruit et attentif pourra seul s'y reconnaître. Cependant comme l'hydrothérapie traite journellement ces affections et souvent avec succès, nous allons tâcher d'apprécier les circonstances de ces faits et voir de quels procédés elle fait usage. Toutes les gastrodynies hystériques se trouvent bien de ce traitement; il en est de même de celles qui reconnaissent pour causes des excès vénériens, des pertes séminales, des leucorrhées immodérées, des flux hémorrhoïdaux trop abondants, des métrorrhagies, des veilles prolongées, etc. Mais dans tous ces cas, il ne s'agit point de boire quelques verres d'eau, de se lotionner et de vaquer à ses affaires, à peu près comme l'on prendrait quelques pilules de quinquina contre la fièvre intermittente, laissant au médicament le soin d'opérer la cure. Il faut changer franchement de manière de vivre, et choisir un air plus pur que celui des villes; il faut de plus faire beaucoup d'exercice, et ne manger que des aliments tout à fait simples et non stimulants. Quant à la quantité d'eau que l'on doit boire dans la journée, elle doit être proportionnée à la faculté digestive de l'estomac.

Les procédés hydriatriques applicables sont nombreux. L'enveloppement dans le drap mouillé est le plus employé, mais les frictions sont plus rarement pratiquées dans ce cas. Les bains partiels et les affusions froides sur l'épigastre, sont très-efficaces. Si les malades peuvent marcher, ils doivent s'efforcer de le faire, mais s'ils sont trop faibles et qu'il faille les remettre au lit, on les couvre de manière à ramener promptement la chaleur aux extrémités, et l'on place sur l'épigastre une compresse excitante qu'on a soin de renouveler souvent.

Les coliques nerveuses sont traitées par l'hydrothérapie, en couvrant l'abdomen d'une large compresse excitante, en évacuant les gros intestins avec un ou deux lavements d'eau dégourdie, puis en enveloppant le malade dans les couvertures de laine, de manière à provoquer la transpiration ou au moins un état de chaleur qui calme la souffrance.

Quant aux coliques hystériques, les compresses trempées dans de l'eau froide et bien exprimées ainsi que les lavements d'eau froide, rentrent tout à fait dans le traitement tant préconisé par Pomme en pareille circonstance. Mais lorsque l'excitation est générale, l'hydriatrie remplace par l'enveloppement dans le drap mouillé, le bain frais prolongé que Pomme déclarait infaillible en pareil cas.

Il y a encore d'autres symptômes nerveux, comme les spasmes des goutteux et des hémorrhoïdaires, qui cèdent à l'emploi de moyens antispasmodiques ou de révulsifs sur la peau. Les connaissances médicales les plus positives, sont indispensables pour reconnaître les causes de ces troubles nerveux, toujours inquiétants de prime abord, et dont on débarasse les malades avec une extrême promptitude quand on sait s'y prendre.

Des Pertes séminales.

L'hydrothérapie jouit d'une certaine réputation contre cette maladie pénible, ainsi que contre les faiblesses qui résultent de l'onanisme. Les observations suivantes de guérison de pertes séminales, dont l'une m'a été racontée par le malade lui-même, alors parfaitement remis, et dont l'autre est rédigée d'après les notes de M. le docteur de Grzymala, donneront une idée assez exacte du traitement suivi en pareil cas.

M. N**, fut pris à l'âge de 17 ans, de pollutions nocturnes fréquentes après une forte excitation vénérienne non suivie du coït,

du moins c'est la seule cause que M. N*** assigne. Il était malade depuis deux ans, lorsqu'il arriva à Græfenberg et se trouvait
alors dans un état grave. Maigreur squelettique, mélancolie profonde, les pertes séminales se faisaient nuit et jour, le sperme
était très-fluide, mais conservait une odeur séminale prononcée, la
seule douleur évidente que le malade éprouvât, existait aux lombes,
elle était accompagnée d'un sentiment de lassitude et de faiblesse
extrême. Divers traitements avaient été suivis et, entre autres, des
affusions d'eau ferrugineuse froide avaient été faites sur les reins.

A Græfenberg on commença par l'enveloppement dans le drap
mouillé, dans lequel on le laissait jusqu'à ce que la chaleur fût rétablie, alors on le retirait pour le mettre dans un bain partiel
dégourdi, où des ablutions et des frictions étaient faites pendant
quelques minutes; avant de s'habiller, une ceinture excitante était
placée autour de l'abdomen et des reins, et le malade allait au
grand air faire de l'exercice, après avoir bu quelques verres d'eau
froide. Vers midi il prenait un bain de siége à 15° R., d'un quart-
d'heure, et plus tard, il le prenait tout à fait froid. Dans l'après-
midi, nouvel enveloppement et bain partiel dégourdi. Ce traitement a duré deux mois, l'état restant le même; le malade buvait
en tout de dix à douze verres d'eau. A la fin du deuxième mois,
Priessnitz, a fait faire chaque matin deux enveloppements dans le
drap mouillé, le second était suivi du bain partiel dégourdi, puis
avant déjeûner, une douche; à midi le bain de siége froid, et dans
l'après-midi, des frictions générales avec le drap mouillé. Vers la
fin du troisième mois, les pertes séminales n'arrivaient que dans
la nuit, et le malade prenait courage; les douleurs de reins étaient
moins vives et les forces étaient un peu revenues. Le même traitement fut continué encore pendant six mois, et dura en tout neuf
mois; la guérison fut complète. Les pertes séminales ont cessé,
les forces et l'embonpoint sont revenus et trois ans après, en 1844,
M. N**, passa l'hiver à Paris en très-bonne santé, et offrant plutôt
les apparences de la force et de la vigueur que des traces de faiblesse. Les pertes séminales ne sont point revenues, mais il y a
des apparences hémorrhoïdaires.

M. W***, âgé de vingt-deux ans, alors lieutenant dans l'armée polonaise, eut extrêmement froid un jour d'hiver, étant de service à l'enterrement d'un général, et le soir il fit quelques excès de table et but surtout beaucoup de vin de Champagne. Cette nuit il eut plusieurs pollutions, et à dater de ce moment, les pertes séminales se déclarèrent. Pendant un an, plusieurs traitements furent employés; il paraît même qu'au début on jugea nécessaire de le saigner; plus tard la cautérisation du col de la vessie fut pratiquée d'après la méthode proposée par M. Lallemand, de Montpellier. Les pollutions revenaient toutes les nuits, et même le jour; la maigreur devint extrême et les forces s'épuisèrent rapidement. L'odeur du liquide éjaculé était franchement spermatique. Après un an de traitement inutile, le malade se rendit à Græfenberg, dans un état de maigreur excessive, tout à fait hypochondriaque, et pleurant sans cesse. Il y avait de plus des sueurs colliquatives. Le traitement consista d'abord en frictions faites deux fois par jour avec le drap mouillé, et deux fois par jour on le plaçait sans vêtements dans une large cuve vide, où on lui faisait pendant une demi-minute des affusions d'eau froide. Ce traitement réuni au régime de Græfenberg, à l'eau froide bue en assez grande abondance, et à l'application autour des reins et sur l'abdomen d'une ceinture excitante, fut continué pendant six mois avant qu'il y eut une amélioration franche; les sueurs colliquatives ont alors cessé. Dans le sixième mois, Priessnitz avait ajouté aux frictions un bain de siége froid, et avait remplacé les affusions par la douche. Le bain de siége était de vingt minutes. Le malade restant toujours profondément mélancolique, Priessnitz lui conseillait de se rendre dans une grande ville pour y chercher quelques distractions agréables, mais il s'y refusa, parce que les pollutions n'avaient pas entièrement cessé. Elles étaient devenues très-rares vers le onzième mois du traitement, lorsque après s'être trouvé un peu mal à l'aise dans la journée, il fut surpris en s'éveillant dans la nuit, de se trouver baigné de sueur. Cela se renouvela chaque nuit, à peu près à la même heure. Voyant que ces transpirations persistaient, Priessnitz agit de la manière suivante pour les faire cesser : avant de se coucher, le malade pratiquait des ablutions d'eau froide, et lorsque les sueurs venaient, il se plaçait nu dans une large cuve où on lui faisait une copieuse affusion d'eau froide sur tout le corps. Ces affusions furent répétées jusqu'à quatre fois de suite dans la nuit, parce que les sueurs reparaissaient. Elles ont duré pendant trois semaines malgré les affusions, et se montraient toujours à la même heure, puis elles ont cessé peu à peu. Après ces sueurs que Priessnitz prétendait être critiques d'une affection goutteuse, l'embonpoint est revenu ; d'ailleurs les pertes séminales étaient devenues très-rares et ont bientôt tout à fait cessé. Le traitement a duré dix-huit mois, et le malade a quitté Freiwaldau très-bien remis, mais mélancolique.

Des Névralgies.

Dans ces affections, trop souvent rebelles aux remèdes de la médecine ordinaire, l'hydriatrie offrira quelquefois une ressource utile, à en juger d'après la communication suivante, adressée par M. le docteur Lachmund au recueil intitulé : *Der Wasserfreund* (l'Hydrophile).

Madame ***, âgée de vingt ans, vive, spirituelle, mais de constitution délicate, était affectée d'une névralgie occupant le nerf frontal droit, et dont l'origine remontait à la convalescence d'une fièvre nerveuse dont cette dame avait été atteinte huit années auparavant. Les paroxysmes sont devenus plus rares dans les dernières années, mais leur durée est illimitée et leur violence toujours aussi grande. La douleur débute dans la partie de la paupière supérieure qui se trouve dans l'enfoncement placé au-dessous de l'arcade sourcillière, d'où elle se répand en rayonnant sur le front, et souvent même sur tout le cuir chevelu. Cette douleur est lancinante au plus haut degré ; pendant l'accès, on sent battre vivement l'artère sus-orbitaire et le côté droit du visage rougit. La peau de la paupière supérieure droite forme un pli qui se rabat sur le bord libre, et le sourcil se déprime sensiblement. Cet état cesse après le paroxysme, mais la physionomie conserve l'empreinte de la souffrance. Du reste, à l'exception de quelques douleurs rhumatismales dans les membres, la santé générale est bonne.

Le traitement hydriatrique fut commencé en été (18 juillet), mais comme cette dame avait une crainte extrême de l'eau, on a pris beaucoup de précautions pour appliquer ce remède. Ainsi , pendant les huit premiers jours, on se borna à faire des ablutions d'eau tiède rendue peu à peu plus fraîche ; la malade but de quatre à cinq verres d'eau dans les vingt-quatre heures. Un paroxysme assez violent , survenu peu de temps après le commencement du traitement, ne fut pas calmé par des douches d'eau froide administrées avec une seringue.

Du 25 juillet au 1er août, l'on augmente la quantité d'eau froide en boisson, les ablutions se font avec de l'eau toute froide , et la malade prend deux fois par jour des bains par immersion, dans une eau vive et froide. Un second paroxysme fut combattu avec avantage par l'application de compresses d'eau froide sur les points douloureux , mais la durée de l'attaque fut de vingt-quatre heures. Un troisième accès, arrivé huit jours après, fut combattu par le même moyen , sa durée fut de douze heures.

A dater du 2 août jusqu'au 9, les ablutions d'eau froide furent remplacées par la transpiration dans la couverture de laine pendant une heure, ayant soin de placer sur le front des compresses calmantes ; immédiatement après la transpiration, immersion dans un bain à 12° R. De plus, deux fois par jour, la malade prend un grand bain d'eau courante froide, et deux bains de gouttes de cinq minutes chacun, sur le front et sur la sortie du nerf sus-orbitaire ; ce bain, que la malade ne pouvait pas supporter d'abord , put enfin être pris pendant une heure.

Du 9 au 16 août, point de paroxysme , et la confiance renaît ; du 17 au 23, paroxysme, mais qui ressemble plutôt à une douleur rhumatismale. L'on ajoute la douche aux autres moyens. L'aspect général de la malade est beaucoup meilleur et elle se trouve mieux sous tous les rapports, bien que les menstrues, qui étaient toujours régulières, n'aient pas paru à l'époque ordinaire. On continue de produire chaque jour une forte transpiration, suivie du bain dégourdi, une douche froide sur tout le corps pendant deux à trois minutes, un grand bain de quelques minutes dans de l'eau courante, et deux bains de gouttes de quinze minutes chacun.

Depuis le 24 août, époque du dernier paroxysme, jusqu'au départ de la malade, qui eut lieu le 17 septembre, il n'y eut plus d'accès, les règles parurent et la santé générale fut parfaite. Vers la fin du traitement, M. Lachmund remplaça le grand bain froid par une seconde douche. La malade continuait à bien se porter plus de deux mois après son départ.

J'ai vu à Græfenberg une jeune anglaise qui y avait suivi pendant six mois un traitement hydriatrique assez énergique, toutefois sans les transpirations, pour des maux de tête nerveux habituels, mais sans en retierr le moindre avantage. Les procédés employés, ainsi que je l'ai indiqué en parlant des douleurs hystériques, étaient l'enveloppement, le grand bain froid, les frictions avec le drap mouillé, les bains de siége et la douche froide. Depuis le retour de cette jeune personne dans son pays natal, les douleurs ont entièrement disparu et sa santé est parfaite.

Une autre jeune dame, que j'ai vue à Freiwaldau, avait été promptement guérie. Agée de vingt-neuf ans, bien réglée, délicate, elle était sujette depuis sept ans à des céphalalgies, à des migraines très-violentes, qui, quelquefois, l'obligeaient à garder la chambre et le lit pendant plusieurs jours, durant lesquels la douleur la rendait comme abasourdie. Ces migraines, qui étaient venues à la suite d'une fièvre grave, avaient cessé après quatre mois de traitement, et n'avaient pas reparu depuis plus de trois mois. On avait eu recours à l'enveloppement dans le drap mouillé, tous les matins pendant trois quarts-d'heure; on le faisait suivre d'un bain partiel à 14° R., puis de frictions et d'ablutions pendant une à deux minutes; vers midi, un bain de siége d'eau froide d'un quart-d'heure, précédé de frictions générales avec le drap

mouillé, et ces dernières frictions étaient répétées le soir avant de
se coucher. Priessnitz n'a pas employé les transpirations forcées,
mais à la fin du second mois, il a prescrit la douche froide, d'a-
bord pendant deux minutes, puis trois et enfin quatre, sans dépasser ce terme.

CHAPITRE 4.

DE L'HYDROTHÉRAPIE APPLIQUÉE A DIVERSES AFFECTIONS NON COMPRISES DANS LES CADRES PRÉCÉDENTS.

Des Congestions sanguines.

L'accumulation anormale du sang dans divers organes, tels que
l'encéphale, les poumons, le cœur, le foie, la rate, etc., soit qu'elle
dépende d'un état asthénique de ces viscères, soit qu'elle résulte
au contraire de l'augmentation de l'activité de ces parties, ce qui
paraît plus facile à admettre, soit enfin qu'elle ait pour cause un
état particulier du sang lui-même, qui semble quelquefois remplir
outre mesure les vaisseaux destinés à le renfermer, est un état

grave, dans lequel les déplétions sanguines générales et locales, le régime et l'emploi des moyens dérivatifs sont parfaitement indiqués. La percussion plessimétrique, perfectionnée dans ces derniers temps, fournit un moyen utile pour reconnaître ces congestions viscérales, dans les cas si fréquents où le doute existe. L'utilité incontestable de la saignée dans certains cas, ne doit pas nous empêcher de reconnaître ses désavantages et surtout ses inconvénients, lorsque le mouvement congestionnel est devenu habituel. C'est alors surtout que l'hydrothérapie mérite la préférence, non ses procédés violents tels que les sueurs forcées, le grand bain froid et la douche froide, mais l'abstinence de tout excitant, beaucoup d'exercice au grand air, l'eau froide bue en abondance, et surtout des bains locaux dérivatifs, des applications de compresses calmantes, des ablutions et des frictions pratiquées dans le but de favoriser le mouvement centrifuge et de fortifier l'ensemble de l'économie.

Tout en considérant comme ridicule et exagéré le blâme que l'hydriatrie adresse à notre thérapeutique, et en particulier à la saignée, qui a rendu de si grands services dans les maladies de ce genre, il faut avouer que la nouvelle méthode a obtenu ces mêmes résultats dans des cas de congestions non moins graves, sans saignées, et par le seul fait de frictions générales, aidées des affusions d'eau froide. L'utilité des bains de siége froids dans les diverses congestions habituelles, si souvent entretenues par un état particulier de l'économie qui fait cesser le flux hémorrhoïdal, est un fait qui mérite l'attention sérieuse des médecins physiologistes, et qui prouve que la lancette et les sangsues ne sont pas le dernier mot de la science.

La médecine trouvera donc dans l'hydrothérapie un moyen auxiliaire des plus utiles dans les congestions aiguës, et quelquefois même ce moyen seul pourrait suffire. Dans les congestions chroniques habituelles, elle trouverait dans la nouvelle méthode des ressources qui agiraient en détournant ces fluxions morbides tout en fortifiant l'ensemble de l'économie. De longues années s'écouleront avant que cette manière de voir soit généralement admise, mais je ne doute pas que, lorsque les exagérations de l'hydrothérapie auront fait place à des idées plus modérées, et lorsque, par conséquent, la défiance très-naturelle qu'elle inspire aux hommes scientifiques se sera dissipée, les bons esprits ne comprennent tout le parti qu'on pourra tirer de cette méthode convenablement appliquée dans toutes les congestions chroniques, soit de l'encéphale, soit de la moëlle, soit du thorax ou des viscères abdominaux.

Des Hémorrhagies.

L'eau froide a été employée de tout temps contre les hémorrhagies. L'hémoptysie seule faisait exception à cette règle, et cependant, l'on sait que Currie et Giannini en ont retiré de grands avantages. L'hydrothérapie en même temps qu'elle accroît cet effet sédatif par des procédés nouveaux, offre encore une ressource précieuse contre le retour de ces flux souvent si graves et si rebelles.

L'enveloppement général dans un drap bien mouillé d'eau très-froide, et plusieurs fois répété à de courts intervalles, paraît avoir souvent arrêté des épistaxis qui avaient résisté à des applications de compresses froides sur la nuque, sur le front, et même sur les parties génitales. L'eau dans ces cas doit être à la glace. Les moyens que la médecine emploie contre l'hémorrhagie nasale atteignent ordinairement leur but, et j'ai vu des épistaxis très- opiniâtres céder à l'introduction méthodique de petits morceaux de glace dans les narines, pendant que des compresses imbibées d'eau glacée étaient maintenues continuellement sur le front. Je ne parle pas de la saignée, dont il faut s'abstenir lorsque les malades, ainsi que cela arrive presque toujours, sont déjà plus ou moins affaiblis. L'élévation du bras du côté d'où s'échappe le sang est aussi un moyen que j'ai vu réussir à plusieurs reprises. Cependant, le procédé hydrothérapique mérite d'être essayé parce qu'il agit sur une plus large surface.

J'ai déjà eu occasion de parler de l'hydrothérapie appliquée à l'hémoptysie, et nous avons vu que ses effets, tant curatifs que prophylactiques, étaient dignes de toute l'attention du médecin. Il en est de même de cette méthode opposée aux hémorrhagies utérines souvent si rebelles, et qui laissent après elles des désordres si profonds. Ici, nous trouvons encore l'effet sédatif immédiat comme moyen d'arrêter l'écoulement du sang, et l'effet tonique, qui, remédiant à la cause du mal, rétablit l'équilibre des forces en agissant sur l'enveloppe cutanée, et de là, sur la vitalité de toute l'économie. Le cas suivant, traité par Priessnitz, à Græfenberg, fera voir la manière brillante dont il sait tirer parti de l'agent thérapéutique que le hasard lui a mis entre les mains.

Madame la comtesse ***, âgée de quarante-trois ans, était affectée depuis cinq à six ans de métrorrhagies qui avaient été vainement combattues par tous les moyens que les médecins de *** (en Gallicie) avaient pu employer. D'après leur dire, il n'existait aucune affection organique de l'utérus. Elle arriva à Græfenberg dans un état d'anémie complète, et les pieds fortement œdematiés. Ceux qui la virent ne pensèrent pas que Priesnitz consentirait à la traiter, et lui exprimèrent une grande surprise en voyant qu'il s'en chargeait. Il dit qu'il avait d'abord hésité, mais qu'un examen plus attentif lui avait fait reconnaître qu'il y avait encore de la ressource. Quoiqu'il en soit de sa perspicacité, cette fois elle ne fut pas en défaut, la malade ayant quitté Græfenberg six mois après, en très-bon état.

Le traitement consista en enveloppements dans le drap mouillé, d'abord deux fois chaque matin, et en changeant le premier, dès que la malade s'était réchauffée; on faisait des frictions générales avec le drap trempé dans de l'eau froide; dans la journée, nouvel enveloppement et nouvelles frictions, beaucoup d'exercice des membres supérieurs, lait froid et pain, matin et soir, viande et légumes pour dîner, mais froids. Pour boisson, huit à dix verres d'eau par jour. Ces moyens semblaient avoir déjà considérablement fortifié la malade, lorsque vers la fin de la troisième semaine,

l'hémorrhagie utérine tant redoutée apparut avec une extrême violence. Priessnitz prescrivit le repos absolu, la position horizontale
sur un matelas dur, et fit faire des enveloppements continuels dans
un drap mouillé : le tronc seul fut enveloppé. Ce drap fut renouvelé cinquante fois dans les vingt-quatre heures, et le traitement
dura cinq jours, jusqu'à ce que l'hémorrhagie cessât. Les frictions
avec le drap mouillé furent remplacées quelques jours après par
l'immersion dans le grand bain froid, et comme il survint des
signes d'une réaction assez vive vers la peau, Priessnitz dit qu'il
croyait alors pouvoir répondre de la guérison. Tous les moyens
précédents furent continués avec persévérance, et l'on s'abstint
entièrement de bains de siége. La malade partit quelques jours
après mon arrivée, et je pus constater qu'elle se portait bien.

Le traitement prophylactique adopté par Priessnitz, est parfaitement physiologique et offre un bel exemple à suivre à ceux qui
ne connaissent que les remèdes tirés de la pharmacologie. La réaction vitale obtenue par l'application répétée de l'eau froide, l'é-
nergie chaque jour croissante du système musculaire par suite de
l'exercice que l'on prescrit, et enfin une modification profonde
imprimée à toute l'économie, telles ont été les incontestables
avantages de ce traitement. Et qu'on ne pense pas que le succès
n'a été aussi prononcé que parce que la malade était profondément
affaiblie, et que, chez une jeune femme, ces moyens eussent été
trop stimulants. J'ai vu un traitement basé sur ces mêmes principes donner lieu aux plus heureux résultats chez une jeune personne dont les règles venaient de paraître, et chez qui cette évacuation constituait une véritable hémorrhagie. Aucun remède
pharmaceutique n'a été employé, aucune eau minérale n'a été
prescrite. Des exercices gymnastiques, dirigés de manière à développer particulièrement les muscles des bras et de la partie supérieure du corps, des bains d'ondée froids journellement répétés,
et l'abstinence de tout aliment excitant, firent cesser l'hémorrhagie
et rétablirent la santé. Quatorze années se sont écoulées depuis
cette époque, et la jeune fille devenue épouse et mère, se vit de
nouveau tourmentée par les mêmes accidents. Dirai-je que la
jeune dame éprouva la plus grande répugnance contre ce traite-

ment qui lui avait été si favorable, et qu'il fallut toute la fermeté
de Priessnitz pour combattre ce préjugé. Il sait parfaitement se
faire obéir, et dans cette circonstance, le succès fut très-prompt.

Il est impossible de ne pas reconnaître combien il est préférable,
pour l'avenir des malades, de remédier à ces sortes de fausses routes
de la circulation, en renforçant les autres systèmes, et en diri-
geant, pour ainsi dire, le sang dont la perte augmente la faiblesse
générale. Les oppressions, les douleurs de reins, la leucorrhée,
suites ordinaires des règles immodérées, ne sont nullement des
contre-indications de ce traitement. L'exercice convenablement
dirigé développera les forces, mais cet exercice devra être raisonné.
On ne permettra pas à une femme sujette à des pertes utérines, de
faire des courses fatigantes à pied, ni de se livrer à la danse.
Priessnitz fait scier du bois aux princesses, duchesses, com-
tesses, etc., et comme il ne sait pas diriger la gymnastique, il
craint qu'il n'arrive des accidents. Atteindre son but lui suffit, et
le moyen le plus simple est celui qu'il préfère.

Dans un cas de métrorrhagie active, doit-on préférer l'hydrothérapie à la saignée et au seigle ergoté, dont l'action hémostatique
est quelquefois si remarquable? Je crois la méthode hydriatrique
plus efficace, en faisant observer toutefois que lorsqu'on juge convenable de porter directement sur l'utérus l'effet sédatif de l'eau
froide, au moyen du siphon, la température de celle-ci doit être
lentement abaissée et ensuite maintenue à zéro pendant un temps
assez considérable, afin que la sédation qu'elle imprime remplace
le caillot dont elle empêche la formation. L'application de l'eau
très-froide sur le col utérin n'est jamais employée par Priessnitz.

Ce mode de traitement des hémorrhagies utérines, qui réunit
en lui tous les avantages de l'hygiène et ceux de l'hydriatrie considérée comme moyen de fortifier la constitution et d'imprimer à
la surface du corps une activité centrifuge qui lui manque, est
d'autant plus heureux que cette maladie constituant une véritable exagération fonctionnelle, on ne peut la combattre d'une
manière méthodique et rationnelle qu'en développant en sens
contraire les fonctions des autres systèmes, et en particulier de
celui qui absorbe le plus de sang, je veux parler du système mus-

culaire. Quand à la sédation que Priessnitz cherchait à opérer pendant l'accès hémorrhagique, je ferai remarquer qu'il n'agissait pas sur les extrémités dont il maintenait la chaleur et la circulation par des frictions, et en les couvrant avec soin. Peut-être dans un cas de ce genre où, à cause de la faiblesse de la malade, il faudrait arrêter au plutôt l'hémorrhagie, pourrait-on conduire de l'eau glacée directement sur l'utérus au moyen d'un siphon à courant continu, ou même tenter la compression de l'aorte abdominale si l'embonpoint de la malade n'y apportait pas d'obstacle.

Dans les cas précédents, les moyens pharmaceutique auraient-ils obtenu le même succès que l'hydriatrie? D'abord ces moyens avaient échoué. Les ferrugineux qu'on avait voulu employer contre l'état anémique, auraient eu l'inconvénient de stimuler trop vivement l'utérus et d'augmenter l'hémorrhagie. Quant au seigle ergoté qui s'est montré souvent efficace dans ces affections, je ne pense pas que ce médicament puisse jamais soutenir la comparaison avec le traitement hydriatrique, surtout lorsqu'il s'agit de redonner à l'économie profondément affaiblie, une vie nouvelle. Cependant si l'hydriatrie ne réussissait pas, il faudrait se souvenir que ce remède a quelquefois rendu de grands services.

L'hématémèse et les hémorrhagies intestinales, sont trop souvent le résultat d'une maladie dangereuse pour ne pas essayer de nouveaux moyens de traitement. L'état de l'estomac et des intes - tins doit être pris en sérieuse considération. Aussi, dans le choix d'un traitement à suivre en pareil cas, l'on ne peut nier que celui qui, comme l'hydrothérapie, parvient à son but en fortifiant l'ensemble de l'économie et en augmentant la vitalité des surfaces extérieures, ne mérite une grande attention. Cette réflexion s'applique nécessairement à ces maladies considérées sous un point de vue très-général. L'application aux cas particuliers exige des connaissances médicales qu'un homme de l'art peut seul posséder, et ces connaissances serviraient à rejeter l'hydrothérapie dans des cas sans espoir. En procédant autrement, ses efforts mêmes ne tendraient à rien moins qu'à discréditer le remède. Priessnitz refuse beaucoup de malades, ou bien s'il entreprend la cure malgré les symptômes défavorables qu'il devine plutôt qu'il ne les reconnaît, c'est après avoir exprimé tous les doutes que l'état du malade fait naître dans son esprit. Cette sage réserve ne me paraît pas assez suivie ailleurs et devrait être imitée par les hydropathes qui semblent choisir les cas désespérés, et qui souvent doivent nuire à leurs propres intérêts.

Quant au traitement par l'hydrothérapie de l'hématémèse et des hémorrhagies intestinales, c'est à la sédation que l'on a principalement recours, ainsi qu'à l'effet perturbateur des frictions sur toute la surface du corps. Ici la médecine pratique me paraît n'avoir que bien peu de choses à emprunter à la nouvelle méthode, car l'usage des boissons glacées et du froid à l'extérieur dans ces affections, remonte aux temps primitifs. La science possède en outre la ressource de la saignée, qu'il convient sans doute de ne pas prodiguer, mais qu'il serait absurde d'abandonner. En effet, dans ces hémorrhagies actives, quels autres effets que la sédation et la dérivation cherchera-t-on à opérer? Aucuns. Or, je soutiens que la saignée produira ces effets dans beaucoup de cas d'une manière bien plus heureuse, en l'adjoignant à l'hydrothérapie, qu'en ayant recours à cette dernière seulement. Ici l'on ne pourra opposer aux émissions sanguines l'objection tirée de ce que ces moyens nuiraient aux efforts de la nature qui tend à débarrasser l'économie des humeurs peccantes. Nous savons à quoi nous en tenir à l'égard des ménagements de l'hydrothérapie, nous savons que loin d'être expectante elle agit et cherche à imprimer le mouvement. Evidemment une congestion hémorrhagique ne peut pas être comparée à un engorgement chronique, ou même à un engorgement inflammatoire où l'on pourrait, à la rigueur, supposer l'influence de quelque vice des fluides de l'économie, le flux sanguin est essentiellement vital, et dans ces moments graves, vouloir établir en principe que la saignée ne doit jamais être pratiquée, me semble un contre-sens évident.

Dans l'hématémèse la glace et les émissions sanguines, ou l'hydriatrie seule dans beaucoup de cas, surtout si la faiblesse du malade contre-indique la saignée, sont les bases du traitement à suivre. Mais dans les hémorrhagies intestinales chroniques, dans celles où les forces du malade s'épuisent si rapidement, faudrait-il renoncer aux moyens dont la grande efficacité est prouvée et reconnue? Les astringents, tels que le ratanhia, le cachou, etc., ne valent-ils pas mieux que l'eau fraîche? Je crois qu'un tel abandon des moyens que l'art possède, serait fatal dans plus d'un cas, et qu'il importe beaucoup de ne pas se dessaisir des ressources dont l'efficacité ne peut pas être contestée. Ainsi, chez des sujets épuisés par une hémorrhagie intestinale, l'hydriatrie mise en usage dans l'intervalle des accès hémorrhagiques, ne doit pas empêcher d'avoir recours à d'autres remèdes efficaces, si l'hémorrhagie vient à reparaître. Je renvoie ceux qui croient aux vertus miraculeuses de l'eau froide dans les affections chroniques de la membrane muqueuse intestinale, a l'observation du jeune homme de Magdebourg, traité par Priessnitz à l'aide de ce moyen seulement, malgré l'accroissement progressif des symptômes. Et cependant l'hydropathe ne s'en tenait pas uniquement à l'eau froide à l'intérieur; il faisait pratiquer en outre d'énergiques frictions sur toute la surface du corps.

En parlant de l'hydriatrie appliquée au traitement des hémorrhagies, il convient de rappeler que Pomme, marchant sur les traces de Hoffmann, recommande très-particulièrement ce moyen dans les hémorrhagies utérines compliquées d'accidents nerveux, et dans la suppression des règles ou des lochies qui survient chez les femmes hystériques, « Mais comment, s'écrie-t-il, persuader les médecins qu'il faut baigner une femme avec des pertes de sang? Comment oser encore se prononcer pour ce remède, chez la nouvelle accouchée dont les vidanges se suppriment tout d'un coup? » (Op. cit. 2 vol., p. 239.) Le même auteur cite à la page 250, l'observation d'une dame qui accoucha à Arles d'un enfant mort, et chez qui survint incontinent une hémorrhagie utérine des plus violentes, accompagnée de mouvements convulsifs qui effrayaient l'accoucheur et la famille. « On m'appela dans la nuit, dit Pomme, on l'avait déjà gorgée de cordiaux avant mon arrivée, et malgré mes défenses, on aurait continué, si je ne me fusse déterminé à passer le reste de la nuit auprès d'elle. L'eau froide fut mon unique remède, j'en fis boire en abondance, et par ce seul secours, les évanouissements, ainsi que les mouvements convulsifs, cessèrent dans l'espace de deux heures, l'hémorrhagie devint à son tour moins considérable, et la malade enfin échappa au danger. Je prescrivis ensuite des rafraîchissements, des bains, et ces remèdes la rétablirent parfaitement. » La pratique de Pomme a eu beaucoup d'imitateurs, et il est probable que l'hydrothérapie mieux étudiée, mieux appréciée, occupera un jour le rang qu'elle mérite.

Il me sera permis, en terminant ce que j'ai à dire sur le traitement hydriatrique des hémorrhagies, de rapporter en quelques lignes le résultat de mon expérience personnelle, relativement à une certaine eau hémostatique, dite eau de Brocchieri, que l'on a voulu, et que l'on persiste à vouloir faire passer pour un remède miraculeux dans ces affections. Employée par moi dans plusieurs cas d'épistaxis et d'hémorrhagies utérines, cette eau est restée tout à fait sans efficacité. J'ai pratiquée sur moi-même une petite incision au bras dans le but d'essayer son pouvoir ; le sang n'avait pas cessé de couler une demi-heure après l'application de cette eau. J'employai la compression. Que n'a-t-on pas dit et écrit sur les vertus de ce liquide ? A entendre certaines personnes, la chirurgie militaire devait renoncer aux ligatures des vaisseaux divisés, il n'y avait plus d'hémorrhagies possibles ! En attendant ces miracles, l'eau de Brocchieri a été vantée comme un anti-septique par excellence, elle doit prévenir la contagion de la morve, de la rage. J'espère que la vérité préviendra la contagion de l'engouement, et que les spéculateurs en seront pour leurs frais d'annonces.

Des Hémorrhoïdes.

Ces dilatations variqueuses des veines du rectum se présentent, comme on sait, sous des aspects très-divers, et lorsqu'elles constituent des tumeurs de volume variable, et formées d'un tissu en quelque sorte érectile, l'altération de tissu prend alors un caractère sérieux. Cette affection ordinairement légère et liée à l'état de la constitution, est très-commune, et cependant quelque fréquente qu'elle soit en France, elle me paraît l'être encore plus dans les pays du Nord, en Allemagne, en Hongrie, en Pologne et en Russie. Aussi remarque-t-on que dans ces contrées, l'état hémorrhoïdaire des malades joue un rôle très-important dans les opinions médicales. On y voit cette affection apparaître chez de très-jeunes gens, et cela d'une manière tellement générale, qu'il est impossible de ne pas l'attribuer à une cause commune. On place en première ligne la disposition héréditaire, on tient compte ensuite de l'oubli des règles hygiéniques, surtout pendant la première jeunesse d'une vie trop sédentaire suivie d'exercices violents, de l'abus du café, de la bière, des liqueurs alcooliques, du tabac, etc. Aussi, le nombre des hémorrhoïdaires est-il fort considérable à Græfenberg, et l'on y voit non-seulement des hommes d'un âge mûr, mais encore beaucoup de jeunes gens.

Il est évident, que puisque les hémorrhoïdes sont liées à l'état général de la constitution, et que les altérations de tissus que le temps a amené dans les parties affectées deviennent habituelles, il est évident, dis-je, que le traitement doit s'adresser à l'ensemble de la constitution, et à la localité affectée. L'hydrothérapie remplit admirablement bien ces conditions et me paraît offrir aux malades qui veulent bien s'y soumettre, plus de chances de guérison qu'aucun autre mode de traitement. Les procédés hydrothérapiques sont peu rigoureux, et il en est de même de l'hygiène qu'elle prescrit. L'hydriatrie appliquée à la cure des hémorrhoïdes dépend trop des indications particulières pour que l'on puisse établir d'une manière précise des règles générales.

En voici cependant quelques-unes : 1° fortifier la constitution par une vie active, par l'exercice au grand air, par le mouvement imprimé non-seulement aux membres inférieurs, mais plus particulièrement aux supérieurs, s'abstenir de toute liqueur fermentée, de café, etc., prendre des mets simples et non-excitants, en quantité suffisante, boire de l'eau froide aux repas et dans les intervalles, prendre des lavements d'eau fraîche et non tout à fait

froide, si la constipation est opiniâtre ; 2° employer les procédés
hydriatriques, d'abord avec ménagement, puis avec une certaine
énergie, de manière à obtenir une réaction prononcée à la peau ;
3° appliquer la ceinture abdominale, donner des bains de siége
d'abord de courte durée, et à une température de 10° à 12° R.
Leur effet paraît favoriser le flux hémorrhoïdal, qui presque
toujours augmente au début du traitement ou revient quand il
avait disparu. Plus tard, lorsque la congestion abdominale est
moindre, la durée des bains de siége est prolongée, et leur température abaissée.

J'ai trouvé à Græfenberg beaucoup de personnes affectées d'hémorrhoïdes à tous les degrés, qui se faisaient traiter par l'hydrothérapie. Les cas suivants serviront à faire connaître ce genre de
traitement.

M***, âgé de ving-neuf ans, grand et robuste, a une affection
hémorrhoïdale dont le début remonte à huit ans. Il n'y a pas de
tumeur au dehors, et les symptômes que le malade éprouve, indiquent une congestion vers les organes du bas-ventre. Il y sent
du malaise, une pesanteur incommode souvent de la constipation, de la céphalalgie, peu d'appétit, les urines sont très-rouges
et déposent beaucoup. Les hémorrhoïdes n'ont pas coulé depuis
plus d'une année. Le malade a fort bonne mine. On l'enveloppa
le matin dans le drap mouillé, puis il se plongea immédiatement
dans le grand bain dont il sortit aussitôt. Le corps bien seché,
l'abdomen fut entouré d'une ceinture excitante, recouverte d'une
ceinture sèche, et le malade but plusieurs verres d'eau fraîche dont
le nombre augmenta les jours suivants. A midi bain de siége froid
d'un quart-d'heure, avec frictions sur l'abdomen. Le soir nouveau bain de siége, précédé de frictions avec le drap mouillé.
Plus tard l'enveloppement dans le drap mouillé a été remplacé
deux fois par semaine, par une transpiration forcée pendant une
heure environ dans la couverture de laine. Il n'y a eu aucune
éruption si ce n'est autour de l'abdomen. Les hémorrhoïdes ont
coulé pendant un mois, la constipation des premiers jours fut
combattue par des lavements d'eau à 12° R. L'appétit est bientôt
revenu, et tous les symptômes de la congestion abdominale ont

cessé, cependant le malade a continué le traitement pendant deux
mois, et a quitté Græfenberg avec l'injonction de boire beaucoup
d'eau fraîche, de mettre la ceinture mouillée autour du ventre et
de prendre un bain de siége froid avec frictions tous les matins, si
les mêmes symptômes venaient à reparaître.

M. N***, âgé de quarante ans, de taille moyenne, robuste,
ayant aux membres inférieurs un grand nombre de furoncles qui
l'empêchent de marcher, se trouve à Græfenberg depuis environ trois mois. Il y était encore pour des hémorrhoïdes dont il
souffrait depuis plusieurs années, bien qu'il eut pris le parti de
toujours travailler debout à son bureau. Toute la famille était
affectée de la même maladie. Les fluxions hémorrhoïdales étaient
continuelles et les digestions très-irrégulières. L'anus est garni de
tumeurs et de temps en temps il s'en forme de nouvelles. Chaque
fluxion donne lieu à une accumulation de gaz dans l'estomac,
d'où ils sont expulsés avec bruit. Le traitement a consisté dans
un enveloppement de trois quarts d'heure, chaque matin, puis de
frictions générales avec un drap bien mouillé; nouvelles frictions à
midi et bain de siége d'un quart-d'heure, à 12° R., un second
bain à quatre heures et un nouvel enveloppement le soir. Ceinture
excitante autour de l'abdomen, eau froide en abondance pour
boisson, lait et pain bis pour les repas du matin et du soir; pas de
plat sucré à dîner. La constipation qui existait d'abord, fut combattue par des lavements d'eau, à 10° R., avec injonction de boire
davantage d'eau froide, et de bien frotter l'abdomen pendant les
bains de siége.

Dès la fin de la première semaine, le grand bain suivit l'enveloppement matin et soir. Le flux hémorrhoïdal est revenu avec
beaucoup de violence vers le douzième jour du traitement, et le
malade s'en plaignit à Priessnitz qui lui dit que cela devait être
ainsi, que le mal devait d'abord augmenter, mais qu'il ne tarderait
pas à se calmer. En effet, après avoir coulé très-copieusement
pendant plusieurs jours, le sang s'arrêta, mais il survint de la
diarrhée, qui persista environ trois semaines. Après quinze jours
de traitement, on commença à faire transpirer le malade, mais
dans le drap mouillé, et les bains de siége furent donnés froids.

Plus tard encore, il prit la douche, d'abord pendant une, puis deux et ainsi jusqu'à cinq minutes. Il lui est survenu à l'hypogastre de très-gros furoncles qui l'ont fait beaucoup souffrir, mais ce sont surtout les jambes qui en ont été attaquées. Priessnitz le faisait rester jusqu'à une heure et demie dans le bain de siége, afin de diminuer, disait-il, la congestion qui existait aux membres inférieurs.

Lorsque je vis le malade, les furoncles aux jambes constituaient sa seule maladie, et il pouvait à peine se traîner à la douche, qu'il ne cessait de prendre. Les digestions se faisaient très-bien et l'appétit était vif. A dater du moment où le flux hémorrhoïdal avait cessé, il n'en avait plus été incommodé. Le malade comptait s'en retourner chez lui aussitôt que l'état des membres inférieurs le lui permettrait.

M. ***, Polonais, âgé de trente ans, très-adonné à l'étude, était affecté d'hémorrhoïdes à un degré extrêmement violent. La maladie paraissait héréditaire, du moins, les parents de M. *** en étaient affectés à un très-haut point. Déjà, dès l'âge de huit ans, il avait autour de l'anus deux petites tumeurs qui l'incommodaient, mais ce ne fut que vers la vingtième année qu'elles commencèrent à fluer. Les fluxions hémorrhoïdales pouvaient passer pour une véritable hémorrhagie. A l'âge de vingt-six ans, il y a eu des hématuries à trois reprises. Enfin, l'affection hémorrhoïdale finit par amener une altération profonde de la santé, les fonctions digestives se troublèrent entièrement, et il s'en suivit une émaciation générale. Ce fut alors (en 1842) que le malade se rendit à Græfenberg. Le flux sanguin était continuel lors de son arrivée dans cet établissement.

Le traitement consista d'abord dans trois enveloppements successifs dans le drap mouillé, où le malade se réchauffait au bout d'un quart-d'heure, on le changeait chaque demi-heure, et après le dernier, on le plaçait dans un bain partiel où on le frottait partout, puis quelques jours après, à ce bain succédait l'immersion dans le grand bain froid. Ces moyens furent continués pendant trois semaines, ainsi que la ceinture excitante autour de l'abdomen et quelques verres d'eau froide le matin et dans la journée, mais

jamais plus de six à huit en tout. Après ce temps, les hémorrhoïdes
coulaient beaucoup moins, et on commença à le faire transpirer
trois fois par semaine dans la couverture de laine, dans laquelle
il restait souvent cinq heures avant que la sueur ne survint. La
douche fut aussi administrée trois fois par semaine, d'abord pendant une minute, puis deux et trois. Le flux hémorrhoïdal cessa
à la fin de la quatrième semaine, mais il survint de la diarrhée,
qui persista pendant vingt-un jours avec beaucoup de violence.
Il y avait quelquefois jusqu'à douze selles dans une nuit. Aussi,
après que le dévoiement eût duré quelques jours, Priessnitz supprima les sueurs et la douche. Il continua les enveloppements avec
un drap mouillé, mais bien exprimé, et après ceux-ci, un bain de
siége à 10° R., d'abord d'un quart-d'heure, puis d'une demi-
heure avec frictions. Dans la journée, une large compresse bien
exprimée couvrait tout le corps depuis le col jusqu'aux cuisses, et
à midi, le malade prenait un autre bain de siége de trois quarts-
d'heure. Ce dévoiement était considéré par Priessnitz comme critique, et tant qu'il dura, aucune restriction ne fut mise ni à la
quantité ni à la qualité des aliments. Lorsque le dévoiement cessa,
au bout de trois semaines, on revint d'abord aux transpirations,
puis à la douche, et le bain de siége tout à fait froid fut continué.
Le flux hémorrhoïdal revint de nouveau, mais avec moins d'intensité, et un mois avant que le malade ne quittât Græfenberg, il
avait cessé de reparaître.

Deux ans s'étaient écoulés depuis cette époque, et M. N*** n'a
pas été tourmenté une seule fois d'hémorrhoïdes pendant ce laps
de temps. Il a eu, lors de son arrivée à Paris, de la diarrhée qui
a persisté pendant une semaine et a cessé spontanément. M. ***
est pâle, et l'expression de sa physionomie est celle d'une personne délicate.

M. le baron R***, Suédois, avait suivi à Græfenberg, pendant
deux saisons consécutives, un traitement hydriatrique pour des
douleurs rhumatismales qui ont été entièrement guéries, mais qui
ont de nouveau reparu, bien qu'il eût suivi un régime hydriatrique. En janvier 1844, se trouvant à Vienne, et le lombago qu'il
avait eu autrefois venant de nouveau à se faire sentir, M. de R***

supprima pendant la nuit la ceinture mouillée dite excitante, dont depuis deux ans il s'entourait nuit et jour les reins et l'abdomen. Il s'est traité lui-même en prenant des bains de siége d'une demi-heure, à 12° R., en faisant des frictions avec de l'eau à 10° R., et en couvrant la partie malade d'une compresse excitante. A la fin de février, il pouvait sortir, mais ayant un jour mangé beaucoup de pâtisserie qu'il digéra difficilement, il fut surpris, le lendemain, de sentir à l'anus une tumeur hémorrhoïdale de la grosseur d'une forte olive, et qui l'empêchait de s'asseoir, tant elle était douloureuse. Le malade gardait le repos, mangeait beaucoup de légumes, pas de viande, et prenait tous les jours un bain tiède et trois bains de siége, à 12° R., il sortait dans la journée en voiture, se couchant sur le côté comme il le faisait sur son canapé. Le mois de mars arriva sans qu'il y eût amélioration. Du reste, aucun flux sanguin n'avait eu lieu. En mars, il eut recours aux transpirations dans la couverture de laine, deux fois par semaine, et tous les autres matins, à l'enveloppement dans le drap mouillé, suivi de frictions avec le drap mouillé, et deux bains de siége par jour. Soulagement marqué que le malade attribua aux sueurs forcées; il parvint à faire rentrer la tumeur, qui disparut à la fin du mois. Se trouvant à Breslau, en mai, la même tumeur hémorrhoïdale sans flux sanguin se montra après une course à cheval, et M. R*** se rendit aussitôt à Græfenberg, ayant beaucoup souffert en route. Priessnitz ne voulut pas le laisser prendre de bain de siége qui, disait-il, augmenterait l'irritation. Cinq fois par semaine, sueurs forcées d'une à deux heures, puis ablutions dans un bain partiel à 12° R., douche dans la journée et enveloppement dans le drap mouillé vers l'après-midi, bain de pieds froid avec frictions pendant une demi-heure. Le soir, douche. Le matin quand on ne le faisait pas transpirer, enveloppement dans le drap mouillé et ablutions. Ce traitement fut continué pendant six semaines sans amélioration, bien qu'on y eût ajouté le grand bain, pris après la transpiration. Ce ne fut que dans le mois de juillet que la tumeur rentra; les urines déposèrent alors un sédiment calcaire extrêmement abondant, mais le malade ne pouvait pas marcher plus de deux cents pas sans être arrêté par des douleurs in-

tolérables qui survenaient à l'anus. Ces douleurs persistaient avec
autant de force quand je vis le malade au mois d'août. Je n'ai pu
apercevoir aucune trace de fissure, et la défécation n'était point
douloureuse. Pour faire de l'exercice, le malade passait ses journées à scier et à fendre du bois. Ce ne fut que dans le mois de
septembre que la douleur disparut et que le malade fut capable
de se promener comme auparavant. La réponse de Priessnitz aux
plaintes souvent répétées du malade sur la persistance de la douleur malgré la durée du traitement fut que le mal se jetait toujours sur les parties faibles comme l'était chez lui la marge de
l'anus. L'explication, je n'ai pas besoin de le dire, satisfaisait complétement le patient.

Il existe souvent chez les personnes qui ont été autrefois affectées d'hémorrhoïdes fluentes, comme chez celles qui y sont prédisposées, des symptômes qui indiquent des congestions vers divers viscères importans, tels que l'encéphale, la moëlle épinière,
les poumons, le foie, la rate, les reins ou la vessie. Ces symptômes disparaissent en général lorsque le flux hémorrhoïdal vient à
paraître. Dans plusieurs circonstances, le pronostic et la guérison
de ces affections, qui avaient depuis de longues années tourmenté
les malades, ont été pour Priessnitz l'occasion de triomphes éclatants. Dans ces cas, les bains de siége de 12° à 18° R., et de
courte durée, un quart d'heure ou au plus une demi-heure, avec
des frictions faites sur le bas-ventre et sur les parties placées dans
le bain, sont constamment prescrits, ainsi que les bains de pieds
contenant très-peu d'eau froide, avec des frictions d'une demi
heure dans la même eau. Les ablutions sur tout le corps avec de
l'eau froide, beaucoup d'exercice en plein air, et l'eau froide bue
en abondance, constituent également des règles de conduite générale. Les autres procédés varient suivant les indications. Ainsi,
lorsqu'il y a des étourdissements, que la tête est constamment
lourde, et qu'il y a des bourdonnements dans les oreilles, la tête
doit être couverte de compresses imbibées d'eau froide, pendant
que le malade prend les bains de siége à 12° ou 18° R., et lorsqu'on est parvenu à établir le flux hémorrhoïdal, un traitement
plus énergique doit être adopté pour débarrasser la constitution en

agissant sur la peau, et l'ensemble de l'économie par les enveloppements, le grand bain, la douche et les sueurs modérées.

Lorsque des crampes dans les membres, une sorte de roideur ou de contracture dans les membres inférieurs, quelquefois plus marquée dans l'un que dans l'autre, et une espèce de compression à la partie inférieure de la colonne vertébrale, indiquent que la moëlle est le siége de cette congestion, alors, outre les moyens dérivatifs, tels que bains de siége et bains de pieds, il convient de vider quelques caraffes d'eau fraîche sur la partie supérieure de la colonne vertébrale, de manière à laisser couler l'eau tout le long de cette partie. En pratiquant les ablutions générales, on a soin de frotter pendant plusieurs minutes avec de l'eau froide la colonne vertébrale, ainsi que les membres inférieurs, puis on essuie et l'on frotte toutes ces parties. Si les symptômes persistent, on a recours à une légère transpiration dans le drap mouillé, ou même dans la couverture de laine, mais seulement pendant une demi-heure tous les jours, en ayant soin de pratiquer immédiatement après des ablutions générales, d'abord avec de l'eau à 10° R., et plus tard avec de l'eau froide. Si la transpiration forcée produit du soulagement, on la renouvelle tous les matins en la faisant durer plus longtemps.

Si la congestion se fait sur les poumons, s'il y a de l'oppression, une sorte d'asthme, les ablutions froides se feront plus longtemps sur la poitrine que sur le reste du corps, et pendant la durée des bains de siége, ou d'un bain partiel avec frictions, on fera sur la poitrine des affusions d'eau fraîche, ou bien on couvrira cette partie de compresses calmantes. La même conduite doit être tenue lorsque les régions précordiales ou épigastrique deviennent le siége de la fluxion. les compresses calmantes devant être appliquées sur ces divers points. Si les reins ou la vessie paraissent être les parties affectées, les bains de siége à 16° R. doivent être plus souvent renouvelés, quatre ou six fois dans la journée, et si le malade s'y trouve bien, on en prolonge la durée.

L'hydrothérapie appliquée à la cure des hémorrhoïdes, me semble agir très-physiologiquement, puisque c'est par l'action des organes eux-mêmes que le dégorgement s'opère, et que la conges-

tion habituelle se trouve détournée au moyen de la vitalité croissante des systèmes cutané et musculaire. D'un autre côté, l'éloi-
gnement de tous les stimulants, une alimentation modérée et de
facile digestion, beaucoup d'exercice, et surtout l'exercice des
membres supérieurs sont des moyens hygiéniques qui, joints aux
ablutions et aux autres procédés hydrothérapiques, ne peuvent
qu'être favorables à la santé. Cependant les frictions continuelles
poussées au point de développer d'énormes furoncles, me paraissent nuisibles, et en vérité, les souffrances que ces éruptions occasionnent chez quelques malades, dépassent toute croyance. Je ne
puis admettre la nécessité de ces douleurs, et je pense que les
mêmes résultats pourraient être obtenus sans provoquer de semblables éruptions.

Le traitement hydriatrique des diverses affections congestives
vers les principaux viscères, me semble aussi de beaucoup préférable aux saignées dérivatives, et aux évacuations locales dont la
médecine pratique est si prodigue, et auxquelles cependant je
conseillerais de recourir immédiatement dans un danger immédiat. Si l'affection est chronique, ainsi que cela arrive le plus
souvent, et si le malade veut bien se prêter à ce traitement, il
offre des avantages incontestables sur les purgations et les applications de sangsues à l'anus. Du reste, ici comme dans tant d'autres
cas, la faute doit être imputée non au médecin, mais aux malades,
qui ont rarement le temps et la volonté de se soumettre aux règles
hygiéniques et hydriatriques qu'on leur prescrit. Mieux vaut alors
opérer un dégorgement par des moyens actifs que de laisser la
circulation s'accoutumer à ces directions vicieuses.

Diverses eaux minérales, les unes très-actives, comme celles de
Carlsbad, de Vichy, d'autres plus douces, celles de Marienbad, de
Neris, etc., ont également beaucoup de succès dans le traitement
des affections hémorrhoïdales, et si l'on y joignait une bonne hygiène, ce que l'on ne fait presque jamais, elles constitueraient
sans contredit le meilleur mode de traitement, et n'auraient aucun
des inconvénients que l'on est en droit de reprocher à l'hydriatrie.

De la Goutte et du Rhumatisme.

Il ne convient pas d'entrer ici dans les discussions scientifiques auxquelles on se livre relativement à la nature de ces affections. C'est sous le point de vue pratique que j'en parle et, considérées ainsi, l'on est forcé de reconnaître qu'elles ne constituent pas une seule et même maladie. Pour résumer en quelques mots la différence qui existe entre elles, je dirai que la dernière paraît liée à un état général de l'économie qui se développe spontanément et dont elle est l'expression, tandis que le rhumatisme auquel les hommes les plus vigoureux sont surtout exposés, reconnaît presque constamment pour cause des fatigues prolongées et l'exposition au froid, le corps étant échauffé. Ces deux causes réunies développent le rhumatisme avec d'autant plus de certitude, que l'habitation est humide, froide et mal aérée. Enfin, la bonne chère et les aisances de la vie produisent la goutte ; le rhumatisme se développe sous l'influence des fatigues, du froid et de l'humidité.

Dans les deux affections à l'état aigu, le but du traitement hydrothérapique n'est pas la sédation. On ne recherche cet effet que lorsque la réaction inflammatoire est forte, et alors on agit sur toute la surface du corps. Aussi, comme dans le rhumatisme aigu, la fièvre est en général très-forte, l'enveloppement dans le drap mouillé, pratiqué dans le but de calmer cet état fébrile et de produire des sueurs, est-il porté plus loin que dans celui de l'accès goutteux, où l'hydrothérapie cherche plutôt à appeler la fluxion articulaire qu'à la calmer.

En considérant sous un point de vue très-général le traitement de ces maladies à l'état chronique, il existe encore certaines dissemblances ; ainsi, dans la goutte, l'hydrothérapie paraît avoir particulièrement pour but l'expulsion d'une matière morbifique et le développement des éruptions furonculeuses, ou du moins les transpirations forcées sont alors une condition essentielle du succès, tandis que dans le rhumatisme chronique, on se garde de provoquer des sueurs aussi fortes et aussi fréquentes, celles-ci ne devant être qu'un moyen accessoire. Enfin, nous avons vu des goutteux et des rhumatisants que Priessnitz ne faisait pas transpirer.

La différence qui existe entre l'une et l'autre maladie se montre également dans les sueurs, qui, ainsi que M. le docteur Piutti l'a démontré, sont claires et transparentes dans le rhumatisme, laiteuses et troubles dans la goutte.

De la Goutte.

Quelques personnes ont conçu l'espoir de trouver dans l'hydriatrie un moyen de guérir radicalement la goutte, et nous souhaitons qu'il en soit ainsi, car cette maladie, *opprobrium medicorum*, selon Heberden, a épuisé jusqu'ici toutes les ressources de la médecine. On s'estime heureux quand on parvient à modérer les accès et à combattre les symptômes graves qui menacent les organes principaux. La simplicité entraînante de la nouvelle méthode, et des succès bien authentiques, expliquent l'enthousiasme qu'on remarque chez ceux qui y ont recours. C'est un bien triste rôle que celui du médecin condamné à examiner au lieu de croire, et à rester froid au milieu de l'allégresse générale. A Græfenberg, il faut se garder d'exprimer même un doute auprès des goutteux, tant ceux-ci ont confiance dans l'hydrothérapie, et tant ils craignent que cette ancre de salut ne leur fasse défaut.

Mais avant d'examiner en quoi consiste ce traitement, il conviendra de passer rapidement en revue les moyens que la médecine pratique oppose à la goutte, afin de comparer le but qu'on se propose de part et d'autre, et les procédés que l'on emploie.

Empêcher le développement de la maladie, prévenir le retour

de ses accès, traiter les parties affectées, et enfin rémédier aux engorgements articulaires qu'elle laisse à sa suite ; telles sont les indications que la médecine se propose de remplir auprès des malheureux arthritiques.

Le premier point est fort difficile et tout à fait du ressort de la prophylactique. Le régime, l'hygiène peuvent quelquefois fournir ce beau résultat, mais cela est rare. Il n'est pas beaucoup plus aisé d'empêcher le retour des accès, cependant, on peut y parvenir. Un médecin de mes amis, issu de parents tous les deux goutteux, fut attaqué de cette maladie au gros orteil et au pied droit. Il avait alors vingt ans. Fermement décidé à lutter contre cet ennemi, il se traça une hygiène rigoureuse dont il ne se départit pas. L'exercice régulier, mais sans exagération, l'abstinence de toute boisson fermentée, de toute liqueur alcoolique, un régime sévère et peu de viande, des bains fréquents avec des frictions générales, soigneusement pratiquées, tel fut son plan de conduite, et cela suffit pour le préserver pendant quarante ans de tout accès nouveau. Ce ne fut que dans sa soixantième année qu'il en fut atteint de rechef.

Ces règles d'hygiène sont en effet les meilleurs moyens de prévenir le retour de la goutte, sans que, cependant, l'on puisse être certain du succès. Des lotions journalières sur les membres inférieurs avec de l'eau salée, à 10° R, ont été également vantées par le docteur Scudamore, comme un moyen prophylactique très-efficace. Je les ai employées dans deux cas sans autres résultats que de voir la goutte revenir avec plus de violence que de coutume. Je croyais cette augmentation du mal purement accidentelle, mais depuis que j'ai appris à connaître l'hydrothérapie, j'ai acquis la conviction que cette pratique constitue un véritable pédiluve excitant. C'est sur l'ensemble de la surface cutanée qu'il aurait fallu agir.

Certaines eaux minérales, celles de Vichy et de Néris, en particulier, jouissent du privilége de libérer de la goutte pendant quelques années, ceux qui en font usage. On a cru devoir inférer de là que l'usage des alcalins aurait le même résultat, mais le succès n'a pas justifié cette opinion. Des frictions soigneusement et journellement pratiquées sur toute la surface de la peau, avec des brosses douces de crin ou de laine, ont, dit-on, prévenu le retour des accès, et chaque ouvrage qui traite de cette affection, ne manque pas de citer l'opinion de Dessault, qui disait que celui qui pouvait payer un domestique pour le frictionner, ne devrait jamais avoir la goutte. Aucun de ces moyens n'ont empêché la maladie de reparaître, bien qu'ils aient paru souvent en retarder le développement, mais toujours est-il que la prophylaxie la mieux entendue, en pareil cas, est celle qui active les fonctions cutanées, et qui s'appuie, en outre, sur une hygiène particulière.

Le traitement de l'accès de goutte est local ou général. En premier lieu, il peut être franchement sédatif, et c'est ainsi que Harvey traitait la sienne, en plongeant le pied dans un seau d'eau froide. C'est dans le même but que le docteur Kinglake conseille de couvrir les articulations malades de compresses trempées dans de l'eau froide et souvent renouvelées. On prescrit, dans la même intention, des cataplasmes faits avec des carottes ou des pommes de terre râpées, cataplasmes qu'on a soin de changer souvent, et ce moyen a l'avantage de ne pas effrayer les malades. D'autres préfèrent des cataplasmes tièdes de farine de graine de lin et de décoction de racine de guimauve, dont l'application est précédée de celle des sangsues, moyen généralement abandonné. Je me suis trouvé très-bien de la lotion du docteur Scudamore; celle-ci se compose d'eau dans laquelle on a broyé un peu de camphre, et qui a été ensuite filtrée; on y ajoute un tiers d'alcool. Le camphre, sans se dissoudre dans l'eau, lui communique une odeur agréable. Cette lotion, que le docteur Scudamore appelle évaporante, est appliquée sur les parties enflammées, au moyen de linges qu'on y trempe, après en avoir élevé la température à 20° R. On leur donne peu d'épaisseur pour que l'évaporation puisse se faire, et on les renouvelle avant qu'elles ne soient sèches. Le bain de vapeur local, qu'on obtient en entourant la partie malade d'un grand morceau de taffetas gommé, est souvent fort utile, surtout la nuit. Il faut laisser cette enveloppe sans y toucher pendant vingt-quatre ou trente-six heures; on trouve alors les surfaces ramollies par la sueur, et l'inflammation considérablement diminuée. On se gardera d'abuser de ce moyen, à cause du trop grand relâchement qu'il peut amener dans l'articulation malade. Enfin, le remède de Sydenham, la flanelle et la patience, adopté par une foule de personnes, me paraît être le plus mauvais de tous, pour peu que la goutte persiste. Le plus souvent, le malade garde le lit ou le repos absolu, l'état général se détériore et la vie devient un supplice.

Les remèdes généraux sont les purgatifs, les sudorifiques et les diurétiques, que l'on décore du nom de spécifiques. Les purgatifs, très-usités en Angleterre, le sont beaucoup moins en France où l'on se contente d'entretenir la liberté du ventre, au moyen de lavements tout au plus laxatifs. Les sudorifiques sont considérés comme échauffants, et le remède de Cadet de Vaux, quarante-huit verres d'eau très-chaude dans la journée, a été abandonné sur des preuves réitérées de son inefficacité. Les diurétiques sont plus usités, à juste titre, à cause des crises qui tendent à s'effectuer par les urines ; l'eau de Vichy, coupée avec une décoction de racine de chiendent, bue à la température de la chambre, est d'un emploi fréquent et beaucoup plus facile à supporter que le petit lait vanté par Scudamore. Cette boisson est moins fade que la décoction de racines de bardane, et son effet est plus sûrement diurétique.

Les spécifiques tels que le colchique, la vératrine, et leurs diverses préparations, réunies ou non à la quinine, et quelques autres remèdes de composition inconnue, sont souvent employés, bien que les médecins en redoutent ordinairement les effets. On ne s'étonnera pas de leur fréquent emploi chez les malades dont l'estomac est sain, car ils font promptement cesser les douleurs, et bien souvent il faut l'avouer, sans qu'il en résulte aucun inconvénient. Cependant, des hommes compétents leur reprochent de rendre la goutte irrégulière et sujette à des retours plus fréquents, puis de cesser d'agir comme spécifiques sur le même malade, après un certain laps de temps. On connaît d'ailleurs beaucoup d'accidents à la suite de l'emploi de ces remèdes, qui sont tous d'une grande activité. J'ai vu un malade très-sujet à la goutte, et qui l'avait depuis trois jours aux deux pieds, prendre un soir une dose de cinquante à soixante gouttes de teinture de colchique, dans

une petite tasse d'infusion de fleurs de tilleul, et pouvoir descendre
déjeûner le lendemain matin. Mais il lui survint dans la journée
un mal de tête qui alla en augmentant, la face se colorait de plus
en plus; enfin, vers les cinq heures de l'après-midi, la parole
devint embarrassée et la tête était fortement congestionnée. On
donna un pédiluve tiède fortement sinapisé, et cela rappela bientôt
aux orteils l'inflammation goutteuse qui les avait quittés dans la
nuit. Néanmoins, je le répète, on voit beaucoup de goutteux employer les spécifiques sans inconvénients immédiats. Quant à l'u-
sage du quinquina, conseillé d'abord par Sydenham, qui ne l'employait pas, puis employé avec avantage par Small, par Raverès,
par Lemnos, par Murray et par Leroy, les bons effets qu'on en a
retirés n'ont pas cependant rendu son emploi général à cause de
l'excitation que ce remède finissait par produire.

A quelle époque doivent être administrés les spécifiques, dans
le cas où l'on croirait devoir les employer? Les uns veulent que
cette administration soit faite aussitôt que la goutte se déclare,
dès que la douleur commence à se faire franchement sentir, et que
la partie malade se tuméfie. De cette manière, disent-ils, on l'arrête avant que les tissus ne soient enflammés, et par conséquent
avant qu'il n'y ait des désordres locaux difficiles à enrayer. Je ne
puis pas adopter ces principes qui me paraissent bien autrement
dangereux que tout ce que l'hydrothérapie propose de plus téméraire, car il n'en est pas de la goutte comme de la gonorrhée,
qu'on peut supprimer sans danger dès le premier jour par des injections légèrement caustiques, par le copahu ou par le cubèbe.
Cette dernière affection est toute locale, et pour le moment le résultat d'une inoculation virulente dont on peut enrayer le cours
sans inconvénient; mais il n'en est pas de même de la goutte, ce
mal mystérieux dont il n'est donné à personne de connaître d'a-
vance les points qu'elle affectera, et la mesure de son développement.

En effet, souvent la goutte attaque un pied, puis elle s'arrête,
mais souvent aussi les deux pieds sont pris l'un après l'autre, puis
un genou, puis les deux, sans que rien ait indiqué, dès le premier jour, qu'il devait en être ainsi. Peut-on croire que le mou-

vement fluxionnaire multiple soit aussi facile à arrêter que celui qui se borne à une seule articulation ? Je crois qu'il est très-dangereux de chercher à enrayer ainsi la fluxion goutteuse, et je pense qu'il est beaucoup plus sage d'attendre qu'elle ait eu lieu, et de n'administrer le spécifique que lorsque ce mouvement est accompli. Mais à quel signe pourra-t-on reconnaître ce moment favorable ? Les urines fourniront ce signe ; celles-ci, en effet, restent rouges, et ne déposent pas, tant que la fluxion s'opère. Ainsi donc, tant que les urines restent claires, le mal peut s'accroître, et il vaut mieux ne pas employer un spécifique quelconque.

La goutte passée à l'état chronique, soit qu'elle ait borné son action à affaiblir les articulations, soit qu'elle y ait produit des engorgements douloureux, ou bien des concrétions tophacées, constitue toujours une maladie difficile à traiter, et contre laquelle les eaux minérales de Vichy, de Néris, de Carlsbad, de Tœplitz, et même l'eau de mer, ont jusqu'ici le mieux réussi. Le massage, les frictions générales et locales, avec des linimens résolutifs, sont autant de moyens utiles, mais dont l'utilité devient moins apparente à mesure que le mal est plus ancien, plus habituel, et que les articulations s'engorgent de plus en plus.

Tels sont, en quelques mots, les remèdes que la médecine emploie contre les affections goutteuses, aux diverses époques de cette maladie, et l'on doit reconnaître que, si son intervention n'est pas toujours heureuse, elle est au moins assez active. Nous allons voir jusqu'à quel point l'hydrothérapie augmente ses ressources et les rend plus efficaces.

Je n'ai pas cru devoir entrer dans aucune réflexion relativement aux diverses théories proposées sur la goutte. Les congestions du système de la veine porte, les concrétions tophacées, l'état acide des sécrétions ne sont pas assez constants pour pouvoir être considérés comme causes de la goutte, mais bien comme effets concommittants. On voit la goutte chez des jeunes gens de quinze et de dix-huit ans, qui n'offrent aucune de ces particularités, tandis qu'elles se rencontrent bien plus ordinairement dans l'âge mûr.

Ainsi en thèse générale, la médecine pratique s'occupe d'abord de calmer les souffrances du malade lors de ces accès goutteux,

elle emploie pour y parvenir des moyens qui ne peuvent amener
la répercussion, puis elle facilite les mouvements critiques qui
tendent à s'établir, surtout par les urines, et cherche ensuite à
opérer le dégorgement des parties affectées par des frictions doucement stimulantes, soit sèches, soit alcooliques, mais non pas
trop actives. Le mouvement du corps est surtout recommandé
aussitôt que les douleurs permettent au malade de s'y livrer, et le
régime, quoique varié selon les individus et les circonstances, doit
toujours être assez sévère. Quant à l'emploi des spécifiques, ceux-ci
ne font pas partie d'un traitement rationnel, quoi qu'on y ait souvent recours dans les cas où leur usage antérieur, n'a été suivi
d'aucun accident.

En passant en revue les diverses applications que l'on fait sur
les parties affectées de la goutte aiguë, il a été question de l'action
sédative de l'eau froide dans cette circonstance. Les hydropathes
s'en servent également. Examinons les différences qui existent
entre les méthodes où le même élément est employé contre la
même maladie.

L'ouvrage publié en 1804, par le docteur Kinglake, sur les effets
avantageux de l'eau froide dans la goutte et le rhumatisme, est
rempli de détails qui ne laissent aucun doute dans l'esprit à cet
égard. Ce médecin faisait boire aux goutteux de l'eau froide en
abondance, et appliquait sur les parties malades de larges et
épaisses compresses imbibées d'eau froide, et renouvelées de quart-
d'heure en quart-d'heure, quelquefois, plus souvent lorsque la
chaleur locale était très-vive. Pour ne pas effrayer les malades, le
docteur Kinglake avait l'habitude de déguiser l'eau en y mêlant
quelques jaunes d'œufs, et en l'aromatisant avec deux ou trois
grains de camphre. Les compresses étaient trempées dans cette
mixture et continuellement renouvelées. Le régime était sévère,
exclusivement végétal, avec suppression complète de boissons excitantes quelconques. Aucun cas fâcheux ne se trouve rapporté
dans l'ouvrage du docteur Kinglake, et beaucoup de faits prouvent
l'efficacité de ce traitement.

La sédation que ce moyen devait produire n'a jamais été niée,
mais on l'a cru dangereux, et la crainte d'une répercussion sur

des viscères importants, a toujours empêché les praticiens de l'adopter. Existe-t-il des faits bien positifs de rétrocession goutteuse, suivie de mort, chez des personnes soumises à ce mode de traitement? On n'en cite pas de bien authentiques. Ordinairement les malades se tenant sur leurs gardes, cessent les applications froides dès qu'il survient quelque symptôme insolite, tel que de l'oppression, une douleur épigastrique vive, de la céphalgie, ou un état nerveux particulier. D'un autre côté, des faits bien constatés de morts subites et difficiles à expliquer, observés chez des goutteux pendant la durée de l'attaque, ont rendu les médecins très-prudents, et fort méticuleux à l'égard d'une sédation énergique dans cette période de la maladie. Le silence significatif que le docteur Kinglake a gardé depuis la publication de son ouvrage, me paraît devoir contribuer à augmenter le doute général. Ce praticien est mort il y a peu d'années, et n'a rien publié depuis 1804, à l'appui des faits et des opinions qu'il fit connaître à cette époque. Et pourtant dans un espace de temps aussi considérable, son expérience sur ce sujet a dû se confirmer par un grand nombre de faits. Ayant eu occasion de voir à Græfenberg, un neveu de ce praticien, jeune médecin fort distingué, j'ai cherché à connaître quelles étaient sur ce point les opinions de son oncle, dans les dernières années de sa vie. Le silence que le vieux médecin gardait à cette occasion, même dans sa famille, peut certainement faire penser que le temps avait considérablement modifié ses opinions premières. Cependant aucun fait désastreux n'a marqué le cours de sa pratique particulière. La seule chose un peu significative qui fût à la connaissance du neveu, se rapportait à une dame de haut rang qui reprochait au vieux docteur un leucôme de la cornée droite, par suite d'une vive ophthalmie occasionnée, suivant la malade, par le genre de traitement qu'il avait employé contre la goutte.

Du traitement hydrothérapique de la Goutte aiguë.

Ici, l'hydrothérapie emploie des procédés entièrement différents. Son but n'est point la sédation, mais bien plutôt l'excitation. Basé sur une hypothèse complètement humorale, Priessnitz veut faciliter l'expulsion de l'*humeur peccante*, et alors, il s'efforce de détourner, de diminuer la fluxion goutteuse, non pas au moyen d'applications sédatives, mais par des bains dérivatifs et des compresses excitantes appliquées sur des points éloignés, de manière à activer la vitalité de ces parties, et à obtenir par là des sueurs générales. Ainsi, la goutte vient-elle à se déclarer à un pied ou à un genou, la fluxion goutteuse marche-t-elle bien, la fièvre est-elle modérée, le malade est mis à un régime végétal pendant les premiers jours, il boit beaucoup d'eau froide, mais peu à la fois, il garde le lit, et sur la partie affectée on place des compresses excitantes, c'est-à-dire mouillées d'eau froide, puis fortement tordues et recouvertes d'une compresse sèche. La première n'est renouvelée que lorsqu'elle est sèche, car, comme nous l'avons dit, il ne s'agit pas d'obtenir un effet sédatif. Cependant, lorsque la goutte s'accompagne de très-vives douleurs, on place le malade dans une baignoire où se trouve environ six pouces d'eau à 18° R., on frictionne tout le corps et les membres inférieurs, mais en évitant de trop irriter la partie malade. Ces frictions durent de cinq à dix minutes, puis on remet le malade au lit, on l'essuie avec soin, et l'on place la compresse sur l'articulation goutteuse. Si les douleurs sont trop fortes pour permettre d'avoir recours à ce moyen, on emploie le bain de siége prolongé avec de l'eau à 14° R., de manière à diminuer l'afflux du sang vers les parties malades, puis on applique la compresse excitante, non pas sur la partie douloureuse, mais au-dessus, à quelque distance.

Dans ce premier temps de l'accès, on ne cherche point à faire transpirer le malade, à moins que le mouvement fluxionnaire ne semble languissant. On l'enveloppe alors dans la couverture de laine, et l'on pousse à la sueur par les procédés usuels, puis quand le malade a transpiré pendant une heure environ, on pratique les ablutions accoutumées avec frictions obligées dans un bain partiel à 18° R., et le remettant au lit, on recouvre de nouveau la partie affectée avec la compresse excitante.

Dans le cas où il y aurait beaucoup de fièvre, on a recours à l'enveloppement dans le drap mouillé, et encore celui-ci doit-il être bien exprimé, pour ne pas trop réprimer le mouvement centrifuge. En même temps que le malade est entouré du drap, l'on recouvre la partie affectée d'une compresse excitante, et l'on place des compresses calmantes sur la tête, à cause de la congestion qui se fait souvent vers cette partie.

Mais, je le répète, les bains partiels ne sont considérés que comme des moyens calmants dans les premiers jours, et l'on peut très-bien s'en abstenir, en se bornant aux compresses excitantes, *loco dolenti*. Dès que la fièvre générale est moindre, que les urines tendent à déposer, et surtout que la peau s'humecte, on a recours à la transpiration dans la couverture de laine, que l'on fait durer environ deux heures, tous les deux jours ou tous les jours, s'il en résulte beaucoup de soulagement. Sur la partie malade, on maintient les compresses excitantes. Souvent lorsque le premier mouvement fluxionnaire est apaisé, que les urines déposent, et que cependant les douleurs persistent, ainsi que l'inflammation locale, alors au lieu de couvrir la partie malade avec les compresses excitantes, on se borne à les entourerr de linge, et l'on fait prendre un bain de siége dérivatif si la goutte est aux pieds. La durée de ce bain doit être d'une demi-heure et quelquefois davantage, puis, après avoir remis le malade au lit, on couvre d'une compresse excitante, non la partie douloureuse, mais celle qui est placée au-dessus. Ainsi, la goutte occupe-t-elle les pieds, on couvre la jambe et la cuisse. Est-elle à la main, on fait prendre un bain de coude d'une demi-heure, avec frictions, puis, le bain terminé, on recouvre tout l'avant-bras avec une compresse excitante.

Lorsque, au contraire, l'engorgement des parties malades tend

à se dissiper, on applique des compresses excitantes, d'abord rarement renouvelées, puis on les suspend, mais en continuant tous
les deux jours les transpirations forcées, suivies des ablutions d'eau
à 12° R. De plus, les jours où ces transpirations n'ont pas lieu,
on pratique chaque matin des ablutions générales et le malade fait
autant d'exercice que possible. S'il ne peut pas marcher, il doit
scier du bois ou se livrer à quelque mouvement qui, sans lui fatiguer le pied ou le genou malades, aura pour résultat de mettre le
sang en mouvement. Est-il nécessaire d'ajouter qu'il faut aller à
l'air autant que possible, si le temps le permet, ou du moins ouvrir la fenêtre pendant qu'on se livre à l'exercice dans son appartement.

Je n'ai vu traiter à Græfenberg que deux cas de goutte. Ceux-
ci se sont montrés chez des personnes soumises au traitement prophylactique de cette maladie, et les remèdes locaux n'ont été que
les compresses excitantes. Le premier cas s'est montré chez un
homme de soixante-trois ans. Depuis quinze jours, on l'enveloppait dans le drap mouillé, on le frictionnait avec un drap bien
imbibé d'eau et on lui mettait la ceinture excitante. Lorsque j'ai
vu le malade, la goutte, qui avait d'abord affecté les pieds, s'était
étendue aux deux genoux, dont les mouvements étaient beaucoup
plus douloureux que ceux des pieds; mais les articulations tibio-
tarsiennes n'étaient le siége d'aucun épanchement synovial. L'on
continuait, comme par le passé, d'envelopper le malade tous les
matins dans un drap mouillé, pendant trois quarts-d'heure, ensuite
on le plaçait dans un bain partiel à 14° R., et pendant cinq à six
minutes, on le frottait partout, mais plus particulièrement autour
des hanches, puis on le remettait au lit, on l'essuyait avec soin
et l'on mettait sur les pieds et les genoux des compresses mouillées
et bien tordues, enveloppées de compresses sèches. Le malade
gardait le lit, prenait du lait et du pain bis, matin et soir, et mangeait peu à dîner. Il buvait beaucoup d'eau froide, mais peu à la
fois, et comme il y avait de la constipation, on lui donna un lavement d'eau froide. Les compresses étaient renouvelées trois ou
quatre fois dans la journée et le soir. La goutte avait disparu dès
le troisième jour, à l'exception d'un peu de gonflement autour de

la malléole gauche. On continua les enveloppements , ainsi que le bain partiel tiède avec frictions , et plus tard le malade prit le le grand bain ; on le fit transpirer tous les deux jours , et on lui administra la douche ainsi que tout le traitement prophylactique de la goutte. Il lui est survenu d'énormes furoncles sur tout le corps ainsi qu'une sorte d'éruption miliaire.

M. G***, âgé de quarante-un ans, était depuis six semaines en traitement à Græfenberg pour une goutte chronique qui datait de bien des années, et dont il sera question plus tard. Le traitement était très-actif à cette époque, mais on ne le faisait pas transpirer. L'on employait trois fois par jour des enveloppements d'une heure dans le drap mouillé , ceux du matin et du soir étant suivis d'immersion dans le grand bain , et celui du milieu du jour, de frictions générales faites avec le drap mouillé ; en outre, il prenait une douche à neuf heures. La goutte se déclara alors franchement à la main droite et au coude correspondant, les deux articulations étaient très-gonflées et très-douloureuses. Les parties affectées furent recouvertes de compresses excitantes , et la douche fut suspendue. Le lendemain matin , enveloppement comme à l'ordinaire , puis bain partiel tiède à 14° R. , dans lequel on le frotta pendant dix minutes environ , puis on le plongea dans le grand bain froid , d'où on le retira pour le placer de nouveau dans le bain partiel tiède , où on le frictionna encore et d'où on le sortit enfin pour le replonger dans le grand bain froid. Ce manége , m'a-t-il dit, fut continué pendant près d'une heure, lorsqu'il perdit connaissance et fut porté dans son lit, où je le vis trois heures après. Il était alors enveloppé dans le drap mouillé , où il avait frissonné pendant plus de deux heures. Cependant, la chaleur était bien revenue. Le coude ainsi que la main malade étaient entourés de compresses bien tordues. Vers le soir , le drap mouillé qui s'était séché sur lui, fut remplacé par un autre , au sortir duquel on recommença les mêmes procédés que le matin ; mais cette fois, il se trouva mal au bout d'une demi-heure. On le remit au lit , où il fut enveloppé d'un drap mouillé très-fortement tordu, et le bras couvert de compresses excitantes. La chaleur revint environ une heure après, et le malade se trouva tout à fait à son aise ; il passa une bonne nuit sans souffrir, dormant bien, transpirant dans le drap, et lorsque, le lendemain matin, celui-ci fut retiré, il pouvait remuer comme à l'ordinaire la main et le bras, où il ne restait aucune douleur, mais seulement un peu de tuméfaction. On l'entoura d'un autre drap, dans lequel il resta une heure, et au sortir duquel on fit simplement des frictions et des ablutions dans le bain partiel à 14° R. On reprit quelques jours après le traitement de la goutte chronique qui existait aux diverses articulations.

Un malade d'un âge mûr, qui suivait à Freiwaldau un traitement hydrothérapique pour une affection hémorrhoïdaire, et qui depuis vingt ans avait eu des accès de goutte à diverses époques, me dit en avoir été affecté trois années auparavant à Græfenberg, où il était allé se faire traiter d'une constipation opiniâtre. Le traitement de la goutte, qui occupait les deux pieds et le genou, avait été dirigé de la manière suivante :

Trois fois par jour, enveloppement d'une heure dans le drap mouillé, puis on le transportait dans un bain partiel tiède à 16° R., où on le frictionnait, très-doucement, pendant cinq à six minutes ; on le remettait alors au lit avec ménagement, et l'on couvrait de compresses excitantes les genoux et les pieds malades. Il buvait de l'eau froide en abondance, mais en petite quantité à la fois, et n'ayant pas d'appétit, il se contentait de lait et de pain pour tout aliment. Le troisième jour, comme les douleurs étaient très-vives et la tuméfaction prononcée, on lui fit prendre deux fois par jour, entre les trois enveloppements, un bain de siége à 12° R., dans lequel il restait une demi-heure et où il se frottait vigoureusement les hanches, le ventre et le haut des cuisses. Les pieds et les genoux étaient placés sur des coussins pendant qu'il était dans le bain de siége, de manière à ce qu'ils se trouvassent plus élevés que le bassin. Ces bains le soulageaient beaucoup. On recouvrait toujours les parties malades de compresses excitantes. Après avoir pris les bains de siége pendant six jours, il survint un flux hémorrhoïdal très-abondant, qui dura une semaine. Rien ne fut changé au traitement, et dès le quinzième jour, il pouvait marcher sans douleur. Priessnitz le fit alors transpirer deux fois par semaine, faisant suivre ces transpirations des ablutions ordinaires dans le bain partiel bien dégourdi, et plus tard, d'immersions d'une demi-minute dans le grand bain, et de la douche avant midi. Depuis cette époque, le malade n'a ressenti aucune atteinte de la goutte. Il suivait, il est vrai, un régime très-sévère, s'abstenait de toute boisson fermentée, ne prenait ni thé ni café, et pratiquait des ablutions journalières.

Du traitement hydriatrique comme moyen de prévenir le retour de la Goutte.

Le traitement prophylactique que l'hydrothérapie oppose à la goutte, est basé sur l'idée de l'expulsion de l'humeur peccante. Il existe, à cet égard, entre la nouvelle méthode et la médecine ordinaire, la différence que voici. La dernière cherche à neutraliser au moyen de certaines eaux minérales, la diathèse qui existe chez les goutteux, et à obtenir par le même remède l'élimination, par les voies naturelles, des concrétions calcaires qui sont accumulées dans l'économie. L'hydrothérapie, au contraire, procède avec violence; la peau et le tissu cellulaire sous-cutané, vivement irrités, s'enflamment, l'élimination se fait, mais d'une autre manière. Un grand nombre d'énormes furoncles constituent des exutoires qui fournissent du pus mêlé d'un sédiment calcaire, semblable à celui qui se remarque dans les urines des goutteux qui prennent les eaux minérales de Carlsbad, de Vichy, etc. Cette surexcitation de la peau doit être fort utile dans certaines circonstances, par exemple chez les malades dont les excrétions se font mal, mais vouloir l'employer toujours, me semble contraire à la saine observation. Les faits suivants serviront à éclaircir ce point.

M. N***, cinquante-quatre ans, grand, fort et robuste, mais à cheveux gris et rares, subit depuis sept semaines un traitement hydrothérapique, dans le but de se débarrasser de la goutte. Au mois de mars précédent, les pieds avaient été fortement affectés. Je le vis le 3 août 1844. Il était depuis quinze jours dans un état de crise. Le corps était littéralement couvert, depuis les pieds jusqu'à la tête, d'une éruption tant vésiculeuse que pustuleuse. Les vésicules qui étaient développées sur de larges surfaces rouges, comme les plaques scarlatineuses, ressemblaient à celles de la miliaire; les unes s'étaient desséchées, les autres suintaient encore. Il y avait, en outre, beaucoup de pustules d'ecthyma, n'occupant que la peau, les autres étaient des furoncles, situés plus profondément dans le tissu cellulaire. Ces furoncles s'y trouvaient à tous les degrés de développement et de toute grosseur. Les uns commençaient à paraître, d'autres étaient remplis de pus, d'autres fournissaient un pus épais par une ouverture au fond de laquelle on voyait un gros bourbillon blanchâtre. Quelques-uns avaient le volume d'un pois, d'autres celui d'un œuf de pigeon. Ces derniers, qui étaient très-douloureux, étaient soigneusement recouverts de compresses mouillées. Le malade se disait fort content de l'expulsion de toutes ces humeurs; cependant il me demanda, en jetant un coup-d'œil sur sa peau, ce que je pensais de cette suppuration générale.

On l'avait fait transpirer dans la couverture de laine, puis, sortant de là, il s'était jeté dans le grand bain, n'y restait qu'un instant, et allait se promener après avoir bu beaucoup d'eau fraîche. Il prenait une douche avant midi. Frictions avec le drap mouillé, trois fois par jour, suivies chaque fois d'un bain de siége de vingt minutes, et dans lequel le malade se frotte le bas-ventre. Ceinture excitante autour du corps. Matin et soir il prend du pain et du lait, et il dîne avec tout le monde.

Dans les premiers jours de l'éruption, comme il y avait du malaise et de la fièvre, et que les nuits étaient agitées, la douche avait été suspendue, ainsi que les frictions avec le drap mouillé. On y substituait des enveloppements dans un drap bien humecté.

Le malade a continué le traitement jusqu'à la fin d'août. Il y a eu beaucoup de douleur à la main droite, en raison d'un énorme furoncle qui s'y était formé ; il a fallu mettre le bras en écharpe. Pendant huit jours il lui a été impossible de marcher, tant les membres inférieurs étaient endoloris par ces furoncles. Vers le 8 août, il survint un flux hémorrhoïdal qui a duré près de trois semaines. Le malade est parti souffrant encore beaucoup de ses furoncles, mais très-satisfait du traitement qu'il venait de subir.

M. le docteur C***, âgé de vingt-huit ans, blond, grand, fort, robuste, à larges épaules, ayant toujours joui d'une bonne santé, fut attaqué au printemps de 1844, d'un violent accès de goutte aux deux pieds, déterminé sans doute par l'humidité de sa chaussure. Son père est goutteux depuis plus de vingt ans, et sa sœur en a éprouvé des atteintes dans sa dix-septième année. M. le docteur C*** est hémorrhoïdaire depuis l'âge de vingt ans. Après la guérison de l'accès de goutte, il se rendit à Græfenberg, afin d'essayer des vertus prophylactiques de l'hydrothérapie.

Lorsque je le vis pour la première fois, en août 1844, il s'y trouvait déjà depuis deux mois environ. L'éruption furonculeuse amenée par le traitement avait été d'une violence telle, que depuis trois semaines il pouvait à peine marcher. Le membre inférieur gauche restait dans une flèxion forcée, comme si l'articulation du genou s'était ankylosé. La partie inférieure de la cuisse gauche et le genou offraient une rougeur érysipélateuse servant de base à des furoncles volumineux. Le long de la jambe, au-devant du tibia, on voyait des points où les bourbillons s'étant détachés, le périoste se trouvait mis à nu. Une de ces ulcérations avait l'étendue d'une pièce de deux francs. Pendant la nuit, la chaleur du lit rendait les douleurs presque insupportables.

Voici le traitement mis en usage. Transpirations forcées, suivies du grand bain froid, eau froide bue en abondance, ceinture mouillée et bien exprimée, enveloppements dans le drap mouillé, bains de siége, précédés de frictions avec le drap humecté d'eau froide, enfin, douche prise avant midi. Les sueurs ont été suspendues quand l'éruption a causé de trop vives douleurs. Alors Priessnitz employait surtout les bains de siége, l'enveloppement général dans le drap mouillé, suivi du grand bain, et plus tard, lorsque la jambe devint moins douloureuse, il a recommencé les transpirations forcées qui semblèrent hâter la cicatrisation des ulcères que les furoncles avaient laissés sur la jambe gauche. Le membre inférieur droit offrait seulement quelques furoncles çà et là. J'ai laissé M. le docteur C*** faisant de sérieuses réflexions sur la prophylaxie hydrothérapique de la goutte.

M. G***, quarante ans, de petite taille, mais robuste, a eu, à l'âge de trente ans, une première attaque de goutte aux deux genoux. Le gauche resta longtemps douloureux et tuméfié, mais l'usage des eaux de Carlsbad fit disparaître ce gonflement en quinze jours. La goutte est revenue à diverses reprises depuis ce temps là, mais toujours dans les mois les plus chauds de l'année, ordinairement en juillet. Cette année (1844), la goutte n'a pas paru. Le malade est venu tout exprès à Græfenberg, vers la fin de juin, pour se soumettre à l'hydrothérapie et prévenir le retour des accès.

Le traitement a commencé par les enveloppements dans le drap mouillé, suivis d'ablutions, et quelques jours après, du grand bain. Il buvait beaucoup d'eau froide, et l'abdomen était entouré de la ceinture mouillée. Bientôt on donna la douche, on provoqua les sueurs, mais on eut bien de la peine à y parvenir, et le malade restait quelquefois enveloppé pendant cinq heures sans transpirer. Après six semaines de traitement, l'œil gauche s'est enflammé, et la conjonctivite qui se déclara, exigea le déploiement de tous les moyens dérivatifs dont l'hydrothérapie peut disposer. L'amélioration n'arriva qu'au bout de six semaines, et la guérison se fit encore attendre. Le malade est parti en septembre sans avoir eu d'autre crise à la peau qu'une éruption vésiculeuse générale.

La modification énergique que l'hydrothérapie imprime à l'économie, paraît plus prononcée chez les goutteux et chez les hémorrhoïdaires que chez les autres malades, et se manifeste par des éruptions violentes. La présence du phosphate de chaux dans le pus des furoncles des goutteux, peut expliquer ce phénomène, puisque cette substance préexistant dans l'économie, doit être réellement considérée comme un corps étranger, dont l'élimination importe à la santé. Or, chaque point enflammé agissant dans sa sphère comme organe sécréteur, attire vers soi plus ou moins de cette substance étrangère, dont la présence doit augmenter

l'irritation locale. On comprend donc que , chez les goutteux , le
traitement prophylactique ne doit être réellement efficace qu'autant que ces éruptions appelées critiques, sont prononcées, puisque c'est par leur entremise que l'épuration s'effectue. Du reste ,
je sais que cette explication est toute hypothétique , mais ce qui
ne l'est pas , ce sont les énormes furoncles qui surviennent chez
ces malades , et le pus mêlé de concrétions calcaires qui s'en
échappe. Les faits que j'ai cités, prouvent que cela ne dépend ni
de l'âge du malade ni de l'ancienneté de la maladie. Priessnitz
traite les goutteux avec énergie, pourvu qu'il n'existe pas d'accidents cérébraux concommittants, il veut expulser les *humeurs peccantes* , et sa manière d'agir paraît être absolument indispensable
au succès qu'il en attend.

Un goutteux, bien portant du reste, qui s'est soumis à ce traitement, dans l'intervalle des accès, pour arrêter le développement
ultérieur de la goutte, doit-il être considéré comme libéré de cette
maladie pour l'avenir ? Non, positivement non. Les cas de rechute
chez des malades qui avaient longtemps séjourné à Græfenberg,
sont nombreux et parfaitement constatés. Les enthousiastes de
l'hydrothérapie cherchent à expliquer ce fait, dont ils ne peuvent
contester la vérité matérielle , par la trop courte durée du traitement , et parviennent ainsi à prolonger leurs illusions. Tant que
des *crises* se renouvellent , disent-ils , il faut persister , car leur
réapparition annonce la présence dans l'économie des *humeurs
peccantes* qu'il importe d'expulser. Cette expérience a été tentée,
non comme moyen prophylactique, mais comme moyen de guérison de la goutte chronique (où ce traitement offre des avantages
incontestables), sans que l'on ait pu entièrement déraciner le mal,
ou l'empêcher de se reproduire. Nous avons déjà fait remarquer
combien un régime sévère , l'exercice , l'abstinence des choses
excitantes et une hygiène bien ordonnée, pouvaient éloigner les
accès. Une saison passée aux eaux de Vichy , de Néris, de Carlsbad , etc., a souvent valu aux goutteux une trêve de quelques
années. Je suis très-convaincu des avantages de l'hydrothérapie
comme moyen prophylactique. Ce traitement peut raffermir la
santé, il peut accorder quelques années de répit , pourvu qu'il ne

soit pas poussé trop loin, mais il n'a pas le pouvoir d'empêcher la goutte de se reproduire plus tard. L'hydrothérapie est mille fois préférable à la médecine expectante dans cette maladie, mais il reste encore à prouver que, chez un goutteux dont la santé est bonne dans l'intervalle des accès, et dont toutes les fonctions s'exécutent avec régularité, cette méthode l'emporte sur les eaux minérales de Vichy, de Néris ou de Carlsbad. Qu'un goutteux, affecté d'engorgements chroniques à un certain nombre d'articulations, se livre, en désespoir de cause, aux pratiques de l'hydrothérapie, je le conçois, et même je l'approuve, mais conseiller de se soumettre à une thérapeutique aussi violente parce que l'on aura eu quelques accès arthritiques, ne me paraît pas chose raisonnable. On se garderait bien, dans tous les cas, de promettre une guérison radicale, et l'on recommanderait au malade de ne pas se laisser traiter trop longtemps. C'est surtout aux médecins des eaux minérales qu'il convient d'examiner jusqu'à quel point les procédés hydrothérapiques pourraient seconder l'usage de leurs eaux thermales, et de voir si les indications qui guident l'hydropathe dans l'emploi de certains bains locaux dérivatifs, ne seraient pas mieux remplies avec ces eaux actives qu'avec de l'eau pure. Il existe un autre motif qui doit engager à ne pas trop généraliser l'hydrothérapie comme moyen prophylactique de la goutte; ce motif est la certitude acquise que, même des engorgements chroniques de diverses natures, résistent quelquefois opiniâtrement à l'eau froide, et cèdent à ce même agent employé à une température plus élevée. Cette particularité, que l'idiosyncrasie peut seule expliquer, mérite également considération, car par le même motif, il doit exister des individus chez lesquels l'élimination qui devra s'accomplir serait plus sûrement effectuée par les eaux thermales qu'avec l'eau froide.

Du traitement hydrothérapique de la Goutte chronique.

La goutte chronique varie suivant qu'elle est constituée par des douleurs seulement ou par des engorgements articulaires qui s'accompagnent ou non de concrétions tophacées plus ou moins volumineuses. Dans toutes ces circonstaces, l'hydrothérapie s'est souvent montrée fort efficace, ainsi que le prouvent les faits suivants :

M. G***, officier hessois, âgé de quarante-huit ans, brun et robuste, se trouvait à Græfenberg depuis un an quand je l'y vis. Il était tourmenté de la goutte depuis dix à douze ans. La durée des accès variait de quinze jours à deux mois. Dans les derniers temps les accès étaient devenus plus rares, mais les douleurs étaient pour ainsi dire permanentes.

Lors de son arrivée, les membres inférieurs, très-affaiblis, étaient le siége de douleurs presque continuelles, occupant surtout les genoux, et se prolongeant jusqu'aux pieds qui, quelquefois, s'enflaient vers le soir. Beaucoup de remèdes avaient été employés sans succès, les bains de vapeur en particulier, ainsi que le calomel donné à dose purgative et altérante. Lorsque je le vis, il était complétement délivré de ses douleurs, et comptait bientôt quitter Græfenberg.

On lui avait fait des frictions générales par-dessus un drap mouillé, pendant six à huit minutes, et renouvelées trois fois par jour ; l'abdomen avait été entouré de la ceinture mouillée, et le malade dut boire autant d'eau froide que l'estomac en pouvait supporter. On lui fit faire autant d'exercice que ses jambes affaiblies le lui permettaient. Commençant par huit verres d'eau par jour, il en a bientôt porté le nombre à dix, douze et quinze. Après huit jours de frictions générales, on eut recours à l'enveloppement dans le drap mouillé. Il y restait chaque matin trois quarts-d'heure environ, car il ne se réchauffait pas promptement ; bain partiel à 12° R., avec frictions générales, et bientôt à ce bain, on fit succéder une immersion dans le grand bain froid, où le malade ne faisait d'abord qu'entrer et sortir. En outre, quatre fois par jour, on lui faisait des frictions avec le drap mouillé. Après la première quinzaine, transpirations forcées dans la couverture de laine, deux fois, puis trois fois en huit jours, et avant la fin du premier mois, il survint une éruption furonculeuse très-abondante, accompagnée de beaucoup de fièvre. Dès lors, diminution très-prononcée des douleurs dans les jambes et aux genoux ; les furoncles continuèrent cependant à se montrer sur diverses parties du corps, et l'on évita avec soin de les irriter par les frictions. Les transpirations forcées furent suspendues lors de l'éruption générale, mais les enveloppement dans le drap mouillé et les frictions furent continués. Plus tard, lorsque la crise eut diminué, on commença la douche froide, qui durait d'abord deux minutes, puis quatre, et enfin six minutes. Les sueurs furent reprises par intervalles, à une époque plus avancée ; mais pendant tout le temps que le malade est resté à Græfenberg, les enveloppements, le grand bain froid, la ceinture mouillée, la douche et les frictions furent continués. Il y a eu plusieurs éruptions de très-gros furoncles fournissant beaucoup de pus. Le malade a persisté dans le traitement parce que, à la fin du troisième mois, les douleurs avaient un peu reparu, mais depuis ce temps il en avait été tout à fait débarrassé.

M. G***, âgé de quarante et un ans, grand et robuste, mais marchant avec une certaine difficulté, habitait Græfenberg depuis trois mois, lorsque je l'y vis en août 1844. Atteint depuis huit ans de goutte héréditaire, le malade s'était vu peu à peu privé de l'usage de tous les membres. Sa mère avait été attaquée de cette maladie dès l'âge de la puberté, et les neufs années qui précédèrent sa mort avaient été passées au lit où la clouait cette cruelle affection. Chez notre malade ce fut au gros orteil que la goutte débuta, et depuis cette époque toutes les articulations furent successivement envahies, et sont devenues toutes, plus ou moins, le siége d'engorgements chroniques, les mains et les pieds surtout sont déformés par de grosses concrétions tophacées qui entourent le plus grand nombre des articulations phalangiennes. Depuis un an, la goutte était en permanence aux genoux, aux articulations huméro-cubitale et radio-métacarpienne gauche, d'où est résulté une sorte de paralysie de ce membre. L'état des pieds et des genoux l'empêchant de marcher, et le bras ne pouvant exécuter aucun mouvement, le malade s'est vu condamné, pour ainsi dire, à une mort affreuse, car les concrétions tophacées qui s'étaient rapidement accumulées autour des parties malades, et qui formaient au coude gauche une tumeur du volume d'un œuf de pigeon, avaient fait regarder son état comme incurable par tous les médecins auxquels il avait eu recours. La flanelle et la patience étaient donc le seul traitement recommandé. Une seule fois on lui fit prendre de la teinture de colchique, à la dose de soixante gouttes. Ce remède eut pour effet de produire une forte excitation nerveuse, mais ne diminua en rien l'accès de goutte pour lequel on le donna. Les douleurs inouïes qu'il éprouvait n'étaient calmées que par l'opium, quelquefois par l'eau-de-vie, et c'est ainsi qu'il attendait la mort, lorsque le bruit des succès de l'hydrothérapie le décida à tenter le voyage de Jersey, où il résidait, à Græfenberg. Le voyage fut des plus pénibles, mais la grande amélioration survenue dans son état, après un traitement de trois mois, lui fait bien augurer de l'avenir et l'encourage à persister.

Le traitement a été le suivant : on le débarrassa d'abord des flanelles dont il était toujours enveloppé, et cela sans égard à la fraîcheur de la saison dans ces montagnes. Le malade n'en ressentit d'autre inconvénient que d'avoir un peu plus froid pendant la première semaine. Trois fois par jour, enveloppement d'une heure dans le drap mouillé, et dès le premier jour immersion dans le grand bain froid, après l'enveloppement du matin et après celui du soir, tandis que celui du milieu du jour était suivi de frictions générales faites avec le drap mouillé. Ceinture mouillée autour de l'abdomen, et dès le premier jour, dix verres d'eau fraîche à boire. Plus tard le nombre fut porté à seize. On commença l'usage de la douche dès le troisième jour. Lait et pain bis, matin et soir, viande et légumes à dîner. Aucun effet ne résulta du traitement, jusqu'à la fin de la cinquième semaine, quand le doigt indicateur gauche s'enflamma, puis s'ouvrant bientôt, laissa écouler beaucoup de matière qui, en se desséchant, n'était composée que de phosphate de chaux. Il en sortit même des petits fragments solides. La goutte se déclara ensuite fortement au bras droit; la douche fut alors suspendue, des compresses excitantes furent placées sur les parties goutteuses, et l'on fit prendre au malade chaque matin, après l'enveloppement dans le drap mouillé, un bain partiel, avec frictions générales, suivies d'immersion dans le grand bain froid, puis d'autres frictions dans le bain tiède, et nouvelle immersion. Mêmes procédés le soir et le lendemain. L'inflammation goutteuse avait disparu dès le troisième jour. Bientôt apparurent des éruptions furonculeuses, et toutes les articulations furent affectées de douleurs. On continua les enveloppements, le grand bain, la douche et les frictions générales. A la fin de juillet, retour de la goutte dans le pied gauche; la douche fut encore supprimée, et le malade garda la chambre où on lui fit les enveloppements, les frictions et d'où on le portait au grand bain froid. On ne mettait rien sur le pied, bien qu'il fût très-sensible. Les furoncles étaient alors en pleine suppuration et fournissaient beaucoup de matière calcaire. La goutte persistant au pied, on en vint de nouveau aux immersions alternatives, d'abord dans le bain partiel tiède, où on le frottait pendant dix minutes, pour le plonger ensuite dans le grand bain froid et le remettre encore dans le bain partiel. Ces bains alternants duraient en tout une demi-heure, mais on ne les renouvelait pas le soir, comme la première fois. L'accès de goutte cessa à la fin du mois.

Pendant le mois d'août, il survient de temps en temps de gros furoncles. Le doigt indicateur de la main gauche continue de fournir une matière calcaire, mais le malade se trouve beaucoup mieux, il fait journellement de longues promenades après ces diverses opérations, boit seize grands verres d'eau par jour, mange de bon appétit et se trouve en meilleur état de santé que jamais. La concrétion tophacée existe toujours au coude gauche, mais le malade peut se servir de son bras. Je l'ai laissé en septembre, très-content de son état et plein d'espoir.

Ce malade est sans doute bien loin d'être guéri et même d'être à l'abri d'autres accès, mais déjà la grande amélioration qui avait été obtenue prouve l'heureux effet du traitement. Il est probable qu'en persistant dans cette voie, il trouvera dans l'hydrothérapie une ressource qu'aucun autre moyen ne lui eût offerte, car il pourra toujours recourir à ces diverses pratiques. De tels faits peuvent soutenir la comparaison avec les plus brillants succès obtenus par l'emploi des eaux minérales. Ces heureux résultats de l'hydrothérapie paraissent communs, mais ne mettent pas le malade à l'abri d'une rechute.

Dans le traitement hydropathique de la goutte chronique, on cherche plutôt à produire de nouveaux accès qu'à les éviter, et quand ceux-ci surviennent, on cherche plutôt à exciter qu'à calmer. On remarquera que dans ce dernier cas, Priessnitz n'a pas eu recours aux transpirations forcées, ce qui n'a pas empêché l'état du malade de s'améliorer. La durée ordinaire du traitement hydriatrique de la goutte chronique est bien souvent de plus d'une année, et l'abrégé suivant d'un cas consigné dans l'ouvrage de Weiss (Resultate zwolf jœhriger, etc.), fera voir à quelles épreuves on peut mettre la patience et le courage du malade.

M. Jos. de B., trente-trois ans, de petite taille, mais robuste, issu d'une mère goutteuse et scrofuleuse, fut affecté dans sa douzième année, d'une tuméfaction à la cuisse gauche, occasionnée par une carie du fémur; la guérison eut lieu à dix-huit ans, après l'expulsion du fragment d'os nécrosé.

La goutte se montra dès l'âge de vingt ans; les attaques furent fréquentes; elles occupaient les membres inférieurs et le bras gauche. Il en était résulté à la longue des engorgements chroniques qui avaient rendu les mouvements de ces membres très-difficiles. L'œil gauche avait été aussi attaqué à plusieurs reprises. Du reste, les fonctions digestives s'exécutaient avec régularité. On a eu recours sans succès à diverses eaux minérales, celles de Tœplitz et de Carlsbad. Arrivé à Græfenberg, le malade fut soumis pendant deux mois aux transpirations forcées, au grand bain froid, à la douche et à l'ingestion de l'eau froide en abondance, mais sans amélioration aucune. Il partit, et éprouva peu de temps après d'autres fortes attaques de goutte. Le 24 mars 1840, il reprit le traitement sous la direction de Weiss, qui attribuait le non succès des premiers moyens au mauvais régime et aux excès de manger que Priessnitz permettait dans son établissement.

Le traitement fut alors dirigé de la manière suivante. Régime sévère, bains froids, quelques transpirations forcées, et de temps en temps une douche, puis bains de siége et compresses excitantes sur les parties tuméfiées. Ne pouvant pas marcher, tant à cause du mauvais temps, que de l'état des membres inférieurs, le malade se livrait dans sa chambre à des exercices gymnastiques. Après trois mois de ce traitement, il pouvait se promener au dehors, et dans le huitième mois, une forte éruption furonculeuse se montra aux membres supérieurs et inférieurs. De ces furoncles, les uns suppuraient et les autres disparaissaient, pendant qu'il en venait de nouveaux. Ces éruptions successives persistèrent jusqu'en février 1841, sans que l'état du malade en eût été aucunement amélioré. L'éruption cessa alors, mais en frictionnant les membres, il s'en détacha journellement une immense quantité de poussière blanchâtre, que l'on crût devoir considérer comme critique. Une année s'était écoulée sans amélioration évidente, et à force de le faire suer, le malade ne pouvait plus transpirer, aussi se vit-on dans la nécessité d'attendre quinze jours, trois semaines, et plus, avant de reprendre les bains. On suspendit également les autres procédés, mais pour y revenir plus tard.

Au mois de mai suivant, de vives douleurs parcoururent différentes parties du corps et firent beaucoup souffrir le malade. Il survint en même temps des vomissements qui persistèrent malgré les bains partiels, les compresses excitantes, etc. Cet état dura quinze jours, puis les urines déposèrent abondamment, et le calme revint. En juin et juillet, retour des mêmes symptômes gastriques et douleurs plus vives dans les articulations malades, avec fièvre, puis dépôt copieux dans les urines. Ces douleurs se fixèrent à la tête vers la fin d'août, et avec une telle violence, que le malade resta privé de la vue pendant plusieurs heures. On mit des compresses excitantes, on donna des bains de pieds à 10° R., avec de fortes frictions, ainsi que des bains de siége à 12° R., et la dou-

leur quitta la tête pour se fixer à l'ombilic, puis elle diminua peu
à peu, et il survint dans la nuit un dévoiement qui dura deux
jours. Beaucoup de mucosités mêlées de sang furent évacuées avec
ténesme.

Les mois suivants, il y avait toujours de temps en temps des
mouvements fébriles et des irritations gastro-intestinales, mais
l'engorgement chronique des articulations ne disparaissait pas, et
chaque changement de température se faisait vivement sentir dans
ces parties. Les vomissements et les exacerbations périodiques
étaient toujours accompagnés d'un sédiment dans l'urine, et de
douleurs dans les articulations. Peu à peu celles-ci commencèrent
à se tuméfier lorsque la douleur s'y faisait sentir, et bientôt le malade put les remuer avec plus de facilité après chaque attaque douloureuse. Cette amélioration fut d'abord sensible aux doigts, puis
aux poignets et aux coudes, en sorte que les mouvements des bras
purent s'exécuter. Les épaules se dégagèrent ensuite, puis les articulations des membres inférieurs, et le malade qui depuis si longtemps se traînait à peine, put enfin marcher, et se trouva bientôt
en état de gravir les collines voisines. Le dépôt dans les urines
persista toujours, et avait duré en tout près d'une année, lorsque
le malade quitta l'établissement ; il était en bon état et y avait séjourné deux ans et deux mois.

Dans ce cas, la constance du malade n'est pas ce qu'il y a de
moins remarquable, et il est probable que s'il avait été plus âgé,
les suites n'eussent pas été aussi heureuses. On m'a signalé des
goutteux d'un âge déjà avancé, et qui n'ont pas eu le bonheur de
trouver dans leur constitution affaiblie, toutes les ressources qui
existaient chez le malade en question. Une fois arrivés au point de
ne plus pouvoir transpirer, les vieillards éprouvent un épuisement
complet, et la mort ne tarde pas à terminer leurs souffrances. Je
n'ai pas été témoin de faits de ce genre, mais je les tiens de personnes dignes de toute confiance. Les lois qui régissent le corps
humain ne varient pas, et les résultats des excès hydrothérapiques
sont absolument semblables à ceux de tout autre excès. Nous ne
voulons pas jeter des doutes sur les bons effets qu'on peut en retirer dans la goutte chronique, mais nous croyons funeste cette

doctrine de Priessnitz qui établit que le traitement doit être poursuivi sans relâche jusqu'à ce que les *humeurs peccantes* soient complétement expulsées. Mieux vaudrait consulter l'état des forces, se
contenter de l'amélioration obtenue, revenir plus tard au même
moyen, ou bien en essayer un autre, qui, alors, aurait peut-être
de grands avantages, comme on pourra s'en convaincre quand nous
parlerons du traitement du rhumatisme chronique. Dans le cas
suivant, rapporté par Weiss (Handbuch, p. 324), l'amélioration
obtenue s'est bien moins fait attendre.

M. J. G***, âgé de quarante-deux ans, robuste et replet, d'un
tempérament nerveux et irritable, issu de parents non goutteux
mais hémorrhoïdaires, fut affecté d'hémorrhoïdes à l'âge de trente-
cinq ans. Une première attaque de goutte envahit l'articulation
coxo-fémorale gauche, à l'âge de trente-neuf ans. Les divers remèdes employés ne parvinrent pas à déraciner le mal, la sensibilité des parties affectées parut, au contraire, s'en accroître, et il
s'y joignit une incontinence d'urine qui aggrava beaucoup l'état
du malade. Il eut recours à l'hydrothérapie, après six mois de
traitements infructueux. La progression s'exécutait à l'aide de béquilles, et le pied gauche ne touchait pas le sol.

On lui fit d'abord, chaque matin, des enveloppements dans le
drap mouillé, où on le laissa transpirer trois fois par semaine,
pendant un quart-d'heure, après quoi il se plongeait un instant
dans le grand bain froid; on faisait ensuite des frictions générales
avec un drap sec et un peu rude. Deux fois par jour des frictions
sur toute la surface du corps, avec les mains continuellement
mouillées d'eau froide; puis, quand la peau était bien sèche, on
faisait de nouvelles frictions avec un gant de laine. Plus tard on
remplaça les frictions avec l'eau froide par la douche.

Pour remédier à l'état de la vessie, on donna chaque jour deux
bains de siége, à 10° R., de dix minutes à un quart-d'heure de
durée, et l'on mit des compresses excitantes à demeure sur l'hypogastre, et le long de la colonne vertébrale. Boissons froides et
rares. Après avoir continué ce traitement sans relâche pendant
deux mois, il survint un mouvement fébrile très-prononcé et la
douleur dans la hanche gauche augmenta tellement, que le malade

ne pouvait pas exécuter le plus léger mouvement, de plus l'incontinence d'urine fut remplacé par une suspension de la sécrétion urinaire pendant quarante-huit heures, accompagnée de vives douleurs lombaires; les urines qui coulèrent enfin, étaient épaisses et d'un rouge foncé. L'état fébrile, les douleurs dans la hanche, et l'émission d'urines épaisses et très-rouges, persistèrent pendant huit jours, lorsque les premiers symptômes disparurent peu à peu; mais les urines étaient de plus en plus épaisses, et mêlées de mucosités, seulement l'incontinence avait cessé. Le traitement pendant ce temps, avait consisté en des enveloppements dans le drap mouillé, suivis d'ablutions, le malade restant au lit, et des compresses excitantes étaient continuellement appliquées sur la hanche et sur l'hypogastre; eau froide en abondance pour boisson. A dater de la cessation de la fièvre et de la douleur, le malade put marcher un peu, et les forces ne tardèrent pas à revenir. L'enveloppement, des ablutions dans un bain partiel, des frictions avec le drap mouillé, en un mot, un traitement fortifiant et peu excitant fut mis en usage, et le malade quitta l'établissement, pouvant marcher sans aide et sans bâton. Les urines restèrent longtemps épaisses et déposaient beaucoup de mucosités; plus tard elles devinrent naturelles.

Il n'est point fait mention dans ce fait, de l'émission de gravelle qui termine si souvent les affections arthritiques opiniâtres, car l'état des urines joint aux douleurs lombaires, pourrait faire croire à l'existence d'une néphrite calculeuse. Du reste, l'observation ne manque pas d'intérêt, et prouve que l'hydrothérapie peut effectuer des guérisons dans un temps relativement assez court. Le goutteux dont l'histoire suit et que j'ai vu à Græfenberg, n'a pas été aussi heureux. Le traitement, il est vrai, n'avait duré que cinq mois, mais le pauvre malade était au bout de sa patience.

M. F***, âgé de quarante-sept ans, robuste, ayant de la tendance à l'obésité, était en traitement à Græfenberg, depuis près de trois mois, quand je l'ai vu pour la première fois. Depuis plus de dix ans, il était sujet à des attaques de goutte dont toute sa famille est atteinte. Son frère qui en était souvent affecté, a suivi, il y a plusieurs années, un traitement hydrothérapique à Breslau, à la suite duquel la goutte a été trois ans sans reparaître. Notre malade a été attaqué de la goutte dans la hanche gauche, au mois de décembre 1843. Le mal avait d'abord cédé aux moyens employés, mais il revint aussitôt, et la douleur se prolongeait le long du nerf sciatique et dans les lombes. Ces douleurs étaient encore très-vives quand le malade vint à Græfenberg; il pouvait cependant marcher, quoique avec difficulté et à l'aide d'une canne.

Traitement. Dès la première semaine, transpiration forcée tous les matins dans la couverture de laine pendant deux heures, puis bain froid, d'abord de quelques instants, et plus tard d'une minute et plus. Ceinture mouillée, bain de siége dans la journée et frictions avec le drap mouillé, et le tout matin et soir. Bientôt douche d'une minute, puis de trois et de cinq minutes. Eau froide en abondance pour boisson. Après un mois de ce traitement, il y a eu un mouvement fébrile très-prononcé, accompagné de vomissements, puis une éruption générale de furoncles. On cessa alors la douche pendant quelques jours, et il y eut de l'amélioration, mais elle dura peu, et le traitement énergique fut repris.

Lorsque je vis le malade, il offrait sur le corps de nombreux furoncles, dont quelques-uns très-gros, au membre inférieur gauche, mais il se plaint de ce qu'ils ne veulent pas suppurer. Ceux qui existaient alors sur le corps étaient les restes d'une seconde éruption survenue depuis son séjour à Græfenberg. Un furoncle très-volumineux et en pleine suppuration, existait à la main gauche dont le malade ne pouvait pas se servir. Le traitement consistait en des transpirations forcées de deux heures chaque matin, suivies du grand bain froid, puis la douche dans la journée, et deux bains de siége précédés de frictions générales avec le drap mouillé; il buvait beaucoup d'eau froide, et la ceinture mouillée était constamment appliquée autour de l'abdomen, où de larges plaques rouges, et couvertes de vésicules, attestaient sa présence continuelle. Le malade se plaignait vivement de sa douleur dans la hanche qui, disait-il, avait beaucoup augmenté depuis quinze jours, et cependant près de trois mois s'étaient écoulés depuis qu'il avait commencé le traitement. Priessnitz l'encourageait, lui disant que le mal devait d'abord augmenter pour diminuer ensuite et cesser tout à fait.

Cependant les douleurs persistèrent, et pendant tout le temps de mon séjour à Græfenberg, les gémissements de ce malade, qui était mon voisin de chambre, ne manquaient jamais de me réveiller chaque nuit. Dans le commencement d'août, Priessnitz consentit à faire mettre sur la hanche et la jambe malades, des compresses dites excitantes, ce qu'il n'avait pas voulu faire jusque-là, craignant, disait-il, d'y attirer le mal déjà assez violent. Il paraissait chercher plutôt à disperser la maladie, pour ainsi dire, car il augmentait de temps en temps la durée de la douche, que le malade prenait alors deux fois par jour, pendant dix minutes chaque fois. Il avait d'abord commencé par une minute, puis cinq, et est arrivé ainsi à dix minutes.

Le 12 août, le malade s'est plaint à Priessnitz de ne plus voir aussi bien, et lui a demandé s'il fallait continuer ainsi à transpirer deux heures tous les matins, ce qu'il n'avait cessé de faire depuis plus de trois mois. Celui-ci répondit qu'il avait eu tort de continuer les sueurs aussi longtemps, que cela pouvait en effet affaiblir la vue et qu'il convenait de cesser. Les jours suivants, Priessnitz chercha à réagir vivement sur la peau, car il eut recours aux bains partiels avec frictions générales, suivies de courtes immersions dans le grand bain froid, après lesquelles il retourna au bain partiel. Ce dernier était à 14° R., et le malade y séjournait environ huit à dix minutes, et on l'y frottait vivement partout, puis il était remis dans le grand bain pendant deux minutes, et de là, dans le bain partiel, et ainsi de suite, jusqu'à ce que les forces lui manquassent. Tous les matins, pendant huit jours, on employa ce moyen, mais sans avantage, et l'on revint alors aux transpirations forcées. Les bains de siége froids étaient ce qui calmait le plus les douleurs. Vers la fin d'août, on suspendit tout traitement pendant huit jours, puis on le reprit, et lorsque je quittai Græfenberg, en septembre, les souffrances étaient toujours très-vives.

Pour les partisans zélés de l'hydrothérapie, quatre mois et demi de traitement ne sont rien ; mais, je l'avoue, la patience d'un malade me semble mise à une bien rude épreuve, à en juger par ce dont j'ai été témoin, et s'il n'avait tenu qu'à moi, j'aurais conseillé aux malades de chercher à obtenir du soulagement par quelque autre moyen. L'hydrothérapie a été cependant appliquée dans ce cas avec une grande énergie. Les observations que je rapporterai à l'occasion du rhumatisme, me paraissent très-importantes, en ce qu'elles tendent à prouver que lorsque la goutte chronique résiste avec opiniâtreté aux douches et aux bains froids, l'on obtient une prompte amélioration en employant les bains d'eau chaude, pour revenir aux bains froids. Comme les cas en question peuvent aussi bien se rapporter au rhumatisme qu'à la goutte, je les ai placés à la suite de ces maladies.

Après avoir exposé aussi consciencieusement que possible et le traitement médical et le traitement hydrothérapique de la goutte, tant aiguë que chronique, il s'agit maintenant de les comparer et de se prononcer sur la préférence qu'il convient d'accorder à l'un ou à l'autre moyen. Cette tâche offre de grandes difficultés pour celui qui, ayant traité bien souvent la goutte par les méthodes ordinaires, n'a vu traiter cette maladie que deux fois par Priessnitz. Et encore, dans ces deux cas, les malades poursuivaient-ils un traitement hydriatrique, et étaient par conséquent aguerris au remède. Cette dernière circonstance est, je crois, très-importante, car, une des conditions les plus essentielles pour le succès de l'hydrothérapie, dans une maladie de ce genre, c'est que le traitement ne répugne pas trop au malade. Ceci posé, je crois que le traitement hydriatrique de la goutte peut être suivi sans inconvénient et sans danger, pourvu qu'on ne se presse pas trop de faire transpirer les malades, ou d'employer un traitement lorsque l'accès ne demanderait que quelques jours pour se passer tout seul. Avec le traitement hydriatrique de la goutte, l'on n'obtient pas le prompt soulagement qui suit l'application directe de l'eau froide comme moyen sédatif, d'après la méthode du docteur Kinglake, mais les mêmes dangers ne sont pas à craindre. Si la goutte persiste, la méthode perturbatrice des frictions et des transpirations forcées, suivies des ablutions et des applications de compresses

excitantes sur les points affectés, me paraissent infiniment préférables à la méthode de Sydenham, la flanelle et la patience. Mais les
désagréments de l'hydriatrie comme moyen de traitement général
de la goutte aiguë, ne me paraissent pas suffisamment contre-ba-
lancés par ses avantages. Je crois aussi qu'il importe, surtout dans
le cas où l'on emploierait cette méthode, de ne pas recourir aux
transpirations forcées avant que les urines ne commencent à déposer. Enfin, je conseillerai à un hydropathe de continuer de se
traiter de cette manière, mais je ne conseillerai jamais à une personne qui n'aurait aucune idée de ce traitement, de choisir un
accès de goutte aiguë pour apprendre à le connaître. Le cas serait différent si la goutte se prolongeait indéfiniment, et alors
mieux vaudrait se rendre dans un établissement hydriatrique que
de faire les choses à moitié, chez soi, sans règles, sans expérience.

Il me répugne de croire que le traitement prophylactique de la
goutte exige ces éruptions de pustules de toute espèce. Elles n'arrivent pas, je le sais, chez tous les malades, mais la chose n'en
est que plus difficile à expliquer. Toujours est-il que, jusqu'à ce
qu'il me soit clairement démontré que ce traitement met à l'abri
de la goutte avec plus de certitude et de sécurité que les eaux de
Vichy, de Néris, de Carlsbad, de Wiesbaden, etc., je continuerai
à préférer ces dernières comme moyen prophylactique. Je suis
cependant fort tenté de croire que, dans ce cas, les avantages de
l'hydrothérapie seraient également prononcés, si l'on se bornait à
un traitement moins violent, si, au lieu de hâter l'apparition de
ces énormes furoncles, on cherchait à activer doucement les fonctions cutanées, et à solliciter l'action excrémentitielle des reins
par des boissons aqueuses abondantes. On prescrirait en même
temps un régime tonique, des exercices réguliers au grand air, et
tout ce qui pourrait donner de l'énergie à la constitution. Tout
cela pourrait se faire au bord de la mer, aussi bien que dans les
montagnes, pourvu que l'on trouvât dans cette localité une eau
bien fraîche et possédant toutes les qualités requises.

La goutte chronique, et en particulier celle qui a déjà résisté
aux bains de mer et aux eaux thermales, trouvera dans l'hydro-

thérapie un rémède bien précieux. Ici la gravité du mal et la triste perspective qui s'offre au malade , doivent l'engager à surmonter les dégoûts inséparables d'un tel mode de traitement. L'expérience a déjà montré les dangers qu'il y a pour les goutteux âgés à trop prolonger la cure et à solliciter trop longtemps une guérison radicale impossible à obtenir. Il faut savoir se contenter de l'amélioration obtenue. L'avenir démontrera si la meilleure méthode à suivre ne serait pas de s'adresser alternativement à l'hydrothérapie et aux eaux thermales pour détruire cette maladie si rebelle.

Du Rhumatisme.

Le traitement hydrothérapique du rhumatisme, comme celui de la goutte, n'est point directement sédatif. Il ne consiste nullement dans des applications sur les articulations malades de compresses trempées dans de l'eau glacée, moyen de traitement préconisé par le docteur Kinglake et par d'autres praticiens , et dont l'emploi énergique a été souvent suivi des meilleurs effets.

Le but principal de l'hydrothérapie dans le rhumatisme aigu, est de calmer l'excitation générale et locale en développant des transpirations copieuses sur toute la surface du corps. Pour y parvenir, le malade en proie à une fièvre plus ou moins vive, et quelquefois ardente , n'est point enveloppé dans la couverture de laine , on l'entoure au contraire dans le drap mouillé qui calme ses souffrances d'une manière remarquable, et dans lequel une transpiration plus ou moins abondante ne tarde pas à s'établir, transpiration que l'on favorise en entassant des couvertures sur le malade et en lui faisant boire beaucoup d'eau froide, mais à petits coups. Avant d'envelopper le malade dans le drap mouillé , les articulations tuméfiées sont recouvertes d'une compresse humectée et bien

tordue. Lorsque la transpiration cesse, ou quand on la juge suffisante, on retire le malade des linges qui l'entourent, on le place
dans un bain partiel à 15 ou 16° R , et on le fait frictionner partout avec l'eau du bain pendant un temps qui varie de deux à six
et à huit minutes. Les frictions doivent être faites avec beaucoup
de ménagements sur les points douloureux, et ceux-ci seront recouverts de compresses excitantes aussitôt que le malade, bien
essuyé, aura été remis au lit. La baignoire doit être en bois, si
faire se peut. L'eau froide bue en abondance, si la soif est vive,
mais toujours en petite quantité à la fois, sert de tisane et de médicament, et s'il existe de la constipation, on donne des lavements
d'eau fraîche. Le nombre des enveloppements doit varier selon
l'état du malade. Le plus souvent, il suffit d'y avoir recours matin
et soir, ou bien le matin seulement.

Mais lorsque la fièvre est très-vive, des enveloppements plus
fréquents sont nécessaires. Dans ce cas, on ne cherche pas autant
à produire des transpirations qu'à calmer l'excitation générale;
puis, lorsque ce résultat est obtenu et que la fièvre est moindre,
on favorise la moiteur générale qui s'établit, en laissant le malade
plus longtemps dans le drap mouillé et en augmentant, s'il le faut,
le nombre des couvertures.

L'observation suivante, recueillie et communiquée par le malade
lui-même, prouvera combien l'hydrothérapie peut être utile dans
certains rhumatismes aigus. M. le docteur J***, âgé de trente ans,
robuste, n'avait jamais été attaqué de rhumatisme articulaire,
mais était sujet, depuis près de dix ans, à de légères douleurs dans
les lombes et dans les épaules. Ces douleurs suivaient quelquefois
la direction des nerfs sciatiques, mais n'avaient exigé aucun traitement spécial. En février 1842, il fut pris, tout-à-coup, par
suite d'un refroidissement, de vives douleurs dans les épaules, avec
gêne des mouvements. Dans la même nuit, il y eut beaucoup d'a-
gitation et de vives douleurs dans les poignets et dans les genoux,
et le lendemain matin, ces articulations étaient le siége d'une tuméfaction très-prononcée, avec rougeur de la peau. La main droite
était entièrement gonflée, ainsi que les doigts dont la flexion était
presque impossible. Se trouvant alors à Dresde, M. le docteur J***

appela un chirurgien et se fit pratiquer une large saignée ; des cataplasmes furent placés sur les articulations tuméfiées, et il prit une
boisson chaude et sudorifique. La nuit fut très-mauvaise, et bien
que la peau se fût humectée, les douleurs devinrent intolérables.
Une seconde saignée, pratiquée le lendemain, amena du calme,
mais seulement pour quelques heures. Quatre jours se passèrent
sans amendement, bien que le malade eût pris un laxatif qui produisit les évacuations désirées. Dans ces circonstances, et pour remédier aux douleurs qui le torturaient, M. le docteur J*** résolut
d'employer l'hydrothérapie, dont il connaissait fort bien tous les
procédés d'application. La peau n'était pas sèche, il y avait au
contraire tendance à la sueur. L'enveloppement dans le drap mouillé
se fit d'après ses prescriptions ; le drap fut bien tordu, et avant de
le placer, des compresses trempées dans de l'eau froide, et bien
exprimées, furent appliquées sur toutes les articulations malades.
La première sensation produite par le drap mouillé, m'a-t-il dit,
fut très-agréable, toutes les douleurs semblèrent suspendues. Plusieurs couvertures avaient été placées sous le drap, de manière à
pouvoir recouvrir tout le corps. Bientôt la chaleur remplaça la sensation de fraîcheur agréable, et M. J*** se fit appliquer quelques
compresses d'eau froide sur la tête, pour empêcher qu'elle ne se
congestionnât. Une transpiration abondante ne tarda pas à se déclarer, et persista pendant deux heures ; le malade se fit mettre
dans un très-grand baquet qui contenait de l'eau à 16° R., et en
quantité suffisante pour couvrir les hanches. Là, il se fit frictionner
doucement pendant trois à quatre minutes par deux hommes ; qui
se mouillaient continuellement les mains en les trempant dans l'eau
du bain. On le remit alors au lit où, après avoir été bien séché,
il fit recouvrir les articulations malades avec des compresses excitantes, qu'on renouvelait quand elles n'étaient plus humides. Pour
boisson un peu d'eau fraîche, et un peu de soupe grasse pour aliment. Dès le premier jour il y eut du soulagement, et pendant
six jours consécutifs, le même procédé fut mis en usage, avec cette
différence que la température du bain partiel fut graduellement
amenée à 8° R. Le septième jour, comme le mieux était très-prononcé, que la tuméfaction avait presque disparu, il se contenta

30

de faire faire des ablutions sur tout le corps avec des linges mouillés, de frotter d'eau à 8° R. les articulations encore affaiblies, et que l'on recouvrait ensuite avec les compresses excitantes. M. J*** se trouva, au moyen de ce traitement, en état de marcher dès le quinzième jour de la maladie, et la convalescence ne fut troublée par aucune rechute. Il avait conservé depuis cette époque l'habitude de se laver le corps chaque matin avec de l'eau froide, habitude qui était devenue pour lui une nécessité.

Les saignées qui ont été pratiquées dans ce cas ont eu peut-être quelque influence sur la prompte et heureuse terminaison de ce rhumatisme aigu, quoique d'après les principes hydrothérapiques le contraire eût dû avoir lieu. Cependant, des cas nombreux et bien constatés, prouvent que le même traitement a été suivi des mêmes avantages, sans qu'on ait eu recours à aucune émission sanguine. Une remarque que j'ai faite, et que chacun aura pu faire comme moi, c'est qu'il n'y a eu dans ce cas aucune complication, les divers viscères n'étaient point simultanément affectés, ce qui, trop souvent, aggrave le rhumatisme articulaire, et j'ai cru devoir faire observer à M. le docteur J***, qu'il n'aurait peut-être pas osé se mettre dans le drap mouillé, s'il avait senti quelques symptômes de phlegmasie intérieure ; il m'a assuré que cela ne l'aurait pas retenu. La lecture du cas suivant, que j'ai extrait du recueil intitulé : *Wasserfrund*, pourra donner une idée assez exacte de la manière d'agir des hydropathes, dans les cas de rhumatisme où les organes internes sont simultanément affectés.

Un jeune garçon de douze ans, d'une santé florissante ; se refroidit dans la journée du 15 janvier 1843, après une longue course faite à pied, et fut pris dans la nuit même de frissons, suivis de fièvre. Le 16, douleur assez vive dans le genou droit, mouvements difficiles.

Le 17. Forte tuméfaction du genou, et beaucoup de fièvre, le malade est forcé de rester au lit ; l'articulation prise est recouverte d'une compresse trempée dans de l'eau froide et bien exprimée ; nuit mauvaise, douleurs vives.

Le 19. La fièvre est plus forte, les deux mains et la hanche droite sont maintenant tuméfiées ainsi que le genou, pouls plein et dur. On applique des compresses plus humectées sur les articulations malades; enveloppement général dans un drap mouillé. Soulagement très-prononcé dès le premier quart-d'heure. L'enveloppement dans le drap fut d'abord répété quatre fois en deux heures, puis toutes les heures, et chaque fois les articulations étaient recouvertes de compresses trempées dans de l'eau froide et médiocrement exprimées. Toutes les deux heures, en retirant le malade du drap qui l'enveloppe, on pratique dans un bain partiel, des ablutions avec de l'eau à 14° R. Dans la nuit, draps mouillés toutes les heures et ablutions à deux reprises. Ainsi que dans la journée, on remettait le jeune malade au lit après chaque ablution, on le couvrait bien, et on le laissait tranquille jusqu'à ce qu'il se fût bien réchauffé, ce qui arrivait en général au bout d'une demi-heure, mais on attendait encore une demi-heure avant de procéder aux ablutions nouvelles.

Le 20. Amélioration très-prononcée, et lors des ablutions du matin, le malade peut se tenir sur ses pieds, mais la fièvre est toujours forte et le pouls à cent-dix. Les mains sont libres, ainsi que le genou et la hanche du côté droit, mais le genou et la hanche gauches sont maintenant tuméfiés et douloureux, quoique à un dégré moindre que les jours précédents. Des symptômes d'irritation des viscères viennent maintenant se joindre aux fluxions articulaires, le malade accuse un trouble particulier dans la tête, la langue est couverte d'un enduit brunâtre; urines très-rouges, une selle dans la matinée. Même traitement, et eau froide pour boisson.

Le 21. Le malade a passé la plus grande partie de la nuit enveloppé dans les draps mouillés; il y a eu vers le matin une transpiration abondante. La douleur et la tuméfaction persistent dans le genou et la hanche gauches; pouls toujours fréquent; mêmes moyens. Douleurs articulaires peu vives le soir, mais le trouble qui existait dans la tête a augmenté.

Le 22. La nuit s'est passée en grande partie dans les draps mouillés, deux ablutions ont été pratiquées. Les douleurs ainsi que la tuméfaction ont disparu au genou et à la hanche gauches; vive douleur, mais sans tuméfaction, le long de l'avant-bras droit;

pouls beaucoup moins fréquent ; augmentation des symptômes internes, léger délire, et tendance à la sécheresse de la langue. Transpiration copieuse, vers midi, dans le drap mouillé. Dans l'après-midi, étant enveloppé dans le drap mouillé, le malade ressent tout à coup dans la poitrine une vive douleur, accompagnée d'une grande difficulté dans la respiration, et d'un état d'angoisse tout particulier. Une transpiration très-abondante, qui s'établit un quart-d'heure après, fit disparaître ces symptômes alarmants. En retirant le malade du drap, une heure et demie après, l'on trouve au col une éruption miliaire assez abondante. On continue les ablutions, ainsi que le drap mouillé. Toujours de l'eau froide pour boisson. Lavement d'eau à 14° R.

Le 23. La nuit a été pénible, quoique passée dans les draps mouillés ; la douleur a quitté l'avant-bras droit, mais il en existe une autre, ce matin, aux épaules et sous les deux clavicules ; les mains sont de nouveau tuméfiées et douloureuses, ainsi que le coude-pied gauche ; fièvre moindre, tête plus libre, langue moins sèche, mais toujours couverte d'un enduit brunâtre ; urines fortement colorées, une selle un peu liquide dans la matinée. Les vésicules miliaires existent encore au col, et il s'en trouve également sur les parois abdominales, mais non à la poitrine. Mêmes moyens.

Le 24. Les draps mouillés n'ont été renouvelés que deux fois dans la nuit, parce que le malade dormait ; pouls assez calme, mais toujours de la tendance à la sécheresse de la langue. Les douleurs aux épaules, aux clavicules et au coude-pied gauche ont disparu. La main droite n'est plus tuméfiée, mais la gauche l'est beaucoup et les douleurs y sont très-vives. Drap mouillé et compresse humide sur la main, puis une heure après ablutions, générales de quelques minutes dans un bain partiel, avec de l'eau à 14° R. Le malade est remis au lit, où on laisse la chaleur se rétablir avant de procéder à l'enveloppemment dans le drap mouillé. Transpiration générale dans la soirée ; les doigts de la main gauche sont plus enflés que dans la matinée. Le malade est plus gai, il demande à manger et l'on accorde un peu de lait. Vive démangeaison sur toute la surface du corps.

Le 25. Le malade est resté dans le drap mouillé, depuis huit heures jusqu'à minuit, et il a un peu transpiré ; puis les ablutions ayant été pratiquées, on le remet au lit, où il dort jusqu'à six heures du matin, et on l'enveloppe de nouveau dans le drap mouillé. État satisfaisant dans la matinée, pouls assez calme, diminution de la douleur et de la tuméfaction de la main gauche, dont les doigts sont cependant encore assez enflés ; dépôt marqué dans les urines. Éruption miliaire aux fesses et aux cuisses ; selle un peu liquide. A six heures du matin, nouvel enveloppement qui dure jusqu'à dix heures et demie ; alors ablutions, et un autre enveloppement de midi à cinq heures, suivi des ablutions accoutumées ; légères sueurs ; état satisfaisant le soir, bien que la main gauche reste toujours enflée. Enveloppement depuis huit heures jusqu'à minuit, puis ablutions et repos.

Le 26. Ce matin, il y a de la toux et la respiration est gênée ; on enveloppe le malade à six heures dans le drap mouillé, on le fait transpirer en le couvrant davantage, et au bout d'une heure et demie, ces symptômes ont disparu. A dix heures et demie, la main gauche est encore enflée, et il y a des douleurs aux épaules ; éruption miliaire aux membres inférieurs, pouls presque naturel, langue belle, urines claires. Ablutions et repos jusqu'à midi ; alors on l'enveloppe de nouveau jusqu'à six heures du soir, puis ablutions et repos. Un autre drap mouillé à huit heures ; mêmes procédés après, et repos pour le reste de la nuit.

Le 27. La main va bien, quoiqu'elle soit encore un peu enflée ; toux peu fatigante ; on fait encore transpirer le malade comme hier dans le drap mouillé, puis les ablutions sont pratiquées comme à l'ordinaire. Transpiration d'une heure et demie dans l'après-midi et dans la nuit, suivies d'ablutions avec de l'eau à 14° R., et de frictions générales pendant quatre à cinq minutes.

Le 28. Mêmes moyens ; aliments ; la main va bien, encore un peu de toux. On ne fait rien dans la nuit du 28 au 29.

Les 29, 30 et 31 janvier. On continue de faire transpirer le malade le matin, dans le drap mouillé, puis ablutions avec de l'eau à 14° R. Le 1er février, on cesse les moyens hydrothérapiques, et le malade passe la journée du 2 hors du lit et sort même un peu pour prendre l'air. Le 7, il accuse une douleur au genou droit, elle paraît être la suite d'un refroidissement pris en jouant avec des camarades. L'épiderme se détache aux mains, aux cuisses, et sur d'autres parties du corps. Des compresses excitantes ont été placées sur le genou douloureux, et renouvelées plusieurs fois dans le jour, et le 8, après avoir pratiqué des ablutions générales avec de l'eau à 14° R., on fit coucher le jeune malade. Le lendemain la douleur avait cessé, mais on continua pendant dix jours les ablutions générales chaque matin, avec de l'eau à 14° R., après lesquelles l'enfant restait au lit pendant une ou deux heures. Toute desquammation avait cessé dès le 20, et la guérison fut complète.

Dans ce cas, le traitement calmant ou sédatif paraît avoir été d'abord adopté, et l'on est involontairement porté à lui attribuer les symptômes d'irritation viscérale qui en sont peut-être tout-à-fait indépendants, car la vive oppression qui a précédé l'éruption miliaire est un symptôme qui accompagne souvent cet exanthème. L'excitation générale qui existait semble avoir motivé ce plan de conduite, qui a été ensuite avantageusement remplacé par l'emploi des moyens qui provoquent la transpiration. Dans l'observation suivante, que je dois à l'obligeance de M. le docteur Hallmann, les symptômes d'irritation interne ont été très-heureusement modifiés par la méthode de Priessnitz.

Mademoiselle N***, âgée de vingt-trois ans, blonde, fraîche, de taille moyenne et de faible constitution, fut prise le 23 octobre 1841, de douleurs dans les membres et de difficulté à marcher ; les règles toujours peu abondantes, et qui alors coulaient depuis quarante-huit heures, se supprimèrent aussitôt. Des frictions irritantes n'empêchèrent pas les douleurs d'augmenter, et les articulations femoro-tibiales et humero-cubitales de se tuméfier. Du 24 au 27 octobre, deux saignées générales furent pratiquées, et des sangsues appliquées sur les points douloureux.

Le 28 octobre, à la suite d'une vive impression morale, toute douleur et tout gonflement disparaissent, et des symptômes graves d'irritation des méninges et de l'estomac se montrèrent rapidement. L'oppression était extrême. Dans la soirée, il y eut aussi de l'anxiété, du délire et des vomissements. Le 29, éruption miliaire générale, à l'exception du visage et des pieds. L'éruption, le délire violent, la fièvre et les nausées persistèrent pendant cinq à six jours. Le traitement consista en des boissons délayantes, des bains à 26° R., dans lesquels la malade se trouvait mieux, et des sinapismes appliqués, surtout aux membres inférieurs.

Le 4 novembre. L'éruption commence à se dessécher ; pouls à 130 ; pression douloureuse dans la région iliaque droite, tendance à la sécheresse de la langue ; incontinence d'urine ; absence de selles depuis deux jours ; excitation cérébrale et délire. Une vessie pleine d'eau glacée, et constamment renouvelée, est tenue sur la tête pendant quatre jours consécutifs. Huit sangsues à la région iliaque, boissons émollientes et lavements laxatifs qui procurent une évacuation abondante de matières fécales. Epistaxis le 7, suivie d'un peu de mieux, mais la fièvre persiste, quoiqu'il y ait plus de calme. Le 12, pouls à cent.

Le 13. Les douleurs rhumatismales qui avaient disparu si brusquement le 28 octobre, commencent de nouveau à se faire sentir dans le pied droit et le bras gauche. Pendant dix jours, ces douleurs parcoururent tout le corps, se développant tour-à-tour dans les deux bras, dans la région précordiale, dans les doigts, à la mâchoire, à la tête et dans le dos. Des frictions faites avec un liniment volatil les avaient à peine calmées sur un point qu'elles reparaissaient sur un autre. Ce rhumatisme erratique n'offrait rien d'inquiétant en lui-même, mais l'irritation gastro-intestinale persistait, l'appétit était nul, une couche épaisse de mucus couvrait la langue, l'abdomen était sensible à la pression ; dès que la malade prenait le moindre aliment, les douleurs abdominales augmentaient à un tel point, qu'elle préférait s'en tenir à l'eau froide. On ne pût obtenir de selle qu'au moyen de lavements. Quelques sangsues furent encore appliquées, l'on essaya les opiacés, l'acétate de morphine, mais sans obtenir d'amélioration.

Le 22 novembre, les membres se trouvaient exempts de toute douleur, mais la sensation de brûlure à l'épigastre était beaucoup plus forte que de coutume ; pouls à quatre-vingt-trois. Aussi M. le docteur Hallmann, ne conservant plus de doute sur la nature rhumatismale de l'affection gastrique, résolut d'avoir recours au traitement hydrothérapique. La malade commençait à s'affaiblir beaucoup, car, ne mangeant pas depuis un mois, la maigreur était devenue fort grande.

Le 23. A midi la malade fut enveloppée dans le drap mouillé, et ensuite recouverte de quatre couvertures épaisses. Pendant une heure et demie, elle eût du frisson, mais elle se réchauffa, et vers les trois heures, la sueur commença à s'établir. Après que la transpiration eut duré une heure, on retira les couvertures, et la malade fut placée dans un bain partiel où il y avait environ huit pouces d'eau à 16° R., et dans lequel deux baigneuses lui firent sur tout le corps des ablutions et des frictions avec les mains humides, puis elles la séchèrent bien en la frictionnant de nouveau avec des linges secs et de la flanelle. La nuit se passa bien.

Le 24. Élancements dans les extrémités ; l'estomac se trouve dégagé de toute douleur, et une soupe à la fécule de pommes de terre est bien supportée. Mêmes procédés hydropathiques. La malade se trouve beaucoup plus à l'aise dans la journée, une chaleur agréable se fait sentir dans toutes les parties du corps ; pouls à quatre-vingt-six. Cependant, l'épaule droite est encore un peu douloureuse, il y a un peu de céphalalgie, la langue est sale et l'appétit manque.

Le 25. On se décida de nouveau à faire transpirer la malade, mais cette fois la transpiration ne s'établit qu'après trois heures et demie d'attente.

Le 26 au matin, on trouve pour la première fois la langue nette et propre, les douleurs ont disparu presque entièrement de l'é-paule droite ; les règles, que l'on attendait depuis six jours, ont paru dans la nuit, et à dater de ce jour, la convalescence marcha franchement. Le 9 décembre, la malade put se considérer comme entièrement guérie.

Dans ce cas, l'on aurait probablement retiré de fort bons effets des bains ou des douches de vapeurs, soit simples, soit d'eau sulfureuse, ainsi que de l'application de vésicatoires à la méthode de Stoll. Ce fait prouve évidemment que, loin de produire une métastase intérieure, l'hydrothérapie peut être utilement employée lorsque le rhumatisme semble disposé à abandonner les articulations pour se porter vers les cavités splanchniques.

Le rhumatisme chronique est une des affections où l'hydrothérapie est le plus efficacement utile, et la malade dont on vient de
lire l'observation, en a fourni une preuve frappante. Environ
un mois après son rétablissement, elle commença à éprouver de
nouveau des tiraillements et des élancements dans les membres,
et chaque matin les pieds étaient tellement roides qu'elle pouvait
à peine marcher. Ces douleurs allant en augmentant, l'on eut encore une fois recours à l'hydrothérapie ; la transpiration fut régulièrement sollicitée et des ablutions avec de l'eau à 15° R. furent
pratiquées pendant dix-sept jours consécutifs. On se servit de la
couverture de laine sans drap mouillé, et après les ablutions, la
malade était chaudement habillée ; alors on la faisait sortir au
grand air, assez froid à cette époque de l'année, et elle se promenait pendant une heure, appuyée sur le bras d'une autre personne. A la fin de janvier, elle se trouvait assez bien pour aller
de Bruxelles en Allemagne. Elle éprouva de temps en temps quelques douleurs dans les membres, mais elles disparurent entièrement à la suite d'une marche forcée. Une année après, la santé
était parfaite et aucune rechute ne s'annonçait.

Généralement, on n'a recours à l'hydrothérapie dans le rhumatisme chronique, que lorsque celui-ci persiste depuis un temps
plus ou moins long, en dépit des remèdes employés. Le traitement
ne consiste pas alors dans des transpirations immodérées, mais
dans l'emploi méthodique des autres procédés hydrothérapiques,
tels que le bain froid, les frictions avec le drap mouillé, la douche, etc. ; les sueurs forcées ne sont mises en usage que de temps
en temps, tous les deux jours, enfin beaucoup moins que dans
le traitement de la goutte chronique. Les bains froids ont été employés depuis longtemps avec succès dans le rhumatisme chronique. Nous connaissons un honorable confrère qui fut parfaitement guéri par ce moyen, il y a vingt-cinq ans, d'un rhumatisme
chronique qui ne lui permettait de marcher qu'à l'aide de béquilles. Nous pourrions citer encore le cas d'une dame qui fut
guérie, il y a dix ans, de cette maladie, par des bains de rivière,
pris jusque dans le mois de janvier, et lorsqu'il fallait casser la

glace pour entrer dans l'eau. L'hydrothérapie ajoutera aux ressources que la médecine possédait déjà, et pourra être employée avec toute confiance par ceux qui souffrent de ce mal opiniâtre. Le cas suivant fournira une preuve de son efficacité, mais il prouvera aussi que ce moyen n'a pas la puissance de mettre le malade à l'abri de toute récidive, ainsi que le prétendent ses partisans enthousiastes.

M. le baron R**, âgé de trente-cinq ans, officier, grand, fort et robuste, fut affecté dans le printemps de 1838, d'une fièvre rhumatismale grave, contractée en conduisant à la mer des chevaux de son escadron, dans un moment où son corps était couvert de sueur. Il avait laissé ses habits se sécher sur lui, en restant à cheval exposé à un vent très-froid. Presque toutes les articulations furent simultanément affectées; la maladie fut longue, plusieurs saignées générales furent pratiquées, on appliqua des sangsues en grand nombre, puis des vésicatoires. La convalescence fut pénible, et à dater de ce temps, le malade prit l'habitude de porter de la flanelle sur la peau.

En novembre 1840, se trouvant en traîneau, M. de R** fut renversé dans la neige, où il se refroidit considérablement, puis en arrivant à Stockholm, il passa presque toute la nuit à diriger les secours contre un incendie avoisinant sa caserne, et conservant sur lui ses vêtements trempés d'eau glacée. Dès le lendemain, nouvelle fièvre rhumatismale, qui fut traitée énergiquement, mais dont il ne se remit pas aussi bien que la première fois. Les douleurs persistèrent dans les épaules, dans les membres inférieurs et surtout dans les muscles lombaires. Des frictions furent pratiquées avec une foule de remèdes; il prit des douches, mais sans se débarrasser de ses douleurs. Peu à peu la sensibilité au froid devint telle que pour faire les frictions il fallait que le domestique entrât dans le lit, car M. de R**, ne pouvait pas supporter l'impression de l'air de la chambre qui était cependant bien chauffée. D'après le conseil réitéré de son médecin, il se décida à recourir à l'hydrothérapie. Des frictions avec le drap mouillé, auxquelles il contribua lui-même, furent pratiquées trois fois par jour, et aussitôt après, s'habillant chaudement, il faisait une longue course au grand air. Ce moyen lui réussit à merveille, et bientôt il se vit débarrassé de ses douleurs.

Dans l'hiver de 1841, nouvelles douleurs rhumatismales, d'abord dans les épaules, puis dans les lombes. Des frictions, soit avec un liniment volatil, soit avec l'huile camphrée, ou avec de l'eau de Cologne, les faisaient disparaître assez promptement, mais elles revenaient bientôt, et peu à peu, toutes les articulations ainsi que les lombes devinrent raides. Tout mouvement était si pénible, qu'il ne marchait plus qu'à l'aide d'une canne. Au mois de mars 1842, il se rendit à Græfenberg. Dès le jour de son arrivée, on le soumit au traitement suivant : tous les matins, enveloppement dans le drap mouillé pendant trois quarts-d'heure, puis immersion dans le grand bain froid, lorsque le corps s'est bien réchauffé. Tous les deux jours, le drap mouillé est remplacé par la couverture de laine, dans laquelle il transpire une heure, et alors on donne le grand bain froid. Dans la journée, trois frictions générales avec le drap mouillé ; beaucoup d'exercice, et d'abord dix, puis quinze verres d'eau froide par vingt-quatre heures. Après huit jours de ce traitement, on ajoute la douche, d'abord pendant deux minutes, puis quatre, puis six, et enfin pendant dix minutes, vers la fin du traitement. Jamais il n'y eut d'éruptions critiques. Les sueurs étaient quelquefois difficiles à obtenir, il fallait alors rester trois et quatre heures dans la couverture de laine avant que la peau ne s'humectât. Vers la fin du traitement, Priessnitz lui faisait aussi prendre un bain de siége froid d'un quart-d'heure, après la première friction générale avec le drap mouillé.

Le malade quitta Græfenberg dans l'automne de 1842. Il était alors en très-bon état, et l'hiver se passa très-bien. Cependant, craignant le retour de ses douleurs lombaires, il contracta l'habitude de se ceindre les reins avec une compresse excitante, qu'il renouvelait souvent et qu'il gardait même pendant la nuit. Ni ce soin, ni l'eau qu'il buvait en abondance, non plus que les bains de siége froids qu'il prenait souvent, ne l'ont empêché d'être encore affecté de lombago au printemps de 1843, et la douleur était souvent assez violente pour l'empêcher de se remuer pendant des journées entières. Les bains de siége froids, d'un quart-d'heure, le soulageaient, ainsi que les frictions avec le drap mouillé, et en continuant l'usage de ces moyens et celui des compresses excitantes sur les reins, les douleurs rhumatismales cessèrent peu à peu et ne revinrent plus.

Ce malade se trouvait à Græfenberg lors de mon séjour dans cet établissement pendant l'automne de 1844, où il suivait encore un traitement hydrothérapique pour une affection hémorrhoïdale qui l'incommodait beaucoup, mais il ne souffrait plus alors du rhumatisme.

En comparant le traitement hydrothérapique du rhumatisme à celui que la médecine oppose à cette maladie, il est impossible de ne pas reconnaître sa supériorité dans certains cas donnés, tels que ceux, par exemple, où la maladie, loin de céder à un traitement antiphlogistique, s'aggrave ou se dispose à traîner en longueur. La saignée, si utile au début du rhumatisme, est loin d'être un remède toujours efficace, et il faut se hâter de l'abandonner dès qu'elle ne réussit pas. J'ai vu pratiquer la douzième saignée générale et copieuse à des rhumatisans, sans autre effet que de débiliter gravement leur constitution et d'éterniser le mal. Les vésicatoires, qui sont si utiles en pareil cas, ne jouissent pas des mêmes propriétés toniques que l'hydrothérapie. Les sudorifiques si rarement efficaces dans cette maladie, débilitent en général les malades et laissent la peau bientôt inerte. Ce dernier reproche peut aussi s'adresser aux bains et aux douches de vapeur de diverses espèces, lorsque le mal n'a pas été enrayé dès le début et que l'on persiste dans leur emploi.

Les remèdes considérés comme spécifiques, tels que l'opium à haute dose, le colchique et ses diverses préparations, le sulfate de quinine, les purgatifs, soit le calomel, soit les drastiques, l'iodure de potassium, le sel de nitre à haute dose, tout en comptant de nombreux succès, offrent souvent de graves inconvénients que tout praticien connaît et redoute. Ces inconvénients me font appeler de tous mes vœux une époque où l'hydrothérapie sera plus promptement appliquée au traitement du rhumatisme aigu. L'opium à haute dose exige une surveillance très-active, et souvent l'oppression qui survient pendant son emploi, oblige d'avoir promptement recours à la saignée. Le colchique est trop actif dans le rhumatisme aigu multiple pour devenir un remède vulgaire, et le sulfate de quinine a produit des accidents dont tous les praticiens doivent garder le souvenir. Il est probable que les avantages retirés par Sydenham, de l'administration du quinquina dans le rhumatisme aigu, ont engagé les médecins modernes à employer le sulfate de quinine contre cette maladie. C'est M. le docteur Briquet qui, le premier, l'a employé à l'hôpital Cochin, et, certes, l'hydrothérapie offre moins d'inconvénients que ce médicament donné à haute dose. Il paraît qu'en Allemagne et dans le Nord, le sulfate de quinine est administré depuis fort longtemps contre la maladie dont nous nous occupons ici. En 1828, un jeune homme de mes amis qui habitait Copenhague, et qui se trouvait alors accidentellement à Paris, se plaignait à moi, de douleurs rhumatismales occupant les épaules et les bras. Il me dit qu'il allait prendre quelques grains de sulfate de quinine, ce qui ne manquait jamais de faire disparaître ses douleurs. Ce remède lui avait été indiqué par un médecin de son pays. Le tartre stibié, l'iodure de potassium, ainsi que le sel de nitre à haute dose, bien qu'on les ait employés lors même qu'il existait des symptômes d'irritation gastro-intestinale, peuvent offrir alors des inconvénients réels, peut-être même supérieurs, à ceux qu'on peut reprocher à l'hydrothérapie. Lorsque le rhumatisme semble se porter sur les organes internes, la médecine possède dans les vésicants un moyen d'une efficacité souvent merveilleuse. En voici un exemple frappant.

Je donnais, il y a deux ans, des soins à un jeune homme de vingt-quatre ans, assez robuste, qui se trouvait affecté d'un rhumatisme articulaire très-violent; les deux mains, les poignets, le coude droit et les deux genoux étaient fortement tuméfiés et rouges; fièvre très-vive. J'administrai l'opium à la dose d'un centigramme chaque demi-heure, pendant le jour, et des boissons délayantes. Le second jour, sueurs abondantes, pouls beaucoup moins dur, même état des articulations. Ayant demandé ce jour-là au malade s'il avait été à la selle, il prit sur lui de se purger, et le lendemain je le trouvai très-malade des suites d'une superpurgation. Les vomissements étaient surtout opiniâtres, mais les articulations restaient tuméfiées. Vingt-cinq sangsues appliquées à l'épigastre, des adoucissants et l'opium à petite dose, ne calmèrent point ces vomissements, qui étaient presque cholériformes, tant ils se répétaient souvent. Le malade rejetait de l'eau, puis des mucosités bilieuses mêlées de sang. Cet état persistant encore vingt-six heures après, je fis appliquer un large vésicatoire sur l'épigastre, et le résultat que j'en attendais survint immédiatement. Les vomissements cessèrent aussitôt qu'il y eut vésication.

Le malade était à peine remis de cette secousse, que deux jours après, les articulations étant encore très-douloureuses, il fut pris de suffocation et de douleurs dans la région précordiale, où quarante sangsues furent appliquées aussitôt, sans que, vingt-quatre heures après, ces symptômes éprouvassent la moindre amélioration, bien que la déplétion sanguine eût été abondante. Un large vésicatoire fut alors appliqué sur la région précordiale, et à mesure que la vésicule se formait, les symptômes de péricardite diminuèrent et cessèrent bientôt entièrement. Des délayants, le séjour au lit et des cataplasmes émollients sur les articulations douloureuses constituèrent alors tout le traitement, lorsque, par suite d'une faute de régime, il survint de la diarrhée, qui augmenta journellement malgré les adoucissants, les lavements amidonnés et laudanisés, les cataplasmes émollients sur l'abdomen et une potion mucilagineuse opiacée. Ce dévoiement était encore plus violent le troisième jour qu'il ne l'était le premier; les articulations restaient toujours fluxionnées, mais à un degré moindre, je fis alors mettre sur l'abdomen un vésicatoire de deux pouces de largeur, qui suivait exactement le trajet du colon, d'une fosse iliaque à l'autre. L'effet en fut aussi avantageux que celui des deux premiers, la diarrhée cessa aussitôt. La maladie marcha ensuite tranquillement vers la guérison, qui ne fut entravée que par une vive douleur développée dans le côté droit de la poitrine, d'où résulta une dispnée qui disparut par le même moyen. Ainsi que le conseille Stoll, l'épiderme ne fut pas enlevé, on se contenta de percer la vésicule dans sa partie la plus déclive pour faire écouler la sérosité épanchée.

En admettant que dans le rhumatisme ordinaire, l'action que

l'hydrothérapie exerce sur la peau puisse être fort utile, je suis loin de penser qu'il faille rejeter les autres moyens de traitement, et surtout les vésicatoires. L'utilité de la saignée en pareil cas est souvent évidente, mais lorsque cette affection semble se porter sur les organes intérieurs, et plus particulièrement sur les membranes séreuses et muqueuses, les vésicatoires sont nécessaires et souvent même indispensables.

Les avantages que produisent dans le rhumatisme aigu les moyens qui diminuent la fièvre générale et agissent sur la peau, doivent encourager à avoir recours aux enveloppements dans le drap mouillé et aux autres procédés qui amènent la transpiration. L'application de l'hydriatrie à la goutte aiguë et au rhumatisme de même genre, diffère en ce que, dans ce dernier cas, l'on attaque la fièvre plus franchement et qu'il n'est pas nécessaire pour cela d'attendre la période de coction.

Dans le rhumatisme chronique, l'hydrothérapie insiste actuellement beaucoup moins sur les sueurs, tandis qu'elle a plus souvent recours aux légères transpirations dans le drap mouillé, au grand bain froid, aux douches froides, aux frictions avec le drap mouillé, et quelquefois au bain de siége et à la ceinture excitante. L'utilité des immersions froides dans cette occurrence, est connue depuis longtemps, et déjà Homberg et Tissot les recommandent dans leurs écrits. Les frictions avec le drap mouillé réunissent les avantages des bains froids et ceux qui résultent de la stimulation imprimée à la peau par le frottement. C'est à ce moyen que Priessnitz, a principalement recours contre les douleurs rhumatismales sans fièvre, et alors il ne fait pas frictionner seulement le point malade, mais bien toute la surface cutanée.

Il peut paraître étrange, au premier coup d'œil, de chercher dans l'eau froide un remède contre une maladie qui, comme le rhumatisme, dépend si souvent de l'action du froid et de l'humidité. Mais nous ferons remarquer que l'application de l'eau froide n'est que passagère, et qu'elle doit être toujours faite de manière à exciter les fonctions de la peau et non à les supprimer. Quant aux applications des linges mouillés, on aura toujours soin d'en bien exprimer toute l'eau et de ne les apposer qu'humides, car l'excitation qu'ils développent, employés de cette manière, prouve qu'ils agissent à la manière des frictions. Dans le traitement hydriatrique du rhumatisme, ces applications locales sont toujours secondées par l'emploi énergique des frictions et des autres procédés qui excitent la peau, et par un exercice soutenu de tous les muscles, d'où résulte un effet tonique bien opposé à la débilitation que produit l'eau chaude, sous forme de bains et de douches. Enfin, tout en reconnaissant que l'hydrothérapie n'est pas un spécifique contre le rhumatisme, je crois que c'est le meilleur remède qu'on puisse lui opposer, pourvu qu'il soit mis en usage par une main prudente et exercée. Pour ma part, je n'hésiterais pas à m'y soumettre si le rhumatisme ou la goutte venaient à m'atteindre.

Du traitement hydrothérapique des Rhumatismes locaux.

Je viens de dire que, dans les cas de rhumatisme peu intense, Priessnitz préconise les frictions faites avec le drap mouillé. Un malade qui suivait le traitement hydriatrique pour une affection cutanée chronique, fut pris de douleurs dans les bras et dans les épaules. Le mouvement de ces parties était fort difficile. Ces douleurs commencèrent d'abord à l'épaule droite, et Priessnitz prescrivit, outre les enveloppements ordinaires, de frotter fortement la partie malade avec de l'eau froide au sortir du bain. Ce moyen employé avec persévérance pendant huit jours, débarrassa le malade du rhumatisme local, mais il revint quinze jours après dans les deux épaules et dans les bras. Priessnitz dit alors de faire des frictions avec le drap mouillé jusqu'à ce que les douleurs eussent

disparu, et l'on employa trois draps dans la soirée. Le lendemain,
tout en continuant le traitement ordinaire, il fit pratiquer à midi et à
quatre reprises différentes, des frictions générales avec les draps
mouillés, remplaçant l'un par l'autre, dès que la réaction centrifuge se trouvait bien établie. Trois autres frictions successives
furent faites dans l'après-midi, et le soir avant le coucher, on en
fit encore cinq autres. Les douleurs avaient disparu dès le lendemain. Priessnitz a fait frictionner les parties rhumatisées avec de
l'eau froide, mais il ne faut pas oublier que le malade était soumis
en même temps à l'usage de divers procédés hydriatriques, qui
agissaient sur toute la surface du corps. Si j'insiste sur cette parti -
cularité, c'est que dans l'examen d'une méthode, il faut d'abord
exposer clairement en quoi celle-ci consiste. Or, dans sa façon
d'agir, Priessnitz cherche plutôt à modifier l'ensemble de la constitution que le point affecté, et sous ce rapport on ne peut qu'ap-
prouver sa manière de faire. A l'occasion d'un lumbago dont M. le
docteur Grzymala fut affecté pendant le séjour de M. le professeur
Scoutetten à Freiwaldau, celui-ci lui conseillait d'appliquer sur les
lombes, une compresse excitante, c'est-à-dire, une compresse dont
l'eau avait été bien exprimée, et que l'on recouvrait d'une autre
compresse sèche. Le malade crut devoir consulter Priessnitz qui
blâma le topique, et recommanda de prime abord les moyens d'action sur l'ensemble de la peau. Il le fit envelopper dans un drap
mouillé et bien tordu, qu'on renouvella lorsque la chaleur se
fut rétablie, et comme il soupçonnait une cause hémorrhoïdale,
le malade fut placé pendant un quart-d'heure, dans un bain de
siége à 14° R., dans lequel on frictionna les lombes et les hanches.
Ceci terminé et le malade bien essuyé, Priessnitz laissa appliquer
la compresse excitante. Ce traitement auquel on ajouta les frictions
faites avec le drap mouillé, fut continué pendant plusieurs jours et
les douleurs lombaires ne tardèrent pas à disparaître. Cependant,
ordinairement les parties douloureuses sont recouvertes d'une
compresse excitante, avant de procéder à l'enveloppement dans le
drap mouillé. Ce procédé est surtout de rigueur lorsqu'on a recours aux transpirations forcées, dans la couverture de laine.
 Quand le lombago est accompagné de fièvre, et que l'excitation

31

est forte, on laisse la transpiration durer le temps nécessaire, et l'on choisit le moment où elle est moins forte pour retirer les couvertures, et pratiquer les ablutions subséquentes dans un bain partiel d'eau dégourdie. En remettant le malade au lit, on recouvre le plus souvent la région lombaire d'une compresse excitante, ce dont Priessnitz s'abstient quelquefois, selon l'idée qu'il se fait de l'action de ces compresses. Je ne puis donner à cet égard aucune règle, si ce n'est que, lorsque le mal résiste, il y a recours assez volontiers après avoir essayé de réussir sans ce moyen.

Dans le traitement du lombago chronique, comme dans celui des rhumatismes de même nature, Priessnitz n'insiste plus autant sur les transpirations forcées, surtout lorsque les malades semblent affaiblis. Il paraît avoir reconnu par expérience que ce moyen poussé trop loin, rendait les malades très-sensibles à l'action du froid. Aussi, les ablutions et les frictions faites sur toute la surface du corps, et en particulier sur les lombes avec les mains trempées dans de l'eau froide, les frictions avec le drap mouillé, les enveloppements de même nature, les ablutions subséquentes et la douche froide, sont également dans ces cas les moyens les plus usités.

Cependant, on se gardera bien de croire que l'hydrothérapie, avec tous les avantages qu'on doit lui reconnaître, puisse toujours triompher promptement du lombago chronique. Pour ma part, j'ai vu à Græfenberg, un malade qui était encore loin d'être guéri après plusieurs mois de traitement, et des cas semblables ne sont pas très-rares. Il est vrai que quatre à cinq mois de traitement, sont considérés comme un temps fort court, par les enthousiastes de l'hydriatrie, mais je crois que les malheureux malades sont d'un avis bien différent. Il est probable que dans ces cas rebelles, en employant, ainsi que l'a fait le docteur Mayer, l'eau chaude pendant un certain temps, on parviendrait à guérir le malade beaucoup plus vite qu'en persévérant, malgré la résistance de la constitution, dans l'emploi de l'eau froide.

Chez quelques personnes, le rhumatisme chronique montre une fâcheuse prédilection pour les parties aponévrotiques situées immédiatement au-dessous du cuir chevelu, et cette variété est souvent fort opiniâtre. Un cas de cette nature, qui avait été guéri par Priessnitz à Freiwaldau, m'a été rapporté par le malade lui-même, jeune homme de vingt-sept ans, et très-robuste. La santé générale avait toujours été très-bonne, à l'exception de quelques douleurs vagues dans les membres. Un jour, après avoir gravi une montagne, il ôta son chapeau, et la tête baignée de sueur se trouva exposée à l'action d'un froid très-vif. Le soir même des douleurs aiguës envahirent cette région et résistèrent pendant plus de six mois à tous les moyens employés, entre autres aux vésicatoires et aux bains de vapeur. Priessnitz ordonna le traitement suivant : transpiration d'une heure tous les jours dans le drap mouillé, suivie d'ablutions et de frictions pendant cinq minutes, dans un bain partiel à 14° R. ; compresses excitantes sur le crâne pendant l'enveloppement, et dans le bain partiel, affusions d'eau froide sur la tête. Compresse excitante sur les reins, et dans la journée, bain de siége froid d'un quart-d'heure avec frictions, puis d'une demi-heure ; on finit par en donner deux par jour, précédés de frictions avec le drap mouillé ; eau froide en abondance et lavements froids pour combattre la constipation.

Il y eut une amélioration marquée après huit jours de traitement, mais ce mieux fut de courte durée, bientôt les douleurs devinrent plus fortes ; Priessnitz, alors, ne fit transpirer le malade que trois fois par semaine, et ajouta une douche froide, de trois minutes d'abord, puis de six minutes, reçue sur tout le corps à l'exception de la tête. Ces soins durèrent encore huit jours, et alors il survint une éruption furonculeuse sur le corps. La douche fut suspendue, et chaque matin on fit faire sur la tête de fortes frictions avec de l'eau froide, les autres moyens étant continués. On revint à l'emploi de la douche en la rendant même plus énergique, parce que les douleurs de tête n'avaient pas disparu. Quinze jours après, une autre éruption furonculeuse se montra, non-seulement sur le corps, mais encore sur la tête, là où les frictions avec de l'eau froide avaient été pratiquées. La douche fut encore suspendue, et après la guérison des furoncles, qui se fit un peu attendre, le malade quitta Græfenberg en bon état, après un séjour d'un peu plus de trois mois.

Ce fait, qui démontre que l'eau froide peut quelquefois guérir une affection rhumatismale rebelle à d'autres traitements, ne prouve nullement qu'il doit en être toujours ainsi. L'expérience prouve au contraire que l'eau, à une température élevée, réussit dans des cas où l'eau froide a complétement échoué. D'ailleurs, les nombreuses guérisons de rhumatismes chroniques que nous voyons opérer par les eaux thermales de Néris, du Mont-Dore, de Baden-Baden, de Wiessbaden, de Carlsbad, ainsi que par les eaux sulfureuses des Pyrénées, témoignent assez de l'efficacité de ces moyens en pareille circonstance. D'ailleurs, il y a quelque chose de si particulier dans chaque rhumatisme, que nous ne devons pas nous étonner de ce que le même moyen ne produit pas toujours le même résultat. M. le docteur Meyer a trouvé que certaines idiosyncrasies paraissaient rebelles à l'action de l'eau froide, et cette résistance lui a paru souvent dépendre de la constitution éminemment nerveuse des sujets. Les faits suivants, consignés par ce médecin distingué, dans le recueil : der Wasserfreund, me paraissent confirmer cette opinion.

Le nommé J. P., âgé de quarante-neuf ans, charpentier, homme fort et robuste, d'un tempérament bilieux, n'ayant jamais eu d'autre maladie qu'une fièvre grave dans sa jeunesse, fut pris, par suite d'un refroidissement, d'une fièvre rhumatismale, dans l'automne de 1837. La maladie fut longue, les membres furent le siége de douleurs vagues, qui rendirent les mouvements difficiles. Beaucoup de remèdes tant externes qu'internes furent employés. Les emplâtres de toute espèce, les frictions stimulantes et opiacées, les vésicatoires, etc., restèrent sans résultat avantageux. Dans l'été de 1838, le malade se rendit aux eaux de Baden, en Autriche, où son état s'améliora au point de lui permettre de reprendre ses travaux. Cependant, vers la fin de l'automne, les douleurs se firent de nouveau sentir aux genoux, puis ces articulations se tuméfièrent, et plus tard, la douleur et la tuméfaction se montrèrent aux pieds. Cet état des membres inférieurs persista tout l'hiver, malgré les divers traitements qui furent employés, et au mois d'avril, les parties malades étaient encore fortement engorgées. Il eut alors recours à l'hydrothérapie. Il était très-abattu,

très-irritable, la vie lui était à charge, la marche était extrêmement pénible, et les articulations des membres inférieurs étaient
le siége non-seulement d'un engorgement chronique considérable,
mais encore de douleurs qui empêchaient tout sommeil.

A Græfenberg, on eut d'abord recours aux enveloppements dans
le drap mouillé, suivis d'ablutions; plus tard, on faisait transpirer
le malade chaque matin, puis on le plongeait dans le grand bain
froid, ensuite la douche fut journellement employée, ainsi que
l'application de compresses excitantes sur les articulations malades.
Ce traitement dura quatre mois sans interruption et fut accompagné d'un régime sévère. L'état du malade était fort amélioré,
la tuméfaction articulaire avait disparu et les douleurs s'étaient calmées, cependant le moral ne se remettait pas et l'on craignait un
suicide. Le docteur Meyer résolut de modifier le traitement. On
supprima les transpirations forcées; les compresses que l'on appliquait sur les articulations furent mouillées non plus avec de
l'eau froide, mais avec de l'eau à 15° R., et les ablutions furent
faites à la même température. Le bain pris en sortant du lit était
à 15° R., et l'on augmenta la température d'un degré par minute
jusqu'à ce qu'on fut arrivé à 36° R., et on le laissa dans l'eau
pendant huit à dix minutes. Au sortir du bain, affusions avec
trente à quarante cruches d'eau fraîche, suivies de frictions sèches.
Dans l'après-midi, le corps, et surtout les articulations, furent
soumis pendant un temps qui variait de deux à huit minutes, à
l'action d'une douche d'eau froide d'un pouce et demi de diamètre. On persévéra dans ce traitement pendant six semaines.
Vers le dixième jour il se fit une éruption générale de pustules
d'ecthyma et de furoncles dont quelques-uns offraient la grosseur
de la moitié d'une noix. Mieux très-prononcé à la suite de cette
éruption. On diminua peu à peu la température du bain et l'on
revint à celle de 15° R. La santé se rétablit entièrement, et plus
d'un an après, elle était encore excellente.

M. N***, âgé de quarante-quatre ans, maître de postes, de
faible constitution et de petite taille, avait toujours joui d'une
bonne santé, lorsqu'il devint sujet à des douleurs de nature rhumatismale, qui le tourmentèrent beaucoup pendant cinq ans et

dont ni les eaux de Marienbad, ni celle de Tœplitz et de Carlsbad ne parvinrent à le délivrer. Ces douleurs affectaient surtout les membres inférieurs. Il se soumit à l'hydrothérapie en juillet 1842. La débilité était extrême, il avait le teint jaunâtre, et surtout beaucoup d'irritation nerveuse. Les douleurs qui existaient vers les genoux et aux pieds gênaient beaucoup la progression, et souvent même la rendaient impossible. Les épaules étaient également prises.

Le traitement fut commencé avec ménagement, en raison de la grande irritabilité du malade. Ce ne fut qu'après huit à dix jours de tâtonnements qu'on employa la transpiration forcée et le grand bain. Plus tard l'on ajouta la douche, les affusions, les bains de siège et des pédiluves froids. Ce traitement fut poursuivi jusqu'au 13 septembre, et alors l'état du malade parut amélioré au point qu'il pouvait gravir sans aide une colline assez escarpée. Cependant, le mieux ne fut pas de longue durée et bientôt les douleurs reparurent aux membres inférieurs et surtout aux talons. Elles devinrent même si vives, qu'il fut obligé de garder la chambre. Le malade prit l'hydrothérapie en aversion, et le docteur Meyer saisit ce moment pour lui faire subir les mêmes modifications que nous avons indiquées dans la précédente observation. Un traitement semblable fut adopté ; seulement, dans ce cas, une compresse trempée dans de l'eau à 15° R., puis bien tordue, fut placée sur chaque jambe, depuis le gros orteil jusqu'au milieu des cuisses. Cette compresse fut renouvelée toutes les demi-heures. Bientôt les membres inférieurs se couvrirent d'une éruption à la fois vésiculeuse, pustuleuse et furonculeuse, d'où s'écoulait, surtout aux pieds, une matière extrêmement fétide. Quelques furoncles se réunirent et causèrent une vive inflammation, il y eut même formation de grosses bulles de pompholix. Les furoncles étaient surtout volumineux et douloureux autour des genoux. Amélioration prononcée dans l'état général ; à dater du moment de la suppuration, les douleurs disparurent et le malade ne fut retenu dans l'établissement que par l'apparition de quelques nouveaux furoncles. Il retourna chez lui, en très-bon état, à la fin du mois d'octobre 1842 et la guérison s'est soutenue.

Nous nous résumons en disant que le traitement hydrothérapique du rhumatisme, tant aigu que chronique, mérite l'attention sérieuse des praticiens, que tout annonce qu'ils y trouveront des ressources précieuses et qu'il est vivement à désirer que son usage devienne plus général, mais que rien n'autorise à soutenir que ce remède doive être employé à l'exclusion de tous les autres.

Il est très-important pour les rhumatisans qui suivent un traitement hydriatrique, de veiller à ce que les compresses excitantes soient convenablement tordues. J'ai observé deux cas dans lesquels le rhumatisme était aggravé d'une manière très-sérieuse par la négligence des garçons de bain qui appliquaient ces compresses beaucoup trop humectées. En faisant attention à ce point essentiel on pourrait dire que le malade, quoique souvent mouillé, ne se trouve pas entouré d'une atmosphère d'humidité, car il est de règle, dans ces circonstances, de l'essuyer avec soin aussitôt après l'application de chacun des procédés hydriatriques.

Je terminerai ce que j'avais à dire touchant les affections rhumatismales et goutteuses, en faisant observer qu'il existe des douleurs que l'on peut quelquefois confondre avec ces dernières, et qui cependant, sont d'une nature bien différente. Telles sont celles que l'on observe chez les personnes affectées de la maladie de Bright ou de l'albuminurie, ainsi que ces douleurs insidieuses qui semblent causées par une affection plus grave et plus profonde de la moëlle-épinière. Dans le premier de ces cas, l'hydrothérapie offre, à mon avis, un remède aussi efficace qu'aucun de ceux dont la médecine pratique peut disposer. Et si, dans les autres cas, cette méthode n'obtenait aucun succès, la faute ne doit pas lui être imputée, mais bien à la nature rebelle du mal qu'aucun autre moyen ne pourrait guérir avec plus de certitude.

De la Syphilis.

La possibilité de guérir les affections vénériennes primitives, sans avoir recours au mercure, ne fait plus l'objet d'un doute dans l'esprit des médecins. Ce qui les préoccupe, c'est la question de savoir si l'apparition ultérieure de la maladie n'est pas plus à craindre alors, que quand ce médicament a été administré. Au reste, ces questions si vivement controversées ont eu pour résultat de mettre hors de doute, l'existence d'un virus capable d'exercer dans l'économie les ravages les plus profonds. Si l'on a pu, dans certains cas, attribuer à l'usage, ou plutôt à l'abus du mercure, un certain nombre d'altérations pathologiques très-graves, d'un autre côté, l'on a observé tant de syphilis constitutionnelles chez des individus qui n'avaient jamais fait usage de ce médicament, qu'il est impossible de conserver ce préjugé si commode pour ceux qui nient la spécificité de la maladie. Pour tout médecin éclairé, il reste démontré qu'aucun traitement ne possède le privilége de mettre sûrement la constitution à l'abri du développement ultérieur de la syphilis, lorsque celle-ci a une fois pénétré dans l'économie. La cause qui fait que des accidents vénériens consécutifs se montrent après un laps de temps plus ou moins long chez certains individus, tandis qu'on ne les observe point chez d'autres, est un grand mystère que nous ne dévoilerons peut-être jamais. C'est à l'idiosyncrasie des individus qu'il faut attribuer ces particularités, car jusqu'ici aucune explication rationnelle n'est admissible. Quelle conséquence pratique doit-on tirer de ces faits? Celle-ci, suivant moi : que pour guérir les affections vénériennes primitives, on doit préférer le traitement qui paraît le plus capable de chasser de l'économie la cause mystérieuse du mal, et qui offre en même temps la certitude de ne pouvoir exercer sur la constitution aucune influence fâcheuse. De tous les traitements proposés contre la syphilis, l'hydrothérapie seule présente ces garanties, et je la

crois le seul moyen capable d'expulser de l'économie cet agent morbide venant du dehors. Aucun remède ne guérit plus vîte, aucun
ne guérit plus sûrement, aucun ne laisse comme lui l'esprit sans
inquiétude pour l'avenir. D'ailleurs, l'utilité des sudorifiques était
bien reconnue avant que ceux-ci fussent remplacés par le mercure. Loin de nier les effets avantageux des préparations mercu -
rielles dans la syphilis primitive, je les reconnais hautement. Il y
a même quelque chose dans son action modifiante, qui tient souvent de la magie, mais l'hydrothérapie et son régime sévère guérissent aussi vîte et offrent l'inappréciable avantage de ne pas introduire dans l'économie un médicament d'un effet douteux et qui
ne met pas le malade à l'abri de tout accident consécutif.

La syphilis consécutive ne permet pas d'espérer une élimination aussi facile de la cause du mal. La nature même de l'affection
indique que l'économie en a été profondément pénétrée. D'autres moyens, convenablement administrés, seraient une ressource
précieuse si l'hydrothérapie ne réussissait pas, car il serait injuste
de vouloir qu'elle pût effectuer les miracles que nous voyons journellement se produire en pareil cas par l'administration des composés iodurés et mercuriels. Il sera toujours convenable de débuter par un traitement hydrothérapique, car si les résultats n'é-
taient pas favorables, il n'y aurait qu'un peu de temps de perdu,
et encore les faits semblent prouver que la modification avantageuse
que les médicaments produisent sur l'économie, est encore plus
sûrement obtenue après un traitement hydriatrique.

Pendant mon séjour à Græfenberg, j'ai eu occasion de voir les
trois cas suivants de syphilis primitive.

Première observation. M. G***, âgé de vingt-sept ans, grand,
fort, robuste et sanguin, en traitement depuis deux mois pour un
état de malaise général, attribué à une affection hémorrhoïdaire,
et dont la santé était à peu près remise, contracta, dans une ville
voisine de Græfenberg, deux chancres et une gonorrhée. Lorsque
je le vis, en août 1844, les deux chancres situés sur le gland étaient
presque cicatrisés, mais l'écoulement persistait. La maladie datait
de dix jours seulement. On n'avait rien changé au traitement primitif, qui consistait en des transpirations d'une heure et demie

tous les matins, suivies du grand bain froid, puis eau froide en abondance pour boisson, la promenade et la douche, et enfin, dans la journée, les frictions avec le drap mouillé et un bain de siége à 10° R., pendant une demi-heure. On fit alors des ablutions fréquentes avec de l'eau froide sur le pénis, et on appliqua sur les chancres un petit linge mouillé et dont l'eau avait été bien exprimée, Pendant les quatre premiers jours, les chancres avaient peu à peu grandi, et atteint la dimension d'une pièce de 50 cent. Dès ce moment ils n'avaient plus augmenté, et avaient paru, au contraire, marcher vers la cicatrisation. Trois jours après, je les vis de nouveau et la cicatrisation était complète. L'écoulement a persisté encore quinze jours, et a duré en tout vingt-cinq jours. Le malade n'a pas suivi un régime conforme à son état, il mangeait toujours beaucoup trop.

Deuxième observation. M. S***, jeune homme robuste, vint dans le même temps à Græfenberg pour se faire traiter de trois chancres qui étaient survenus depuis huit jours seulement. Il n'y avait pas d'écoulement. Deux de ces chancres étaient situés sur le gland, et l'un d'eux avait presque la largeur d'une pièce d'un franc. Le chancre qui siégeait sur le prépuce était plus petit que les autres. Le malade a commencé aussitôt les sueurs dans le drap mouillé, pendant près de deux heures chaque matin, puis le grand bain froid, la ceinture mouillée abdominale, l'enveloppement dans le drap mouillé, dans l'après-midi, mais sans sueurs, et enfin un bain froid. Le jeune homme suivait un certain régime, non d'après le conseil de Priessnitz, mais d'après celui d'un médecin de ses amis, qui était alors à Græfenberg. La cicatrisation était presque complète dès le douzième jour du traitement, et ne tarda pas à l'être entièrement. Cependant, ces divers moyens de traitement furent continués encore pendant une quinzaine de jours.

Troisième observation. M. F***, âgé de 26 ans, de taille moyenne, assez robuste, est venu à Græfenberg pour se faire traiter d'une gonorrhée et de cinq chancres contractés depuis environ huit jours. Les chancres étaient petits, taillés à pic, à fond grisâtre ; trois étaient situés sur le gland, un sur le prépuce, et un autre à côté du frein. Priessnitz, sans voir les parties, et presque sans questionner le malade, lui prescrivit l'enveloppement chaque matin dans le drap mouillé, pendant trois quarts-d'heure, puis le grand bain, la ceinture mouillée et la douche. M. le docteur Hallmann, à qui je dus l'avantage de voir ce cas, me fit remarquer qu'évidemment Priessnitz n'avait pas compris ce que le malade lui avait dit, mais il se garda bien d'exprimer ouvertement cette opinion qui pouvait passer pour un blâme. En effet, après trois semaines de ce traitement, la gonorrhée seule était guérie et les chancres avaient beaucoup augmenté d'étendue. Le frein était en partie rongé, l'un des chancres était de la taille d'une pièce d'un franc, et les autres en approchaient. Leurs surfaces étaient comme boursoufflées et les bords n'étaient plus taillés à pic comme dans le commencement. Le docteur Hallmann engagea le patient à faire voir sa maladie à Priessnitz qui, dès qu'il eut vu les parties, changea aussitôt le traitement. Il prescrivit les transpirations forcées tous les matins pendant une heure, puis une heure et demie et même deux heures, le grand bain, des compresses mouillées sur les ulcérations, et dans la journée, deux bains de siége froids d'un quart-d'heure; de toujours boire beaucoup d'eau froide et d'être plus réservé sur le manger. L'amélioration fut bientôt manifeste, dès que les transpirations furent établies, et quinze jours après, trois des chancres furent complètement cicatrisés. La cicatrisation des autres se fit attendre, mais après sept semaines de traitement la guérison fut complète.

Le régime adopté à Græfenberg n'est certainement pas celui qui conviendrait à des malades affectés de symptômes vénériens primitifs, et cependant beaucoup se guérissent. Néanmoins, le témoignage de tous les médecins qui traitent la syphilis par l'hydropathie est unanime sur la nécessité d'un régime sévère pour obtenir des résultats à la fois satisfaisants et certains. Suivant eux, on donne pour toute nourriture du pain et du lait, souvent même du lait écrémé; et quelquefois, pour varier un peu les aliments, du riz ou quelque autre fécule, mais point de viande. Le malade boit de l'eau fraîche en abondance, mais non en trop grande quantité à la fois. La règle est dix à dix-huit verres par jour, suivant les individus, et toujours plus en été qu'en hiver. La transpiration

forcée est la condition essentielle du traitement, elle a lieu le matin et dure une heure et demie, deux heures au plus, suivant les
forces du malade; on a soin de soutenir la sueur en faisant boire
beaucoup d'eau fraîche, mais peu à la fois, évitant de charger
l'estomac ou de courir le risque de retarder la transpiration. Les
ablutions dans un bain partiel d'eau à 10 ou 12° R. et non dans
l'eau froide, succèdent à la sueur et durent quelques minutes.
Nous avons vu cependant à Græfenberg, des malades affectés de
chancres primitifs, prendre immédiatement le bain froid ou la
douche au sortir de la couverture de laine. Les chancres doivent
être lavés à plusieurs reprises dans la journée avec de l'eau froide,
et on les couvre jour et nuit de compresses excitantes.

Les bains de siége ne sont pas, comme les transpirations forcées, d'une nécessité absolue pour la guérison des chancres, ils
remplissent d'autres indications telles que, de faciliter les selles, de
calmer l'irritation, de tonifier les parties. On les prend d'abord
dégourdis et plus tard froids.

Tantôt on fait transpirer les malades dans la couverture de
laine, tantôt dans le drap mouillé, et ce dernier procédé paraît
être généralement préféré. Il est surtout indispensable, lorsque la
peau est aride et que la transpiration ne s'établit qu'avec peine.
L'exercice est un point très-important, il doit toujours être pris
soit au grand air, soit dans l'appartement, si le temps ne permet pas
de sortir. Autant que possible on devra prévenir tout refroidissement. Il peut paraître singulier d'entendre parler de refroidissement lorsqu'il s'agit d'individus qui se jettent, tout couverts de
sueur, dans un bain froid, mais il n'en est pas moins vrai qu'un
fort courant d'air peut enrhumer celui sur qui un grand bain
froid, pris ayant très-chaud, ne produit aucun effet fâcheux.

Dans les observations précédentes, les accidents primitifs ne da-
taient que de quelques jours pour ainsi dire; en voici une autre
qui a été consignée par M. le docteur Hallmann, dans le Wasserfreund, et dans laquelle les chancres existaient depuis plusieurs
mois. Jamais le malade n'avait fait usage de mercure, et la guérison a été opérée entièrement au moyen de l'hydropathie. Le
14 novembre 1841, M. N***, réclama les soins du docteur Hall-

maﬁn, aﬁn d'être guéri, *sans mercure*, d'une maladie vénérienne. Ce malade, alors âgé de trente-sept ans, blond, de taille moyenne, d'embonpoint médiocre et de caractère gai, était affecté d'hémorrhoïdes, dès l'âge de vingt ans. Ce ﬂux dura alors de trois à quatre mois, et depuis ce temps il y eut tendance à la constipation. Gonorrhée à vingt et un ans, et qui ne fut complètement guérie qu'au bout de deux ans. Chancre à vingt-sept ans, guéri sans mercure en trois semaines. Depuis lors, la peau du gland et la muqueuse préputiale s'excorient si facilement, que presque toujours ces surfaces sont entamées. L'odeur fétide et l'âcreté de la matière sécrétée par les follicules du gland, nécessitaient des ablutions très-fréquentes de cette partie. Transpiration plus prononcée au périnée qu'aux autres parties du corps. A trente ans, ﬂux hémorrhoïdal qui depuis n'a plus reparu. Depuis quelques années, il se forme de temps en temps sur le dos, des pustules ayant la grosseur d'un pois, qui se couvrent d'une croûte et laissent des taches d'un rouge sombre. Trois mois avant de venir trouver le docteur Hallmann, M. N*** avait contracté trois chancres, qui persistaient; deux d'entre eux occupaient la muqueuse du prépuce et l'autre était situé derrière la couronne du gland. M. le docteur Hallmann, décrit ces chancres comme « de petites ulcé-» rations à bords durs et larges, n'offrant pas les caractères pa-» thognomoniques du chancre, ce qui n'avait rien d'étonnant » après trois mois de durée. » On s'était borné jusque-là à des soins d'extrême propreté, et à l'application d'un peu de charpie sèche; les parties voisines, n'offraient ni induration, ni douleurs; jamais le malade n'avait eu ni végétations, ni bubons.

M. N***, ne s'est décidé à réclamer les secours de l'art, que parce que, depuis quatorze jours, il lui était survenu à la face interne de la lèvre supérieure, une petite pustule qui n'avait pas tardé à se convertir en ulcère. Cette ulcération était arrondie, superficielle, à fond gris rougeâtre, à bords taillés à pic, et d'une étendue égale à celle d'une pièce de 25 centimes; son étendue primitive avait été moindre, le palais et le pharynx étant en bon état, les gencives offraient cependant sur un point une injection artérielle assez marquée. C'était évidemment un ulcère syphilitique secondaire.

Le malade assurait n'avoir jamais pris de mercure, pas même un grain de calomel, et des circonstances particulières sur lesquelles le docteur Hallmann donne des détails précis, garantissent cette assertion. Il désirait faire usage du Rob de Laffecteur.

Le docteur Hallmann n'approuva pas l'emploi de ce Rob, à cause du régime sévère et du temps qu'il fallait passer dans la chambre. Il proposa l'hydrothérapie qui fut accueillie. On y procéda de la manière suivante, dès le lendemain 23 novembre. Transpirations dans la couverture de laine, de quatre heures à huit heures du matin, suivies d'ablutions générales avec de l'eau froide; ceinture humide autour de l'abdomen et chaque jour, deux bains de siége froids, de dix à quinze minutes. Eau fraîche, à la dose de huit à dix verres pour boisson, longues promenades journalières que le malade supporte bien. Pendant les premiers jours les ulcérations deviennent douloureuses et augmentent de largeur. Deux autres se montrent dans le pharynx et deux sur les gencives. Il en vint d'autres sur le gland qui en offrit jusqu'à sept, en même temps, jusqu'au 4 décembre; pendant un espace de dix jours, le mal parut ainsi aller en augmentant, mais à dater de ce jour, l'amélioration fut franche et rapide. Déjà dès le 12, la cicatrisation était complète au pénis; les ulcérations de la gorge, de la lèvre et des gencives étaient également cicatrisées, mais les points où elles avaient existé étaient encore sensibles. Le 14 décembre, toute trace de la maladie avait disparu. Le régime pendant le traitement n'avait pas été trop sévère, du lait et du pain matin et soir, et des viandes blanches pour dîner; du reste, absence complète de tout excitant.

L'influence du traitement sur les organes abdominaux, mérite ici de fixer l'attention. Dès le quatrième jour, il y eut apparition du flux hémorrhoïdal qui continua plus ou moins pendant quatre mois. La constipation cessa, et à dater du 1er décembre, les selles devinrent faciles. Vers le milieu de décembre, le malade fut affecté de vives douleurs de nature goutteuse, qui parcoururent tout le corps et qui allèrent en diminuant du 17 au 31 décembre, après que les urines fussent devenues troubles et fétides, phénomène critique qui survint après une nuit très-agitée. Cependant les douleurs ne cessèrent pas, mais se fixèrent sur les membres, aussi, les transpirations forcées furent supprimées, et les parties douloureuses, douchées assidûment pendant quelques minutes chaque jour, puis frictionnées avec de la neige. Les douleurs ne disparurent que lentement, et chaque diminution fut accompagnée d'un dépôt marqué dans les urines. Vers le milieu de mars, les derniers restes du mal semblaient s'être fixés sur les articulations des doigts, qui se tuméfièrent et devinrent rouges et douloureuses. Cette tuméfaction disparut tout à fait en quelques jours sous l'influence de la douche froide, et le malade se trouva parfaitement remis le 25 mars.

Le docteur Hallmann, tout en rapportant ce cas comme une probabilité en faveur du pouvoir antisyphilitique de l'hydrothérapie, pousse la bonne foi jusqu'à élever des doutes sur la nature vénérienne de cette affection, et demande si l'on ne pourrait pas attribuer tous ces accidents à une *syncrasie hémorrhoïdale?* Ce doute prouve jusqu'à quel point en Allemagne, les bons esprits même sont dominés par la crainte des hémorrhoïdes. Je crois qu'il n'est guère possible de douter du caractère syphilitique des ulcérations. La coïncidence si manifeste de la diathèse hémorrhoïdale qui existait alors, tendrait à faire ranger cette diathèse constitutionnelle parmi ces états inconnus de l'économie, sous l'influence desquels le virus vénérien indique sa présence d'une manière souvent inexplicable. Déjà l'état scrofuleux des individus a été invoqué pour expliquer ce mystère. Pourquoi d'autres diathèses ne joueraient-elles pas un rôle analogue? Ne voyons-nous pas, sous l'influence de la modification que l'économie subit à l'époque menstruelle, les plaies revêtir un aspect tout différent de celui qu'elles offraient auparavant, et le reprendre lorsque les règles sont passées?

La question de savoir si l'hydrothérapie peut guérir la syphilis secondaire est encore pendante. M. le professeur Land, opine pour la

négative et attribue les cas heureux à ce que le traitement hydriatrique aurait mis en mouvement le mercure jadis administré, et
que le corps contenait encore, en sorte que ce serait au mercure
et non à l'hydrothérapie, qu'il conviendrait de rapporter les guérisons observées. Cette hypothèse que ce médecin distingué appuie
sur un bon nombre de faits en apparence assez probables, souleva
de la part de Priessnitz une vive opposition, quand je la lui fis connaître. Il m'assura de la manière la plus péremptoire qu'il avait
souvent guéri des symptômes syphilitiques secondaires, chez des
malades qui n'avaient jamais fait usage de mercure. Et sur ma
demande, comment il pouvait être sûr qu'ils n'eussent jamais pris
de mercure, il répondit qu'ils étaient de son village, qu'il les connaissait depuis leur enfance, et qu'il pouvait me les montrer; ce
que pourtant il ne fit pas.

Les cas de syphilis secondaire que j'ai vus à Græfenberg, ne
me permettent pas de porter un jugement définitif sur l'influence
de l'hydrothérapie, contre cette variété de la maladie vénérienne.
De ces malades, les uns y séjournaient depuis trop peu de temps
pour pouvoir en tirer des conséquences rigoureuses, mais d'autres
au nombre de deux, s'y trouvaient depuis longtemps, l'un depuis
trois ans et l'autre depuis deux ans.

Le premier, âgé de trente-cinq ans, officier dans l'armée prussienne, était affecté de carie des os du crâne. Chez ce malheureux,
le cuir chevelu était entièrement détruit et la calotte osseuse du
crâne avait tout à fait disparu. La dure-mère se trouvait à découvert, absolument comme on la met à nu, lorsque ayant incisé le
cuir chevelu, et scié ou cassé les os du crâne, on vient à les détacher et à les enlever. Tout autour de cette large surface dénudée,
ce qui restait des téguments était fortement tuméfié, et formait
une sorte de bourrelet ou de couronne, et entre cette peau ainsi
tuméfiée, et les bords des parties d'os nécrosés, on faisait sortir
par la pression, un pus épais et fétide. Ce qui restait des os du
crâne était la partie postérieure et inférieure de l'occipital, la portion dure des temporaux dont la partie écailleuse était détruite, et
en avant, la partie antérieure et inférieure du frontal; et encore

ici, la carie avait largement envahi la portion orbitaire qui menaçait de se détacher et de laisser ainsi le globe oculaire à découvert.

De haute stature et très-maigre, le malade, quand je le vis pour la première fois, avait la tête fortement abaissée, et la soutenait de chaque côté avec les deux mains. Cette position, jointe à l'aplatissement que la destruction des os du crâne avait imprimé à son sommet, produisait un singulier effet ; on aurait dit que la tête avait disparu d'entre les épaules. Le malade souffrait alors horriblement, depuis quelques jours, de douleurs dans la nuque, ce qui occasionnait cette position déclive de la tête. Priessnitz, tout récemment, avait renoncé à le traiter, et je le trouvai entre les mains du chirurgien du village. Celui-ci apporta quelque adoucissement aux souffrances du malheureux ; il remplaça les compresses trempées dans l'eau froide par d'autres imbibées d'eau à 28° R., lui fit prendre un peu de morphine, et frictionna la nuque avec un liniment calmant et volatil. Aussi, lorsque je revis le malade, quelques jours après, bien que la gravité de son état n'eût pas diminué, les souffrances avaient presque disparu. Il pouvait lever la tête et prendre part à la conversation. C'était un de ces hommes nés pour le malheur. En 1828, âgé alors de vingt ans, il fut affecté de symptômes syphilitiques secondaires, sept mois après la guérison d'un chancre, pour lequel il avait suivi un traitement mercuriel, tant par frictions qu'à l'intérieur, et que l'on avait suspendu dès que la salivation était survenue. Pour la syphilis secondaire, on eut encore recours au mercure. Le malade se considéra comme guéri, et se porta bien pendant quelques années. En 1836, il se maria, et trois jours après, apparut au-dessous de l'œil gauche une tumeur douloureuse, persistant malgré tous les remèdes employés. En 1837, il fut traité aux eaux d'Aix-la-Chapelle, mais sans en retirer aucun avantage ; la tumeur du front devint fluctuante et fut ouverte. On reconnut une carie de l'os frontal. Beaucoup de moyens furent tentés, mais sans succès ; d'autres abcès se formèrent et d'autres portions du crâne furent atteintes de carie. Enfin, en 1841, il résolut d'essayer de l'hydrothérapie, et se rendit à Græfenberg, ayant au front trois ulcères, de l'étendue d'une

32

pièce d'un franc, et communiquant avec l'os frontal carié ; il y avait aussi une périostite au tibia gauche. Priessnitz prescrivit l'enveloppement dans le drap mouillé chaque matin, suivi du bain partiel avec ablutions, et la même chose dans l'après-midi, ainsi que des bains de siége d'une demi-heure dans le milieu du jour. Compresses mouillées d'eau froide, tenues constamment sur les parties ulcérées ; compresses excitantes sur la périostite. Boire beaucoup d'eau froide ; lait et pain matin et soir ; viande et légumes pour dîner. Pendant quelques temps l'on conçut beaucoup d'espoir ; des portions nécrosées se détachèrent ; deux des ulcérations se cicatrisèrent, et il paraît même, qu'en 1842, dans quelques ouvrages publiés en Angleterre sur ce sujet, on a annoncé ce cas comme un merveilleux exemple de guérison de syphilis secondaire par l'hydrothérapie. Le progrès du mal fut lent, mais continuel, et quand je vis le malade, son état était tel que je viens de le décrire. Priessnitz avait renoncé à le traiter, en disant que le mal siégeait trop près du cerveau. A la fin de 1843, cet infortuné vit mourir en couches sa femme, jeune encore, et il semble attendre avec impatience que le ciel mette un terme à ses maux.

L'on ne peut reprocher à l'hydrothérapie de n'avoir pas fait ici ce qu'aucun remède humain n'aurait pu effectuer. Mais on pourrait reprocher aux partisans outrés de l'hydrothérapie d'avoir publié cette prétendue guérison, et d'avoir voulu faire de cette méthode une panacée universelle.

L'autre fait concerne un officier russe, âgé de trente-quatre ans, qui est arrivé à Græfenberg, en 1842, dans un état nerveux très-grave, par suite, m'a-t-il dit, de traitements mercuriels très-prolongés. En 1832, il avait contracté un chancre au prépuce, mais dont la guérison fut complète en quelques mois, sans salivation. C'est là seule maladie vénérienne qu'il ait eue, mais depuis lors il ressentit des douleurs pour lesquelles on lui aurait fait prendre du mercure et de l'iode. Le système nerveux paraît avoir surtout souffert, et c'est pour se faire traiter de la maladie des nerfs qu'il est venu à Græfenberg, après avoir été à Marienberg, où l'on ne voulait pas le garder, pensant qu'il allait devenir fou.

Le malade convient en effet qu'il était alors dans un état d'he-

bêtement continuel et qu'il ne savait pas bien ce qu'il faisait.
Souvent il lui passait des étincelles, des éclairs devant les yeux. Il lui
était impossible de tourner la tête vivement d'un côté ou de l'autre,
sans être pris à l'instant de vertiges et de la crainte de tomber.
Les membres inférieurs se mettaient quelquefois à trembler sous
lui, au point de rendre la station impossible, et de le forcer de s'asseoir en toute hâte. Les digestions se ressentaient de cet état du
système nerveux, cependant le malade avait conservé de l'appétit
et n'avait pas beaucoup maigri, mais il était d'une faiblesse extrême.

Après un séjour de deux ans à Græfenberg, il se sent comme
ressuscité, pour employer ses propres expressions. Les forces sont
revenues et le système nerveux s'est entièrement raffermi. Le traitement consistait d'abord en frictions avec le drap mouillé, puis
en enveloppement dans le même drap, suivis du grand bain; il
prit des douches, des bains de siége froids, et on le fit transpirer lorsqu'il se sentit un peu mieux. Il buvait beaucoup d'eau et
faisait beaucoup d'exercice. Les hivers rigoureux de Græfenberg
ne l'empêchèrent de prendre ni les grands bains froids, ni les douches, et une chute grave qu'il fit sur la glace ne servit qu'à re-
doubler son ardeur.

Il y eut à divers époques des éruptions furonculeuses, mais ce
qui nous intéresse plus particulièrement, ce fut 1° la réapparition
de son chancre, après dix-huit mois de traitement, au même endroit
où il avait existé quatorze années auparavant; il avait la même
étendue, celle d'une forte lentille. On le pansa avec une linge mouillé
et la cicatrisation fut bientôt complète; 2° Trois mois après, en
juin 1844, vingt-et-un mois après son arrivée à Græfenberg, il
lui vint au nez un mal qu'il conserve encore (septembre 1844)
et qui menace de lui faire perdre cette partie.

La santé générale est bonne, le malade est fort et robuste en
apparence, il dit ne s'être jamais mieux porté, mais un bandeau
noir lui couvre le nez qui est le siége d'une affection tuberculeuse
ulcérée de la peau, occupant les ailes, l'extrémité et la cloison; le
tout est d'un rouge blafard. Rien ne paraît encore détruit, les

surfaces ulcérées sont boursouflées et font saillie au-dessus de la peau saine qui les avoisine. Le mal a débuté par des tubercules durs qui se sont développés en dedans du nez et qui ont envahi plus tard les parties extérieures. Il en sort un pus épais et fétide. La coloration rouge cuivrée si caractéristique des tubercules vénériens manque, mais depuis long-temps l'usage de l'eau, et les applications de compresses mouillées, ont dû modifier considérablement les apparences physiques. Le traitement a été modifié dans ce sens que Priessnitz lui a dit de se modérer, d'éviter trop de fatigue, de continuer les enveloppements, les grands bains, de prendre deux bains de siége par jour, de recourir de temps-entemps à une transpiration forcée, et de ne rien mettre sur le mal, qu'il devait se borner à laver seulement avec de l'eau fraiche. Ce n'est que depuis six semaines environ que Priessnitz lui permet de couvrir le nez de compresses mouillées, dont le résultat a été de diminuer considérablement la douleur que le malade y éprouvait. Celui-ci ne conçoit aucune inquiétude, et considère ce mal comme une simple *crise* qui s'est effectuée sur le nez. L'affection me parait évidemment de nature syphilitique.

D'après les renseignements vagues que donne le malade, il serait impossible d'assigner à des traitements mercuriels ou iodurés le développement des divers accidents nerveux qui l'ont tourmenté pendant tant d'années. Les faits matériels consistent dans l'amélioration de la santé générale, dans la réapparition d'un chancre guéri depuis quatorze ans, et dans la formation au nez d'une affection tuberculeuse ulcérative qui parait être de nature vénérienne. Je consigne ici le fait que chacun pourra à son gré regarder comme favorable ou contraire à l'hydrothérapie. Dans tous les cas, le résultat ne paraît fort peu agréable pour le malade.

Voici un autre fait qui offre quelque rapport avec le précédent et présente également le phénomène de la réapparition de chancres longtemps après la guérison de la maladie primitive.

M. J***, âgé de 38 ans, contracta en 1835 trois chancres qui furent guéris en quelques mois par le traitement ordinaire, mais sans qu'il y eût salivation. En 1836, après un coït impur, il lui survint une gonorrhée qui résista à tous les moyens de traitement. Depuis son enfance ce malade avait ce qu'on appelle les nerfs faibles, et sa santé générale était délicate.

En mars 1841, il se rendit à Græfenberg pour tâcher de remédier à sa gonorrhée qui durait depuis cinq ans, et au délabrement général de sa santé. Le système nerveux était fort ébranlé, la maigreur extrême et la faiblesse telle qu'il ne pouvait presque pas se tenir debout. Il resta dix mois en traitement avant que la gonorrhée ne cessât, et il dut prolonger d'un mois son séjour en raison de la violence des éruptions *critiques*. Pendant tout ce temps, Priessnitz ne le fit transpirer que douze ou quatorze fois, à cause de son état de faiblesse générale. Le traitement consistait le matin dans un enveloppement dans le drap mouillé suivi du grand bain, puis promenade à l'air, eau froide en abondance pour boisson, ensuite douche à huit heures et à midi, frictions avec le drap mouillé et bain de siége froid. Dans l'après-midi nouvelles frictions avec le drap mouillé et bain de siége, puis enveloppement le soir, suivi d'ablutions, ou du grand bain froid. Tout cela fut conduit progressivement. Les éruptions, comme nous l'avons dit, furent violentes, et le malade quitta l'établissement, guéri de sa gonorrhée, dans un état de santé beaucoup meilleur, mais ayant encore les nerfs très-faibles. Aussi de retour chez lui, il continua le traitement, se bornant aux ablutions générales et aux bains de siége froids. Des éruptions furonculeuses en grand nombre parurent successivement, et leur apparition était souvent précédée de symptômes généraux violents. Il y a eu des accès de fièvre survenant tous les quatre ou cinq jours, et que le malade traitait par des frictions faites avec le drap mouillé et en buvant beaucoup d'eau froide. Les furoncles étaient pansés avec des compresses excitantes. Ces accès fébriles paraissent avoir été occasionnés par la violence des éruptions et par la suppuration consécutive.

En novembre 1843, le malade revint à Græfenberg et y reprit le traitement avec autant d'énergie que la première fois. Il était, comme il le disait lui-même, toujours dans l'eau. L'enveloppement, le grand bain, la douche prolongée, les frictions avec le drap mouillé, les bains de siége se succédèrent sans interruption et l'on y ajouta la ceinture mouillée autour de l'abdomen, et l'eau froide bue en abondance. En mars 1844, les chancres qui avaient été guéris neuf ans auparavant, reparurent au même point; ils furent pansés avec des linges trempés dans l'eau froide et bien exprimés, et la cicatrice se fit dans l'espace de dix jours. Le malade retourna chez lui vers le mois de juin de la même année.

Quelle conclusion pratique tirer de faits de cette nature? Le temps qui s'était écoulé depuis la cicatrisation du chancre, ne permet pas d'admettre la destruction de la cicatrice par l'eau continuellement en contact avec la membrane muqueuse. Quoi qu'il en soit, la réapparition, pendant un traitement hydrothérapique, de gonorrhées, de chancres guéris depuis longues années, est un fait parfaitement constaté. On comprend du reste toute la latitude que donne ce fait aux suppositions, aussi se trouve-t-il à Græfenberg beaucoup de personnes bien portantes d'ailleurs, qui suivent le traitement afin d'expulser du corps le virus vénérien qui peut s'y rencontrer sous forme larvée.

Je termine ce qui me reste à dire sur le traitement hydriatrique de la Syphilis en donnant un résumé des opinions des médecins qui emploient plus spécialement ce moyen, opinions qu'ils ont formulées dans le congrès des hydropathes en 1843. 1° Les symptômes vénériens primitifs sont généralement guéris promptement et solidement au moyen de l'hydrothérapie. La durée du traitement a varié depuis onze jours jusqu'à deux mois. La guérison des bubons s'est quelquefois fait longtemps attendre qand on les avait ouverts. L'opinion la plus générale de l'assemblée fut contraire à l'emploi de l'eau toute froide, au moins dans le début du traitement, cette température devant être alors de 15° à 20° R., tant pour les bains de siége que pour les autres bains. Ce n'est que plus tard et seulement lorsque le traitement avait produit un effet avantageux, qu'il convenait de revenir à l'usage de l'eau froide. L'emploi de l'eau toute froide dès le début a paru favoriser le développement des bubons.

Les grands bains froids sont le plus souvent mal supportés et retardent la guérison; les frictions et les ablutions tièdes doivent leur être préférées dans le commencement. Plus tard au contraire, vers la fin du traitement, quand le chancre, sans être tout-à-fait cicatrisé, n'offre plus ses caractères spécifiques, le bain entier paraît favoriser le rétablissement de la santé générale.

L'application de compresses excitantes sur les chancres paraît indispensable, ainsi que de fréquentes ablutions avec de l'eau fraîche. Comme traitement général, de fortes transpirations provoquées une ou deux fois par jour, — un régime sévère, — pas de viande, — deux ou trois plats de potage maigre ou bien du lait écrémé. On a cité des cas où avec le régime illimité de Græfenberg, des chancres primitifs avaient persisté près d'une année.

L'exposition au froid, surtout au froid intense, doit être évitée avec soin, le malade doit garder l'appartement par le mauvais temps et pendant l'hiver. Cependant plusieurs membres du congrès rapportent des cas de guérison rapide obtenus sans avoir pris toutes ces précautions. L'opinion unanime de l'assemblée est *qu'aucun* cas de syphilis secondaire n'a été observé après un traitement hydrothérapique *modifié*.

2° Tous sont d'accord sur la possibilité de la guérison des blennorrhagies primitives, mais il y a beaucoup de dissidence à l'égard du traitement à employer. Les uns veulent qu'il soit le même que pour les chancres, les autres soutiennent que ni les enveloppemens dans le drap mouillé, ni les bains de siége, ni la douche, ni les transpirations provoquées dans la couverture de laine, n'exercent une influence favorable sur la maladie. Ces derniers préfèrent un régime sévère consistant en lait écrémé avec une petite quantité de pain ; ils recommandent en outre peu d'exercice, un suspensoir, et des ablutions fréquentes. Le D^r. Parow de Berlin, dit avoir guéri beaucoup de gonorrhées primitives inflammatoires en faisant boire abondamment de l'eau froide, et en y joignant une diète sévère; d'autres fois la transpiration, même de peu de durée, dans le drap mouillé, paraissait indispensable, tandis que tous ces moyens sont restés sans utilité dans les cas de gonorrhée secondaire qui guérissaient, il est vrai, à la longue, mais seulement après un temps qui ne prouvait rien en faveur de la méthode. Sur cinq cas de gonorrhées secondaires, un seul fut guéri.

et le temps ainsi que le régime ont paru au D[r]. Parow avoir eu autant et plus d'influence que l'hydrothérapie elle-même.

3° Plusieurs symptômes secondaires, et entre autres, des ulcérations de la peau, ont cédé à la méthode hydropathique. Mais ces sortes d'altérations extérieures paraissent céder plus aisément à ce mode de traitement que celles des membranes muqueuses et des os. Certaines ulcérations syphilitiques du col se sont souvent montrées très-rebelles, et la cicatrisation a été hâtée en les touchant avec de l'eau aiguisée d'acide muriatique, à la dose de cinq à dix gouttes par once d'eau ; mais dans ces cas il ne fallait pas que le malade eût pris de l'iode.

4° Pour la guérison des angines syphilitiques secondaires, le traitement hydriatrique général doit être employé conjointement avec les compresses excitantes à l'extérieur et les gargarismes d'eau fraîche La disparition rapide des taches syphilitiques est généralement admise, tandis que les rhagades et les végétations cèdent plus difficilement ; il en est de même du *rupia proeminens syphilitica.* Dans les condylômes avec fissures devenant de plus en plus profondes, l'extrémité de la végétation paraît perdre peu à peu de sa vitalité, une sorte d'absorption interstitielle s'établit, elle se flétrissent et disparaissent graduellement, laissant la peau saine à la place qu'elles avaient occupée.

5° Les affections syphilitiques secondaires des os se guérissent *toujours* lorsque le traitement hydrothérapique provoque dans l'économie un mouvement général.

6° Un phénomène sur lequel tout le monde est d'accord, c'est le retour de certains symptômes disparus depuis longtemps et dont les malades se croyaient entièrement débarrassés. La plupart des membres du congrès ont ainsi observé, non seulement des chancres et des gonorrhées, mais encore des condylômes, des tumeurs diverses, des angines, etc. On a même cité un cas dans lequel la la salivation s'est montrée de nouveau et en l'absence de toute cause capable de la produire.

La possibilité de la guérison de la syphilis secondaire par l'hydrothérapie n'est donc prouvée qu'en partie. Quant à l'assertion, que tout symptôme secondaire affectant les os, cède au traitement dès qu'une réaction générale est obtenue, nous avons vu par l'exemple du malade resté trois ans entre les mains de Priessnitz, et qui n'en a pas moins perdu tous les os du crâne, ce qu'il faut penser de ces exagérations.

D'après des notes qui m'ont été fournies par M. le Dr Grzymala, ce médecin aurait observé pendant un séjour de quinze mois à Græfenberg, plusieurs cas de guérison de syphilis tertiaire affectant non seulement le périoste, mais encore les os, et entre autres plusieurs points du frontal et du tibia. Il porte le même témoignage en faveur de la guérison des symptômes secondaires, soit qu'ils occupent la peau, le pharynx ou divers autres points de la membrane muqueuse. En pareil cas, la transpiration forcée, dans la couverture sèche ou dans le drap mouillé, constituaient la base du traitement.

En résumé, je crois que le traitement hydrothérapique seul dans la syphilis primitive, et quelquefois réuni à l'usage extérieur de certaines préparations d'ïode et de mercure appliquées sur les points affectés dans les cas de syphilis secondaire et tertiaire, suffirait dans la grande majorité de cas pour guérir cette affection. Quant à l'utilité d'avoir recours à l'hydriatrie dans le but d'expulser un virus qui n'apparaît pas, mais que l'on croit caché dans l'économie, elle me paraît plus que douteuse. Les maux dont l'humanité est affligée sont déjà assez nombreux, et suffisent pour attirer toute notre attention, sans nous préoccuper de vouloir guérir des maladies qui pourraient un jour se montrer, mais dont rien n'indique encore l'existence.

Des Affections cutanées.

Loin d'être considérée comme une maladie, l'apparition d'une éruption cutanée, est en général pour l'hydropathe, un sujet de joie et d'espérance. Plus l'éruption est violente et plus elle lui paraît devoir produire un bon effet sur la constitution. Aussi, comme l'hydriatrie ne cherche à atteindre son but, dans le plus grand nombre des cas, que par l'excitation qu'elle imprime à la peau, on comprend facilement que l'application *énergique* de cette méthode ne peut guère être faite que dans les affections très-chroniques de cette enveloppe et dans les cas où une modification profonde de cette membrane entre dans le plan que l'on s'est tracé. Dans ces maladies chroniques, c'est à la méthode altérante que l'on a recours, tandis que dans les formes aiguës, l'on doit employer un traitement plus sédatif.

Le traitement hydriatrique des maladies chroniques de la peau est fort long et très-pénible, et Priessnitz m'a dit, à plusieurs reprises, qu'il n'aimait pas à s'en charger. Aussi est il fort à regretter que ce soit précisément cette classe d'affections qu'ait choisi le Dr Wertheim pour faire comprendre aux médecins français tous les mérites de l'hydrothérapie. Il saura, nous n'en doutons pas, prendre sa revanche.

Il a déjà été question du traitement hydrothérapique des fièvres éruptives. Quant à celui des maladies aiguës, je crois que la plupart des indications qui se présentent pourraient être remplies par cette méthode, et qu'on tirerait un bon parti des enveloppements et des compresses mouillées dont l'eau serait plus ou moins exprimée, selon l'effet qu'on chercherait à produire. Je crois cependant que la sédation qui résulte de l'emploi d'un mucilage de graine de coing ou de la racine de guimauve, est dans beaucoup de cas, plus directe et plus prompte que celle qu'on obtiendrait avec de l'eau froide. Cependant les faits parlent plus haut que les opinions, et je dois dire que j'ai vu guérir à Græfenberg une foule d'éruptions aiguës très-fortes, du genre de celles qu'on appelle crises, sans autres applications que des compresses imbibées d'eau froide, quelques violentes que fussent les douleurs. Dans ces cas le régime peu excitant des malades, et la quantité d'eau qu'ils boivent, doivent exercer beaucoup d'influence sur la promptitude de la guérison.

En prenant l'érysipèle pour exemple d'une affection aiguë de la peau, voici comment l'hydrothérapie applique son traitement. Ici la fièvre est combattue par l'enveloppement général dans le drap mouillé, en ayant soin de couvrir les parties enflammées de compresses dont l'eau froide a été bien exprimée; il est particulièrement recommandé par Priessnitz, de ne pas renouveler trop souvent ces compresses, malgré le soulagement temporaire que le malade éprouve. Tant que la peau reste chaude et sèche, l'on continue les enveloppemens dans le drap mouillé où on laisse le malade séjourner de plus en plus longtemps, afin d'amener les transpirations désirées. Plus la chaleur sera vive et plus on fera boire de l'eau froide au malade; cette précaution, ainsi que celle de ne pas changer trop souvent le drap, suffisent en général pour amener la transpiration. Priessnitz s'élève surtout contre ceux qui traitent l'érysipèle seulement au moyen de l'application sur la partie malade, de compresses mouillées plus ou moins fortement exprimées, sans procéder en même temps à une application générale du drap mouillé, ce qui, suivant lui, est le seul moyen d'empêcher les répercussions. Les ablutions à la suite de la transpiration plus ou moins prolongée dans le drap mouillé, doivent être toujours faites avec de l'eau bien dégourdie, de 16° à 18° R. Plus tard, lorsque l'inflammation de la peau s'est dissipée, l'on emploie des ablutions plus ou moins froides. Ces ablutions peuvent être faites dans le lit et sans découvrir le malade. La crainte de la répercussion paraît dominer dans le traitement hydriatrique de l'érysipèle, et l'on cherche à s'y opposer en maintenant l'activité de la peau par ces diverses applications. Aussi, le drap mouillé doit être fortement tordu, surtout lorsque la chaleur générale commence à diminuer, et il en est de même des compresses excitantes qui, ainsi qu'on l'a déjà dit, ne doivent pas être changées trop souvent et avant d'être à peu-près sèches.

Les cas suivants d'affections chroniques de la peau, sont les seuls que j'ai eu l'occasion de recueillir à Græfenberg. Dans l'un, le traitement a été suivi pendant cinq mois, sans obtenir aucune amélioration. Dans l'autre, la guérison a été complète à la fin du dixième mois.

Le premier cas était évidèmment incurable, n'importe par quelle méthode, et Priessnitz n'avait pas voulu admettre la malade à Græfenberg. La maladie qui était un *psoriasis guttata*, durait depuis trente-sept ans, le visage et la tête étaient les seuls points exempts de l'éruption, et les fonctions digestives étaient fort délabrées par suite des divers traitements, surtout des purgatifs, que la malade avait employés. Elle avait obtènu la faveur de suivre le traitement pendant quelque temps à Freiwaldau. La malade âgée de quarante et un ans, encore réglée, et assez bien constituée du reste, recourait tous les matins à la transpiration forcée pendant une heure et prenait ensuite un grand bain froid. Ces transpirations avaient d'abord lieu dans la couverture de laine, mais l'anxiété de la malade y était tellement grande, qu'il lui devint bientôt impossible d'y rester; aussi, après avoir essayé pendant quelques matinées, Priessnitz la fit transpirer dans le drap mouillé. On pratique trois fois par jour des frictions avec le drap mouillé, et après quinze jours de ce traitement, on administre la douche ainsi qu'un bain de siége. Dès le deuxième mois, quelques furoncles se sont formés aux jambes, mais ils n'ont pas suppuré. Lorsque j'ai vu la malade, elle allait partir; l'éruption restait dans le même état, peut-être même avait-elle augmenté. Cinq mois de traitement ne pouvaient suffire pour guérir une maladie qui durait depuis trente-sept ans.

Le malade guéri me paraît avoir eu un *psoriasis diffusa*. Je dis, me paraît, car je ne l'ai pas vu, la maladie n'existant plus. C'était un jeune homme de vingt-neuf ans, blond, assez robuste, qui en avait été affecté depuis six ans et avait été traité à Londres ailleurs par et plusieurs médecins qu'on disait fort habiles, mais qui n'avaient pas pu le guérir. Tous étaient d'accord sur la nature même du mal et l'appelaient *psoriasis diffusa*. Entre autres moyens, on avait administré les pilules de Plummer ainsi que plusieurs eaux minérales sulfureuses. L'éruption avait commencé aux oreilles et aux coudes, et avait gagné tout le corps, dès la deuxième année. Les fonctions digestives étaient en assez mauvais état. Lorsque le malade s'est rendu à Græfenberg, la maladie consistait en plusieurs larges plaques squammeuses à la cuisse gauche et au-dessous du genou ; les oreilles en étaient comme encaissées, et il y avait aussi plusieurs plaques sur le cuir chevelu. Au total, la maladie paraissait moins violente qu'elle n'avait été quelques années auparavant. Le traitement employé et les changements observés chaque mois, ont été les suivants, d'après le journal tenu par le malade lui-même.

Août. Le matin, un enveloppement pendant un quart-d'heure dans le drap mouillé, puis un second dans lequel on le laisse une heure ; après celui-ci, et pendant une demi-minute, bain partiel à 14° R., dans lequel on le frictionne vivement partout, puis on le plonge dans le grand bain froid dont on le retire aussitôt, pour le remettre dans le bain partiel où on le frotte encore. A onze heures, enveloppement dans le drap mouillé, suivi de frictions également avec un drap mouillé. Ce procédé est répété à cinq heures. Ceinture abdominale et eau froide à volonté pour boisson. Lait froid et pain pour déjeûner et souper, à dîner le malade mange comme tout le monde. Les fonctions digestives s'exécutent mieux à la fin du mois.

Septembre. Douche froide pendant trois minutes, et à onze heures un bain de siége froid pendant vingt minutes, à la place de l'enveloppement dans le drap mouillé ; avant le bain de siége on le frictionne avec le drap mouillé. Le malade éprouve maintenant, quand il entre dans le bain froid, une sensation très-douloureuse dans les jambes et dans les cuisses, sensation qui l'empêche d'y rester au-delà du temps strictement nécessaire pour y plonger le corps à deux ou trois reprises. Il se plaint de cette douleur à Priessnitz, qui lui conseille pour prévenir son retour, de se promener quelques minutes à l'air, les jambes nues, après avoir pris

la douche. Cependant cette prescription fut complètement inefficace. Le vingt septembre, violente diarrhée qui commence dans
la matinée, immédiatement après le grand bain froid, et qui augmente en raison de la quantité d'eau froide que boit le malade
avant de se promener. Elle persiste, et s'accompagne bientôt de
faiblesse générale, de coliques, de crampes dans l'estomac et dans
le rectum. Priessnitz, qu'on fait appeler aussitôt le retour du malade, fait envelopper le tronc, depuis les aisselles jusqu'aux
hanches, dans un drap plié en double, trempé dans de l'eau froide
et bien tordu. Un second drap remplace celui-ci quand la chaleur est revenue, et l'on répète le tout sept fois consécutives. Les
douleurs avaient alors cessé, mais le malade éprouvait une faiblesse extrême. Les crampes d'estomac se faisant de nouveau sentir
le soir, on donne un bain de siége froid avec frictions pendant
vingt minutes, et l'on prescrit un lavement froid dans le cas où les
accidents persisteraient, mais cela n'eut pas de suite. Depuis cette
diarrhée et les crampes qui l'accompagnaient, le malade n'a plus
ressenti une douleur qu'il éprouvait depuis longtemps dans l'hypochondre gauche, et qui se développait chaque fois qu'il gravis-
sait une côte escarpée ou qu'il marchait vite. L'éruption avait
beaucoup augmenté vers la fin de ce mois; elle avait gagné toute
la figure et se montrait sur beaucoup de points de la surface du
corps, où elle commençait par de petites taches rouges, lenticu-
laires, se recouvrant plus tard de squammes blanchâtres et qui
forment des plaques plus ou moins étendues.

Octobre. Enveloppement le matin dans un seul drap mouillé,
suivi non du bain partiel, mais immédiatement du grand bain
froid. L'enveloppement durait environ une heure, jusqu'à ce que
le corps se fût bien réchauffé. Dans l'après-midi on supprime les
frictions avec le drap mouillé, qu'on remplace par un enveloppement d'une demi-heure ou plus et suivi du grand bain froid.
Pendant ce troisième mois l'éruption devint plus forte qu'elle n'avait
jamais été; partout de larges squammes blanches recouvraient une
surface rouge, luisante et douloureuse.

Novembre. Comme le malade souffre beaucoup des oreilles et
de l'éruption à la tête, Priessnitz fait couper les cheveux très-courts,

et fait poser sur ces parties des compresses bien exprimées, et par dessus lesquelles on met des compresses sèches en forme de bonnet. Ces compresses devaient être changées quatre ou cinq fois par jour. Vers la fin du mois on excita la transpiration dans la couverture de laine, deux fois par semaine, pendant une heure chaque fois, et l'on donna aussitôt après un grand bain froid. A midi, l'on faisait des frictions avec le drap mouillé, et le malade prenait un bain de siége, puis dans la soirée on faisait un enveloppement suivi, non du bain froid, mais de frictions avec le drap mouillé. Vers ce temps, la vive douleur que chaque immersion dans le bain froid développait dans les jambes, diminua d'une manière marquée.

Décembre. Même traitement, mais dans les premiers jours du mois, l'épaule droite est le siége de douleurs rhumatismales qui gênent beaucoup les mouvements de ce membre. Priessnitz prescrit de frotter vigoureusement la partie malade avec de l'eau froide au sortir du bain froid, et après huit à dix jours de l'emploi de ce moyen, les douleurs cessèrent pour un temps, mais revinrent quinze jours après, plus fortes que jamais, et dans les deux épaules. Priessnitz prescrivit alors de pratiquer des frictions avec un drap mouillé, jusqu'à ce que la douleur eût disparu. Le soir même le malade en fit trois, c'est-à-dire que lorsque le drap mouillé s'était réchauffé ou séché en partie, il en prenait un second, et ainsi de suite. Le lendemain, outre les moyens habituels, frictions générales, à midi, avec quatre draps mouillés, et le soir, après l'enveloppement, au lieu du bain froid qu'il avait recommencé à prendre depuis que les jambes étaient moins sensibles, trois frictions générales avec le drap mouillé, et encore cinq autres avant de se coucher, en tout quinze. Le lendemain les douleurs avaient disparu. L'éruption reste toujours la même et augmente plutôt qu'elle ne diminue.

Janvier. Le malade devient extrêmement faible, et la faiblesse augmentant, Priessnitz suspend les transpirations qu'on avait un peu augmentées. Du reste, enveloppements, bain froid, douche, bain de siége comme auparavant, malgré l'extrême rigueur de la saison. L'éruption commence à diminuer; les squammes tombent et sont remplacées par d'autres moins épaisses et la rougeur des surfaces diminue.

Février. Les transpirations sont reprises deux fois par semaine. L'éruption continue d'aller de mieux en mieux. Quelques plaques reparaissent cependant en mars sur le tronc, mais celles des membres ont presque entièrement disparu. On continue les mêmes moyens hydrothérapiques.

Avril. Les squammes cessent de se reproduire aux oreilles et sur la tête. L'état de l'éruption permet d'ôter par degrés les compresses qui la recouvrent. C'est ce que le malade fait dans le milieu du jour, quand le temps est beau, ayant soin de bien laver toute la tête avec de l'eau froide. Congestion sanguine vers le cerveau, à la fin du mois, surtout après le dîner. Elle cesse en pratiquant des ablutions d'eau froide, en mettant des compresses mouillées sur le front et en se promenant au grand air.

Mai. Dans ce mois on cesse par dégrés les divers procédés hydriatriques, en commençant par les transpirations, puis la douche, puis les frictions avec le drap mouillé. Bientôt il ne reste plus de toute l'éruption, qu'un point sur le sommet de la tête, où l'on voit une couche farineuse peu épaisse. Le malade resta encore un peu de temps pour prendre des bains froids, boire beaucoup d'eau froide et faire de l'exercice, puis il partit à la fin de l'été. C'est sur les notes qu'il m'a transmises que cette observation a été rédigée.

Rien ne prouve que cette affection cutanée ne se reproduira pas, ainsi que cela arrive si souvent. Cependant la profonde modification que ce traitement doit exercer sur l'économie et sur la peau en particulier, le recommande aux malades qui se sentent la patience et le courage nécessaires. Il offre surtout des chances de succès sur des sujets jeunes et vigoureux, car chez des individus cacochymes et faibles, les transpirations devront être remplacées par l'excitation cutanée, obtenue au moyen des divers autres procédés. On remarquera dans cette observation que Priessnitz a été longtemps avant de commencer les transpirations, et qu'il les a supprimées dès que le malade a paru trop affaibli.

Dans les affections cutanées, causées plus particulièrement par certaines diathèses, telles que les scrophules, et dans les cas de syphilides, c'est aux transpirations forcées qu'on doit avoir principalement recours. Il paraît que dans quelques cas le *lupus*, cette affection si rebelle, et qui est presque constamment liée à un état scrophuleux, serait heureusement modifiée par ces transpirations. L'inutilité des autres remèdes dans cette affection, où les caustiques seuls réussissent en détruisant le mal, devrait engager à recourir à ce moyen.

Enfin, quelques soient les avantages relatifs qu'on puisse obtenir de l'hydrothérapie dans certains cas de maladies de la peau, vouloir traiter toutes les affections cutanées par cette seule méthode est évidemment inadmissible, et vouloir guérir la gale au moyen de frictions faites avec l'eau froide, me paraît souverainement ridicule. Je parle ici, bien entendu, de la gale proprement dite, et non pas des affections vésiculeuses que l'on confond si souvent avec elle.

Des Scrophules.

Les avantages évidents que la médecine retire, dans le traitement des scrophules, de la stricte observation de certaines règles de l'hygiène, pourraient faire penser que ces moyens sont ceux qui agissent avec le plus d'efficacité dans le traitement hydrothérapique de cette affection. Chez les enfants dits lymphatiques, une nourriture saine et tonique sans être excitante, un air vif, sec et souvent renouvelé, une eau fraîche et pure, des ablutions journalières avec de l'eau froide ou fraîche, si l'enfant est très jeune, des vêtements chauds en hiver, et qui permettent à l'air, lorsque la saison est plus douce, de circuler librement et d'agir sur la surface du corps, suffisent pour prévenir le développement des scrophules. Mais l'affection scrophuleuse a-t-elle jeté de plus fortes racines, les glandes lymphatiques sont-elles tuméfiées et en suppuration, des ulcères scrophuleux existent-ils dans diverses parties du corps, ou bien les articulations elles-mêmes sont-elles affectées, l'hydrothérapie offre alors ses divers procédés, parmi lesquels, chose remarquable, les sueurs forcées occupent le premier rang. Les résultats avantageux que l'on obtient de ce mode de traitement chez les jeunes sujets, prouvent tout ce qu'on peut en espérer lorsque la vitalité est encore dans sa vigueur. Il est en effet, impossible de ne pas attribuer à l'élasticité des ressorts de la vie dans l'enfance, les avantages d'un traitement qu'au premier coup d'œil on croirait devoir amener des résultats tout à fait opposés. On me fit voir, à Freiwaldau, une fille de campagne, âgée de vingt-quatre ans, qui, affectée de scrophules dès l'âge de dix ans, en souffrit pendant de longues années, et s'en trouvait encore gravement atteinte à l'âge de vingt ans. Elle offrait alors, sur diverses parties du corps, vingt ulcères scrophuleux, dont plusieurs autour des genoux, et un bon nombre au col, où les ganglions lymphathiques engorgés formaient de grosses tumeurs mamelonnées. Il y avait de plus une ophthalmie scrophuleuse datant de plusieurs années, et la vue était presque détruite à cause de l'état des paupières et des conjonctives. La peau était aussi, dans plusieurs points, le siége de dartres scrophuleuses, le côté du nez entre autres. Cette fille avait été traitée, non à Græfenberg, mais à Lindewiese, par le nommé Schrott, qui emploie, à l'imitation de Priessnitz, les transpirations forcées, mais qui condamne ses malades à une diète très-sévère. Dans le commencement du traitement, on la fit transpirer cent-vingt jours consécutifs dans le drap mouillé, pendant trois heures chaque matin, mais sans la faire baigner après, et même sans pratiquer des ablutions, et pendant près de trois mois, l'alimentation était réduite à quelques soupes maigres de semoule ou à des panades; plus tard on lui permit du bouillon et ensuite de la viande. La peau, épuisée par toutes ces transpirations, avait cessé de pouvoir suer, et il avait fallu y renoncer pendant quatre ou cinq semaines. Déjà, à cette époque, plusieurs des ulcérations étaient cicatrisées, et la tuméfaction des glandes considérablement diminuée. Plus tard, les transpirations furent reprises par intervalles, surtout quand la malade souffrait ou qu'elle avait de la fièvre. Pour tout pansement, les ulcères scrophuleux, ainsi que les dartres, étaient recouverts de feuilles d'aulne. Après deux ans de traitement, toutes les ulcérations scrophuleuses étaient cicatrisées, l'ophthalmie était guérie, à l'exception d'une tache sur l'une des cornées, et il ne restait des dartres que quelques taches rouges. Il lui avait été permis, dès le dix-huitième mois du traitement, de manger de tout avec modération, à l'exception cependant de la graisse et des légumes indigestes, tels que haricots, lentilles, etc. Le traitement dura en tout deux ans et demi. La santé s'était maintenue depuis cette époque, et lorsque je vis la malade, elle venait d'être réglée depuis peu pour la première fois. Des cicatrices existaient au col, et l'œil gauche offrait une tache blanchâtre sur la cornée transparente. Sans présenter une apparence vigoureuse, la jeune fille disait qu'elle se portait très-bien.

J'ai eu aussi l'occasion de voir à Freiwaldau une jeune anglaise de seize ans, de famille aisée, qui était traitée depuis quinze mois par Priessnitz, et dont l'état scrophuleux s'était beaucoup amélioré. La plupart des glandes engorgées avaient disparu au col, mais il restait encore quelques ulcérations. Ici, outre les transpirations forcées, la jeune malade prenait le grand bain froid et la douche froide pendant quelques minutes; elle buvait abondamment de l'eau froide, faisait beaucoup d'exercice, et mangeait à peu près de tout. Dans le commencement, la malade avait pris un bain partiel à 10° R. après les transpirations qui n'avaient lieu que trois fois par semaine; les ulcérations avaient toujours été pansées avec les compresses excitantes.

A Græfenberg, un jeune anglais de vingt ans, d'un aspect scrophuleux et qui avait encore au col des ganglions engorgés, mais non suppurés, subissait aussi les sueurs forcées trois fois par semaine, et de plus, le grand bain et les douches. Chez ce jeune homme le temps froid produisait aux joues, au nez et sur le dos des mains, une coloration bleuâtre causée par le retrait du sang artériel des capillaires cutanés et par son accumulation dans les veinules, ainsi que cela s'observe chez beaucoup de personnes blondes et à peau délicate. Le malade disait que ces plaques violacées étaient l'effet du poison que les médecins lui avaient fait prendre, c'était là, disait-il, du mauvais sang qu'il fallait chasser du corps, et il ajoutait que, dût-il rester cinq ans à Græfenberg pour atteindre ce but, il le ferait. Un baigneur qui était présent, l'assurait qu'avec le temps tout cela disparaîtrait et que ses mains redeviendraient blanches, même en hiver. On se ferait difficilement une idée de la haine aveugle et ridicule que la plupart des malades de Græfenberg semblent avoir vouée à la médecine.

Plusieurs tumeurs blanches de nature scrophuleuse étaient en traitement, mais je n'ai vu aucun cas de guérison. L'état d'un jeune enfant de huit ans, et qui était à Græfenberg depuis près de deux années, s'était, m'a-t-on dit, grandement amélioré. La tuméfaction avait beaucoup diminué, mais je l'ai trouvée encore assez prononcée, des fragments d'os nécrosés étaient déjà sortis par l'ouverture fistuleuse qui existait au dessous et en dedans de la rotule, mais celle-ci n'était pas mobile et la jambe restait constamment dans la flexion, en sorte que le petit malade se servait toujours de béquilles. Des sueurs forcées deux fois par semaine, suivies d'ablutions dans le bain partiel d'abord, et ensuite de l'immersion dans le grand bain froid, l'application constante de compresses humides excitantes, et la douche, après quelque mois de traitement, avaient été les moyens employés. Les matins où on ne le faisait pas transpirer, il était enveloppé dans le drap mouillé.

Un jeune médecin affecté depuis six ans de tumeur blanche scrophuleuse au genou droit et qui avait employé une foule de remèdes, m'assurait que depuis un an qu'on le traitait par l'hydrothérapie, la tuméfaction du genou avait diminué considérablement et qu'il avait l'espoir d'arriver à guérison. Le genou m'a paru ankilosé et comme il n'existe pas de carie des parties osseuses, et que l'articulation paraît en voie de dégorgement, il est possible qu'avec le temps, ses espérances ne soient pas déçues. Des transpirations journalières d'abord, puis trois fois par semaine, toujours suivies du grand bain, des frictions générales avec le drap mouillé, et surtout la douche ont été les principaux moyens employés. La douche n'a été reçue sur le genou malade qu'après plus de dix mois de traitement. L'emploi continu des compresses excitantes sur l'articulation malade, l'eau froide bue en abondance et autant d'exercice que l'état de sa jambe le lui permettait, complétaient le traitement. Mais dans ces cas, Priessnitz défend expressément les frictions d'eau froide, ainsi que l'application de compresses excitantes, à moins d'employer simultanément un traitement hydriatrique général.

L'expérience pourra seule décider jusqu'à quel point l'emploi de l'hydrothérapie est compatible avec celui des moyens dont se sert la médecine dans cette maladie si souvent rebelle. J'ai été témoin dans ces dernières années de guérisons très-remarquables de scrophule, sans lésion du système osseux, par les préparations de la feuille de noyer, suivant les formules du docteur Negrier d'Angers. Je conseillerais d'adjoindre ce médicament énergique à quelques unes des pratiques de l'hydrothérapie, à l'exclusion des sueurs forcées quotidiennes. Les reproches adressés aux préparations iodurées ne sont pas sans quelque fondement, et l'idée si généralement répandue, de voir en elles un spécifique contre les affections scrophuleuses, a été la cause de graves mécomptes. L'usage extérieur de cette substance offre beaucoup moins d'inconvénients, et l'on ne doit pas se priver d'une telle ressource. Il en est de même de l'application de certains caustiques, tels que la solution de nitrate d'argent dans les ophthalmies scrophuleuses, dont les résultats sont quelquefois merveilleux, et qu'on aura garde d'abandonner dans ces cas, pour adopter, comme moyen de traitement exclusif, les longs et fastidieux procédés de l'hydropathie.

En résumé, je crois que les bains de mer joints aux règles bien coordonnées de l'hygiène, et l'emploi des préparations de feuilles de noyer, tant à l'extérieur qu'à l'intérieur, offriraient au praticien autant d'avantage que l'hydrothérapie dans le traitement des affections scrophuleuses. Peut-être pourait-on leur adjoindre quelques transpirations mitigées obtenues, soit dans la couverture de laine, soit dans le drap mouillé, mais vouloir soumettre tous les scrophuleux à un traitement sudorifique exagéré, me paraît tout-à-fait abusif. C'est ériger en règle générale ce qui n'est qu'une assez rare exception.

Du Scorbut.

Les faits suivants que je dois à l'obligeance de M. le docteur Gyrzymala, prouveraient, s'ils étaient en assez grand nombre, que l'hydriatrie peut rendre quelquefois de grands services dans cette affection, lorsque beaucoup d'autres moyens de traitement ont échoué. Dans cette maladie, l'hydriatrie ne cherche pas à provoquer des sueurs forcées comme dans les scrophules, elle agit, au contraire, dans le sens des toniques.

L'un de ces cas a été fourni par un jeune homme de dix-neuf ans, faible, anémique, et qui, pour venir à Græfenberg, a quitté les bords de la mer du Nord, près de Hambourg. Les gencives étaient molles, spongieuses, et saignaient à la moindre pression; fréquentes épistaxis; il avait derrière les oreilles des taches de purpura, et aux membres inférieurs des ulcérations scorbutiques. La jambe droite en offrait quatre, trois en dehors et une en dedans; ces ulcérations avaient la grandeur d'une pièce d'un franc, leur fond était livide et les bords calleux; la jambe gauche en portait trois. Le malade était faible et languissant, ainsi que le dénotait d'ailleurs le pouls. Il avait subi beaucoup de traitements depuis dix-huit mois. On lui avait donné beaucoup de quinquina, des bains préparés avec l'écorce de chêne, et les ulcérations avaient été longtemps pansées avec de la charpie trempée dans une décoction de quinquina dans du vin rouge, avec addition d'une petite quantité d'acide pyro-ligneux ; on les avait même touchées avec de l'acide sulfurique. Un traitement avec les acides, et en particulier avec l'acide citrique, avait été aussi employé en vain ; la lie de bière forte avait également échoué.

Le traitement de Priessnitz a duré treize mois, mais le mieux était déjà très-sensible dès le sixième mois. Pendant tout ce temps l'on n'a pas fait transpirer le malade une seule fois. On l'enveloppait dans le drap mouillé pendant une demi-heure, et dès qu'il était bien réchauffé, on le plaçait dans un bain partiel à 16° R., où on lui faisait des ablutions générales pendant quelques minutes ; dans la journée, frictions générales avec le drap mouillé, et un nouvel enveloppement le soir, suivi du bain partiel. Comme il ne pouvait pas supporter l'eau froide, Priessnitz lui dit de n'en pas boire plus qu'il ne convenait à l'état de l'estomac, aussi en a-t-il toujours bu fort peu. Les ulcérations des jambes furent pansées avec des compresses excitantes qu'on renouvelait dès qu'elles devenaient sèches. L'alimentation était la même que celle des autres malades, et consistait en pain bis et lait froid, le matin et le soir, avec du fruit s'il le jugeait convenable, et pour dîner, le service ordinaire, viande, légumes et eau fraîche.

Après dix jours de ce traitement, le malade fut enveloppé deux fois chaque matin dans le drap mouillé, pendant une demi-heure, puis les ablutions furent pratiquées en sortant de là. Les frictions avec le drap mouillé furent remplacées par une douche peu forte, de quelques minutes de durée. Dans l'après-midi, on procéda toujours à l'enveloppement, suivi d'ablutions dans le bain partiel, dont la température fut graduellement diminuée, jusqu'à ce qu'enfin le malade les prit tout-à-fait à la température ordinaire de l'eau. Avant le coucher on administre un bain de siége à 8° R., dans lequel il reste pendant quinze à vingt minutes. Le malade ne faisait pas de longues promenades, à cause de l'état des jambes, mais il sciait beaucoup de bois dans une chambre ayant les fenêtres ouvertes. Les ulcérations aux jambes furent guéries avant la fin du premier mois, et dès la fin du sixième, le malade aurait pù quitter

Græfenberg. Toute l'activité de son âge était revenue, il se portait très-bien, mais il craignait de quitter l'établissement trop tôt, et il y resta encore sept mois pour se fortifier, continuant le traitement, mais avec beaucoup plus de modération.

L'autre cas de scorbut datait de trois ans. Toutes les dents étaient vacillantes, et les gencives en très-mauvais état, exhalaient une odeur fort désagréable. Il existait des ulcérations aux jambes, et en beaucoup plus grand nombre que chez le premier malade. Cette affection s'était déclarée à la suite d'un rhumatisme qui l'avait beaucoup affaibli. Plusieurs traitements avaient été employés, surtout les ferrugineux, et les eaux minérales de même nature. Les mêmes moyens hydropathiques furent mis en usage; et comme chez le précédent malade; Priessnitz n'a point insisté sur la nécessité de boire beaucoup d'eau froide. Les ulcérations furent pansées avec des compresses excitantes, que l'on changeait quand elles devenaient sèches, mais la cicatrisation ne fut complète que vers la fin du quatrième mois. Le traitement a duré en tout quatorze mois.

Il est fort difficile de déterminer jusqu'à quel point une pareille médication pourrait être suivie par les scorbutiques à bord des navires où l'eau est de mauvaise qualité, les provisions plus ou moins salées, et le moral de l'équipage, en général, gravement affecté. Mais pour le scorbut de terre, il serait facile d'y avoir recours, si les moyens ordinaires ne parvenaient pas à le guérir, car je ne pense pas que personne soit tenté de faire de ce traitement si pénible une règle générale, applicable à tous les cas indistinctement.

De la Chlorose.

Cette affection générale de l'économie que caractérise la pâleur de la face, la décoloration des lèvres, la dépravation des forces digestives et la gêne de la respiration, est évidemment entretenue, sinon produite, par un affaiblissement des qualités stimulantes du sang, coïncidant avec une diminution de la matière colorante. L'affaiblissement musculaire est portée à un très-haut dégré, et peut servir à expliquer en partie ces battements du cœur, ces oppressions que les malades éprouvent en montant un escalier. Enfin, l'anorexie, les gouts dépravés et la constipation s'y joignent presque constamment. Les femmes en sont surtout atteintes à l'époque de la puberté, et cependant on la remarque aussi chez les jeunes garçons vers la même époque. On l'a également observée chez des adultes, et elle est ordinairement soumise aux mêmes remèdes. La chlorose est en général, accompagnée de symptômes nerveux, qui se rapprochent de ceux de l'hystérie, cependant parmi ces symptômes particuliers, il y en a qui lui sont propres, tels que l'insomnie, les bourdonnements d'oreilles, la céphalalgie, l'état bizarre du caractère, le bruit de souffle dans les carotides où un bruit de vibration particulière, une sorte de ronflement qui a été appelé bruit de *diable*, murmure cataire, etc.

L'hydrothérapie doit-t-elle être employée dans la chlorose à l'exclusion de tout autre moyen? Je suis très-porté à en douter, d'après ce que j'ai observé à Græfenberg, où la fille aînée de Priessnitz, atteinte de cette affection, paraît loin d'être bien rétablie. Cette maladie du reste, menace toute sa famille, composée de sept ou huit filles qui sont loin d'offrir cette carnation rose, ce teint frais, qui indiquent la santé. Priessnitz lui-même, me paraît pour ainsi dire, affecté de chlorose; son teint blême habituel est quelquefois d'une pâleur remarquable, et je crois qu'il se trouverait fort bien, ainsi que plusieurs de ses enfants, de passer quelques mois auprès de l'une des nombreuses sources d'eau ferrugi-

neuse qu'on trouve en Bohème. Il s'agit en effet d'une famille qui
vit toujours dans l'eau, et dont l'aspect général semble démontrer
irrésistiblement les inconvénients de l'hydropathie. Priessnitz lui-
même pourrait bien en subir les conséquences, à moins que, ce
qui est fort probable, le bon sens naturel dont il est doué à un si
haut point, ne le détermine à prendre des mesures efficaces pour
prévenir ce danger. Il ne suit pas de traitement hydrothérapique,
il est vrai, et se contente de se baigner tous les matins dans de
l'eau froide, quelque temps qu'il fasse. M'informant un jour de sa
santé, en lui disant, que je lui avais trouvé très-mauvaise mine le
jour précédent, il me répondit qu'en effet il avait été mal à l'aise,
mais que plusieurs bains froids l'avaient remis. Cependant pour
être juste, il convient de dire que les règles de l'hygiène, et particulièrement celles qui conviennent aux jeunes personnes chlorotiques, comme l'est sa fille aînée, ne sont nullement suivies, et que la
malade reste constamment assise, et ne prend aucun exercice salutaire.

L'hydrothérapie peut en effet guérir la chlorose peu avancée,
mais l'hygiène doit, dans ce cas, lui venir puissamment en aide.
Des ablutions générales matin et soir, sur tout le corps, ou bien
des frictions faites avec le drap mouillé et suivies de promenades
en plein air, après l'ingestion de quelques verres d'une eau fraîche
et pure puisée à la source, sont à peu près les seuls moyens de
traitement mis en usage. S'il y a aménorrhée, on donne chaque
jour deux ou trois bains de siége froids, de très-courte durée,
suivis de frictions et de promenades au grand air. Cela suffit d'ordinaire pour ramener le flux menstruel, en tonifiant tous les
organes contenus dans le bassin, et le système utérin en particulier.

C'est en suivant ce traitement, que j'ai vu des jeunes personnes
quitter Græfenberg entièrement rétablies, avec de belles couleurs
brunes et n'offrant plus d'apparences chlorotiques. Elles étaient
toujours au grand air, toujours en mouvement, mais le plus souvent la maladie était récente. La ceinture excitante qu'on leur
faisait porter autour de l'abdomen et qu'on renouvelait plusieurs
fois par jour, pouvait exercer une influence heureuse sur les or-

ganes contenus dans cette cavité. Mais lorsque la maladie est plus ancienne, lorsque les membres inférieurs sont devenus le siége d'un œdème plus ou moins prononcé et que la constitution est plus profondément détériorée, doit-on se borner à l'hydrothérapie? Les frictions aqueuses sur les jambes et les pieds, suivies de frictions sèches, les frictions générales avec le drap mouillé après l'enveloppement de peu de durée, le grand bain, la douche, l'application de compresses excitantes, etc., me paraissent loin d'offrir des chances de guérison prompte et solide. Les préparations ferrugineuses, ou les eaux minérales de même espèce sont les moyens qu'il convient d'employer sans plus tarder, en faisant coïncider comme moyen adjuvant très-utile, les ablutions froides, ou une immersion instantanée dans de l'eau de mer, et surtout l'exercice au grand air. La rhubarbe à petites doses, des lavements d'infusion froide de camomille, combattront bien mieux la constipation que les lavements d'eau froide, et n'auront pas le même inconvénient, celui de tourmenter inutilement les malades.

Comme moyen prophylactique de la chlorose, aucun traitement n'est plus approprié que l'hygiène hydriatrique. Les frictions avec le drap mouillé et les ablutions générales faites avec les mains trempées dans de l'eau froide, sont préférables aux immersions, et même aux affusions, à moins que ces dernières ne soient très-courtes, d'une demi-minute environ. L'exercice au grand air doit toujours suivre ces applications d'eau froide à la surface du corps, c'est là la condition de leur succès. Si les digestions se font bien, il serait inutile d'entourer l'abdomen de la ceinture excitante. Si l'exercice et le soin de boire beaucoup d'eau froide ne remédiaient pas à l'état de constipation qui existe fort souvent, on ferait prendre des fruits, des pruneaux cuits, et les personnes soumises au traitement hygiénique, mangeraient du pain noir, ou du pain de froment dans lequel le son se trouve mêlé. Si les règles tardaient à paraître, deux ou trois bains de siége froids, de trois à quatre minutes, seraient utilement ajoutés au traitement.

Le Cancer.

L'hydriatrie n'élève pas ses prétentions jusqu'à vouloir guérir le cancer franchement déclaré, mais elle croit pouvoir prévenir cette redoutable maladie, en imprimant aux tissus morbidement prédisposés à son développement, une modification salutaire qui détournerait les fluides viciés, et ramènerait les fonctions assimilatrices à l'état normal. La science, comme nous l'avons déjà fait remarquer, ne se paye pas de paroles, et il sera toujours bien difficile de pouvoir assurer que telle ou telle personne a été guérie d'une prédisposition cancéreuse au moyen de l'hydrothérapie. D'un autre côté, comme rien dans ce traitement ne pourra nuire, pourvu qu'il soit appliqué avec ménagement, il n'existe aucune raison valable de ne pas en faire l'essai, toutes les fois que cette prédisposition semblera manifeste. Peut-être même faudrait-il y avoir recours chez les individus qui ont été opérés du cancer, afin de prévenir le retour de cette funeste maladie. Mais, je le répète, il sera toujours très-difficile de tirer de tout cela une conclusion rigoureuse. Je connais une dame, à qui un sein cancéreux fut enlevé il y a maintenant plus de vingt-cinq ans, et dont la santé a toujours été parfaite depuis cette époque. Or, si chez elle l'hydrothérapie avait été employée après cette opération, l'on n'aurait pas manqué d'attribuer sa bonne santé subséquente à l'emploi de ce traitement prophylactique. J'ajoute que, chez cette dame, la nature lardacée de la tumeur et l'existence de plusieurs points de matière encéphaloïde, ont été reconnues par suite d'une dissection attentive de l'organe enlevé.

Dans les cas où le traitement hydriatrique a semblé exercer une influence heureuse sur le cancer une fois développé, c'est aux sueurs forcées que le succès a paru devoir être attribué. Ainsi, d'après les renseignements que j'ai pris à Freiwaldau, l'hydropathe Schrott, avec ses transpirations continues et son régime sévère, aurait obtenu des résultats plus favorables que Priessnitz lui-même. On voit souvent, chez ce dernier, des malades qui ont obtenu une amélioration prononcée, tant dans l'état local que dans l'état général, mais je n'ai pas recueilli un seul cas de guérison. M. le docteur Grzymala a vu une jeune dame viennoise, affectée d'un cancer au sein, chez laquelle le traitement hydriatrique, employé par Priessnitz parvint à opérer une modification des plus heureuses dans l'aspect et dans l'état de l'organe malade, lequel de dur, tuméfié et fortement engorgé qu'il était, devint souple, élastique, et dont l'ulcération cancéreuse offrit une apparence qui promettait une cicatrisation prochaine. La malade dut interrompre le traitement et retourner pour un temps à Vienne, où l'absence de tout soin méthodique, et diverses autres causes, ne tardèrent pas à ramener la maladie au point où elle était primitivement.

Des Hydropisies.

Si l'on se rappelle que la terminaison fatale d'une foule d'affections chroniques est précédée de l'hydropysie, les craintes que cette maladie inspire à Priessnitz paraîtront fort naturelles. L'expérience lui a appris, en effet, que l'hydropisie est en général un symptôme à la cause duquel il ne pouvait pas remonter, aussi a-t-il retranché cette affection du nombre de celles dont l'hydrothérapie entreprend la guérison. C'est ici peut être que la supériorité de la médecine est incontestable, car remontant des effets à la cause, elle obtient souvent des succès signalés.

Le traitement hydriatrique des œdèmes et des anasarques plus ou moins étendus qui surviennent dans le cours des diverses maladies soumises à l'hydriatrie, consiste dans des applications de compresses excitantes, et dans des frictions très-souvent répétées, soit avec la main humectée, soit avec le drap mouillé. Quant à l'application des autres procédés hydrothérapiques, l'on comprend aisément combien elle est incertaine entre les mains d'un hydropathe sans connaissances médicales. Tantôt, en effet, il guérit en faisant transpirer, d'autres fois il ne fait qu'augmenter la faiblesse du malade. Convenablement appliquée par l'homme de l'art, l'hydriatrie pourrait encore rendre des services éminents, d'abord comme moyen de sédation utile, lorsqu'il existe de la fièvre et que la peau est sèche et chaude, puis comme moyen d'obtenir, par des sueurs forcées, l'évacuation de la sérosité infiltrée. Ces effets pourront être surtout utilisés dans les anasarques fébriles, et dans les hydropisies actives, en se gardant bien, toutefois, d'oublier qu'il ne faut chercher à obtenir des sueurs qu'après avoir calmé l'état fébrile, et que, par conséquent, les enveloppements dans le drap mouillé devront toujours précéder les transpirations forcées.

Il est probable que la médecine pourrait aussi tirer parti de ces transpirations forcées dans les cas d'anasarque, suite d'affections organiques du cœur. L'on sait, en effet, combien il est parfois difficile de se débarrasser de la sérosité qui engorge le tissu cellulaire. Les diurétiques n'augmentent pas constamment la sécrétion urinaire, et l'état de la peau ne permet que difficilement l'absorption des médicaments qu'on cherche à faire pénétrer au moyen de frictions. Les mouchetures sont dangereuses; on voit souvent des malades mourir des suites de la gangrène qu'elles occasionnent. Les applications souvent répétées de vésicatoires réussissent mieux, mais l'inflammation qu'ils produisent peut revêtir de fâcheux caractères. L'hydropathie pourrait donc alors rendre des services, toutefois après avoir préparé la peau par des frictions. Peut-être même, si elle était trop sèche, mieux vaudrait faire transpirer les malades dans un drap très-fortement tordu. L'on ne donnerait que la quantité d'eau nécessaire pour soulager le malade, sans chercher à soutenir les transpirations par son emploi plus abondant et plus prolongé.

Quant au traitement, par l'hydrothérapie, des hydropisies actives des cavités séreuses, il serait possible qu'après avoir combattu le mouvement fébrile par des saignées, l'on pût tirer bon parti de la transpiration forcée et longtemps prolongée, obtenue dans le drap mouillé, après avoir produit la sédation préalable; mais il est évident que dans les hydropisies passives, c'est aux moyens les plus énergiques que la médecine possède qu'il faudrait avoir recours.

De l'Hydrothérapie appliquée aux lésions par cause externe.

1° *Plaies.* Ces sortes d'affections ont servi de point de départ à l'hydriatrie moderne. Priessnitz a débuté en traitant des plaies, des blessures, et c'est en observant les avantages obtenus par des applications répétées de l'eau froide comme moyen sédatif, et ceux non moins grands des frictions et des compresses bien exprimées, qu'il a été conduit peu à peu à généraliser ces procédés. Actuellement toute fièvre traumatique est combattue par des enveloppements dans le drap mouillé, et les applications locales sur les plaies se font toujours au moyen de compresses humides. Jamais Priessnitz n'applique l'eau sur les plaies, de manière à les tenir continuellement mouillées. Il attache même tant d'importance à ce précepte, que, prescrivant à une personne de distinction, frappée d'un coup de sang, un bain partiel dérivatif avec frictions prolongées, il préféra employer à cet usage un bain de siége, donnant pour motif que le pied du malade, où se trouvait une ancienne plaie non cicatrisée, ne devait pas rester plusieurs heures dans l'eau. Comme chez Priessnitz l'expérience a été des plus étendues, il aura probablement remarqué les inconvénients des applications trop prolongées d'eau à la surface des plaies, inconvénients réels et que tout médecin aura été à même de constater, lorsque après

avoir heureusement maintenu, dans de justes bornes, l'inflammation traumatique locale, on persiste à appliquer de la charpie
mouillée sur la plaie. Le retard que ce topique apporte à la cicatrisation complète des plaies, est des plus marqué. Priessnitz, dans
ces cas, évite cet inconvénient en appliquant sur les surfaces malades, des compresses dont l'eau est de plus en plus fortement
exprimée, et qui, agissant alors à la manière de la charpie sèche,
maintiennent une excitation salutaire.

M. le docteur Grzymala a vu traiter un jeune homme robuste
et très-irritable qui avait reçu une balle dans la cuisse. Priessnitz
fit d'abord enlever la balle par un chirurgien, disant qu'il ne savait pas comment s'y prendre, puis il entoura le membre de compresses calmantes, et fit envelopper le tronc et les membres supérieurs dans le drap mouillé pour prévenir la fièvre, et il y réussit
parfaitement. La sédation opérée par ce moyen a été, entre ses
mains, ce que la saignée est ordinairement entre celles du chirurgien.

Les avantages de l'eau froide dans le traitement de la période
inflammatoire des plaies de toute nature, que le liquide soit appliqué au moyen de compresses renouvelées, ou sous forme d'irrigations continues, sont connus et mis à profit, depuis bien des
années par la chirurgie en France, en Allemagne, en Angleterre
et en Italie. Cependant, il est triste de voir que les éloges si vivement et si hautement exprimés par Percy, aient eu si peu de retentissement, et que l'emploi de ce moyen ait été généralement
négligé, ainsi que le fait remarquer le professeur Scoutetten, dans
son Essai sur l'hydrothérapie. Espérons que l'autorité dont jouit
ce professeur dans la chirurgie militaire, contribuer puissamment
à réparer ce facheux abandon. Déjà depuis quelques années, nous
voyons MM. Korn, Maunoir de Genève, Mayer, Rambaud, Treille,
Mojon, Josse fils, Blandin, Velpeau, Begin, Amussat, Jobert,
Baudens, etc., marchant sur les traces de leurs illustres prédécesseurs Percy et Larrey, faire usage de l'eau froide dans une foule
de blessures graves. M. le docteur La Corbière démontre clairement dans son excellent ouvrage sur le froid, quels avantages les
chirurgiens Français ont retiré de l'emploi de ce moyen. L'hy-

driatrie de Græfenberg me paraît donc ajouter peu de choses aux connaissances que la chirurgie possédait déjà sur ce point.

Je ferai seulement observer, quant aux irrigations continues, que les principes posés par Currie relativement à la soustraction du calorique, trouvent ici leur application entière. Il faut se rappeler en effet, que ce médecin, considérait cette soustraction comme pouvant s'opérer de deux manières : 1° par l'application soutenue de l'eau froide qui produit l'effet désiré, en enlevant directement le calorique du corps par la température basse qu'elle possède ; 2° par l'application instantanée d'une eau plus ou moins tiède, qui produit cette soustraction au moyen de l'évaporation de l'eau sur la surface malade, évaporation qui permet d'avoir recours à ce moyen par les plus grandes chaleurs, et sous le soleil le plus brûlant, pourvu que ses rayons ne tombent pas directement sur la peau. Currie préfère la première manière, à cause de la réaction qui se développe et des transpirations salutaires qui en résultent, ainsi que de l'effet perturbateur qu'elle produit sur le système nerveux. Mais je ferai remarquer que Currie ne parle que des maladies internes. Or, les effets qu'il cherchait à développer dans ces cas, n'étant pas nécessaires dans la plupart des maladies chirurgicales, où l'emploi des irrigations devient très-utile, il en résulte que dans ces derniers cas, l'évaporation pourrait y jouer un grand rôle, et il est souvent plus aisé au chirurgien militaire de se procurer de l'eau à une température de 12° à 15° R., et au-dessus, qu'à une température inférieure.

Dans le traitement des blessures, dont la cicatrisation tarde à s'effectuer, soit par des causes locales, soit par l'effet de quelque diathèse constitutionnelle, les eaux minérales ont été employées avec avantage, depuis des siècles. Les guérisons dues aux eaux sulfureuses de Barèges et autres, ne sont pas moins authentiques que nombreuses, mais nous demanderons à la chirurgie si elle a suffisamment tenu compte des modifications que ces agens font subir aux tissus de l'économie, dans beaucoup d'autres affections chirurgicales, et notamment dans les fistules urinaires, dans les déchirures du périnée chez les accouchées, et même dans le traitement des rétrécissements de l'urèthre. Une preuve remarquable de la modification que l'hydrothérapie peut imprimer à la membrane muqueuse de ce dernier conduit, et qui se trouvera consignée dans les pages suivantes, me porte à croire que cette modification pourrait être également obtenue, et avec plus de facilité, au moyen des eaux minérales que la chirurgie emploie pour la guérison des blessures anciennes et des plaies fistuleuses.

2° *Commotion*. Dans le traitement de la commotion du cerveau, l'hydrothérapie pourrait également offrir à la chirurgie une ressource utile. A quel moyen a-t-on recours dans ce genre d'accident, si fréquent et souvent si grave, à la suite des chutes d'un lieu plus ou moins élevé? A la saignée. Je parle ici du traitement médical, car le public cherche à ranimer le malade en lui administrant des spiritueux. Le médecin cherche, en employant la saignée, à imprimer à la circulation un mouvement centrifuge, à remédier aux congestions des organes intérieurs, et à diminuer la prédisposition à toute inflammation secondaire. Le vulgaire, dont le bon sens ne le trompe pas toujours, s'attaque à l'effet immédiat de la commotion, à l'état de stupeur plus ou moins prononcé des centres nerveux, état qui n'est ni congestif, ni inflammatoire, et qu'il cherche à faire cesser au moyen de l'excitation que les eaux dites vulnéraires, produisent dans l'économie. Ce premier but atteint, et on y arrive presque toujours, on ne songe pas que cette excitation pourra être suivie de conséquences fâcheuses en facilitant la congestion subséquente vers les grands viscères comme le cerveau, le cœur, les poumons ou le foie. Les reproches adressés à la saignée employée dans ces cas, sont d'abord d'être dangereuse si l'on y a recours dans le moment de stupeur, et ensuite d'être inutile, ou d'un effet très-douteux, dans le moment où elle cesse. L'hydrothérapie me paraît offrir les avantages de l'une et de l'autre méthodes sans avoir leurs inconvénients, et permet de réserver la saignée pour le cas où son emploi serait clairement indiqué.

Déjà Richerand, frappé des inconvénients que pouvait avoir la saignée dans les cas où l'individu se trouvait encore privé de connaissance, donne le conseil de ranimer d'abord le malade, et ensuite de procéder à la déplétion sanguine. Cependant il est certain, et j'en ai observé un cas remarquable, que parfois la saignée ranime au contraire le malade, et semble faire cesser l'état de spasme général qui trouble la circulation.

En employant le procédé hydriatrique des frictions dans un bain partiel, faites sur toute la surface du corps, avec une eau à 4 ou 6° R., par les mains de deux aides, et en y adjoignant quelques affusions d'eau froide sur la tête, l'on portera remède à l'état de stupeur qui est le premier effet de la commotion, et par la dérivation centrifuge que la réaction établit à la surface du corps, l'on remédiera aux congestions internes que l'on pourrait redouter. Rien ne me paraît s'opposer à l'emploi de la saignée si, à une époque subséquente, et malgré l'usage journalier de ce procédé hydriatrique, des symptômes alarmants venaient à se manifester.

Pendant mon séjour à Græfenberg, M. le prince *** et M. le comte ***, qui se trouvaient en traitement à Freiwaldau, firent une chute de cheval à peu de distance de cette petite ville. Ce fut dans une espèce de steeple-chase que leurs chevaux, venant à se heurter violemment l'un contre l'autre, roulèrent dans la poussière avec leurs cavaliers, qui reçurent une commotion violente, mais sans accompagnement de fracture. Les cavaliers furent relevés sans connaissance et transportés jusqu'à la petite ville de Freiwaldau, où l'un d'eux reprit un peu ses sens en arrivant. Priessnitz étant alors absent, les amis effrayés, prièrent les médecins qui se trouvaient à Græfenberg, de venir en toute hâte voir les malades. J'arrivai bientôt en compagnie de deux confrères, l'un Autrichien, l'autre Écossais. Nous trouvâmes les deux malades entre les mains d'une baigneuse qui, en l'absence du chef, avait pratiqué des frictions dans le bain partiel, ainsi que des affusions d'eau froide de temps en temps sur la tête. Le prince avait déjà repris connaissance et nous pûmes constater avec quelle énergie ce moyen ranimait les sens. Après ces frictions, les parties contusionnées furent recouvertes de compresses mouillées d'eau froide et médiocrement exprimées, et l'on prescrivit un repos absolu. L'un d'eux resta souffrant pendant quelques semaines, mais la santé se rétablit parfaitement. L'impression unanime que ce traitement produisit sur nous, fut qu'il pouvait être très-utilement employé peu de temps après une commotion; mais nous pensâmes également qu'il serait fâcheux de s'en tenir à ce seul moyen lorsque les symptômes de congestion viscérale ne céderaient pas franchement à son emploi méthodique et prolongé.

3° *Brûlures.* Dans l'inflammation produite par l'application directe du calorique sur nos tissus, dans la brûlure, à ses divers degrés, l'on sait combien les souffrances sont diminuées au moyen de la sédation opérée par la soustraction du calorique, par les applications, sur les parties malades, de compresses bien imbibées d'eau froide. L'on n'aura garde d'oublier que, dans l'inflammation de la peau par cause interne, dans l'érysipèle, ce n'est point ainsi que l'hydriatrie procède, que c'est à l'enveloppement général qu'elle a recours, et que le traitement local n'est point sédatif. Dans la brûlure, la fièvre générale, si elle vient à s'allumer, est également combattue par les enveloppements répétés dans le drap mouillé, mais les applications locales sont toujours calmantes. Cependant, même dans la brûlure, et malgré les avantages d'une réfrigération maintenue, soit par les irrigations, soit par les compresses rafraîchissantes souvent renouvelées, je me demande si cette sédation ne peut aussi être obtenue par d'autres moyens, si la modification toute particulière que certaines substances produisent sur nos tissus, doit être abandonnée pour s'en tenir à ce seul moyen. Ces réflexions m'ont été dictées par ce que j'ai été à même d'observer sur moi-même, dans une brûlure grave de la main, et où j'ai fait usage de trois moyens préconisés : le coton cardé, qui occasionnait des douleurs atroces, ce que j'avais déjà remarqué chez des malades, l'eau à la glace continuellement renouvelée et le chlorure de calcium, vanté par M. Lisfranc. Le calme que ce dernier moyen me procura, ne pouvait se comparer qu'à celui que produisait l'eau froide, mais avec cet avantage, qu'il n'était pas besoin de renouveler à chaque instant les compresses, que le bien-être se maintenait, tandis qu'avec l'eau froide, il fallait à chaque instant la renouveler, sous peine de sentir la douleur se réveiller de nouveau. N'est-il pas naturel d'appliquer à l'ensemble de la médecine la réflexion qu'un simple incident de cette nature fait naître, et de penser que les effets les plus positifs de l'eau froide pourraient également être obtenus par d'autres moyens parfaitement innocents. L'on a reproché, je le sais, au chlorure de calcium de ne pas être d'un emploi aussi avantageux dans la brûlure que M. Lisfranc l'avait annoncé; à en juger par ma propre expérience, ses avantages me paraissent très-réels. Avant d'employer le chlorure de calcium, j'avais fait usage du chlorure de sodium qui, loin de calmer les douleurs, semblait les augmenter. Du reste, après m'être convaincu, en laissant se réchauffer la compresse imbibée de cette solution, que c'était bien au chlorure de calcium, et non à la réfrigération que le soulagement opéré devait être attribué, j'eus naturellement recours aux deux moyens, c'est-à-dire à la sédation obtenue par le renouvellement fréquent des compresses imbibées de cette solution à une température très-basse, que j'obtenais en y mêlant de la glace, de manière à obtenir à la fois et les avantages de l'eau froide et ceux du médicament.

Dans le traitement de l'inflammation causée par le froid, que l'on appelle engelure, l'application de la compresse excitante, c'est-à-dire, d'une compresse trempée dans l'eau froide et bien exprimée, m'a paru souvent très-avantageuse. On doit recouvrir cette compresse humide d'une compresse sèche. On se tromperait beaucoup si l'on croyait que la personne qui subit un traitement hydriatrique se trouve à l'abri des engelures, il m'a même semblé dans plusieurs circonstances, que la peau devenait plus impressionnable, non à l'action directe du froid, mais à toute cause d'irritation, et j'ai vu des individus qui n'avaient jamais eu d'engelures, en être affectés en suivant les conseils de Priessnitz.

4° *Fistules urinaires*. Quoiqu'il soit difficile de croire à la possibilité de la guérison d'une maladie de ce genre par l'hydrothérapie, il faut bien accepter le fait quand il est démontré. Quelques jours après mon arrivée à Græfenberg, un jeune homme se disposait à partir tout à fait guéri, en trois mois et demi, de cette fâcheuse maladie qui avait résisté à plusieurs traitements dirigés à Vienne par des chirurgiens habiles. Toute l'urine sortait par la fistule lorsque le malade arriva à l'établissement de Priessnitz. Cette fistule était survenue à la suite de tentatives faites pour pénétrer dans la vessie pendant une rétention d'urine. Il y avait un rétrécissement de l'urèthre succédant à d'anciennes blémorrhagies. La cicatrice qui indiquait le point où existait l'ouverture extérieure de la fistule, se trouvait placée au périnée, et par conséquent à peu de distance du col de la vessie. Je n'ai pu savoir à quel point de l'urèthre avait eu lieu la déchirure de ce conduit. Cependant comme les fausses routes se font en général vers la symphyse pubienne, on peut supposer que cette ouverture n'était pas très-éloignée de la cicatrice extérieure dont j'ai parlé.

Le traitement avait été bien simple. Le malade portait toujours sur la fistule une compresse excitante, il buvait beaucoup d'eau froide et faisait assez d'exercice. L'alimentation était celle de tous les autres malades. Les procédés hydriatriques consistaient en enveloppements dans le drap mouillé jusqu'à ce que la chaleur générale fût bien rétablie, puis le malade se plongeait dans le grand bain froid. A huit heures, douche sur toute la surface du corps et sur le périnée, dans l'après-midi, frictions générales avec un drap mouillé, puis le soir, on procédait encore à l'enveloppement dans le drap mouillé, suivi de l'immersion dans le grand bain froid. Le malade n'a pas pris de bains de siége, et Priessnitz ne l'a pas fait transpirer une seule fois.

Ici, l'occlusion de la fistule urinaire s'est faite peu à peu, et c'est de la même manière que les urines ont repris leur cours normal. Il est à peine nécessaire d'ajouter qu'aucune introduction de bougies n'a eu lieu.

Voici un second fait dont j'ai déjà dit quelques mots lorsqu'il a été question des effets de l'hydrothérapie sur divers tissus de l'économie. Le malade était un officier anglais, âgé de trente-huit ans, qui, resté à Græfenberg pendant neuf mois, retourna à Londres, et revint auprès de Priessnitz, précisément à l'époque de mon séjour en Silésie. Voici les renseignements que j'ai pu recueillir. Le rétrécissement, suite d'anciennes blennorrhagies, datait de plusieurs années. En 1838, un traitement régulier avait été suivi, et depuis cette époque, pendant une année entière, des bougies avaient été placées à demeure. Une nouvelle gonorrhée eut pour effet de ramener la maladie avec beaucoup de violence. Le malade fut d'abord traité à Édimbourg, puis il se rendit à Londres et se soumit aux soins de M. Guthrie, un des plus habiles chirurgiens de cette capitale. Celui-ci parvint, avec quelque difficulté, à passer une sonde, qu'il remplaça par une bougie, et ces derniers moyens de dilatation furent laissés constamment à demeure pendant quatre mois consécutifs. Déjà, à Édimbourg, le rétrécissement avait été traité par la méthode de Ducamp. Après le traitement du chirurgien de Londres, le canal devint libre, et M. Guthrie conseilla de passer toutes les semaines une bougie, pour prévenir une nouvelle obstruction. Je passe sous silence les autres moyens employés, tels que les saignées locales et générales, les opiacés, et les divers médicaments qui furent administrés.

Quelque temps après avoir rejoint son régiment, le malade contracta une nouvelle gonorrhée, et celle-ci fut de nouveau suivie d'un rétrécissement, accompagné cette fois d'une cystite qui fut combattue par les moyens appropriés, et plus tard le rétrécissement fut traité encore une fois par les caustiques. Cependant l'émission des urines devenant de plus en plus difficile, le malade eut recours à l'hydrothérapie. Le traitement prescrit par Priessnitz consista en un enveloppement tous les matins dans le drap mouillé, suivi du grand bain froid ; la ceinture excitante autour de l'abdomen, et une compresse excitante fendue de façon à bien recouvrir le périnée et la verge. Tous les jours la douche, et à midi un bain de siège pendant vingt minutes, d'abord à 10° R., puis, plus tard, tout-à-fait froid ; le soir, nouvel enveloppement dans le drap mouillé, suivi d'immersion dans le grand bain froid. Dans la journée, à cause des maux de tête dont le malade souffrait, il lui fut prescrit des bains de tête, et enfin, tous les deux jours, on le faisait transpirer dans le drap mouillé. Les applications, plus particulièrement dirigées sur le canal de l'urèthre, furent les compresses excitantes et la douche.

Déjà, à la fin du premier mois, l'émission des urines se faisait mieux, mais avant que cette amélioration ne survint, il y avait eu à plusieurs reprises, des rétentions complètes, semblables à celles pour lesquelles le malade avait été sondé si souvent. Priessnitz avait alors recours à l'enveloppement dans le drap mouillé, et dès que la transpiration s'établissait, les urines reprenaient leur cours.

Ce phénomène remarquable s'est renouvelé à plusieurs reprises, au dire du malade, non-seulement pendant le premier mois, mais plus tard, lorsque de temps en temps il survenait une rétention. Après le quatrième mois de traitement, la gonorrhée a reparu; elle était accompagnée de symptômes inflammatoires prononcés. Le même traitement fut continué, et, comme auparavant, le malade buvait autant d'eau que l'estomac pouvait en supporter. Lorsque après neuf mois de traitement le malade a quitté Græfenberg, l'écoulement avait cessé, pour reparaître de nouveau quinze jours après. Ce suintement ramena le malade dans l'établissement, après une absence de deux à trois mois, pendant lesquels l'émission des urines était parfaitement libre. Lorsque je le vis à Græfenberg, les urines sortaient à gros jet, et il n'existait depuis longtemps aucune trace de rétrécissement, mais cet officier annonçait l'intention de rester tant que la gonorrhée n'aurait pas entièrement cessé. Le dégorgement du canal de l'urèthre semblait en effet s'opérer au moyen de cet écoulement.

TROISIÈME PARTIE.

CHAPITRE 1er.

Des accidents et des dangers de l'Hydrothérapie.

L'innocuité des applications d'eau froide pendant la transpiration, et même durant l'écoulement menstruel, ne prouve nullement que l'hydrothérapie soit peu active et sans effets violents sur l'économie, car probablement cette innocuité dépend de la violence même du remède. Cependant il est certain que des accidents graves ont été observés, et tout homme de bon sens et de bonne foi devra se tenir sur ses gardes. Le plus grand nombre de ces accidents doit être attribué à l'exagération apportée dans l'emploi du remède, mais comme la méthode tout entière est elle-même basée sur l'exagération qu'elle imprime à certaines fonctions organiques, elle exige une circonspection qui entraîne une assez grande responsabilité. En effet, un traitement hydriatrique sans sueurs forcées, sans grand bain froid et sans douches froides, suppose nécessairement l'absence des réactions violentes que ces moyens occasionnent, mais aussi se réduit-il alors à un simple traitement hygiénique dans lequel l'eau joue un plus grand rôle que d'ordinaire. Son application offre donc des difficultés réelles, qui ne disparaîtront que lorsque l'on aura posé à cet égard des règles de conduite bien positives et bien claires. Mais, m'objectera-t-on, Priessnitz, reconnaît parfaitement bien, sans autres lumières que son habitude de voir, quand il convient d'appliquer le remède avec énergie, et quand il convient de s'en abstenir. Je répondrai que, tout en admettant sa grande expérience, comme j'ai vu mourir des malades entre ses mains, par suite du traitement qu'il avait lui-même prescrit, et qu'il a lui-même reconnu avoir été trop énergique, et comme ayant entraîné des suites funestes, je me crois fondé à soutenir que l'expérience empirique ne suffit pas, puisque Priessnitz lui-même, peut se tromper très-grossièrement dans l'application de son propre remède. Sans doute c'est à l'ignorance même de cet homme, et à sa témérité, que nous devons de connaître des faits remarquables que la science ignorait, mais ces qualités, essentiellement négatives, qui l'ont conduit à tout oser, ne peuvent mener qu'à des fautes graves, dès qu'il s'agit de vouloir appliquer le même remède avec méthode et connaissance de cause. C'est que jamais l'inspiration ne saura remplacer les connaissances anatomiques, physiologiques et médicales, quand il s'agit d'appliquer l'hydrothérapie d'après des règles qui laisseront peu au hasard. Ces bases, que malheureusement Priessnitz ne pourra jamais donner à sa création, c'est aux médecins à les fournir, et alors, mais seulement alors, l'hydriatrie pourra compter parmi les remèdes que la médecine avoue. La science doit s'estimer heureuse des nouvelles connaissances acquises, et regarder avec pitié les ignorants qui reprochent à notre art d'agir avec violence, en prescrivant un purgatif léger, et qui ne comptent pour rien la violence de leurs propres remèdes.

Loin donc de vouloir rejeter l'hydrothérapie à cause des accidents qu'elle peut occasionner ou des dangers qu'elle peut faire courir, j'insiste d'autant plus fortement sur l'obligation d'en prendre connaissance et sur la nécessité de retirer ce moyen énergique des mains entre lesquelles il est tombé, car ses avantages me paraissent aussi réels et aussi beaux que ceux des eaux minérales, dont on se garde bien d'abandonner l'administration à tout le monde. L'eau, en effet, n'est point un remède innocent et sans énergie, c'est un agent puissant dont l'emploi ne doit pas plus être confié au vulgaire qu'une foule d'autres moyens thérapeutiques. Priessnitz fait sans doute exception parmi les ignorants dont je parle, car chez lui le bien compense, et au-delà, le mal. Mais l'état actuel des choses durera tant que les écoles ne s'occuperont pas sérieusement et scientifiquement de la question.

En traitant des divers procédés hydrothérapiques, nous avons eu occasion de voir qu'une foule d'inconvénients, d'accidents, pouvaient résulter de l'emploi mal dirigé de ces moyens. Les accidents sont principalement des congestions plus ou moins violentes, pouvant même aller jusqu'à l'apoplexie promptement mortelle; la violence des réactions appelées crises, peut être telle, que l'existence du malade se trouve compromise; des bains de siége froids trop prolongés, peuvent occasionner des douleurs rhumatismales rebelles et même des désordres graves dans les viscères abdominaux; des douleurs rhumatismales peuvent aussi résulter de l'application de ceintures humides, un peu trop mouillées, etc. Ces divers accidents sont pour ainsi dire immédiats, et suivent promptement l'application du remède, mais il n'en est pas de même d'autres mécomptes reprochés à juste titre à l'hydrothérapie, et qui peuvent en être considérés comme les suites éloignées. Ces dangers seraient d'occasionner la folie, d'appauvrir gravement le sang, d'affaiblir sensiblement la calorification, et enfin, d'occasionner des affections organiques du cœur. La gravité de ces reproches mérite bien qu'on leur consacre un examen attentif.

Certaines formes d'aliénation mentale sont souvent attribuées à l'emploi des procédés hydropathiques, et voici un fait que j'ai recueilli à Græfenberg, en poursuivant mes investigations sur ce sujet. En 1842, un officier hanôvrien, M. le baron S***, attaché à la personne du roi de Hanôvre, désirant se rendre à Græfenberg pour un traitement hydriatrique, demanda à cet effet un congé, que lui accorda aussitôt son souverain, tout en disant de faire attention, parce qu'il était arrivé à plusieurs personnes qui avaient suivi ce traitement, de perdre la raison. M. le baron S*** se rendit dans l'établissement de Priessnitz, malgré cette observation, et y fit ce qu'on appelle une bonne cure, c'est-à-dire, il lui survint à plusieurs reprises, de fortes éruptions furonculeuses. Il retourna dans le Hanôvre, fort content du résultat, et y continua en partie le traitement hydriatrique, lorsqu'il donna des signes de folie, et finit par perdre complètement la raison. Je fus adressé, pour obtenir de plus amples détails, à un gentilhomme écossais, nommé Mackensie, qui depuis trois ans, venait passer une saison à Græfenberg, et qui avait habité la même chambre que M. le baron S***, en 1842. J'ai donc pu obtenir des renseignements précis, car je désirais surtout savoir si cet officier n'avait pas donné quelques signes de folie pendant son séjour même à Græfenberg. M. Mackensie me garantit en tous points l'exactitude du récit qui m'avait été fait, et m'assura que M. le baron S*** lui avait répété à plusieurs reprises, que le roi lui conseillait d'y prendre garde. En réponse à mes questions, relativement à l'état des facultés intellectuelles de cette personne, pendant qu'ils demeuraient ensemble, M. Mackensie, me dit qu'en effet, il avait des idées bien bizarres, et que notamment, lors de son départ, il lui montrait un petit sac dans lequel il se vantait, de pouvoir renfermer une foule d'objets dont le volume était évidemment en disproportion avec la capacité de ce sac. Il existait donc chez ce malade une tendance à l'aliénation mentale, et il est probable que le traitement hydriatrique n'a fait que hâter un événement qui serait toujours arrivé.

Une autre circonstance tend à prouver que cette opinion est assez accréditée. M. S*** et son épouse, tous deux grands partisans de l'hydrothérapie, et qui suivaient à Græfenberg un traitement par l'eau froide, m'ont assuré avoir visité un établissement d'aliénés à quelques lieues de Græfenberg, et dont le directeur leur avait appris, qu'il se trouvait dans cette maison plusieurs aliénés, devenus tels, par suite d'un traitement hydriatrique. Comme il eût été impossible de remonter aux circonstances précises qui avaient précédé, chez ces malades, l'apparition de la folie, je ne me suis pas rendu dans cette maison qui se trouve en Prusse. Mais si l'on réfléchit à l'exagération du traitement depuis 1830, jusqu'en 1840, et si l'on considère que les sueurs forcées, le grand bain froid et la douche froide ne conviennent point aux personnes sujettes aux congestions cérébrales, il devient plus que probable, qu'un certain nombre d'individus en ont été la victime. D'ailleurs, le changement remarquable qui s'est opéré dans la manière dont Priessnitz applique le traitement, et ses précautions actuelles, prouvent que ce n'est pas sans quelque cause puissante qu'il en est venu à modifier ses pratiques primitives.

Désirant savoir quelque chose de plus précis, j'ai questionné tous les malades qui étaient depuis quelque temps à Græfenberg, et j'appris de l'un deux, M. Gibbs, qu'en effet deux personnes y étaient devenues folles, pendant le printemps qui avait précédé mon arrivée. Ces deux individus, l'un de Londres et l'autre de Vienne, avaient disparu tout d'un coup de l'établissement à une quinzaine de jours de distance l'un de l'autre, et avaient été trouvés tous les deux parcourant la campagne; mais il ne m'a pas été possible d'obtenir des renseignements sur les antécédents de ces personnes. Enfin d'après la réponse que je recevais de chacun, il m'a paru de notoriété publique qu'un certain nombre de personnes qui embrassaient l'hydropathie avec ardeur, et apportaient dans son emploi, une exagération extrême, semblaient par cela même prédisposées à la manie. En résumé, la méthode hydriatrique altérante ou résolutive pourrait seule faire du mal; il serait injuste de l'accuser d'occasionner la perte de la raison, mais il est hors de doute qu'elle favorise la prédisposition, lorsque celle-ci existe, et provoque la crise fatale, qu'il importe tant de prévenir.

L'appauvrissement du sang par suite d'un trop long usage de l'hydrothérapie, n'est point une chimère. L'idée partout répandue par les hydropathes, et trop souvent accréditée par les malades, que plus on buvait d'eau froide, mieux on se portait, paraît avoir fourni de fréquentes occasions de vérifier ce fait. J'ai entendu le professeur Pfeiffer, de Heidelberg, recommander particulièrement dans ses leçons cliniques, de bien se garder de pratiquer des émissions sanguines copieuses, malgré la violence apparente des inflammations, chez les personnes qui avaient subi un traitement hydriatrique, car l'état de la constitution s'y opposait, ainsi qu'il avait eu de fréquentes occasions de s'en assurer. L'économie peut bien se trouver en état de supporter, pendant quelques mois, l'introduction de vingt-cinq à trente verres d'eau par jour, mais lorsque cette habitude persiste des années, elle doit nécessairement produire un effet débilitant, résultat qui n'est que l'abus d'une chose utile en elle-même. Du reste, il est peu probable que cette manie de boire beaucoup d'eau, vienne jamais à s'établir en France, en Angleterre et dans le reste de l'Europe.

On reproche encore à l'hydrothérapie de produire une altération profonde dans la calorification de ceux qui en prolongent l'usage. La loi physiologique qui veut que l'exercice des organes les fortifie, mais que l'excès les affaiblisse, est une grande vérité devenue triviale à force d'être répétée, mais qui ne cesse pas pour cela d'être un guide assuré. L'hydrothérapie au contraire, cherche à inculquer des idées tellement étranges qu'on craint, en louant les avantages positifs qu'on pourrait retirer de son application méthodique, de se rendre complice des fautes qu'elle commet chaque jour. Parce que la méthode hygiénique fortifie la santé, parce que la méthode altérante parvient souvent à dissiper des engorgements goutteux et à améliorer la santé générale après quelques mois ou même une année de traitement, l'on en a inféré qu'en allant beaucoup au-delà de ce terme l'on deviendrait des hommes nouveaux, insensibles à toute influence morbifique. Cette opinion est encore celle qui est généralement accréditée. Mais si quelques jeunes gens résistent à ce régime, je certifie avoir rencontré plusieurs personnes d'un âge mur qui m'ont assuré que, loin de resister mieux au froid, par suite d'un traitement très prolongé, elles étaient devenues au contraire, beaucoup plus impressionables. J'ai vu à Prague un M. de Muller, qui s'étant fort bien trouvé d'un premier séjour à Græfenberg, où il s'était rendu pour des engorgements goutteux chroniques, avait entrepris de suivre chez lui le même traitement. Après deux ans de soins assidus et l'ingestion d'une énorme quantité d'eau froide, loin de se trouver fortifié, il avait enfin senti qu'il était temps de s'arrêter, car il était devenu extrêmement frileux, grelottant, surtout dans le drap mouillé, pendant des heures entières, non seulement sans parvenir à suer, mais sans pouvoir se réchauffer. Il n'a pas eu d'accès de goutte dans cet intervalle, mais il a éprouvé, à plusieurs reprises, de très-vives douleurs vagues. Enfin il n'est parvenu à rétablir sa santé délabrée qu'en cessant le traitement, qu'en ne buvant plus que la quantité d'eau nécessaire et un peu de bon vin, en prenant quelques toniques tels que le café, etc., et en revenant ainsi peu à peu au régime de la vie ordinaire. La même personne m'a encore certifié qu'un de ses amis, goutteux comme lui, était mort par suite de son opiniâtreté à continuer pendant plusieurs années consécutives les procédés hydriatriques ; l'avantage qu'il en avait retiré d'abord, lui faisait croire qu'il suffirait de continuer pour retrouver la santé de sa première jeunesse. Il m'a dépeint cet ami comme tout-à-fait épuisé, affaibli et surtout souffrant du froid. Les moyens d'action sur la peau, même les plus énergiques, avaient cessé de pouvoir la stimuler, et la mort est arrivée subitement ; mais il n'a pas pu m'apprendre à quelle cause elle était due. Des faits de cette nature méritent d'autant plus de fixer l'attention que les partisans de l'hydrothérapie, quand on leur prouve que tel ou tel goutteux, après les bénéfices du traitement, n'en a pas moins éprouvé de nouveaux accès, ne manquent jamais de s'écrier : « c'est qu'il n'a pas persisté assez longtemps, il lui restait encore dans le sang beaucoup de matières nuisibles qu'il fallait expulser, et la guérison complète ne sera possible qu'après cette purification entière. »

Le fait suivant sur lequel j'ai pu enfin obtenir des renseignements précis, fera voir combien ces assertions sont contestables. M. le Baron F., de Ekerstein, gravement atteint depuis longues années de goutte chronique, encouragé par la grande amélioration qui suivit une première saison passée à Græfenberg, y retourna l'année suivante, mais sans y trouver autant de soulagement. De retour à Berlin, il fit construire dans sa maison de campagne, les appareils hydriatriques nécessaires, et poursuivit le traitement avec enthousiasme, ne cessant pas, même au milieu de l'hiver et quoique arrivé à sa soixante-troisième année, de prendre journellement la douche froide dont la puissance réfrigérante est si grande. Au milieu du traitement, il lui survint un hydrothorax qui l'emporta en quinze jours. Evidemment il fit une grande faute de vouloir, à force de sueurs et de réactions, rétablir entièrement sa santé, parce qu'elle avait été notablement améliorée par un premier traitement. Lorsqu'un goutteux ou une personne atteinte d'une affection chronique quelconque, se trouve bien mieux après une saison passée dans un établissemment hydriatrique, il serait, je pense, très-prudent de conseiller au malade de se rendre l'année suivante à des eaux thermales, et de ne pas se remettre à l'usage de l'eau froide. D'après les observations du Docteur Mayer, l'amélioration primitive obtenue par l'eau froide, cesse quelquefois assez promptement et la maladie reste stationnaire, sans que l'hydropathie puisse en rien changer cet état de choses, si dans ce cas l'on vient à employer de l'eau à une température élévée, la guérison s'accomplit et la santé se consolide. La crainte que les eaux thermales inspirent aux hydropathes est vraiment risible, si l'on réfléchit qu'une grande partie du traitement de Priessnitz exige précisément que le malade soit exposé assez longtemps à une forte chaleur pandent l'enveloppement dans la couverture de laine, et que, dans un établissement voisin de Græfenberg, l'on parvient par ce seul moyen, c'est-à-dire, la chaleur sans ablutions d'eau froide, à obtenir des succès souvent remarquables. Enfin nous croyons que dans les traitements hydriatriques de longue haleine, il est bon de laisser reposer le malade pendant plusieurs mois. L'affaiblissement ou même l'épuisement de la calorification sont des faits positifs et qui exigent toute l'attention du praticien.

La méthode hydriatrique altérante peut-elle occasionner des maladies organiques du cœur? Ce reproche me paraît plutôt basé sur des hypothèses que sur des faits positifs. Je n'ai rien observé qui tende à l'appuyer. Je crois même que les exagérations de l'hydrothérapie produiraient d'autres accidents avant d'augmenter le volume du cœur. J'ai vu un malade qui, affecté de goutte et d'une lésion des valvules aortiques, avec symptômes d'hypertrophie du ventricule gauche, avait suivi, pendant trois saisons, un traitement à Græfenberg, sans que la maladie du cœur ait augmenté. Il est vrai que Priessnitz n'a mis aucune exagération dans le traitement de cet individu.

En résumé, la méthode altérante ou résolutive offre des dangers qui doivent engager, non seulement à ne l'appliquer qu'avec une grande circonspection et avec parfaite connaissance de cause, mais encore à ne pas en prolonger trop longtemps la durée, pour obtenir un résultat purement chimérique.

Si l'hydropathie, agissant comme méthode altérante, a des dangers qui se décèlent à la longue, il faut reconnaître également que son action antiphlogistique donne lieu trop souvent à des accidents immédiats qui ne sont ni moins nombreux ni moins graves. Ces dangers dépendent de la nature de la maladie, de l'espèce de procédés appliqués, ainsi que des ressources de celui qui en fait l'application. Mais pour reconnaître l'espèce pathologique et saisir l'indication du traitement à employer, il faut être médecin, et tout médecin consciencieux sait combien de difficultés se rencontrent en pareil cas. Que sera-ce donc pour les hydropathes qui improvisent leur prétendue science et ne possèdent pas les premières notions d'un bon diagnostic? Quant à l'action de l'eau froide, sédative ou stimulante, suivant son mode d'application, ce sera toujours un remède énergique, même entre les mains d'un ignorant, surtout si, comme Priessnitz, à une grande sagacité naturelle et à un tact merveilleux, il parvient à joindre une certaine dose d'expérience. L'augmentation de la chaleur générale indiquera l'emploi de la méthode sédative, tandis que la faiblesse générale reclamera l'usage de la méthode stimulante. Mais si l'état de sthénie ou d'asthénie peut servir de guide dans les affections fébriles et dans les fièvres éruptives, ces mêmes symptômes deviennent infidèles dans des phlegmasies viscérales aiguës, si l'on ne possède pas des connaissances médicales approfondies. Aussi voyons-nous les hydropathes donner des noms de maladie à toutes sortes de symptômes, et Priessnitz lui-même distribue avec une gravité comique les noms de fièvre nerveuse, de pneumonie, d'apoplexie, etc., sans savoir en quoi consiste ces diverses affections. Le diagnostic de l'ignorant et celui de l'homme instruit sera donc très-différent dans les maladies locales, et même dans les affections générales, et leur manière de voir sera souvent entièrement opposée; l'exemple suivant prouvera clairement cette proposition. Supposons un individu pris subitement de symptômes fébriles très-prononcés, accompagnés de nausées, de rachialgie et de délire violent;

l'hydropathe et le médecin introduits auprès du malade, s'alar-
ment tous les deux, le premier y voyant des symptômes très-
graves, le second en reconnaissant les prodrômes d'une variole.
J'admettrai ici que le médecin, convaincu de l'utilité de la sédation dans des cas de cette nature, ait recours aux moyens recom-
mandés par Currie et Giannini, et dont l'application a été grande-
ment] perfectionnée par Priessnitz. Bientôt tout se calme, l'ordre
renaît, et quelques petites pustules se montrent çà et là disper-
sées sur la peau. Quelles seront, dans ce cas, les réflexions de l'un
et de l'autre praticien ? L'hydropathe émerveillé, attribuera tout
à l'énergie du remède et aux vertus de l'eau, il dira qu'il a guéri
par ce moyen simple, et comme par enchantement, une variole des
plus graves, dont la marche et les symptômes se sont trouvés
enrayés.

Le médecin, connaissant la marche naturelle des maladies, saura
qu'il a eu affaire à une variole mitigée, à une varioloïde, dont les
prodrômes offrent souvent une grande violence, et dont la brusque
disparition est un des caractères les plus saillants ; il dira qu'il aurait bien pu se passer du remède que la prudence lui avait cependant fait une loi d'appliquer, et qu'après tout, le cas ne prouve
rien. Et que l'on ne me reproche pas de faire ici des suppositions
gratuites. Le fait qui me sert d'exemple, est peut-être celui qui a
le plus contribué, dans ces dernières années, à faire vanter la merveilleuse efficacité de l'eau froide dans le traitement de la variole.
Depuis l'introduction de la vaccine, en effet, le nombre des cas
de variole mitigée, comparé à celui des varioles graves, offre une
immense majorité en faveur de la première affection, dans laquelle
les prodrômes présentent si souvent une violence hors de toute
proportion avec le danger de la maladie. Il est donc évident que,
dans une foule de circonstances semblables, l'on aura attribué aux
vertus du remède, ce qui était la suite naturelle de la marche de
la maladie. Parmi les varioleux en convalescence que j'ai vus à
Græfenberg, et qui venaient d'être traités par l'eau froide, il y en
avait deux qui présentaient les traces évidentes de la varioloïde et
dont la guérison avait étonné tout le monde, tant la cessation des
symptômes violents avait été prompte. Ces réflexions ne sont point

faites dans l'intention de prouver que l'hydriatrie est inutile dans le traitement des fièvres éruptives, mais dans le but de prouver que des connaissances médicales sont tout à fait indispensables à celui qui veut l'appliquer avec sûreté pour le malade et de façon à fournir des résultats de quelque valeur pour la science.

Quant aux dangers du traitement des affections aiguës par les procédés hydriatriques, ils me paraissent absolus entre les mains d'un hydropathe pur, et seulement relatifs entre celles d'un médecin instruit qui appliquerait lui-même le remède. Le premier, agissant sous les inspirations d'un empirisme aveugle, employera ces moyens énergiques d'une manière vague et incertaine. L'effet du remède vient-il à manquer, il se trouvera à bout de ressources, à moins qu'il ne recoure aux frictions avec de l'eau froide. Le médecin, au contraire, agissant avec connaissance de cause et après avoir établi un diagnostic certain, aurait toujours à son service, dans le cas où ses espérances seraient déçues, tous les agents thérapeutiques ordinaires, dont il saura disposer en temps convenable. Supposons encore une pneumonie traitée d'après les principes hydriatriques par un hydropathe et par un homme de l'art. La toux, la chaleur, la douleur thoracique, l'oppression et l'expectoration sanguinolente pourraient bien indiquer à l'hydropathe que le poumon est le siége de l'inflammation, mais saura-t-il dans quelle étendue? pourra-t-il reconnaître la marche matérielle du mal? n'examinant ni le pouls, ni les divers signes pathognomoniques, il n'aura même pas, pour se guider, les moyens diagnostics que possédaient les anciens praticiens qui se passaient de l'auscultation. Il y a plus, si la résolution ne s'opère pas, si l'engorgement augmente, si la suppuration menace d'envahir le poumon, comment préviendra-t-il cette terminaison si grave? et, cette terminaison une fois accomplie, comment la traitera-t-il? L'homme de l'art, au contraire, après avoir reconnu la pneumonie à des signes infaillibles, pourrait bien tenter la lutte au moyen de l'hydrothérapie, en appliquant avec énergie la sédation et en prescrivant les divers procédés nécessaires, mais il surveillera en même temps avec intelligence la marche de la maladie, et si l'hydriatrie venait à tromper son espoir, il possède d'autres moyens d'action, et pourrait

continuer la lutte bien au-delà de la période où l'hydriatrie offre
quelques chances favorables.

Les dangers de l'hydrothérapie dans les affections inflammatoires
viscérales, me paraissent donc dépendre surtout de celui qui l'applique. Ce traitement, dirigé par un hydropathe sans connaissances médicales, ne présente que le doute et l'erreur; le succès
même est un heureux hasard. Les dangers sont donc réels et absolus. Entre les mains d'un homme instruit, l'application de ce
moyen se fera avec toutes les chances favorables, et les ressources
qu'il possède offrent une garantie de plus contre une terminaison
funeste. Les dangers, dans ce cas, me paraissent alors relatifs, et
rentrent dans la classe de ceux qui accompagnent toutes les maladies graves. Le médecin qui, dans le traitement d'une phlegmasie
aiguë, voudrait se borner, dans tous les degrés de la maladie, à la
sédation et à la dérivation opérées par l'eau froide, peut être comparé à un capitaine qui, voyant augmenter la tempête, ne garderait qu'une ancre pour lutter contre la mer en courroux.

En parlant des dangers de l'hydrothérapie, nous ne devons pas
oublier les accidents qui sont la suite d'une mauvaise application
du remède. Les abus à cet égard, ont été certainement très-nombreux, car il est difficile de préciser le moment où il convient de
suspendre l'application du froid. Cela est surtout important dans
les maladies chroniques, surtout chez des personnes âgées et chez
celles dont les extrémités se réchauffent difficilement. Il faut alors
procéder avec beaucoup de précautions, et ne renouveler les applications froides que lorsque le mouvement centrifuge est bien
établi. Il convient surtout de veiller à ce que les compresses excitantes, dont l'eau doit être bien exprimée, ne soient pas employées trop mouillées, ce que les baigneurs font trop souvent.
De même après les bains de siége et après les diverses immersions,
il faut essuyer le corps avec soin avant d'aller à l'air, et l'on doit
se garder de répéter les imprudences commises par certaines personnes qui restaient pendant des heures entières dans des vêtements
imbibés d'eau.

Enfin l'emploi de l'hydrothérapie, dans beaucoup de cas où cette
méthode est inutile, offre, sinon un danger, du moins des incon-

vénients réels. Il existe une foule de petites indispositions, et même beaucoup de mouvements fébriles, surtout chez les jeunes sujets, qui se passent promptement, et pour lesquels il serait inutile d'envelopper les malades dans des draps mouillés et de les tremper dans de l'eau froide. Mais les médecins seuls peuvent apprécier ces cas que les hydropathes décorent de noms plus ou moins sonores, et qui prouvent bien moins l'efficacité du remède que leur profonde ignorance.

CHAPITRE 2.

L'Hydrothérapie peut-elle remplacer la médecine pratique?

On me reprochera peut-être de discuter sérieusement cette proposition, mais je ferai remarquer que ce n'est point aux hydropathes que mes observations s'adressent, ils ne me comprendraient pas, mais bien aux médecins qui regardent l'hydriatrie comme un remède universel, et même à-peu-près infaillible. Je ne fais que ramasser le gant qu'ils ont jeté. Toutefois, ce n'est que par la lecture de l'ensemble de ce travail qu'on pourra conclure jusqu'à quel point ces étranges prétentions sont fondées. Il s'agit, en effet, de rebâtir sur des bases nouvelles et entièrement différentes, l'édifice de la science médicale, et de remplacer par l'eau seule tous les médicaments, non-seulement parce que ceux-ci sont inutiles, mais parce qu'ils sont nuisibles. Je me bornerai dans ce chapitre à des considérations générales.

Je n'ai pas l'intention de venir en aide au praticien routinier, qui, tout confiant dans sa formule journalière, envoie un médicament à l'adresse de chaque symptôme, et ne comprend pas la médecine autrement qu'elle lui a été enseignée. Je n'entends point discuter les intérêts des médecins apothicaires des pays où la visite n'étant pas rétribuée, c'est le médicament qui fait vivre le praticien. Je suis bien convaincu que dans une foule de cas l'eau froide en boisson et en ablutions, ainsi que l'exercice, seraient de beaucoup préférables à toutes les drogues, quoiqu'il soit douteux que ces moyens fussent toujours du goût des malades. Je ne viens pas non plus me déclarer le champion des nombreux abus que l'on rencontre dans la pratique médicale, et que l'on doit imputer à l'homme et non à la science. Laissons de côté les hardiesses téméraires, les bizarreries presque coupables, l'apathie des uns, la polypharmacie des autres, oublions le grand chapitre des erreurs médicales, les changements qui surviennent bien plutôt dans les esprits que dans les constitutions morbides, prenons enfin l'hydropathie pour ce qu'elle doit être, et discutons sa valeur réelle, au point de vue purement scientifique.

L'hydriatrie hygiénique exige de ses adeptes le stricte accomplissement de ses préceptes, tandis que la médecine se borne à des conseils stériles. Tout médecin souscrirait à ses principes, qui sont élémentaires dans l'art de guérir, seulement il ferait boire moins d'eau froide et prescrirait un régime moins indigeste. Mais le tort de la médecine pratique, tort immense à mes yeux, consiste à négliger les sages préceptes de l'hygiène, ou du moins à ne pas insister assez sur leur application. C'est ainsi que la faculté de Vienne, après avoir employé beaucoup de purgatifs chez le jeune héritier du prince de Lichtenstein, pour combattre une constipation opiniâtre, sembla renoncer à tout espoir de guérison en envoyant l'enfant à Græfenberg, où, par des soins en grande partie hygiéniques, et sans permettre l'usage d'un seul médicament, Priessnitz le rétablit en peu de temps. Ici, le tort était imputable aux médecins et non à la science. Il n'y a rien, dans ce qui se fait à Græfenberg, qui ne se trouve indiqué dans les ouvrages qui traitent de ce sujet important, mais Priessnitz a su en simplifier l'ap-

plication et rendre celle-ci tout-à-fait pratique. Les ablutions journalières d'eau froide, son ingestion en rapport avec les forces de
l'estomac, les exercices au grand air et dirigés de manière à développer le système musculaire des diverses parties du corps, un
régime sain et substantiel, le calme de l'esprit et le soin d'interrompre des études fatigantes, constituent des principes hygiéniques connus depuis des siècles, mais malheureusement trop peu
mis en pratique.

L'hydriatrie prophylactique, qui consiste dans l'application de
procédés plus énergiques, cherche à atteindre les résultats que la
médecine obtient, surtout au moyen des diverses eaux minérales.
La nouvelle doctrine y a recours dans les intervalles de la goutte
et du rhumatisme, pour prévenir le retour de ces maladies; elle
cherche dans ces cas, non-seulement à transformer la peau en une
sorte d'émonctoire vers lequel tous les fluides sont dirigés, mais
encore à enflammer, à irriter cette membrane, et à y provoquer
des phlegmasies partielles, souvent très-douloureuses. Elle annonce de plus qu'au moyen des modifications profondes et
heureuses qu'elle imprime à l'économie, elle saura prévenir la
formation de certaines productions morbides qui prennent naissance dans la profondeur de nos tissus, et qui paraissent être le résultat d'un mode spécial d'altération des fonctions assimilatrices.
On voit qu'il est question du développement élémentaire des lésions organiques tuberculeuses, cancéreuses et scrophuleuses. Cette
dernière partie de l'hydriatrie n'est basée sur aucun fait bien positif,
mais seulement sur des espérances auxquelles tout médecin s'as-
sociera de cœur. L'espoir du succès, à défaut de preuves directes,
doit stimuler le zèle. C'est à la science à s'assurer jusqu'à quel
point les modifications que l'hydriatrie imprime à l'économie
peuvent réellement produire un effet si désirable.

Dans le traitement des maladies aiguës et chroniques, quels
sont les principes sur lesquels repose la nouvelle méthode, et en
quoi diffèrent-ils de nos anciennes doctrines? La théorie de
Priessnitz sur les crises, et qui consiste à ne pas agir, mais à
mettre seulement la nature en état de repousser la matière morbifique, est évidemment empruntée à quelque vieux livre médical

qui sera tombé entre ses mains. C'est la doctrine hippocratique,
qui le dirige aussi dans l'application de l'eau froide aux affections
aiguës, traitement auquel l'axiôme si débattu, *contraria contrariis curantur*, sert de base. Souvent la nature excitée par la stimulation de l'eau froide, peut se débarrasser à sa manière et par
un violent effort de ce qui occasionnait la maladie, comme dans
le fait suivant, rapporté par Hippocrate. Une femme jusque-là stérile, qui se portait bien et qui avait de l'embonpoint, avait pris un
bol purgatif dans le but de devenir féconde. Ce remède était,
à ce qu'il paraît, très-actif, car il fut suivi de coliques avec tranchées violentes, enflure du ventre et autres symptômes graves. Elle
était tombée jusqu'à cinq fois dans une syncope telle qu'elle paraissait morte. Hippocrate lui fit jeter trente cruches d'eau froide sur
le corps. Elle eut alors une évacuation considérable de bile par le
bas, et elle fut bientôt guérie. Mais les discussions qui ont retenti
durant tant de siècles, dans les écoles, au sujet des doctrines du
médecin de Cos, sont trop connues pour leur consacrer ici une
place. Laissons donc là les mots et arrivons aux choses. Ce n'est
pas ce que l'hydrothrapie dit, mais ce qu'elle fait, qui doit nous
préoccuper, et ici nous la trouvons en opposition flagrante avec
ses doctrines. Elle prétend, en effet, n'administrer que de l'eau
simple et laisser agir la nature qui se charge de faire fonctionner
l'émonctoire dont le jeu lui est le plus favorable : mais cette prétention n'est-elle pas absurde devant l'évidence des faits, car où
l'hydriatrie a-t-elle appris que la nature faisait transpirer à flots
pendant des mois ou même des années ? Les modifications que
l'hydrothérapie cherche à imprimer à l'économie, doivent donc
seules attirer notre attention, et celles-ci sont la sédation, la dérivation ou la révulsion, les évacuations sollicitées, les exutoires et
enfin certaines réactions éliminatrices que la médecine usuelle
cherche à obtenir au moyen des diverses eaux minérales, tant
thermales que froides, ou par certains médicaments. Mais ces effets,
et là gît toute la distinction, l'hydriatrie prétend les obtenir par
l'emploi de l'eau à l'exclusion de tout médicament. Avant de comparer l'ensemble des résultats de l'application des procédés hydriatriques et ceux de la médecine ordinaire, il convient de faire

observer que l'hydropathie, qui reproche si amèrement à la médecine de se mettre à la place de la nature dans le traitement des maladies, mérite singulièrement ce reproche dans une foule de cas où la médecine ordinaire se borne au rôle expectant.

C'est en particulier dans le traitement des affections aiguës que l'hydriatrie se montre agissante et essentiellement active, puisqu'elle s'attache à combattre une foule de symptômes fébriles, que la médecine considère comme faisant partie du cortège nécessaire de la maladie. La fièvre, ou plutôt la chaleur plus ou moins vive de la peau, avec accélération du pouls, est immédiatement combattue par la nouvelle méthode, même dans des cas où la médecine ordinaire, se conformant aux préceptes d'Hippocrate, considère ce symptôme comme utile et nécessaire à la terminaison du mal.

Loin de reprocher à l'hydriatrie son action perturbatrice, je crois que très-souvent, l'on n'aura qu'à se féliciter d'y avoir recours. Cependant, il n'est pas moins évident que cette méthode aspire dans ces cas, à imprimer à la nature une marche particulière, plus rapide, plus efficace, et que l'on substitue presque violemment aux phénomènes d'évolution spontanée qui appartiennent à chacune des formes pathologiques.

La sédation que l'eau froide peut effectuer dans ces cas, a, sur les évacuations sanguines, l'avantage de ne pas affaiblir les malades, et de permettre d'y recourir dans des circonstances où l'on hésiterait à employer la saignée. Le médecin qui se servira de ce moyen avec succès, saura bien ne pas attribuer ce résultat aux efforts critiques de la nature, sollicités par l'eau froide, mais bien à l'action sédative directe de l'agent employé. Un malade en proie à la fièvre se plonge dans un bain froid, et y reste longtemps, la chaleur diminue, le pouls se ralentit, la céphalalgie disparaît et cependant aucun mouvement critique ne s'est manifesté. La théorie de Priessnitz est ici tout à fait en défaut. La même réflexion s'applique aux enveloppements successifs dans le drap mouillé, souvent suivis d'une réaction centrifuge salutaire, qui est évidemment le résultat de l'effet énergique du procédé employé. La chaleur accumulée autour du corps détermine des sueurs abondantes, et provoque ce mouvement centrifuge si favorable à la solution de certaines maladies.

Nous allons maintenant comparer les divers moyens que la nouvelle doctrine et la médecine ordinaire emploient, et voir jusqu'à quel point est fondée cette exclusion de tous les agents thérapeutiques dont la science dispose, et que l'eau seule, dit-on, peut remplacer.

La sédation hydriatrique est sans doute un puissant moyen que la médecine a beaucoup trop négligé, et qui, réunie à la réaction consécutive qu'on peut obtenir sur toute l'enveloppe cutanée, mérite un emploi plus général. Mais jusqu'à présent rien n'autorise à n'avoir recours qu'à ce seul moyen dans les fièvres et dans les inflammations viscérales, et tout en reconnaissant sa haute utilité, on doit grandement se féliciter d'en posséder d'autres dont les effets puissants nous sont garantis par l'expérience.

La dérivation hydriatrique est principalement constituée par des frictions. Ainsi, le bain partiel sans les frictions, serait d'un effet non-seulement incertain, mais dangereux, tandis qu'avec elles l'inflammation de la peau et du tissu cellulaire sous-cutané démontre que la dérivation qu'on peut ainsi obtenir est très-réelle. Mais les vésicatoires, les sinapismes sont évidemment préférables dans beaucoup de cas, surtout quand on désire obtenir un effet prompt et assuré, et dont on puisse en quelque sorte mesurer l'étendue. L'effet dérivatif du bain de siége froid, quand il est secondé par des frictions, est souvent très-prononcé, non-seulement comme moyen dérivatif de la congestion cérébrale, mais encore quand il s'agit de diminuer l'inflammation des pieds ou des jambes, mais il faut pour cela qu'ils soient placés horizontalement. Il en est de même des bains de pieds froids, accompagnés de *frictions*. Les compresses excitantes sont aussi de fort bons dérivatifs; mais tout en reconnaissant qu'on pourrait y avoir utilement recours, il est évident que nous possédons des moyens d'excitation extérieure dont l'effet est beaucoup plus certain, et l'usage bien moins incommode. L'excitation de la peau par les douches et les bains de vapeur, ou par les douches d'eau chaude et d'eaux sulfureuses, est un moyen d'une trop grande efficacité pour que l'on puisse y renoncer, bien qu'il se trouve des cas où l'emploi trop prolongé de ces agents produise un état particulier de la peau, qui réclame l'emploi de l'eau froide.

La dérivation lente, opérée par le bain de siége froid, dans les affections chroniques, celle que produit la stimulation longtemps prolongée de la peau, en y provoquant des sueurs quotidiennes, plus ou moins abondantes, et enfin la dérivation toute physiologique qui s'opère dans l'économie, en favorisant par une hygiène bien entendue, le développement de tel ou tel système d'organes, tous ces modes d'action de l'hydropathie méritent de fixer très-particulièrement l'attention du praticien. Mais on se gardera bien de plonger des malades pendant des heures entières, dans des bains de siége froids, au risque de produire, comme cela n'est que trop souvent arrivé, des désordres irrémédiables dans les organes abdominaux. Ces bains qui, convenablement administrés, peuvent rendre aux organes importants et aux vaisseaux renfermés dans le bassin, une tonicité et une activité salutaires, ces bains, dis-je, ont été sérieusement conseillés par des hydropathes, comme des moyens énergiques pour combattre la pneumonie! Employés avec les ménagements nécessaires, les bains de siége, plus ou moins froids, agissent sur les parties qui y sont soumises, en vertu de cette loi que Currie nous a fait connaître, et qui établit que le froid appliqué sur un point et avec mesure, loin d'agir comme sédatif, y développe d'une manière prononcée l'action vitale. La médecine embarrassée au milieu de ses richesses, a eu peut-être tort de ne pas employer plus fréquemment cette force qu'elle possédait, et dont Priessnitz a su faire un usage souvent utile. La dérivation sur la peau par des sueurs provoquées, en enveloppant le malade dans des couvertures de laine ou dans un drap mouillé, sans constituer une chose nouvelle, a été cependant abandonnée, peut-être à tort. C'est à l'expérience à se prononcer sur ce point important dans le traitement des phlegmasies aiguës, mais dans tous les cas, il faut bien se rappeler que l'abandon de ce remède a été provoqué par les accidents graves que son usage produisait entre les mains de ceux qui, considérant son application comme devant arrêter la phlegmasie, l'employaient dans le fort de l'inflammation et

aggravaient le mal. Je le répète, c'est à l'expérience à établir l'utilité de cette dérivation, qu'on se garderait bien d'appliquer avant
que la force de la fièvre ou de la phlegmasie ne soit diminuée par
les moyens sédatifs mis en usage. La dérivation obtenue dans ces
derniers temps, au moyen des ventouses du docteur Junot, qui
embrassent, comme on sait, les extrémités thoraciques ou abdominales, ne demanderait peut-être que des circonstances favorables et une sphère d'application plus vaste, pour faire époque
en médecine pratique. Je regrette de n'avoir pu prendre personnellement connaissance de cet agent puissant de révulsion, mais
l'instrument m'a paru d'une application difficile, et les ventouses
que j'ai fait fabriquer sur le modèle de celles de l'inventeur, n'ont
jamais pu fonctionner entre mes mains.

La dérivation physiologique qu'on obtient en développant un
système d'organes ou de tissus, dans le but de rétablir l'équilibre
des fonctions, constitue une des plus grandes gloires de la médecine usuelle, et cette méthode, que nous avons vu si heureusement mettre en pratique par MM. Pravaz et Guérin, par M. Bou-
vier et d'autres médecins, s'occupant plus particulièrement de
cette branche importante de la médecine, compte assez de succès
pour qu'on y applaudisse sans réserve. J'ai vu sans surprise cette
méthode produire de nombreuses guérisons, entre les mains de
Priessnitz, qui considère avec raison le développement du système
musculaire, d'ordinaire si débile chez les gens du monde, et celui
des membres supérieurs en particulier, comme une des conditions
du succès de l'hydrothérapie. Mais pourquoi la médecine ne fait-
elle pas usage des trésors qu'elle possède ? pourquoi, puisqu'elle
le sait, permettre à l'ignorant de lui rappeler qu'il y a plus de
vertus dans l'exercice et l'hygiène que dans presque toutes les
potions toniques.

La méthode hydriatrique altérante ou résolutive doit-elle être
considérée comme dérivative ? Cette stimulation journalière de la
peau, entretenue pendant des mois entiers, tant par les transpirations forcées, que par les douches, les frictions, les immersions, etc.,
qui, en général, ne tardent pas à y appeler une fluxion plus ou
moins prononcée, plus ou moins inflammatoire, paraît établir une

puissante dérivation vers cette vaste surface. Les flux hémorrhoïdaux, la diarrhée, les urines abondantes, enfin toutes ces activités des sécrétions excrémentitielles, que l'hydrothérapie nomme *crises*, sont-elles autres choses que des dérivations vitales salutaires ? Quoiqu'il en soit du pouvoir curatif de cette méthode dans le traitement des maladies chroniques, toujours est-il que la médecine usuelle possède un moyen très-énergique et très-utile dans les eaux minérales, dont l'usage, tant à l'extérieur qu'à l'intérieur, produit chaque année des effets si avantageux.

La grande analogie qui existe entre l'effet du traitement hydrothérapique actif et celui des eaux minérales mérite donc de fixer l'attention. Quelle que soit la place que l'avenir réserve à l'hydrothérapie, la science devra toujours à Priessnitz des remerciements pour lui avoir appris à développer, avec l'eau seule, des effets encore plus énergiques que ceux qui sont produits par les eaux minérales les plus célèbres. J'ai déjà noté les remarques du docteur Bécher sur les principales propriétés des eaux de Carlsbad. Pour achever cette comparaison si importante, je veux rapporter ici les propres expressions du docteur de Carro, si connu par ses belles recherches sur ces mêmes eaux, qui sont alcalines et d'une température de 40° R. :

« Les eaux de Carlsbad font en général disparaître la constipa» tion habituelle qui accompagne l'état de torpeur du canal in» testinal, dont les fonctions se rétablissent en même temps que » l'appétit renaît. Mais le malade doit renoncer à tout purgatif, et » se soumettre à un régime particulier. Ces eaux sont souvent très» efficaces dans une foule d'affections abdominales chroniques, ac» compagnées de désordres fonctionnels des systèmes nerveux et » cutané, tels que l'hypochondrie plus ou moins prononcée et la » coloration jaunâtre de la peau, pourvu que l'exploration de l'ab» domen n'y fasse découvrir ni induration ni douleur locale. Nous » voyons tous les ans arriver un grand nombre de malades atteints » de calculs biliaires et urinaires, dont la présence est constatée » par des symptômes rationnels ou par des signes physiques évi» dents. J'ai vu un malade affecté d'hépatite chronique avec jau» nisse et induration prononcée du foie, qui, après avoir bu pen-

» dant quelques jours des eaux de Carlsbad, a rendu avec les selles
» une quantité considérable de calculs biliaires arrondis, de gros-
» seur variable, et dont il a rempli plusieurs boîtes. Un gentilhomme
» italien a rendu chaque jour, pendant deux mois consécutifs,
» avec les urines, une petite cuillerée de gravelle et avec les selles
» une quantité innombrable de petits calculs biliaires. J'en comptai
» un jour deux-cent-soixante-dix qui ont été rejetés dans les vingt-
» quatre heures. Leur couleur était en général d'un brun jaunâtre,
» mais quelques-uns étaient bleu de ciel. Ce malade, après avoir
» bu des eaux de Carlsbad pendant deux mois, voulut essayer de
» celles de Franzenbad qui sont acidules et ferrugineuses, mais les
» évacuations calculeuses cessèrent. Il revint alors à Carlsbad, et
» après quelques jours de l'usage des eaux, les calculs biliaires et
» les graviers se montrèrent de nouveau en abondance. J'eus pen-
» dant deux saisons occasion de voir ce malade, mais depuis, je
» n'en ai plus entendu parler. Les calculs biliaires, bleu de ciel, que
» le malade appelait en plaisantant, ses turquoises, constituent un
» phénomène extrêmement rare. Un an après, j'eus encore occa-
» sion d'en voir rendre quelques-uns de semblables par un officier
» russe affecté d'engorgement chronique du foie, à la suite d'une
» fièvre intermittente rebelle.

» Généralement, la cessation subite du malaise et de la douleur
» que les malades éprouvent dans l'hypochondre droit, la dimi-
» nution et la disparition de la jaunisse ne laissent pas de doute
» sur l'évacuation prochaine des calculs biliaires. Les effets de ces
» eaux sur les petits calculs urinaires ont toujours été très-remar-
» quables. Handsh nous apprend, dans son Journal des eaux de
» Carlsbad, que l'archiduc Ferdinand y fut débarassé de trois cal-
» culs urinaires dont l'un offrait le volume d'une amande.

» Les affections rhumatismales et goutteuses chroniques s'a-
» méliorent rapidement par l'usage de ces eaux et disparaissent
» quelquefois entièrement. Un tiers des malades est affecté de ces
» maux. Les eaux de Carlsbad qui activent les diverses sécrétions
» et excrétions de l'économie, en même temps qu'elles fortifient
» les organes digestifs, sont surtout efficaces dans la goutte erra-
» tique ou vague, toutefois en adoptant un régime convenable,

» tant pendant qu'après la cure. Souvent pendant l'usage des eaux,
» nous voyons survenir des douleurs et des gonflements articu-
» laires, ainsi que des éruptions de diverse nature, vésiculeuses,
» pustuleuses et bulleuses. Quelquefois, chez les personnes du sexe
» qui en boivent, il survient une tuméfaction œdémateuse des
» pieds, qui cesse avec leur usage, et tous ces effets extérieurs se
» montrent salutaires. Des urines abondantes plutôt que des éva-
» cuations alvines, jugent les affections goutteuses.

» Le flux hémorrhoïdal étant généralement une affection symp-
» tomatique, il est impossible d'établir *a priori* l'effet des eaux
» de Carlsbad sur lui. J'ai vu des malades chez lesquels la grande
» abondance de sang évacué m'engageait à les envoyer à des eaux
» moins stimulantes. D'un autre côté, j'ai vu un bien plus grand
» nombre de cas d'hémorrhoïdes non fluentes où l'apparition du
» flux sanguin avait fait cesser des maux de tête opiniâtres et des
» symptômes de pléthore générale.

» Les affections chlorotiques et l'aménorrhée sont traitées avec
» le plus grand succès par ces eaux ; il en est de même de la leu-
» corrhée qui dépend de quelque obstruction des viscères abdo-
» minaux, tandis que dans les cas où cette maladie dépend d'un état
» de simple débilité, les eaux minérales gazeuses et ferrugineuses,
» telles que celles de Franzenbad, Marienbad sont plus efficaces.

» L'usage interne des eaux de Carlsbad guérit ou diminue les
» effets pernicieux du mercure et du plomb, tels que le tremble-
» ment des membres, les paralysies locales, etc. Enfin, je les ai
» administrées avec succès dans les suites de la fièvre jaune, de
» la dyssenterie, du choléra, des fièvres intermittentes et dans des
» affections chroniques du foie, qui avaient succédé à des phleg-
» masies aiguës de cet organe important, dans les Antilles, à Ba-
» tavia, à Saint-Maurice, à Rio-Janeiro et à Calcutta. »

Les maladies dans lesquelles ces eaux, ainsi que toutes les eaux
minérales actives se montrent nuisibles, méritent aussi d'être
mentionnées. Ce sont les congestions sanguines actives, tout état
sub-inflammatoire, tous les dégrés de la phthisie pulmonaire, et
la dsiposition aux hémorrhagies. Elles aggravent toutes les affections vénériennes, dont elles réveillent le principe morbide latent.

Il paraît, cependant, que des gonorrhées rebelles ont quelquefois
cédé à leur usage. Elles aggravent les affections scorbutiques et
sont dangereuses dans toute hydropisie, suite d'engorgements chroniques des viscères.

Il m'a paru d'autant plus indispensable de rappeler d'une manière sommaire les effets des eaux minérales auxquelles celles de
Carlsbad peuvent servir de type, qu'il est de toute évidence que
c'est entre ces moyens de la médecine ordinaire et l'hydriatrie
que la lutte est ouverte pour le traitement des affections chroniques. Mais tout en avouant que dans un grand nombre de cas,
mon opinion penche en faveur des eaux minérales, avant d'arriver aux
moyens violents que l'hydrothérapie emploie, je reconnais hautement que l'on doit beaucoup à Priessnitz pour le développement
qu'il a donné à l'usage de l'eau sous toutes les formes. L'efficacité
de l'eau dans les affections syphilitiques primitives et secondaires
me paraît évidente, et jusqu'ici l'on n'a pas employé les eaux minérales contre cette redoutable maladie. Si les symptômes tertiaires
résistent très-opiniatrement aux moyens hydriatriques, c'est que
la nature même de l'affection démontre qu'elle a des racines profondes. D'un autre côté, dans le traitement des maladies chroniques de la peau par la nouvelle méthode, rien n'approche des avantages qu'on retire journellement des eaux minérales sulfureuses.
Sans doute il existe des malades qui ont été guéris par la méthode
hydriatrique altérante, après avoir employé sans succès les eaux
thermales, mais n'oublions pas qu'il s'en trouve aussi que ces
eaux ont guéri lorsque le traitement de Priessnitz avait échoué.
L'efficacité bien constatée des eaux minérales de Vichy, de Néris,
du Mont-Dore, de Spa, de Baden-Baden, de Weisbaden, d'Ems, de
Kissingen, de Bruchenau, etc., dans une foule d'affections chroniques, ainsi que celle des eaux sulfureuses, ne doivent donc pas
être passées sous silence. Consulté dans ces maladies, le médecin,
à mon avis, doit constamment agir d'après un principe sacré, et ne
jamais faire à autrui ce qu'il ne ferait pas pour son propre compte.
Avant de rendre la peau du malade l'émonctoire général des humeurs, et le tissu cellulaire le siége d'une inflammation des plus
douloureuses, il est, je pense, du devoir de l'homme de l'art

d'employer des moyens plus doux et d'une efficacité non moins assurée.

Tout en souscrivant volontiers au rejet de l'administration banale des médicaments les plus énergiques, j'éprouve quelques difficultés à soumettre à la discussion l'abandon complet de toute substance médicamenteuse, tant une proposition aussi absolue me paraît monstrueuse. Restreindre leur administration, et surtout surveiller les doses, sont des préceptes sages auxquels chacun se conformerait sans hésiter, mais les abandonner entièrement! par quoi les remplacerait-on? Par l'eau? Mais Priessnitz, lorsque l'eau ne purge pas, ne fait-il pas prendre beaucoup de fruits, et surtout des pruneaux? Existe-t-il donc une grande différence entre ces moyens et la manne ou la casse? Et lorsque la diarrhée persiste malgré toutes ses frictions aqueuses, et toute l'eau froide qu'il fait avaler au malade, ne l'ai-je pas vu prescrire des décoctions adoucissantes et astringentes? Le chef de la doctrine cherchait donc évidemment, dans une autre substance, un effet que l'eau ne produisait point. Que l'on étende un peu le cercle, et l'on arrivera bientôt à une matière médicale très-rudimentaire, il est vrai, mais qui représente probablement assez bien celle dont on se servait il y a trois mille ans.

Sans doute Priessnitz n'emploie jamais l'opium, mais ses malades s'en trouvent-ils mieux? Un malheureux officier affecté de nécrose de toute la calotte osseuse du crâne, et dont les souffrances étaient atroces, pourrait dire quel bien-être il éprouva par suite de ce remède. Après avoir épuisé la science de Priessnitz, il s'adressa à la médecine ordinaire. Dans certaines fièvres intermittentes rebelles dont l'hydriatrie parvient quelquefois à triompher, c'est un genre de succès commun à beaucoup de remèdes qui agissent d'une manière difficile à expliquer, mais qui n'en font pas moins cesser les accès, traités jusque-là infructueusement. Cela ne prouve rien contre la vertu antipériodique du quinquina, dont les avantages sont depuis longtemps avérés. La quinine, à des doses élevées, exige sans doute une certaine circonspection, mais la considérer en elle-même comme un poison, c'est ce que les criailleries des hydropathes ne parviendront pas à faire adopter. Ils s'ima-

36

ginent en effet que les fièvres intermittentes rebelles ne s'aggravent qu'à cause de la quinine administrée, parce que sans doute ils n'ont jamais observé ces affections passées à l'état chronique, sans avoir été traitées par ce médicament. Sommes-nous donc tenus de prendre leur ignorance pour des preuves ? Comment d'ailleurs, guérissent-ils la fièvre intermittente ? Qui ne préférera mille fois la quinine, ou plutôt la nouvelle préparation de quinquina, dans laquelle on retire toute la substance ligneuse, de manière à obtenir dans leur union naturelle toutes les parties actives et solubles de cette écorce, qui ne préférera, dis-je, ces moyens dans l'immense majorité des cas, aux frictions continuelles et aux enveloppements de l'hydriatrie ?

L'administration des métaux et des sels métalliques a rencontré assez d'opposants parmi les médecins eux-mêmes, pour qu'on ne soit pas étonné de les voir repoussés par l'hydriatrie. Les préparations de mercure, de soufre, d'iode, de fer, d'argent, de zinc, de cuivre, etc., continueraient encore à être employées quand même la nouvelle doctrine parviendrait à justifier la plupart de ses préventions. La raison en est fort simple : c'est que l'eau ne pouvant pas tout guérir, il faudrait ou abandonner les malades à une mort inévitable, ou chercher ailleurs un remède dont le patient a un impérieux besoin. Les hydropathes connaissent-ils l'énergique et heureuse modification que peuvent produire les caustiques appliqués à nos tissus, dans des degrés d'intensité variés, modification qui pourrait servir de texte à des considérations pratiques très-intéressantes ? Les adoucissants ne peuvent-ils donc pas ajouter aux vertus calmantes de l'eau ? Ce dernier moyen peut-il remplacer les anthelminthiques ? Toutes questions que je laisse à résoudre au bon sens du lecteur.

Vouloir proscrire tous les médicaments parce que, au moyen de l'hydrothérapie, l'on obtient souvent des effets analogues à ceux qu'ils produisent, me paraît être tout simplement une absurdité. La science possède un si grand nombre de résultats bien constatés de leur mode d'action dans des cas déterminés, qu'il y aurait folie à vouloir détruire cette croyance basée sur l'expérience des siècles. Ne pouvant nier ces faits, la nouvelle doctrine a imaginé l'accusation singulière d'obtenir la guérison par des voies contraires à la nature, tandis qu'elle seule a découvert la bonne. Il serait, du reste, tout à fait oiseux d'examiner le reproche adressé à tous les médicaments d'être autant de poisons.

Les diverses écoles sur l'autorité desquelles la médecine se fonde dans l'application des moyens de traitement, celle de Galien et celle de Paracelse, n'ont jamais prétendu que les vertus de chaque remède fussent absolues. La première, qui régnait despotiquement sur les esprits avant que Paracelse ne vint la troubler dans sa quiétude, l'école de Galien, tout en reconnaissant aux substances végétales des vertus soit toniques, soit adoucissantes, calmantes, excitantes, laxatives, sudorifiques, diurétiques, etc., cherchait cependant ailleurs des remèdes pour suppléer à ce qui manquait aux premiers. Les ridicules même de cette école, ses préparations, dans la composition desquelles entraient quelquefois trois cents substances dont la réunion devait former un tout auquel aucune maladie ne saurait résister, ses prescriptions des sept médicaments adressés au cerveau, au cœur, au foie, aux poumons, à la rate, aux reins et à la bile, ses recherches sur les vertus de la chair des serpents, des excréments de certains animaux, des momies d'Égypte, enfin son emploi des métaux et des pierres précieuses, moyens qui devaient porter dans l'économie les mêmes charmes qu'ils exercent sur l'esprit des hommes, tous ces ridicules prouvent combien peu elle considérait comme absolues les vertus qu'elle attribuait aux remèdes. Cependant le point de départ de la doctrine était basé sur des effets très-réels, auxquels sont venus s'ajouter, deux cents ans après Paracelse, ceux du végétal par excellence, le quinquina.

Les quintessences, les préparations magistrales et les élixirs de ce réformateur, remèdes dont toutes les découvertes de l'école chimique moderne me semblent la dernière expression, ne sont jamais parvenues à détrôner entièrement les électuaires, les antidotes, les confections, les conserves, les sirops, les juleps, les bols et les pilules de l'ancienne école. L'immense extension que la chimie moderne a donnée à la matière médicale, extension qui a presque dépassé les rêves de Paracelse, n'a jamais empêché le médecin éclectique de puiser souvent ses remèdes dans les substances simples de l'école de Galien, et aujourd'hui même, la feuille de noyer triomphe quelquefois de scrophules qui ont résisté à l'iode.

La médecine philosophique, essentiellement éclectique, tout en soumettant à son examen et l'homœopathie et l'hydrothérapie, n'abandonnera ni l'école de Galien, ni les découvertes brillantes des chémiâtres. Elle saura tirer parti des absurdités homœopathiques en donnant quelquefois une certaine extension à un principe connu, mais dont on avait voulu faire à tort une application universelle, *similia similibus curantur*, et elle administrera sagement, à des doses minimes, sans être ridicules, les puissants remèdes que la science met à sa disposition.

L'hydrothérapie lui offrira un moyen des plus utiles pour obtenir des modifications de vitalité souvent heureuses, toutes les fois que l'état des voies digestives ou celui de l'économie en général le permettra. Il en sera de même quand il ne sera pas possible de recourir, dans les affections aiguës, aux émissions sanguines, soit à cause de la faiblesse du malade, soit en raison du doute que l'on conserve sur la nature franche de la phlegmasie, ou enfin lorsque, dans les affections chroniques, l'abus préalable des médicaments contre-indiquera l'emploi des remèdes pharmaceutiques. Considérée sous tous ces points de vue, l'hydrothérapie me paraît tout à fait digne de l'attention des médecins sérieux, et ceux qui s'en occupent dans ce but de perfectionnement, méritent d'être encouragés. On ne saurait trop blâmer, au contraire, ceux qui, abusant de la crédulité publique, cherchent leur propre intérêt aux dépens de la vérité et de la bonne foi, en exploitant cette méthode et en la prônant comme un moyen supérieur à tout ce que la médecine possède.

Jusqu'ici, la France est, de tous les pays de l'Europe, celui où l'hydrothérapie a fait le moins de progrès, et cependant le scepticisme des médecins français à l'endroit des vertus des remèdes est connu et avoué. Serait-ce à ce doute et à leurs connaissances supérieures à celles des médecins des autres pays, dans la marche des maladies abandonnées aux seules forces de la nature, qu'il faut attribuer cette résistance au tourbillon qui a produit de si étranges bouleversements dans la pratique médicale des nations voisines ? Il est, en effet, étrange de voir que des pays comme l'Allemagne et l'Angleterre, où l'usage immodéré des remèdes pharmaceutiques était notoire, aient embrassé avec un enthousiasme aveugle, une doctrine qui les repousse, tandis que la médecine française, qui professe un sentiment contraire, ait su jusqu'ici s'abstenir de cette folie nouvelle. Cependant, dès qu'un examen attentif aura fait reconnaître la vérité, il est probable que c'est en France que l'hydropathie sera adoptée, et que la médecine française, ne se contentant pas d'avoir porté la connaissance du diagnostic plus loin que toute autre nation, trouvera dans l'hydrothérapie un moyen de sortir du rôle qu'on lui reproche, celui de rester trop souvent simple spectatrice de la marche des maladies. Comme l'abus des médicaments est chose rare en France, et que la marche naturelle des maladies y est parfaitement connue, la médecine française saura éviter l'écueil contre lequel viennent se heurter si souvent les hydropathes allemands et anglais, en attribuant les difficultés, parfois insurmontables, que l'hydriatrie rencontre, aux médicaments précédemment administrés, et en admettant à chaque instant une maladie inconnue en France, celle qui aurait été causée par la médecine elle-même.

De l'Hydrothérapie comme médecine usuelle.

On comprend aisément que des personnes étrangères à l'art, aient considéré comme absolus les avantages de l'hydrothérapie, et l'aient appliquée avec plus ou moins de succès à beaucoup de maladies de nature très-différente. La simplicité apparente du re-

mède et quelques succès éclatants, expliquent cet enthousiasme
que le médecin instruit ne peut partager. Nous devons en effet,
avant d'agir, prendre une connaissance approfondie de cette méthode, étudier les procédés d'action et nous rendre un compte
exact de l'effet produit sur l'économie. En agissant ainsi, le médecin saura ce qu'on va faire au malade qui, d'après son avis, se
rend dans un établissement hydrothérapique. J'ai vu à Græfenberg des personnes qui s'y étaient transportées d'après le conseil
de praticiens éminents, tant français, qu'anglais et allemands, et
pour qui le traitement employé était évidemment fort nuisible. Ce
sujet est plus important qu'il ne le paraît au premier coup-d'œil,
et l'on me pardonnera d'y consacrer quelques lignes. Qu'un médecin consultant en renom, envoie un de ses clients à des eaux
minérales dont il connaît, ou dont il ignore les effets, le mal est
fort minime, s'il se trompe, car les médecins des eaux sont assez
accoutumés à rectifier ces erreurs, bien excusables. Mais envoyer
par une sorte de mouvement d'inspiration, dans un établissement
hydriatrique dirigé par quelque enthousiaste, un individu dont
l'état offre quelque chose d'obscur, et cela parce qu'on s'imagine
que cette méthode est bien simple et toute hygiénique, cette conduite me paraît blâmable, et cependant cela se fait tous les jours.
Souvent, je le sais, on cherche à prévenir tout inconvénient en
chargeant le malade d'une lettre, dans laquelle on expose les antécédents de la maladie, et où l'on réclame un traitement peu
énergique. Que ces médecins le sachent bien, leur lettre et leurs
conseils sont également inutiles : on n'en fait aucun cas, et un
traitement qui n'entrait nullement dans leur manière de voir, est
presque toujours employé. C'est ainsi que j'ai vu des malades
affectés de congestions cérébrales, ou qui avaient eu des attaques
apoplectiques, se rendre, d'après le conseil de leurs médecins,
dans son établissement hydriatrique où, dès les premiers jours, la
grande douche et les transpirations forcées étaient employées au
grand détriment des patients. Quand on ne peut pas employer
l'hydriatrie soi-même, ce qui aurait peut-être moins d'inconvénients, il importe beaucoup de ne pas se rendre complice d'hommes
dont les connaissances et la probité médicales ne sont pas suffi-

samment connues. Appliquée avec ménagement, cette méthode peut souvent l'emporter sur les eaux minérales, mais il faut savoir en restreindre l'emploi aux cas qui la réclament.

Si le conseil émané du médecin exige une circonspection attentive (du moins dans l'état actuel des choses), à plus forte raison celui-ci doit-il connaître parfaitement en quoi l'hydriatrie consiste, avant de la mettre lui-même en pratique. Et même alors, la prudence qui doit toujours le diriger, lui commande de ne pas y avoir recours en désespoir de cause, ou dans des cas difficiles, mais de contribuer peu à peu à en faire ressortir les avantages par un emploi judicieux. Considérée comme méthode hygiénique et adjuvante dans une foule de cas où la médecine expectante est seule employée, on contribuera à effacer les préjugés invétérés qui règnent encore contre ce moyen. Cette répugnance mérite surtout la plus grande attention, car si l'on peut avoir hardiment recours à l'hydrothérapie, chez le malade qui désire ou accepte volontiers son application, jamais il ne faudrait l'employer contre la volonté de l'individu. Priessnitz lui-même, admet qu'il y a des personnes qui ne peuvent pas supporter l'eau froide, et cite une dame qui avait essayé, mais en vain, de s'accoutumer à son emploi; chez elle, dès qu'on arrivait aux simples aspersions avec de l'eau froide, il survenait toujours des suffocations et des attaques nerveuses, et l'on dût y renoncer. C'est du reste le seul cas de ce genre qu'il ait observé sur plus de vingt mille malades, mais cela pourrait se rencontrer plus fréquemment dans les grandes villes, où les enfants de simples bourgeois, sont souvent élevés plus mollement que ceux d'un grand seigneur.

Outre la réserve prudente que la nouveauté du remède impose au médecin qui a pris soin d'approfondir l'étude de l'hydriatrie, tant sous le point de vue du but qu'elle se propose, que des procédés qu'elle emploie, il existe encore des considérations importantes dans lesquelles il convient d'entrer relativement à la pratique usuelle de cette méthode. L'application de ces procédés doit se faire avec une extrême précision et une grande exactitude; or, à quelles mains en confier l'exécution? Le médecin ne se contente pas de prescrire, mais il doit agir, et pour ceux qui savent que l'administration d'un simple lavement exige bien souvent des mains étrangères, qu'arrivera-t-il lorsque le malade doit être enveloppé tous les quarts-d'heure dans un drap mouillé, et lorsqu'il faudra lui faire des ablutions générales dans une eau à température déterminée? La difficulté devient encore plus grande lorsqu'il s'agit d'une personne du sexe. Sans doute, comme j'en connais un exemple, on peut donner les ordres, caché derrière une porte, mais les difficultés de la position sont toujours grandes. Ces obstacles qui, même chez des malades aisés ou riches, sont des objections sérieuses contre l'hydriatrie, deviennent insurmontables chez les pauvres. Les difficultés déjà fort grandes à la ville, augmentent de beaucoup à la campagne où la présence du médecin, à cause des distances à franchir, est souvent physiquement impossible. Il faudrait, pour lutter contre tant d'obstacles, que les avantages de l'hydrothérapie contre les affections aiguës graves fussent tellement évidents qu'il serait périlleux de n'y pas avoir recours. Or, jusqu'à présent, ces avantages ne sont prouvés, d'une manière non douteuse, que pour certaines affections fébriles, et encore dans ces cas, l'expérience, comme nous l'avons dit, n'a pas encore prononcé son arrêt définitif.

Dans le traitement des affections chroniques, l'application du remède est encore plus difficile à faire chez le malade, car outre les transpirations forcées, qui exigent une surveillance de chaque instant, il faut le grand bain froid, la douche, etc., etc, choses qu'une grande aisance et un local convenable peuvent seuls permettre d'établir.

Je crois donc pouvoir avancer que, pour le moment actuel, il serait impossible de pratiquer la médecine, en employant l'hydrothérapie autrement que comme moyen prophylactique, hygiénique et adjuvant, et cela chez les personnes encore valides, capables elles-mêmes de contribuer aux manipulations prescrites et qui s'y prêtent de bonne grâce. Les maisons de santé, les établissements hydrothérapiques dirigés par un médecin, et les hôpitaux me paraissent donc les seuls endroits où l'on pourrait mettre en pratique la nouvelle méthode. Déjà à l'hôpital Saint-Louis, M. le docteur Wirtheim l'a employée avec quelque succès, dans le service de M. le docteur Gibert. Malgré les avantages obtenus, cette expérience a été faite très-malheureusement sur des derma-matoses chroniques et des scrophules, maladies qui résistent le plus au traitement hydriatrique, et qui exigent constamment un temps assez long. Espérons que M. le docteur Wirtheim se mettra un jour à la tête d'un établissement hydrothérapique, dont la nécessité, auprès de la capitale, me paraît très-réelle, et que le conseil général, après avoir mûrement approfondi la question, chargera quelques-uns des médecins attachés aux hôpitaux, d'expé-rimenter la nouvelle méthode.

RÉSUMÉ.

En considérant l'hydrothérapie moderne comme un sillon nouveau creusé dans le vaste champ de la science, je crois contribuer, pour ma part, à le féconder, en aidant par ce travail à bien faire comprendre en quoi consiste cette méthode, et à démontrer combien la Médecine pratique pourra quelquefois y puiser d'utiles ressources. Loin de fuir la discussion ou l'investigation des faits, c'est aux vrais médecins à les approfondir et à confirmer la solidité des doctrines, en les soumettant au creuset de l'examen, afin de pouvoir les appliquer avec conviction, lorsque sorties victorieuses de l'épreuve, elles entrainent les esprits par leur clarté et par la force de la vérité. C'est ainsi que l'homœopathie, une fois soumise à l'examen scientifique, à été bientôt reconnue pour une chose également insoutenable, soit que le malade devienne la dupe de l'homœopathe, soit que ce dernier, agissant de bonne foi, prenne pour des faits réels les rêveries de sa propre imagination. Cependant l'art médical, j'ose le dire, n'en a reçu aucune atteinte, et la solidité des doctrines transmises par nos devanciers, n'en a pas été ébranlée. La sédation directe obtenue par les moyens qu'ils nous ont enseignés, n'en a pas moins été reconnue comme l'ancre de salut dans les affections franchement inflammatoires, et l'on a vu réhabiliter la doctrine tant débattue de : *contraria contrariis medentur*. Que nous est-il resté de l'homœopathie ? un certain nombre de faits tendant à faire connaître l'action spécifique de quelques médicamens administrés à doses minimes, mais en même temps, la preuve la plus évidente de la fausseté de l'opinion qui attribue d'autant plus de pouvoir au remède qu'on l'administre à dose moins forte.

L'Hydrothérapie laissera, je le pense, de plus profondes traces. Pour tout médecin jugeant sans préventions, il restera démontré je le crois, que la plupart des grands mouvemens que l'art cherche à effectuer dans l'économie, peuvent être surement obtenus par cette méthode. La sédation, la dérivation, la révulsion, la perturbation, la résolution, ou l'effet altérant, la tonification, l'effet antispasmodique, toutes ces modifications diverses peuvent en effet être produites soit localement, soit généralement, par l'emploi de l'hydrothérapie. Mais est-ce à dire que la Médecine doive se borner à l'emploi de cette seule méthode? Vouloir soutenir cette prétention me parait une absurdité, si j'ose m'exprimer ainsi, et cette opinion, je ne l'avance pas légèrement, mais je crois l'avoir pleinement démontrée.

Les corollaires suivants me paraissent résumer l'état actuel de la nouvelle méthode.

1° L'Hydrothérapie a pour but la conservation ou le rétablissement de la santé, au moyen des effets physiques et de la réaction organique développés dans l'économie par l'eau appliquée sur la peau ou administrée à l'intérieur, sans le secours d'aucun autre médicament.

2° La Sueur provoquée ne constitue qu'un procédé secondaire et dont l'emploi est subordonné aux circonstances.

3° Les passages plus ou moins brusques du froid au chaud, et celui du chaud au froid, ainsi que l'application plus ou moins longtemps prolongée de l'un ou l'autre de ces états opposés, ainsi que les frictions humides employées avec persistance, constituent, avec l'usage intérieur de l'eau froide, les principes élémentaires de l'hydrothérapie, et occasionnent ce mouvement centrifuge qui a une si grande part dans les succès dus à cette méthode.

4° La chaleur est produite à la surface du corps, soit par

l'exercice après l'application du froid, soit par l'accumulation de la chaleur naturelle au moyen des divers procédés d'enveloppement.

5° Les indications que l'hydrothérapie cherche à remplir sont indentiques à celles que la médecine ordinaire a pour but d'effectuer avec d'autres remèdes. Ce sont la sédation, la dérivation, la perturbation dans les maladies fébriles et les phlegmasies, ainsi qu'un effet altérant ou résolutif dans les maladies chroniques.

6° Les avantages relatifs de cette méthode, n'autorisent pas à dire que, dans le traitement des affections soit aiguës, soit chroniques, les effets sédatifs, dérivatifs et altérants qu'elle produit soient toujours suffisants, et ils permettent encore bien moins de considérer l'hydrothérapie comme capable de remplacer les autres moyens que la médecine possède.

7° Les abus de l'hydrothérapie pouvant entraîner des accidents graves, il est de la plus haute importance que cette méthode soit appliquée avec connaissance de cause, et sous les yeux des hommes de l'art.

8° C'est au corps médical lui-même à porter remède à ces abus en s'occupant avec suite d'une méthode qui, surtout depuis un siècle, a obtenu les succès les plus éclatants, et qui mérite à tant d'égards leur attention. *Experimentum* (*ut et judicium*) *sine scientiâ fallax, difficile, et ad sortem est, sed cum scientiâ, certum et verum.* (Oswald Croll. *Francof.* 1609.)

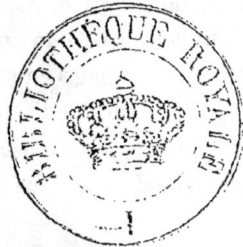

FIN.

TABLE DES MATIÈRES.

PREMIÈRE PARTIE.

CHAPITRE PREMIER.

Des procédés et des moyens de traitement employés par l'Hydrothérapie.

CHAPITRE IV.

De l'Hydrothérapie appliquée à diverses affections non comprises dans les cadres précédents.

De l'Hydrothérapie appliquée aux lésions par cause externe.

TROISIÈME PARTIE.

CHAPITRE PREMIER

CHAPITRE II.

CHAPITRE III.

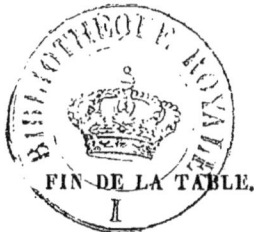

FIN DE LA TABLE.

Imprimerie de MAISTRASSE et Comp., place Cambrai, 2.

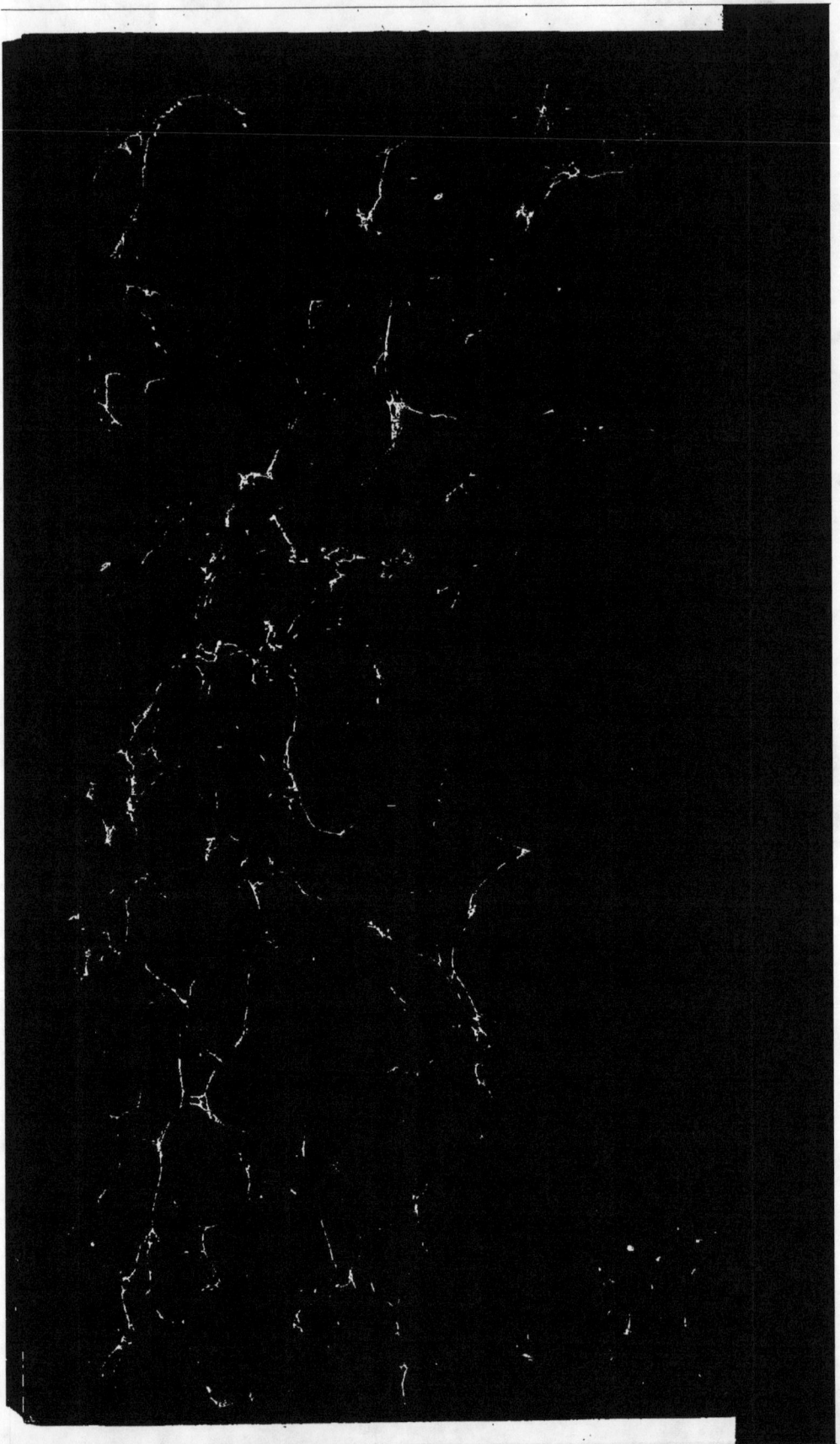

www.ingramcontent.com/pod-product-compliance
Lightning Source LLC
Chambersburg PA
CBHW062002220326

41599CB00018BA/2515